临床护理常规

（2019 年版）

吴欣娟　李庆印　主　　编
北京医师协会　组织编写

中国健康传媒集团
中国医药科技出版社

内 容 提 要

　　本书是关于临床护理日常工作方面的指导用书，由北京医师协会组织全市临床护理专家、学科带头人及中青年业务骨干共同编写而成，介绍了临床护理日常工作的基本理论、基本知识和基本技能。体例清晰、明确，内容具有基础性、专业性、指导性及可操作性等特点，可有力提升北京市护理服务规范化水平。本书适合广大执业护师（士）、在校护士师生参考学习。

图书在版编目（CIP）数据

临床护理常规 / 吴欣娟，李庆印主编. —2 版. —北京：中国医药科技出版社，2020.7
（临床医疗护理常规：2019 年版）
ISBN 978–7–5214–1867–5

Ⅰ . ①临… 　Ⅱ . ①吴…②李… 　Ⅲ . ①护理学 　Ⅳ . ①R47

中国版本图书馆 CIP 数据核字（2020）第 097065 号

美术编辑　陈君杞
版式设计　易维鑫

出版　**中国健康传媒集团 ｜ 中国医药科技出版社**
地址　北京市海淀区文慧园北路甲 22 号
邮编　100082
电话　发行：010–62227427　邮购：010–62236938
网址　www.cmstp.com
规格　787×1092mm 　$\frac{1}{16}$
印张　33 $\frac{1}{4}$
字数　727 千字
初版　2013 年 8 月第 1 版
版次　2020 年 7 月第 2 版
印次　2020 年 7 月第 1 次印刷
印刷　三河市万龙印装有限公司
经销　全国各地新华书店
书号　ISBN 978–7–5214–1867–5
定价　**179.00 元**

获取新书信息、投稿、为图书纠错，请扫码联系我们。

《临床医疗护理常规（2019 年版）》
编委会

《临床护理常规（2019 年版）》
编委会

主　编　吴欣娟（中国医学科学院北京协和医院）

　　　　李庆印（中国医学科学院阜外医院）

主　审　李淑迦（首都医科大学宣武医院）

　　　　应　岚（中华护理学会）

副主编　张　素（北京大学人民医院）

　　　　马玉芬（中国医学科学院北京协和医院）

　　　　薄海欣（中国医学科学院北京协和医院）

　　　　张琳琪（北京儿童医院）

编　者　（以姓氏笔画为序）

　　　　马　静（首都医科大学附属北京儿童医院）

　　　　马　蕊（北京大学人民医院）

　　　　马玉芬（中国医学科学院北京协和医院）

　　　　王　泠（北京大学人民医院）

　　　　王欣然（首都医科大学宣武医院）

　　　　王春立（首都医科大学附属北京儿童医院）

　　　　王钰炜（浙江大学医学院附属第二医院）

　　　　卞　瑾（中国医学科学院阜外医院）

　　　　邓海波（中国医学科学院北京协和医院）

　　　　甘　露（北京大学口腔医院）

　　　　卢　絜（北京大学第三医院）

　　　　卢　凌（中国医学科学院北京协和医院）

　　　　田梓蓉（首都医科大学附属北京同仁医院）

刘　军（北京大学第一医院）

齐晓玖（北京医院）

许蕊凤（北京大学第三医院）

孙　红（北京医院）

孙　燕（首都医科大学附属北京友谊医院）

杨宏艳（北京大学第一医院）

李　华（北京大学口腔医院）

李　君（北京大学第一医院）

李　野（北京大学第一医院）

李　越（首都医科大学附属北京同仁医院）

李　晶（北京大学第一医院）

李庆印（中国医学科学院阜外医院）

李秀娥（北京大学口腔医院）

李燕君（华中科技大学同济医学院附属协和医院）

吴欣娟（中国医学科学院北京协和医院）

宋　薇（首都医科大学附属北京同仁医院）

张　素（北京大学人民医院）

张　霞（中华护理学会）

张志云（首都医科大学附属北京地坛医院）

张明霞（北京大学人民医院）

张春燕（中国医学科学院北京协和医院）

张琳琪（首都医科大学附属北京儿童医院）

张朝晖（中山大学附属第一医院）

陈　洁（中国医学科学院北京协和医院）

陈玉娥（中国人民解放军总医院第一医学中心）

林兆霞（首都医科大学附属北京地坛医院）

金艳鸿（首都医科大学附属北京友谊医院）

金静芬（浙江大学医学院附属第二医院）

周文华（中国医学科学院北京协和医院）

郑一梅（北京大学第一医院）

赵　芳（中日友好医院）

柯彩霞（中山大学附属第一医院）

席淑新（复旦大学附属眼耳鼻喉科医院）

姜　梅（首都医科大学附属北京妇产医院）

耿小凤（北京大学第一医院）

高　远（中国人民解放军总医院第一医学中心）

高玲玲（北京大学第一医院）

郭淑丽（中国医学科学院北京协和医院）

黄　萍（南京大学医学院附属鼓楼医院）

常　红（首都医科大学宣武医院）

董桂霞（首都医科大学附属北京同仁医院）

焦　静（中国医学科学院北京协和医院）

谢帅华（首都医科大学附属北京儿童医院）

谢美莲（首都医科大学附属北京地坛医院）

解文君（中国医学科学院血液病医院）

薄海欣（中国医学科学院北京协和医院）

Foreword

序　言

为适应现代医疗卫生事业的发展需要，及时更新医学知识，北京医师协会 2018 年 10 月决定对北京市《临床医疗护理常规（2012 年版）》的内容进行补充修订。北京医师协会与北京地区 52 个专科医师分会组织医学专家和业务骨干，以现代医学理论为指导，致力于促进北京地区医疗质量与患者安全的持续改进和提高。经过有关专科医师分会和专家的共同努力，修编后的《临床医疗护理常规（2019 年版）》内容更加丰富，相关知识、技能更加先进，更能满足北京地区临床一线医师的需求。作为北京市各级各类医疗机构医务人员日常医疗护理工作规范，各类专科医师应知应会的基本知识与技能，北京市执业医师定期考核唯一指定用书，《临床医疗护理常规（2019 年版）》必将有效地帮助医疗机构提高工作质量，规范医疗行为，维护医务人员合法权益，推动北京地区临床医疗护理工作的持续改进和提高，为实现健康中国的宏伟目标作出积极的贡献。

在此，也向积极参与《临床医疗护理常规（2019 年版）》修编工作的各位专家和业务骨干表示衷心地感谢。

郭积勇

2019 年 12 月

《临床医疗护理常规（2019 年版）》
修编说明

　　2012 年 3 月北京医师协会受北京市原卫生局委托，组织北京地区 35 个专科医师分会的医学专家和业务骨干，以现代医学理论为指导，结合北京地区临床实践经验，对《临床医疗护理常规（2002 年版）》进行了认真修编，推出了《临床医疗护理常规（2012 年版）》。

　　《临床医疗护理常规（2012 年版）》是按照北京医师协会已经成立的各专科医师分会所涉及的医疗专业类别进行编写的。推出 7 年来，对提高各级各类医疗机构医疗质量，规范医护人员医疗行为，保障医务人员及患者安全方面发挥了重要作用。

　　随着我国医疗卫生事业的快速发展，涌现出许多新的医疗技术手段，北京医师协会的专科医师分会也由 2012 年的 35 个发展到目前的 59 个。为了更好地规范医疗服务行为，适应现代医疗卫生工作的需要，借鉴、吸收国内外先进经验，紧跟医学发展步伐，自 2018 年 10 月开始，北京医师协会组织专科医师分会对《临床医疗护理常规（2012 年版）》有关内容进行补充修编，现共计推出 33 个专科的《临床医疗护理常规（2019 年版）》。《临床医疗护理常规（2019 年版）》凝聚着有关专家和业务骨干的心血，是北京地区临床医疗护理工作的一份宝贵财富。

　　尚需说明：

　　1. 关于《临床医疗护理常规（2019 年版）》的修编，内科医师分会、康复医学科医师分会、泌尿外科医师分会、烧伤科医师分会、耳鼻咽喉科医师分会认为本专科技术变化不大，未进行修编。原《儿科诊疗常规》分为《儿内科诊疗常规》和《儿外科诊疗常规》两册。由于北京医师协会近期成立了重症专科医师分会和疼痛专科医师分会，故本次修订增加了《重症医学科诊疗常规》和《疼痛科诊疗常规》。全科医学医师分会提前对《全科医学科诊疗常规》进行了修订，已于 2018 年 7 月出版。老年专科医师分会于 2017 年成立后即出版了本专科的《老年医学诊疗常规》。

　　2. 为进一步完善北京市医师定期考核工作，保证医师定期考核工作取得实效，修编后的《临床医疗护理常规（2019 年版）》旨在积极配合专科医师制度的建设，各专科分册独立程度高、专业性强，为各专科医师提供了应知应会的基本知识和技能。《临床医疗护理常规（2019 年版）》将成为各专科执业临床医师定期考核业务水平测试的重要内容。

　　3.《临床医疗护理常规（2019 年版）》的修编仍然是一项基础性工作，目的在于为各级医护人员在临床医疗护理工作中提供应参照的基本程序和方法，以利于临床路径工作的开展，促进医学进展的学术探讨和技术改进。

　　4. 本次修编仍不含中医专业。

北京医师协会

2019 年 10 月

Preface
前 言

　　临床护理是一门技术性很强的综合性应用学科，护理工作是卫生健康事业的重要组成部分，广大临床护理人员是"健康中国"建设的中坚力量。随着国民生活水平的提高，科学技术的飞速发展和医学科学的不断进步，护理学科的内涵也不断扩展，新观点、新技术和新方法不断涌现，护理学也已发展成为一级学科。

　　中国医疗体制改革的深入推进为护理事业发展带来了新的机遇和挑战，护理工作要始终坚持"以患者为中心，以患者满意"为目标，用优质的护理满足人民群众多样化、多层次的健康服务需求，这对广大护理人员也提出了更高的要求。在临床中，护理工作与患者接触最密切、最广泛。从患者门诊就医，到入院指导、手术治疗、康复训练、健康教育、心理疏导，直到患者出院，护理工作贯穿全程，其质量优劣直接影响患者的满意度。护理人员不仅要掌握扎实的医学护理基础知识、熟练的专业技能和规范的技术操作，还要用较高的专业水平和职业素养来体现护理的价值和作用。

　　本书在 2012 版《临床护理常规》的基础上，总结近年来临床护理的新进展，制定了新的规划与修订原则，注入了更加科学性、先进性、启发性、适用性的内容，以期做到内容翔实、文字精练、重点突出，以更好地适应科学技术的发展、医学模式的变化和医学教育的改革，并能够为各级临床护理人员提供有力的指导与借鉴，为提升我国临床护理质量做出应有的贡献。

　　在本书编写过程中，我们得到了各级领导的重视和支持，以及各位专家的指导和帮助，对此我们表示衷心的感谢。但因时间仓促和水平所限，疏漏或不足之处在所难免，敬请各位护理界同仁及读者提出宝贵意见，不胜感激！

编　者

2019 年 10 月

Contents

目 录

第二章　外科疾病护理常规　/144

005

第四章　儿科疾病护理常规　/ 389

第五章 危重症监护 / 439

第六章　基础护理技术操作　/ 453

第一章　内科疾病护理常规

第一节　一般护理常规

（1）患者入院时测量生命体征、身高、体重。必要时每日测量体重。

（2）入院后测量体温，每日 3 次，连续 3 日，不发热者以后每日 1 次，发热者按以下规定时间测体温：①37～37.4℃，一日 2 次；②37.5～37.9℃，一日 3 次；③38℃以上，一日 4 次；④39℃以上，每 4 小时测 1 次，并给予物理降温。

（3）保持病室温湿度适宜，每日通风；保持床单位干净、整洁。

（4）给予患者基础护理，做到"六洁"（床单位清洁、皮肤清洁、头发清洁、口腔清洁、指甲清洁、会阴清洁）、"四无"（无压疮、无烫伤、无坠床、无交叉感染）。

（5）给予患者健康教育、饮食指导。

（6）按等级护理要求定时巡视患者，严密观察病情变化。

（7）危重患者监测生命体征，做好各种管路护理、皮肤护理、生活护理，监测 24 小时出入量，做好护理记录。

（8）及时与患者进行有效的沟通，做好心理护理。

第二节　呼吸系统疾病护理常规

一、一般护理

【护理评估】

（一）生理功能方面

1. 健康史

（1）发病情况　了解患者患病的年龄、发生时间、诱因，主要症状的发生频率、性质、严重程度、持续时间、加剧或缓解因素及并发症等。了解患者有关的检查结果和治疗经过，有无过敏史，询问具体的过敏原（药物、食物或其他物质）及过敏反应的表现。

（2）生活史和家族史　了解有无接触过敏原，是否长期在污染的空气、拥挤的环境中生活、工作；有无职业性尘埃、石棉等接触史；有无吸烟史；了解有无鱼、虾、蛋等食物过敏史等；了解有无相关疾病家族史。

2. 身体评估

（1）咳嗽与咳痰　咳嗽是一种保护性反射动作，通过咳嗽可清除呼吸道分泌物和进入呼吸道内的异物。咳嗽无痰或痰量甚少，称为干性咳嗽；有痰则称为湿性咳嗽，也称咳痰，痰可分为黏液性、浆液性、黏液脓性、脓性、血性等。

临床上呼吸系统疾病引起的咳嗽、咳痰症状常见于以下几种情况。

①呼吸道疾病：感染、炎症、出血、寄生虫、肿瘤等。以病毒、细菌感染最常见，如

支气管炎、肺炎、肺结核等。

②胸膜疾病：如胸膜炎、自发性气胸等。

③理化刺激：异物、灰尘、刺激性气体、过冷或过热空气等吸入或刺激。评估时应注意：咳嗽的性质、时间与节律、音色，痰的色、质、量、气味及伴随症状等。

（2）肺源性呼吸困难　是由于呼吸系统疾病引起肺通气和(或)肺换气功能障碍，导致缺氧和(或)二氧化碳潴留。

临床上分为以下三种类型。

①吸气性呼吸困难：吸气困难，吸气时间延长，可表现为"三凹征"，见于喉头水肿、痉挛、气管异物、肿瘤等引起的上呼吸道机械性梗阻。

②呼气性呼吸困难：呼气费力，呼气时间延长，多见于支气管哮喘、喘息型慢性支气管炎、慢性阻塞性肺疾病等。

③混合性呼吸困难：吸气与呼气均费力，由于肺部组织广泛病变，呼吸面积减少，影响换气功能所致。评估时应注意：呼吸困难的类型、呼吸困难发作缓急及严重程度、有无诱因、有无发绀及发绀的程度、伴随症状和心理反应等。

（3）咯血　是指喉以下呼吸道和肺部病变出血经口咳出。临床上呼吸系统疾病引起的咯血常见于支气管扩张症、支气管肺癌、肺结核、肺炎、慢性支气管炎及肺脓肿等。青壮年咯血多见于肺结核、支气管扩张症；40岁以上有长期大量吸烟史者，要高度警惕支气管肺癌。评估时应注意：咯血量、伴随症状及心理反应等。

除以上症状体征外，还应注意评估患者的营养状况、体型、声音、面容、体位、鼻和鼻窦、口及咽部、颈部和皮肤等；有无颈部淋巴结肿大、气管移位、颈静脉怒张、皮下气肿、胸壁静脉曲张等；观察呼吸运动是否对称，要注意慢性阻塞性肺疾病患者胸廓呈桶状胸、触觉语颤减弱、叩诊呈过清音；肺实变时，患侧呼吸运动减弱、触觉语颤增强、叩诊呈浊音或实音；肺不张或胸腔积液可出现浊音或实音；肺部听诊有无呼吸音异常和干性或湿性啰音，如肺炎吸气时出现水疱音。

（二）心理社会方面

呼吸系统疾病多呈慢性、反复发作，对患者的学习、工作和日常生活造成不同程度的影响。需要了解患者能否适应因疾病带来的角色转变及能否采用有效的应对方式等；了解患者对疾病的过程、性质、防治和预后的认知程度。注意观察患者的性格特征、心理活动和情绪反应。患者面对突发的咯血、呼吸困难等症状，常表现出情绪紧张、焦虑不安甚至恐惧；有些呼吸系统症状可能与情绪有关，如支气管哮喘、过度换气等；慢性呼吸系统疾病患者由于长期生活、工作受限，经济负担，角色或地位的改变等因素，常表现为自卑、悲观、抑郁；呼吸系统恶性肿瘤由于治疗费用高、疗效不佳、预后差，给患者带来巨大的精神压力甚至绝望。

社会支持系统的评估，包括患者家庭成员的组成、文化程度、教育背景、经济收入、关系是否和睦，对患者病情的了解、关心和支持程度；评估患者的工作单位或社会所能提供的帮助或支持程度，慢性患者出院后继续就医的条件，居住地的初级卫生保健或社区保健设施等资源。

（三）实验室检查

1. 血液检查

血液检查有白细胞及其分类计数、红细胞沉降率、血清学检查等。不同疾病的检查项目不同，护士应按医嘱及时、准确地采集血标本，及时送检。

2. 抗原皮肤试验

哮喘患者过敏原皮肤试验阳性，有助于确定过敏原和进行抗原脱敏治疗，但需排除假阳性或假阴性。对结核菌素试验呈阳性者仅说明已受过结核菌感染，并不能肯定患病。

3. 痰液检查

痰液检查的目的是协助诊断病因、观察疗效和判断预后。检查内容包括一般性状检查、显微镜检查及痰培养。

4. 动脉血气分析

动脉血气分析用于判断机体的通气状态与换气状态以及机体的酸碱平衡状态。

(四) 辅助检查

1. 胸腔积液检查和胸膜活检

胸腔积液检查可明确积液是渗出液或漏出液。

2. 影像学检查

影像学检查对呼吸系统疾病的诊断有很大帮助，包括胸部 X 线检查、CT 检查和磁共振成像等。

3. 纤维支气管镜和胸腔镜检查

纤维支气管镜和胸腔镜检查在呼吸系统疾病诊断和治疗中起重要作用。

4. 放射性核素扫描

放射性核素扫描对肺区域性通气/灌注情况、肺血栓栓塞症和血流缺损，以及占位性病变的诊断有帮助；正电子发射计算机体层扫描技术(PET)可以较准确地对<1cm 的肺部阴影及肺癌纵隔淋巴结有无转移进行鉴别诊断。

5. 肺活体组织检查

肺活体组织检查有利于诊断和随访疗效。

6. 呼吸功能测定

通过测定肺活量、残气量、肺总量、第一秒用力呼气量及血气分析等可了解肺功能损害的程度和性质，能早期诊断部分肺部疾病。

【护理措施】

(一) 症状护理

1. 咳嗽、咳痰的护理

(1) 避免诱因，注意保暖　避免尘埃与烟雾等刺激，避免剧烈运动、进出空气污染的公共场所等。避免应用引起咳嗽的药品及物品，如出现症状应立即停用。

(2) 保持室内空气清新、流通　维持室温在 18～20℃和湿度在 50%～60%，以充分发挥呼吸道的自然防御功能。

(3) 给予高蛋白、高维生素、足够热量的饮食　避免油腻、辛辣等刺激性食物，少食多餐。多饮水，每日饮水量保持在 1500ml 以上，有利于痰液稀释和排出。

(4) 观察咳嗽、咳痰情况　详细记录痰液的色、量、性状，以及正确收集痰标本，及时送检，为诊断和治疗提供可靠的依据。

(5) 促进排痰　遵医嘱用祛痰药，还可采取以下措施。

①自行咳痰：适用于神志清醒并能咳嗽的患者。取舒适体位，先行 5～6 次深呼吸，然

后于深吸气末保持张口状，连续咳嗽数次，将痰咳到咽部附近，再用力咳嗽将痰排出；或患者取坐位，双脚着地，双手环抱一枕头顶住腹部(促使膈肌上升)，咳嗽时身体前倾，头颈屈曲，张口咳嗽将痰液排出。

②拍背与胸壁震荡：适用于长期卧床、排痰无力患者。患者取侧卧位，护士指关节微屈，手呈杯状，从肺底由外向内、由下向上轻拍胸壁。震动气道，边拍边鼓励患者咳嗽，以利痰液排出。

③湿化呼吸道：适用于痰液黏稠不易咳出者。气道湿化包括湿化治疗和雾化治疗两种方法。

④体位引流：适用于痰量较多、呼吸功能尚好的支气管扩张、肺脓肿等患者。

⑤机械吸痰：适用于痰量较多、排痰困难、无力咳痰的患者，尤其是昏迷或已行气管切开、气管插管的患者。

(6)预防并发症　密切观察患者的表情、神志、生命体征，加强口腔护理，餐前及排痰后应充分漱口；长期卧床、昏迷患者，每2小时翻身1次，每次翻身前后注意拍背、吸痰，以免口腔分泌物进入支气管造成窒息。如患者突然出现烦躁不安、神志不清，面色明显苍白或发绀、出冷汗、呼吸急促、咽喉部明显的痰鸣音，应考虑窒息的发生。及时采用机械吸痰，作好抢救准备，如准备气管切开物品，积极配合抢救工作。

(7)缓解焦虑情绪　帮助患者熟悉、适应医院环境和生活特点，放松紧张情绪。帮助患者了解咳嗽、咳痰的病因、诱因及治疗方法，避免诱因，掌握有效咳嗽、定期翻身、体位引流等方法和注意事项，合理用药，缓解症状，增强战胜疾病的信心。

2. 肺源性呼吸困难的护理

(1)保持室内空气新鲜，温、湿度适宜，哮喘患者室内避免有过敏原，如尘螨、花粉、刺激性气体等。严重呼吸困难者取半坐位或端坐位，设置跨床小桌，以便患者伏桌休息，避免紧身衣服或过厚的被盖，防止加重患者胸部压迫感。减少不必要的谈话，以减少耗氧量。

(2)每日摄入高热量、高维生素、易消化的饮食，避免刺激性强、易于产气的食物，防止便秘、腹胀影响呼吸。补充足够水分，防止痰液黏稠。

(3)及时清除呼吸道分泌物，保持呼吸道通畅。并作好口腔护理，每日清洁口腔2～3次。

(4)因呼吸困难可引起患者烦躁不安、恐惧等情绪反应，应增加巡视次数，倾听患者的诉说，适当安慰，以缓和其紧张情绪，增强安全感。

(5)氧气疗法是纠正缺氧、缓解呼吸困难最有效的方法。可根据病情及血气分析结果合理用氧，如缺氧严重而无二氧化碳潴留者，可用面罩给氧。应了解氧疗效果，密切监测血气分析指标的变化，以防止氧中毒和二氧化碳麻醉的发生。

(6)对于轻、中度患者应合理安排休息和活动量，有计划地增加运动量和改变运动方式，如散步、慢跑、太极拳、体操等，提高肺活量，逐渐恢复正常活动。

3. 咯血的护理

(1)心理护理　患者咯血时护士应给予细致的观察与护理，使之有安全感，并作必要的解释，取得患者配合治疗。

(2)安静休息　避免不必要的交谈，一般静卧休息能使小量咯血自行停止。大咯血患者应绝对卧床休息，减少翻动。协助患者取患侧卧位，有利于健侧通气，对肺结核患者还可防止病灶扩散。

（3）药物应用

①止血药物：咯血量较大者常用垂体后叶素 5～10U 加入 0.9%氯化钠注射液或 5%葡萄糖溶液 40ml 缓慢静脉推注，或继续用垂体后叶素 10～20U 加入 0.9%氯化钠注射液或 5%葡萄糖溶液 250ml 静脉滴注。但该药有收缩血管和子宫平滑肌的作用，因此冠心病、高血压患者及妊娠者禁用。

②镇静剂：对烦躁不安者可用镇静剂，如地西泮 5～10mg 肌内注射。禁用吗啡、哌替啶，以免抑制呼吸。

③镇咳剂：咯血伴剧烈咳嗽时可用镇咳剂，必要时可用可待因口服或皮下注射，但年老体弱、肺功能不全者慎用。

（4）饮食　大咯血者暂禁食。小量咯血者宜进少量凉或温的流质饮食，避免饮用浓茶、咖啡、酒等刺激性饮料。多饮水及多食富含纤维素食物，以保持大便通畅。

（5）窒息的预防及抢救配合

①预防：保持患者正常的咳嗽反射，使用镇静剂或镇咳药要恰当。当患者大口咯血时，宜取患侧卧位，以充分发挥健侧呼吸功能。劝告患者身体放松，防止声门痉挛或屏气。充分吸氧，保持呼吸道通畅，加强病情观察，并备好抢救物品，如吸痰器、气管插管、气管镜、鼻导管及气管切开用具等。

②紧急处理：体位引流，立即置患者于俯卧头低脚高位，并拍其背部，使气管内淤血排出；负压抽吸，迅速用鼻导管经口或鼻腔盲插抽吸，以清除呼吸道血凝块；气管插管或气管镜吸引，必要时可进行气管插管或用气管镜在直视下吸出潴留血块；高流量输氧，以改善组织缺氧，如呼吸表浅，按医嘱应用呼吸兴奋剂或其他辅助呼吸措施。

③窒息后护理：患者呼吸恢复，但由于体力和肺功能均受影响，若继续咯血有再窒息可能，仍需严密观察病情变化，监测血气分析和凝血机制。

（二）心理护理

1. 入院时的心理护理

（1）患者刚入院，心理负担往往较重，主要因为以下几个方面。

①患者认为反复发病难治愈、病程较长。如有明显的呼吸困难，使患者产生恐惧、紧张心理，视为死亡的先兆。

②对工作、家庭放心不下，心事重重。

③受医院各项制度的约束，生活不习惯，给患者带来孤独、不安和烦躁的感觉。

④担心治疗效果，过大的心理负担可加重患者的症状，护士必须及时给予调节、护理。

（2）要帮助患者尽快适应医院的环境。主动、热情地护送患者到病房，进行更衣和各项处置，细心介绍医院的有关情况和作息时间及管床医生、责任护士的姓名，以热情、真诚、亲切的态度接待患者，减轻患者的紧张心理，消除顾虑。

（3）向患者说明呼吸系统症状是疾病发展的过程，配合治疗有助于症状缓解。

2. 紧张、急躁的心理护理

呼吸内科患者有时病情变化快，使慢性病急性发作，呼吸困难使患者坐卧不安，大汗淋漓，全身不适，出现烦躁、易怒甚至将氧气拔掉，不配合治疗，情绪极不稳定。这时护理人员要及时给予精神安慰和耐心细致的劝导，并说明心理上的平静是病情好转的开始，急躁只能加重呼吸困难，增加耗氧量；另一方面，在操作时表现沉着、熟练、迅速以取得患者信任，才能减轻他们的焦躁情绪。

3. 忧虑、抑郁心理护理

忧虑、抑郁心理多见于女性患者及久病缺少家人照顾的患者，他们表情淡漠、孤独怯懦，对外界不感兴趣。因此，护士要多给予鼓励、劝慰、开导，及时向他们反馈效果，为促进病情好转创造条件。

4. 特殊检查时的心理护理

在进行胸穿、支气管镜检查前，应向患者解释检查的必要性、目的和注意事项，使其消除顾虑、畏惧和不必要的思想负担，以便更好地配合检查。进行检查时，即使发现异常情况也要镇静及时处理，以免使患者产生怀疑、焦虑和恐惧心理。

【健康指导】

(1) 环境适宜，经常通风，保持室内空气清新。

(2) 疾病流行季节尽量少去公共场所。

(3) 积极参加体育锻炼，增强机体抵抗力及耐寒能力，适时注射流感疫苗。

(4) 避免过度劳累，养成规律的作息习惯，保持身心愉快。

二、上呼吸道感染

【护理评估】

1. 生理功能方面

(1) 评估患者发病史，既往有无反复上呼吸道感染，发病前有无相关疾病接触史。

(2) 评估患者有无鼻塞、流鼻涕、喷嚏、咽痛、发热等情况。

2. 心理社会方面

(1) 评估患者对疾病的认识能力，患者有无不良的心理反应，以及家属的关心支持情况，包括患者家庭成员的组成、文化、教育背景、经济收入、关系是否和睦，对患者病情的了解、关心和支持程度。

(2) 评估患者的工作单位或社会所能提供的帮助或支持程度；慢性患者出院后继续就医的条件。

(3) 居住地的初级卫生保健或社区保健设施等资源。

3. 实验室检查

(1) 血常规　病毒性感染白细胞计数可正常或偏低，淋巴细胞比例升高。细菌感染有白细胞计数与中性粒细胞增多和核左移现象。

(2) 病毒和病毒抗原的测定　视情况需要可用免疫荧光法、酶联免疫吸附检测法、血清学诊断法进行病毒分离与鉴定，以判断病毒的类型，区别病毒和细菌感染。

(3) 细菌培养　判断细菌类型和药敏试验。

【护理措施】

(1) 各种治疗护理集中完成，保证患者有足够的休息时间。

(2) 及时清理鼻腔及咽部分泌物，保证呼吸道通畅，如果分泌物过多，可取侧卧位。

(3) 鼻塞严重时，用 0.5%麻黄素液滴鼻，每日 2～3 次，每次 1～2 滴，一般不超过 7～10 天。

(4) 咽部护理　注意观察咽部的充血、水肿、化脓等情况，及时发现病情变化。

(5)注意呼吸道隔离，保持室内空气流通。定时开窗通风，每日 3 次，尽量减少外出。

(6)做好对症护理，督促患者多饮水，维持水及电解质平衡。注意保暖，高热时给予物理降温，咽痛、声音嘶哑、痰多黏稠时给予雾化吸入，有痰及时咳出，防止痰液淤积。

(7)防止并发症　如听力减退、外耳道流脓或头痛加重、脓涕、鼻窦有压痛等，应警惕中耳炎和鼻窦炎。发现有关症状应给予高度重视，以防转为慢性疾病。

(8)感冒症状消退后，进行功能锻炼。吸烟者应忌烟，随季节变换调整衣着，适时注射流感疫苗，注意营养摄入，增强机体抗病能力。

(9)预防心肌炎发生　病毒性上呼吸道感染极易导致病毒性心肌炎，儿童多见，应加强护理，做好预防。

①注意休息以减轻心脏负荷，改善心肌代谢及心脏功能，促进心肌修复。

②注意合理饮食，避免暴饮暴食，禁食辛辣、有刺激性和过于肥腻的食物，预防便秘，以免用力排便，增加心脏负担。保证进食质量，保证营养充足。

③严密观察病情变化　心肌损害较重者表现为心律失常、早搏、传导阻滞，注意经常评估生命体征、面色神志的变化，对有胸部不适、心悸、腹痛等症状的患者应警惕。

④对有上述症状者要及时检查心电图和心肌酶谱，并注意其动态变化。

⑤注意药物护理控制输液速度和液体入量，以免增加心脏负担，输液时要注意使心率保持在正常范围。输入营养心肌药物时，会引起穿刺部位疼痛，做好心理护理。

(10)心理护理　上呼吸道感染常会合并咳嗽、发热，会影响患者的休息、睡眠，进而影响工作和学习，久而久之出现焦虑情绪，护理人员应进行耐心、细致的沟通，解答患者的心理顾虑，去除不良的心理反应。

【健康指导】

(1)加强社区居民的疾病相关知识教育，广泛开展预防疾病的科普宣传，增强全民的疾病防治意识。

(2)讲解药物预防和接种疫苗的重要意义，指导适时到医疗机构注射流感疫苗。

(3)强调遵医嘱用药及用药注意事项；介绍多饮水和物理降温的意义；指导正确使用雾化吸入。

(4)指导患者发病期间合理休息，疾病恢复后加强锻炼，增强个体抗病能力。

三、肺炎

【护理评估】

(一)生理功能方面

1. 健康史

(1)起病时间　小儿肺炎大多起病较急，成人肺炎中的肺炎球菌性肺炎大多起病急。

(2)对新生儿要询问产史，注意是否有胎膜早破、宫内窘迫史；对小儿要询问是否合并营养不良、维生素 D 缺乏症及先天性心脏病；对成人要询问有无肺癌、慢性阻塞性肺疾病、吸烟史、糖尿病、中毒、过敏等。

(3)药物史　询问有无使用过抗生素、激素进行治疗。

(4)外科或其他治疗　近期有无腹部或胸部外科手术治疗，是否接受过硬膜外或其他一般麻醉。

2．临床表现

（1）细菌性肺炎　起病多急骤，高热、寒战，全身肌肉酸痛，可有患侧胸部疼痛，咳嗽或深呼吸时加剧。痰少，可带血或呈铁锈色，偶有恶心、呕吐、腹痛或腹泻。

（2）病毒性肺炎　各种病毒感染起始症状各异，而临床表现一般较轻，与支原体肺炎的症状相似，起病缓慢，有头痛、乏力、发热、咳嗽，并咳少量黏痰或血痰。

（3）肺炎支原体肺炎　大多数感染者仅累及上呼吸道。潜伏期 2～3 周，潜伏期后可表现为畏寒、发热，伴有乏力、头痛、咽痛、咳嗽、食欲减退、腹泻、肌肉酸痛、全身不适及耳痛等症状。偶伴胸骨后疼痛，少数有关节痛和关节炎症状。

（4）肺炎衣原体肺炎　轻症可无明显症状。青少年常有声音嘶哑、干咳伴发热、咽痛等症状，可持续数周之久，成年人肺炎多较严重，老年人往往必须住院和给予呼吸支持治疗。持续性咳嗽是本病的主要特点。

（二）心理社会方面

评估患者的心理情绪变化，以及家庭社会支持情况，包括患者家庭成员的组成、文化程度、教育背景、经济收入、关系是否和睦，对患者病情的了解、关心和支持程度；评估患者的工作单位或社会所能提供的帮助或支持程度；慢性病患者出院后继续就医的条件；居住地的初级卫生保健或社区保健设施等资源。

（三）相关检查

1．细菌性肺炎

（1）周围血常规　血白细胞计数为 $(10～20)×10^{12}/L$，中性粒细胞多在 80% 以上，并有核左移，细胞内可见中毒颗粒。

（2）痰液检查　痰培养 24～48 小时可以确定病原体。

（3）X 线检查。

2．病毒性肺炎

（1）实验室检查　包括血、尿常规等。

（2）病原学检查　血清学检测是目前临床诊断病毒感染的重要方法。

（3）胸部 X 线检查　病毒性肺炎的致病原不同，其 X 线征象亦有不同的特征。

3．肺炎支原体肺炎

（1）X 线胸片　约 1/5 有少量胸腔积液。

（2）病原学检查　肺炎支原体的分离，难以广泛应用，无助于早期诊断。

（3）实验室检查　包括血、尿常规，肝功能、肾功能及血清学检查。

（4）其他　冷凝集实验、单克隆抗体免疫印迹法、多克隆抗体间接免疫荧光测定、固相酶免疫技术、酶联免疫吸附测定等。

4．肺炎衣原体肺炎

（1）X 线胸片　无特异性。

（2）实验室检查　血白细胞计数正常或稍高，红细胞沉降率加快。

（3）病原学检查　以气管或鼻咽吸取物做细胞培养，肺炎衣原体阳性。微量免疫荧光试验是国际上最常用的肺炎衣原体血清学检查方法。

5．肺脓肿

（1）实验室检查　包括血、尿常规等。

(2)痰细菌学检查　气管深部痰标本细菌培养可有厌氧菌和(或)需氧菌存在。

(3)影像学检查　X线胸片早期可见大片浓密模糊浸润阴影，边缘不清或团片状浓密阴影。CT能更准确定位及发现体积较小的脓肿。

(4)纤维支气管镜检查有助于明确病因、病原学诊断及治疗。

【护理措施】

（一）**基础护理**

1. 环境要求

环境清洁、安静，室内每日通风，保持适宜的温度、湿度。

2. 休息与活动

急性期患者卧床休息，缓解后逐渐增加机体活动量，以活动后不感到心慌、气急、劳累为原则。

3. 饮食护理

提供高蛋白、高热量、高维生素、易消化的流质或半流质饮食。嘱患者多饮水，注意出入量保持平衡。进食困难或有吞咽功能障碍者，尽早给予鼻饲，进食时注意防止发生吸入性肺炎。

4. 心理护理

多与患者沟通，鼓励其说出心理感受，给予关心和尊重；操作沉着冷静，给患者以安全感和信任感。

（二）**专科护理**

1. 高热护理

(1)观察病情　观察体温、脉搏、呼吸、血压变化情况，尤其是儿童、老年人、久病体弱者。

(2)保暖　寒战时予以保暖，注意患者安全，避免烫伤；遵医嘱使用异丙嗪及地塞米松等药物，观察药物疗效。

(3)降温护理　高热时可物理降温或遵医嘱给退热药。

(4)及时补充营养及水分　鼓励患者多饮水，失水明显或暂不能进食者遵医嘱静脉补液。

2. 口腔清洁

保持口腔湿润、舒适。

3. 皮肤清洁

大量出汗者协助患者温水擦浴，及时更换衣服和被褥。

4. 促进排痰

采取有效咳嗽、翻身、拍背、雾化吸入，遵医嘱予祛痰剂等方法促进排痰。

5. 改善呼吸

对有低氧血症的患者给予氧气吸入。

6. 胸痛的护理

评估疼痛的部位、性质、程度等，患者胸痛常随呼吸、咳嗽而加重，可采取患侧卧位或用多头带固定胸廓减轻疼痛，必要时予止痛药。

7. 用药的护理

遵医嘱早期、足量应用有效抗感染药物，并注意观察疗效及毒副作用。

8. 重症肺炎出现中毒性休克时

(1) 严密观察病情，及早发现休克征象，及时抢救。

(2) 迅速给予高流量吸氧，改善组织缺氧状态。

(3) 补充血容量，纠正水、电解质和酸碱平衡紊乱。建立两条静脉通道，保持通畅，遵医嘱给予扩容剂、血管活性药物等。

9. 呼吸道隔离

交叉感染是造成病情恶化或死亡的重要原因之一。机体抵抗力低的患者极易继发细菌感染，应注意隔离。

10. 心理护理

在肺炎急性起病时，患者紧张可使症状加重；反之，保持良好心理状态的患者，病情缓解较快。因此在肺炎患者治疗护理中必须高度重视心理护理，使患者保持良好的心理状态。应建立良好的护患关系，加强护理人员与患者之间的感情交流，及时向患者宣教卫生常识、相关疾病的知识与自我护理知识，讲解哮喘给健康带来的危害性、严重性，并告之如何预防、积极治疗的重要性，使患者对自己所患疾病有一定的认识，了解自我保健知识，积极主动地配合医护人员的治疗。

【健康指导】

1. 预防指导

向患者宣传肺炎的基本知识，告知避免受凉、淋雨、吸烟、酗酒及过度劳累，注意休息，保持呼吸道通畅。流感高发季节减少公共场所活动；发病期间注意隔离，以防传染给他人。

2. 生活指导

适当参加体育锻炼，增强机体抵抗力。慢性病、长期卧床、年老体弱者，注意改变体位、翻身拍背，痰液引流，并注射流感疫苗。

3. 用药指导

告知肺炎治疗药物的疗效、用法、疗程及副作用，指导患者遵医嘱按时服药，定期随访。

四、自发性气胸

【护理评估】

(一) 生理功能方面

1. 健康史

仔细询问患者是否合并慢性阻塞性肺疾病及肺结核，日常生活中有无抬举重物、高喊大笑、屏气等情况，有无胸部外伤情况，既往有无肺部疾病，女性患者还要考虑有无子宫内膜异位情况。对于无特殊病史的青年患者，可进行 CT、胸腔镜检查，多可发现胸膜下肺大疱。

2. 身体评估和临床表现

(1) 症状　起病急骤，一部分患者发病前常有剧咳、用力、剧烈体力活动等诱因，但多数患者是在日常生活或休息时突感一侧胸痛，如刀割样或针刺样，随即胸闷、气促、呼吸困难，可伴有刺激性咳嗽。原已有严重肺气肿或积气量大者，可引起严重呼吸困难与发绀，患者不能平卧，如果侧卧，则被迫使气胸患侧在上，以减轻呼吸困难。尤其是张力性气胸时，患者可表现出烦躁不安、表情紧张、胸闷、挣扎坐起、发绀、冷汗、脉速、虚脱、心律失常，甚至发生意识不清、呼吸衰竭。血气胸时，如失血量多，可使血压下降，甚至发生失血性休克。

（2）体征　少量气胸的体征不明显，听诊可有呼吸音减弱。大量气胸时，气管向健侧移位，患侧胸部膨隆，肋间隙增宽，呼吸运动和语颤减弱，叩诊呈过清音或鼓音；右侧气胸可使肝浊音界下降。并发纵隔气肿时可在左心缘处听到与心脏搏动相一致的气泡破碎音。有液气胸时，可闻及胸内振水声。血气胸如失血过多可使血压下降，甚至发生休克。

（3）并发症　有脓气胸、血气胸、纵隔气肿、皮下气肿及呼吸衰竭等。

（二）心理社会方面

评估患者有无不良的心理反应以及家属的关心支持情况，包括患者家庭成员的组成、文化程度、教育背景、经济收入、关系是否和睦，对患者病情的了解、关心和支持程度；评估患者的工作单位或社会所能提供的帮助或支持程度；慢性病患者出院后继续就医的条件；居住地的初级卫生保健或社区保健设施等资源。

（三）辅助检查

1. X 线检查

X 线检查是诊断气胸的重要方法。X 线胸片可见患侧透光度增强，内无肺纹理，肺被压向肺门，呈高密度影，外缘呈弧形或分叶状。如胸腔有积液或积血，可见气液平面。

2. CT

CT 比 X 线检查更敏感、准确，表现为胸膜腔内出现极低密度的气体影，伴有肺组织不同程度的萎缩改变。

（四）实验室检查

血气分析可提示不同程度的低氧血症。

【护理措施】

1. 休息

应绝对卧床休息，每 2 小时协助患者翻身 1 次，如有胸腔引流管，翻身时应注意防止引流管脱落。教会患者床上活动的方法，如体位改变或活动时，可用枕头或手护住胸部及引流管，避免其移动而刺激胸膜引起疼痛。减少活动、深呼吸、咳嗽等，以免胸廓扩张、胸膜受牵拉而导致胸痛。

2. 吸氧

给予鼻导管或鼻塞，必要时面罩吸氧。氧流量控制在 2～5L/min。

3. 病情观察

重视患者的主诉，严密观察呼吸频率与深度、呼吸困难是否加重及血氧饱和度变化，必要时监测血气。大量气胸，注意观察心律、血压变化，如患者出现心率加快、血压下降、发绀、冷汗、心律失常等情况，要及时通知医生并配合抢救。

4. 排气疗法的护理

（1）术前向患者说明排气疗法的目的、意义、过程及注意事项，以获得患者的理解与配合。

（2）行胸腔闭式引流术，术前需要严格检查引流管是否通畅和整套胸腔闭式引流装置是否密闭。引流瓶内放入适量无菌蒸馏水或生理盐水，标记液面水平。将连接胸腔引流管的玻璃管一端置于水面下 1～2cm，引流瓶塞上的另一短玻璃管为排气管，其下端应在液面以上。

(3) 为保证有效的引流，妥善放置引流瓶，防止被踢倒或打破。引流瓶应放在低于患者胸部的地方，其液平面应低于引流管胸腔出口平面 60cm，以防瓶内的液体反流进入胸腔。保持引流管通畅，观察有无气体自液面逸出。必要时，可请患者做深呼吸或咳嗽，观察水柱有无波动。同时注意观察引流液的量、色、性状和水柱波动范围，并准确记录。

(4) 正确固定引流管于床旁，留出适宜长度的引流管，既要便于患者翻身活动，又要避免过长导致扭曲、受压。

(5) 在插管、伤口护理、每日更换引流瓶时，严格执行无菌操作。引流瓶上的排气管外端应用 1～2 层纱布包扎好，避免空气中尘埃或脏物进入引流瓶内。伤口敷料每 1～2 日更换 1 次，如敷料有分泌物渗湿或污染，应及时更换。

(6) 更换引流瓶或搬动患者时需要用两把血管钳将引流管双重夹紧，防止在更换、搬动过程中发生引流管滑脱、漏气或引流液反流等意外情况。若胸腔引流管不慎滑出胸腔，应嘱患者呼气，同时迅速用凡士林纱布及胶布封闭引流口，并立即通知医生进行处理。

(7) 鼓励患者每 2 小时进行一次深呼吸、咳嗽练习或吹气球，以促进受压萎缩的肺组织扩张，加速胸腔内气体排出，促进肺尽早复张；但尽量避免用力咳嗽。

(8) 引流管无气体逸出 1～2 日后，再夹闭引流管 1 日，患者无气急、呼吸困难，胸片提示肺已全部复张时，应作好拔管准备。拔管后注意观察有无胸闷、呼吸困难，切口处漏气、渗出、出血及皮下气肿等情况，如发现异常应及时处理。

5. 预防感染

注意患者保暖，防止受凉，以免上呼吸道感染。

6. 保持大便通畅

防止用力引起的胸痛或伤口疼痛，以及气胸的复发。

7. 心理护理

自发性气胸可反复发作，因此患者心理负担大，易焦虑、恐惧，顾虑较多，会造成治疗效果不佳。还有患者担心治疗费用较高，因此情绪不稳定。针对其心理特点，制定出相应的护理措施。在建立良好信任的基础上，给患者诚挚的安慰和鼓励。同时，介绍同类患者与其认识，谈体会，消除顾虑，坚定信心，使其愉快地接受治疗，以取得最佳配合。做好家属的工作，帮助其解决经济负担，给予心理支持。

【健康指导】

为患者及其家属讲解有关气胸的知识，让其了解气胸的发病情况，能分辨气胸的类型、发生气胸时的症状及如何避免诱发因素预防气胸的发生。同时根据患者的理解能力，让其能够说出发生气胸时的急救方法。

五、支气管哮喘

【护理评估】

(一) 生理功能方面

1. 健康史

应从外源性和内源性两方面寻找，包括个人过敏史及家庭史。外源性哮喘多在童年或青少年发病，有明显的季节性，以春秋多见，这些患者对特定的过敏原会产生过敏反应，起病快，间歇发作；内源性哮喘常在成年发病，无明确过敏原，发作先兆为上呼吸道感染，逐渐起病，呈经常、持续发作，患者全身情况较差。

2. 身体评估

典型表现为发作性呼气性呼吸困难或发作性胸闷和咳嗽，伴有哮鸣音。严重者呈强迫坐位或端坐呼吸，干咳或咳大量白色泡沫样痰，出现心率加快、奇脉、胸腹反常运动和发绀。

3. 实验室检查

(1)血常规有无嗜酸性粒细胞增高、中性粒细胞增高。

(2)动脉血气分析。

(3)特异性变应原的检测。

(4)痰液检查。

4. 肺功能检查

在哮喘发作时，有关呼气流速的全部指标均显著下降。

(二)心理社会方面

哮喘是一种气管慢性炎症性疾病，患者对环境多种激发因子易过敏，发作性症状反复出现，严重时可影响睡眠、体力活动。应注意评估患者有无烦躁、焦虑、恐惧等心理反应。由于哮喘需要长期甚至终身防治，可加重患者及家属的精神、经济负担，所以要注意评估患者有无抑郁、悲观情绪，以及对疾病治疗失去信心等。评估家属对疾病知识的了解程度、对患者关心程度、经济情况和社区医疗服务状况等。

【护理措施】

(一)基础护理

1. 环境与体位

有明确过敏原者应尽快脱离。保持室内清洁、空气流通。病室不宜摆放花草，避免使用皮毛、羽绒或蚕丝织物。根据病情提供舒适体位，如为端坐呼吸者提供床旁桌支撑，以减少体力消耗。

2. 缓解紧张情绪

多巡视患者，给予心理疏导和安慰，对减轻哮喘发作的症状和控制病情有重要意义。

3. 病情观察

观察哮喘发作的前驱症状，哮喘发作时，观察患者意识状态、呼吸频率、节律及深度等，监测呼吸音、哮鸣音变化；严重发作时如经治疗病情无缓解，做好机械通气准备工作。

4. 保持呼吸道通畅

(1)补充水分　哮喘急性发作时，患者呼吸增快，常伴脱水、痰液黏稠，应鼓励患者每日饮水 2500～3000ml，以补充丢失的水分，稀释痰液。重症者应建立静脉通道，遵医嘱及时、充分补液，纠正水、电解质和酸碱平衡紊乱。

(2)促进排痰　痰液黏稠者可定时给予雾化吸入。指导患者进行有效咳嗽、协助叩背有利于痰液排出。无效者可用负压吸引器吸痰。

5. 饮食护理

大约 20%成年患者和 50%患儿可因不当饮食而诱发或加重哮喘。应提供清淡、易消化、足够热量的饮食。若能找出与哮喘发作有关的食物，如鱼、虾、蟹、蛋类、牛奶等，应避免食用。某些食物添加剂如酒石酸、亚硝酸盐(制作糖果、糕点时用于漂白或防腐)也可诱发哮喘发作，应当引起注意。戒酒、戒烟。

6. 口腔与皮肤护理

哮喘发作时，患者常会大量出汗，应每天以温水擦浴，勤换衣服和床单，保持皮肤的清洁、干燥和舒适。协助并鼓励患者咳嗽后用温水漱口，保持口腔清洁。

（二）专科护理

1. 氧疗护理

重症哮喘患者常伴有不同程度的低氧血症，应遵医嘱给予鼻导管或面罩吸氧，哮喘严重发作药物治疗无效时可行机械通气。

2. 用药护理

观察药物疗效和不良反应。

（1）β₂受体激动剂　指导患者按医嘱用药，避免出现耐药性。指导患者正确使用雾化吸入器，以保证药物的疗效。用药过程观察有无心悸、骨骼肌震颤、低钾血症等不良反应。

（2）糖皮质激素　吸入药物治疗，少数患者可出现口腔念珠菌感染、声音嘶哑或呼吸道不适，指导患者喷药后必须立即用清水充分漱口以减轻局部反应和胃肠吸收。口服用药宜在饭后服用，以减少对胃肠道黏膜的刺激。指导患者遵医嘱用药，不得自行减量或停药。

（3）茶碱类　静脉滴注时浓度不宜过高，速度不宜过快，注射时间宜在 10 分钟以上，以防中毒症状发生。其不良反应有恶心、呕吐等胃肠道症状、心律失常、血压下降和兴奋呼吸中枢作用，严重者可致抽搐甚至死亡。用药时监测血药浓度可减少不良反应的发生。合用西咪替丁（甲氰米胍）、喹诺酮类等可影响茶碱代谢而使其排泄减慢，应加强观察。茶碱缓（控）释片含有控释材料，不能嚼服，必须整片吞服。

（4）其他　色苷酸钠及尼多酸钠，少数患者吸入后可有咽喉不适、胸闷，偶见皮疹，孕妇慎用。抗胆碱药吸入后，少数患者可有口苦或口干感。酮替芬有镇静、头晕、口干、嗜睡等不良反应，对高空作业人员、驾驶员、操纵精密仪器者应予以强调。

3. 吸入器具使用指导

定量雾化吸入器（MDI）及干粉吸入器的使用需要患者协调呼吸动作，正确使用是保证吸入治疗成功的关键。应向患者介绍雾化吸入器具及干粉吸入器的使用方法，医护人员演示后，指导患者反复练习，直至患者完全掌握。对不易掌握 MDI 吸入方法的儿童或重症患者，可在 MDI 上加储药罐，可以简化操作。

（三）心理护理

哮喘反复发作的患者饱受了哮喘发作的痛苦。每次发作时，患者都感到十分恐惧和紧张。这种心理负担能加重哮喘的症状和体征。因此，要给患者创造一个良好的人际关系氛围，以减轻患者的心理负担。我们可以采用放松呼吸的技巧，即通过让患者看电视、听音乐以及和患者聊天，分散患者的注意力，减轻患者烦躁、不安与忧虑心情，使哮喘症状得到缓解。应端正患者、家属对疾病的态度，并更好地关心、体贴和安慰患者，取得患者的信任，使患者有温暖的感觉，解除其紧张心理因素，使其心理上产生安全感。对仍有严重恐惧和紧张情绪的患者，有时还可以给予少量镇静药物。出院前护士应向患者做好解释工作，即表明患者病情已好转，缓解期只要耐心坚持治疗，定期随诊，保持精神轻松愉悦，避免接触过敏原，就可减少或不再发作。

【健康指导】

1. 疾病知识指导

指导患者增加对哮喘的激发因素、发病机制、控制目的和效果的认识，以提高患者在治疗中的依从性。通过教育可以有效地控制哮喘的发作，能坚持日常工作和学习。

2. 避免诱发因素

针对个体情况，指导患者有效控制可诱发哮喘发作的各种因素，如避免摄入引起过敏的食物；避免强烈的精神刺激和剧烈运动；避免持续的喊叫等过度换气动作；不养宠物；避免接触刺激性气体及预防呼吸道感染；戴围巾或口罩避免冷空气刺激；在缓解期应加强体育锻炼、耐寒锻炼及耐力训练，以增强体质。

3. 自我监测病情

指导患者识别哮喘发作的先兆表现和病情加重的征象，学会哮喘发作时进行简单的紧急自我处理方法。

4. 用药指导

哮喘患者应了解自己所用各种药物的名称、用法、用量及注意事项，了解药物的主要不良反应及如何采取相应的措施来避免。指导患者或家属掌握正确的药物吸入技术，与患者共同制定长期管理、防止复发的计划。

5. 心理社会指导

精神心理因素在哮喘的发生发展过程中起重要作用，培养良好的情绪和战胜疾病的信心是哮喘治疗和护理的重要内容。应给予心理疏导，使患者保持有规律的生活和乐观情绪，积极参加体育锻炼，最大程度地保持劳动能力，可有效减轻患者的不良心理反应。

六、支气管扩张

【护理评估】

（一）生理功能方面

1. 健康史

（1）是否有先天性的支气管发育缺损以及肺囊性纤维化的家族史。

（2）有关支气管扩张的记录，包括发病的程度和近期治疗的情况。

（3）受损器官的病史或损伤史。

（4）支气管部分阻塞的因素，如痰液、脓液、异物的吸入，支气管受阻及支气管肿瘤等。

（5）呼吸系统疾病的症状，如慢性鼻窦炎、过敏、肺气肿、肺间质纤维化、百日咳、肺炎、肺结核及肺脓肿等。

（6）是否有与支气管扩张有关的其他危险因素，如吸烟及职业性质。

（7）环境因素，如空气污染、尘埃或排放工业废气等。

2. 临床表现

患者多于青年、幼年期发病，病程呈慢性过程。常在童年时期有麻疹、百日咳或支气管肺炎迁延不愈病史，以后伴有反复发作的下呼吸道感染。

（1）慢性咳嗽、咳大量脓痰，与体位有关，常在晨起和夜间卧床时加重，痰量每日可达数百毫升，痰液静置后可分三层：上层为泡沫、中层为黏液、下层为脓性物和坏死组织，伴有厌氧菌感染时痰液恶臭。

（2）50%～70%患者有不同程度的反复咯血，从痰中带血到大量咯血，咯血量与病情严重程度有时不一致。部分患者以反复咯血为唯一症状，临床称之为"干性支气管扩张"。

（3）继发肺部感染特点是同一部位反复发生肺炎。

（4）可出现发热、食欲下降、乏力、消瘦等全身症状。儿童可影响发育。

（二）心理社会方面

患者因反复大量咳嗽咳痰，加之常会出现不同程度的咯血，严重者有呼吸困难及喘鸣，因此会给患者生活带来一定的影响。心理压抑、焦虑、恐惧也会使病情加重。

（三）实验室检查

痰涂片或细菌培养可发现致病菌，继发急性感染时白细胞计数和中性粒细胞数可增多。

（四）辅助检查

1. 胸部 X 线检查

胸部 X 线检查可见下肺纹理增多或增粗，典型者可见多个不规则的蜂窝状透亮阴影或沿支气管的卷发状阴影，感染时阴影内可有液平面。体层摄片还可见不张肺内支气管扩张和变形的支气管充气征。

2. CT 检查

CT 检查显示管壁增厚的柱状扩张和成串成簇的囊样改变。

3. 纤维支气管镜检查

纤维支气管镜检查有助于鉴别肿瘤、管腔内异物或其他阻塞性因素引起的支气管扩张，还可进行局部灌洗、活检等。

4. 支气管造影

支气管造影是诊断支气管扩张的主要依据，可确诊本病，确定病变部位、性质、范围及严重程度，为治疗或手术切除提供重要参考依据。

5. 痰液检查

痰液检查常显示丰富的中性粒细胞和定植或感染的多种缴生物。

6. 肺功能检查

肺功能检查可证实由弥漫性支气管扩张或相关阻塞性肺病导致的气流受限。

【护理措施】

1. 休息

急性感染或病情严重者应卧床休息。患者取舒适体位，指导其进行有效咳嗽。先行 5~6 次深呼吸，而后于深吸气末保持张口状，连续咳嗽数次使痰到咽部附近，再用力咳嗽将痰排出。或患者取坐位，两腿上置一枕顶住腹部，咳嗽时身体前倾，头颈屈曲，张口咳嗽将痰液排出。

2. 饮食护理

保证患者每日饮水量应在 1500ml 以上。充足的水分有利于痰液稀释，易于咳出。提供高热量、高蛋白质、富含维生素饮食，避免冰冷食物诱发咳嗽，少食多餐。

3. 病情观察

观察咳嗽时痰液的量、颜色和黏稠度，与体位的关系，痰液是否有臭味。观察咯血程度、发热、消瘦、贫血等全身症状，患者有无胸闷、气急、烦躁不安、面色苍白、神色紧张、出冷汗等异常表现，定时测量呼吸、心率、体温、血压，记录咯血量、痰量及其性质。

4. 用药护理

遵医嘱用敏感的抗生素或黏液溶解剂加生理盐水做超声雾化吸入，使呼吸道湿润，痰液稀释，以利排痰。

5. 机械排痰

痰液黏稠无力咳出者，可经鼻腔吸痰以保持呼吸道通畅。重症患者在吸痰前后应提高吸氧浓度，以防吸痰引起低氧血症。

6. 大咯血出现窒息征象者

取头低足高俯卧位，轻拍背部以利血块排出，并将头偏向一侧，防止窒息或误吸。迅速清除口鼻腔血凝块，鼓励其将血吐出。无效时行气管插管或气管切开，解除呼吸道阻塞。

7. 指导患者做体位引流

(1)引流前向患者说明体位引流的目的及操作过程，消除其顾虑，以取得患者的合作。使病变部位处于高处，引流支气管开口向下；同时辅以拍背，以借重力作用使痰液流出。每次 15～20 分钟，每日 2～3 次。

(2)引流过程中应注意观察病情变化，如出现咯血、呼吸困难、头晕、发绀、出汗、疲劳等情况及时停止。

(3)引流完毕，擦净口周，漱口，并记录排出的痰量和性质，必要时送检。

8. 器械准备

准备好吸引器、氧气、气管插管、鼻导管、气管切开包、喉镜、呼吸兴奋剂、止血药、升压药及备血等抢救设备和物品。

9. 心理护理

医护人员要守护咯血患者，进行心理护理，劝告患者身心放松，防止声门痉挛和屏气，应将气管内痰液和积血轻轻咳出，保证呼吸道通畅。如果患者过度紧张，可遵医嘱给予镇静剂。

【健康指导】

对住院患者进行卫生宣教，包括让患者充分了解自己的疾病，并让患者参与处理疾病的计划(包括戒烟、合理饮食及保暖等)。支气管扩张重在控制和预防，护士应向患者介绍相关知识。

(1)向患者介绍支气管扩张的病因及症状。

(2)教会患者预防感染的方法，如预防感冒、保暖、增加机体抵抗力等。

(3)教会患者及家属简单的处理方法，如大量咳痰、咯血患者头应偏向一侧防止窒息。

(4)使患者识别不良症状，如发热、咳嗽、咳痰、咯血、体重减轻及疲乏等。

(5)让患者知道如何避免疾病再发，如何防止病情恶化。

①避免上呼吸道的刺激：教导患者不要吸烟或处在烟尘多的环境。

②补充营养、增强体力：给予患者高蛋白、高热量、高维生素饮食，鼓励患者多饮水，饮食应少量多餐，避免过冷的食物，以免刺激咳嗽。

③告诉患者应避免着凉，避免上呼吸道感染，告诉患者减少与患流感的人接触，一旦出现症状，应积极治疗。

④告诉患者早期治疗的重要性，防止病情恶化或产生并发症。

七、肺结核

【护理评估】

(一)身体评估

1. 症状

(1)全身症状 多数患者起病缓慢，表现为午后低热、乏力、食欲减退、体重减轻、盗汗等全身毒性症状。当肺部病灶急剧进展播散时，可有高热、畏寒，女性患者可有月经失调或闭经。

(2) 呼吸系统症状　咳嗽多为干咳或有少量黏液痰，继发感染时痰液呈黏液脓性且量增多；约 1/3 患者有不同程度咯血。

根据咯血量可分为：小量咯血：24 小时咯血量在 100ml 以内；中等量咯血：24 小时咯血量为 100～500ml；大量咯血：24 小时咯血量在 500ml 以上，或一次咯血量大于 300ml。

本病咯血多为小量多次或大咯血，甚至发生失血性休克；病变累及胸膜时有胸痛，并随呼吸和咳嗽而加重；大咯血时，若血块阻塞大呼吸道可引起窒息；重症肺结核或病变范围较大时，可出现渐进性呼吸困难甚至发绀，如并发气胸、肺心病、心力衰竭、呼吸衰竭或大量胸腔积液可急骤出现呼吸困难，明显发绀。

2. 体征

可无任何阳性体征或仅在肩胛间区可闻湿性啰音。病变范围大而浅表者或干酪样坏死可有实变体征，如患侧呼吸运动减弱、语颤增强、叩诊呈浊音、听诊呼吸音减弱等。慢性纤维空洞型肺结核可有胸廓塌陷，纵隔、气管向患侧移位。结核性胸膜炎早期有局限性胸膜摩擦音，有渗出后出现典型胸腔积液体征。

(二) 心理社会方面

肺结核患者由于病程长，在某些阶段又具有传染性，患者心态常复杂多变。患者可能因怕传染给他人或他人对其有畏惧心理而与社会隔离开来。患者感觉自卑、孤独无助，因而会产生悲观、厌世情绪，不愿意与医护人员合作，但同时又强烈渴望与人交流，希望得到别人的关怀与照顾。由于长期受疾病的困扰，可能会影响患者的学习、工作甚至婚姻，这也是患者顾虑最多的。在收集资料时，应注意评估其学习、工作、家庭、经济能力及社会支持状况，以及疾病所带来的改变。

【护理措施】

(1) 肺结核活动期的患者应注意休息，避免疲劳，戒酒及维持良好营养，有高热等明显中毒症状及咯血者应卧床休息；轻症及恢复期患者，不必限制活动。肺结核病程长、恢复慢，且病情易反复，使患者产生急躁、惧怕心理，护士应做好心理护理，耐心向患者讲解疾病的知识，并给予帮助与支持。

(2) 化疗是结核病的关键治疗，护士要向患者及其家人解释化疗的意义，用药时的注意事项，同时注意观察患者服药情况，及时发现药物的副作用，如利福平可出现黄疸、转氨酶一过性升高及变态反应；链霉素可出现耳聋和肾功能损害；对氨水杨酸可有胃肠道刺激、变态反应；异烟肼可有周围神经炎、中毒性反应；乙胺丁醇可以出现球后视神经炎。一旦出现副作用，及时就诊。

(3) 肺结核是一种慢性消耗性疾病。饮食宜高热量、富含维生素、高蛋白质，多食牛奶、豆浆、鸡蛋、鱼、肉、水果及蔬菜等，以增强抵抗力，促进病灶愈合。

①蛋白质的补充，每日以 15～20g/kg 为宜。因蛋白质除产生热量外，还能增加机体的抗病能力及机体修复能力。

②每天摄入一定量的新鲜蔬菜和水果以补充维生素，食物中的维生素 C 有减轻血管渗透性的作用，可以保证渗出病灶的吸收；B 族维生素对神经系统及胃肠神经有调节作用。

③为增加进食的兴趣及促进消化液的分泌，注意食物合理搭配，保证色、香、味俱佳，

保证摄入足够的营养。

④创造一个整洁、安静、舒适的进餐环境，消除疼痛、焦虑等干扰因素，去除不良因素，使患者在轻松、愉快的气氛中享受进食的乐趣。必要时遵医嘱给予静脉补充足够的营养。

⑤患者如无心、肾功能障碍，应补充足够的水分，鼓励患者多饮水，每日不少于1500～2000ml，既保证机体代谢的需要，又有利于体内毒素的排泄。

(4) 做好高热患者护理。对于出汗多的患者，及时用温毛巾擦干身体和更换衣被，以防感冒。

(5) 做好隔离，预防传染。

①有条件患者应单居一室，进行呼吸道隔离，室内保持通风，每日用紫外线消毒。患者外出时应戴口罩。密切接触者应及早去医院进行有关检查。

②嘱患者在咳嗽或打喷嚏时，用双层纸巾遮住口鼻，防飞沫传染。不要随地吐痰，将痰吐在纸上用火焚烧；或痰液须经灭菌处理，如用5%苯酚溶液或1.5%煤酚皂溶液浸泡2小时以上再弃去。接触痰液后用流水清洗双手。

③患者餐具需煮沸消毒或用消毒液浸泡消毒，同桌共餐时使用公筷，以预防传染。

④接种卡介苗可以使人体产生针对结核菌的特异性免疫力，减少肺结核的发生。

(6) 心理护理　治疗结核病需要长达半年以上的时间，是相当漫长的过程。患者不可避免地会出现许多心理上的问题，如疑虑心理、孤独心理、恐惧和害怕心理、悲观与抑郁心理、情绪不稳定及易冲动等，从而影响疾病的治疗和康复。因此，家属和家庭护士应重视肺结核患者的心理护理。

让患者了解结核病是一种病因明确、可防可治的疾病，绝大多数患者只要坚持合理的治疗，一般都能治愈，所以不是什么不治之症。家人和朋友都应当了解结核病的预防、治疗和康复知识，提高对结核病的认识，消除社会偏见，尊重患者，不要厌烦，经常与患者谈心，以同情心和爱心唤起患者战胜疾病的勇气和信心，积极帮助解决患者日常生活中遇到的困难。

【健康教育】

肺结核活动期的患者应注意休息，避免疲劳，戒酒及维持良好营养。为获得疾病的彻底治愈，督促患者坚持规则用药、全程化疗是最重要的教育内容，不规则用药或过早停药是治疗失败的主要原因。患者必须备有足够的药物，并将每日服药纳入日常生活中。用药过程中注意药物的副作用，一旦出现副作用要及时就诊。指导患者和家属掌握消毒隔离的意义、方法及注意事项，防止传播，了解可能出现的并发症及相应急救处置。嘱患者定期复查，彻底治愈肺结核。

八、肺癌

【护理评估】

(一)身体评估

1. 呼吸系统症状

(1) 咳嗽　约3/4患者有咳嗽，常为阵发性刺激性干咳或少量黏痰，当肿瘤阻塞支气管引起管腔狭窄时，咳嗽加重，多为持续性，且呈高音调金属音。继发感染时痰量增多，呈黏液脓性。

(2) 咯血　部分患者以咯血为首发症状，多为痰中带血或少量咯血，若癌肿侵蚀大血管则有大咯血。

(3) 胸痛　病变累及胸膜或胸壁时，患者出现持续、固定、剧烈的胸痛。

(4) 呼吸困难　多与癌肿阻塞呼吸道及并发肺炎、肺不张或胸腔积液等有关。

(5) 喘鸣　肿瘤引起支气管部分阻塞，部分患者在吸气时可闻及局限性喘鸣音。

2. 全身症状

(1) 发热　多由继发感染引起，肿瘤坏死也可引起。

(2) 食欲减退、消瘦、明显乏力，体重下降。肿瘤发展到晚期，患者可表现明显消瘦或呈恶病质。

(3) 癌肿压迫并侵犯邻近组织的征象　声音嘶哑，多系肿瘤压迫喉返神经引起；膈肌麻痹，因膈神经受压引起同侧膈肌麻痹；上腔静脉综合征，系上腔静脉受压所致的 Horner 综合征，由于颈交感神经受压引起，多见于肺尖癌。表现为患侧眼睑下垂，瞳孔缩小，眼球内陷，球结膜充血及额部少汗等；臂丛神经受压引起同侧臂痛、麻痹或肌萎缩；压迫食管造成咽下困难。

(4) 由肿瘤远处转移引起的症状　脑转移：表现为头痛、眩晕、呕吐、共济失调、复视、颅内高压、半身不遂等；肝转移：表现为黄疸、食欲减退、肝大、肝区疼痛、腹水等；骨转移：常见于肋骨、骨盆、脊椎骨等，表现为局部疼痛和压痛；皮下转移：可触及皮下结节；其他：如异位内分泌综合征、肥大性骨关节病、高钙血症、低磷血症等。

3. 体征

早期可无阳性体征。肿瘤致部分支气管阻塞时，有局限性哮鸣音，随病情进展患者出现消瘦，有气管移位、肺炎、肺不张及胸腔积液体征。肺癌晚期患者可有声音嘶哑、锁骨上及腋下淋巴结肿大，前胸浅静脉怒张，部分患者有杵状指(趾)、库欣综合征等体征。

(二) 心理社会方面

肿瘤患者自确诊之日起，情绪在希望和绝望中波动，而疾病本身和化疗所致的各种不适易使患者出现消极、悲观、恐惧、焦虑、抑郁心理，采取怀疑或对抗的态度。护士应针对患者的情况做好心理护理。

【护理措施】

1. 基础护理

(1) 环境要安静舒适，晚期患者需卧床休息，呼吸困难者取半坐位。

(2) 给予高蛋白、高热量、高维生素、易消化饮食。注意食物色、香、味以增进食欲。化疗期间可给予清淡饮食。

(3) 病情观察　密切观察患者生命体征，注意观察化疗、放疗的副作用，如出现声音嘶哑、食欲不振、恶心、呕吐、头晕、白细胞减少及血小板减少等，应通知医师及时处理。白细胞减少者，注意防止交叉感染。

2. 专科护理

(1) 护理操作　静脉注射化疗药物，注意用药剂量、方法，选择适宜的血管，避免药液外渗造成组织坏死。

(2) 做纤维支气管镜和活组织检查、胸腔穿刺、胸腔积液离心沉淀脱落细胞检查等项目时，护士应向患者做好宣教，做好术前准备及术中配合工作，标本及时送检。

(3)咳嗽、胸痛可适当镇咳、镇痛；憋喘伴胸腔积液者可抽胸腔积液，给氧缓解症状；咯血者保持呼吸道通畅，适当使用止血药；全身乏力、食欲不振、消瘦、恶病质可给予支持疗法；化疗反应需对症处理。

3. 心理护理

肺癌患者会有焦虑、恐惧、悲伤等心理，也常出现冷漠、孤独，我们要有高度的同情心和责任心，鼓励患者树立战胜疾病的信心，配合化疗、放疗或手术治疗，努力为患者创造一个温暖和谐的休养环境，将患者安置于单人病房，语言亲切，态度诚恳，鼓励患者说出自己的心理感受，及时开导，主动向患者介绍病情好转的信息。随时了解患者思想情况，严格交接班，以防患者发生意外。

【健康指导】

(1)休养环境要舒适安静，避免空气污染。宣传吸烟对健康的危害，提倡不吸烟或戒烟，并注意避免被动吸烟。对肺癌高危人群要定期进行体检，早期发现肿瘤，早期治疗。

(2)指导患者加强营养支持，注意饮食搭配，科学进餐。多食新鲜水果及蔬菜，保证足够热量，保持排便通畅，每日饮水不少于1500ml。

(3)合理安排休息，适当活动，以调整机体免疫力，增强抗病能力。根据气候变化及时增减衣服，避免上呼吸道感染。

(4)督促患者坚持化疗或放射治疗，讲解化疗药的副作用，嘱患者定期检测血常规。若患者出现呼吸困难、疼痛等症状加重或不缓解时应及时到医院诊治。

(5)给予患者及家属心理上的支持，使之正确认识肺癌，保持身心轻松，增强治疗信心，更好地配合治疗，提高生命质量。

九、慢性阻塞性肺疾病

【护理评估】

(一)身体评估

1. 健康史

评估患者吸烟史、职业性或环境有害物质接触史、家族史、既往史及好发年龄和季节等。

2. 症状

起病缓慢，病程较长，咳嗽、咳痰、喘息为主要症状。

(1)咳嗽、咳痰　初期症状仅在寒冷季节出现，重症患者四季发作，在冬春季加剧，早晚加重。支气管黏膜充血、水肿、异物刺激，分泌物积聚于气管内，引起咳嗽。痰液多为白色黏痰，细菌感染时呈脓痰，若咳嗽剧烈使支气管黏膜微血管破裂则出现血痰。痰量以夜间或清晨较多。

(2)喘息　由支气管痉挛、支气管黏膜水肿、管壁肥厚和痰液阻塞引起。

3. 体征

早期多无异常体征，急性发作期可在肺底闻及散在的干性或湿性啰音，咳嗽、咳痰后啰音可消失。喘息型患者呼气延长，伴哮鸣音。

4. 分型

慢性支气管炎分为两型。

(1) 单纯型　仅有咳嗽、咳痰。

(2) 喘息型　除咳嗽、咳痰外，还有喘息和哮鸣音，哮鸣音在阵咳时加剧，睡眠时明显。

5. 分期

(1) 急性发作期　指1周内咳、痰、喘症状中任何一项明显加剧。

(2) 慢性迁延期　指咳、痰、喘症状迁延1个月以上。

(3) 临床缓解期　指经治疗或自然缓解，症状基本消失或偶有轻微咳嗽和少量痰液，保持2个月以上。

(二) 心理社会方面

患者往往因长期患病而产生焦虑和压抑的心理障碍，对呼吸困难有恐惧心理，护士应详细了解患者及家庭对疾病的态度，了解疾病对患者的影响，如心情、性格、生活方式的改变，是否感到焦急、忧虑、恐惧、痛苦，是否悲观失望，是否失去自信自尊、退出社会和躲避生活。

【护理措施】

(一) 基础护理

(1) 保持室内空气新鲜，温、湿度适宜。冬季注意保暖，避免直接吸入冷空气。

(2) 饮食以高热量、高蛋白、易消化、丰富维生素的流食、半流食为宜，少食多餐，避免辛辣刺激，少吃产气食品。鼓励患者多饮水，必要时静脉补液。

(3) 急性期卧床休息，呼吸困难时抬高床头，取半卧位或坐位。恢复期可适当增加活动量。

(二) 专科护理

1. 维持呼吸道通畅

(1) 评估呼吸状态，指导患者采取合适体位，以利于肺的扩张。

(2) 指导患者有效咳嗽，没有控制的咳嗽会导致疲倦、胸痛、呼吸困难、支气管痉挛加重。

(3) 体位引流　根据病情选择合适时间及引流部位，一般以清晨醒后引流效果最佳。为防止胃食管反流、恶心、呕吐，头低位引流应在饭后1～2小时进行。

(4) 胸部叩拍　将手掌微曲呈碗口状在吸气和呼气时沿支气管走向叩击胸壁，从下往上或从外向里(脊柱)拍，持续1～5分钟。高龄或皮肤易破者可用薄毛巾或其他保护物包盖在叩拍部位。

(5) 气管湿化　COPD患者痰液黏稠度明显高于正常而难于咳出，可采用雾化器湿化。另外，鼓励患者每天液体入量2000～2500ml，保持分泌物稀薄。

2. 保证有效气体交换

(1) 药物治疗　可遵医嘱使用如支气管扩张剂、茶碱类、β受体激动剂、胆碱受体拮抗剂、祛痰药等，并积极控制感染。COPD急性加重期多与细菌或病毒感染有关，可对症抗感染治疗。密切观察药物疗效及副作用。

(2) 氧疗　指导患者持续低流量吸氧，吸入氧浓度为25%～30%，吸氧流量为1～2L/min，每日持续15小时以上。告知患者氧疗的重要性，鼓励患者坚持氧疗，密切观察氧疗后患者症状有无改善。

3. 控制性呼吸技术训练

控制性呼吸技术训练可帮助恢复膈肌正常位置和功能，从而减轻呼吸困难和焦虑。包括缩唇呼吸、腹式呼吸等方法。

4. 促进活动耐力

帮助患者逐渐适应日常活动，以便完成日常动作。合理安排每日活动时间，活动时用腹式呼吸或缩唇呼吸，保证氧气供应，活动后充分休息。

5. 心理护理

护理人员向患者讲解慢性阻塞性肺部疾病的相关知识，告知可能出现的症状和体征，让患者在心理上有充分的准备，并告知积极情绪有利于疾病的康复。讲解疾病的防治知识，告知患者积极配合治疗、积极功能锻炼，可延缓病情进展，症状缓解后不影响正常交往。做好家属解释工作，正确认识本病，支持患者，维护患者自尊。另外，护士应密切观察患者病情，多与其沟通，了解其心理状态。在生活上予以关心照顾，在护理过程中实施高质量的技术服务，对患者起着潜移默化的作用。

【健康指导】

(1) 根据气候的变化随时增减衣服，避免受寒，避免接触感冒人员，积极预防上呼吸道感染，戒烟，并应避免烟尘吸入。

(2) 多食高维生素(如绿叶蔬菜、水果)、高蛋白(如瘦肉、豆制品、蛋类)、粗纤维(如芹菜、韭菜)的食物，少食动物脂肪及胆固醇含量高的食物(如动物内脏)。

(3) 选择适合自己的运动，以不感到疲劳为宜，注意劳逸结合。

(4) 坚持呼吸锻炼，配备家庭氧疗设施，必要时低流量吸氧。

十、呼吸衰竭

【护理评估】

(一) 身体评估

1. 呼吸困难

(1) 胸闷、憋气、呼吸费力、喘息等是患者最常见的主诉。

(2) 呼吸频率、节律和幅度均可发生变化。

(3) 上呼吸道梗阻呈现吸气性呼吸困难，伴"三凹征"，同时伴有干咳及高调吸气相哮鸣音。

(4) 慢性阻塞性肺疾病为呼气性呼吸困难，出现点头或提肩呼吸等伴有辅助呼吸肌参与呼吸系运动的体征。

(5) 肺实质炎症、胸廓运动受限时，表现为混合性呼吸困难，即吸气和呼气同样费力，呼吸浅快。严重者二氧化碳麻醉可引起呼吸停止。

(6) 中枢性呼吸衰竭呈现潮式、间歇或抽泣样呼吸。

2. 发绀

(1) 以低氧血症为主，是呼吸衰竭的典型表现，因血中还原血红蛋白的增加所致。

(2) 当 SaO_2 低于 85% 时可在血流丰富的口唇、指甲等处出现发绀。

(3) 因通气不足或通气与血流比例失调所引起的发绀，吸氧数分钟后口唇可转红。

(4) 影响发绀的因素

① 红细胞增多时发绀明显，贫血者不明显或不出现。

② 严重休克者即使 PaO_2 正常，也可出现发绀。

③皮肤色素和心功能等。

3．精神、神经症状

（1）急性缺氧可出现精神错乱、躁狂、昏迷、抽搐等症状。

（2）慢性缺氧出现智力或定向障碍。

（3）轻度二氧化碳潴留表现为多汗、烦躁、白天嗜睡、夜间失眠等兴奋症状。

（4）随着二氧化碳潴留的加重导致二氧化碳麻醉发生肺性脑病，则表现神志淡漠甚至谵妄、间歇抽搐、扑翼样震颤、视乳头水肿、昏睡、昏迷等，重者可因肺水肿、脑疝，累及脑干时抑制呼吸而死亡。

4．血液循环系统症状

（1）早期心率增快、血压升高；中期因脑血管扩张产生搏动性头痛；晚期严重缺氧、酸中毒时，引起循环衰竭、血压下降、心律缓慢、心律失常及心脏停搏。

（2）二氧化碳潴留出现皮肤潮红、湿暖多汗；慢性缺氧和二氧化碳潴留引起肺动脉高压，可发生右心衰竭，出现体循环淤血体征。

5．其他器官、系统损害

严重呼吸衰竭对肝、肾功能和消化系统都有影响。如上消化道出血、黄疸、谷丙转氨酶升高、蛋白尿、红细胞尿、尿素氮升高，上述症状随着缺氧和二氧化碳潴留的纠正可消失。

（二）心理社会方面

呼吸衰竭患者常因呼吸困难产生焦虑、恐惧，由于治疗的需要，患者可能需要接受气管插管、气管切开，进行机械通气治疗，由此加重的焦虑情绪、各种监测及治疗仪器的使用也可能加重患者的心理负担，因此应该了解患者以及家属对治疗的信心和对疾病的认知程度。

【护理措施】

1．一般护理

（1）休息与活动　根据病情，指导患者安排适当的活动量。指导患者在活动时尽量节省体力，帮助患者制定减轻呼吸困难同时增强生活自理能力的计划。

（2）协助和指导患者取半卧位或坐位，促进和指导患者进行有效的呼吸，如趴伏在床桌上，借此增加辅助吸气肌的效能，促进肺膨胀。指导、教会病情稳定的患者缩唇和腹式呼吸，通过腹式呼吸时膈肌的运动和缩唇呼吸促使气体均匀而缓慢地呼出，增加肺的有效通气量，以减少肺内残气量，改善通气功能。

2．病情观察与抢救

（1）密切观察患者呼吸困难的程度，评估呼吸频率、节律和深度及使用辅助呼吸肌的情况。

（2）定时听诊肺部，监测生命体征，评估有无异常呼吸音、有无咳嗽及能否有效地咳痰，并记录痰的色、质、量。

（3）正确留取痰液检查标本，发现痰液出现特殊气味或痰液量、色及黏稠度等发生变化时，应及时与医生联系，以便调整治疗方案。

（4）监测动脉血气。

（5）评估意识状况及神经、精神症状，观察缺氧及二氧化碳潴留的症状和体征，观察有无肺性脑病症状，如有异常应及时与医生联系。

（6）昏迷患者还要检查瞳孔大小及对光反射、肌张力、腱反射及病理征。

（7）根据血气分析及发绀程度、神志改变，可将呼吸衰竭分为下列三种程度（表1-2-1）。

表1-2-1 呼吸衰竭程度

	轻度	中度	重度
	> 85%	75%～85%	< 75%
PaO_2 (mmHg)	> 50	40～50	< 40
$PaCO_2$ (mmHg)	< 50	> 70	90
发绀	无	有或明显	严重
神志	清醒	嗜睡、谵妄	昏迷

3. 氧疗护理

对Ⅱ型呼吸衰竭患者应给予低浓度（25%～29%）、低流量（1～2L/min）鼻导管持续吸氧，以免缺氧纠正过快引起呼吸中枢抑制。如配合使用呼吸机和呼吸中枢兴奋剂可稍提高给氧浓度。若呼吸过缓或意识障碍严重，需警惕二氧化碳潴留加重（护理措施参见慢性阻塞性肺气肿）。

4. 心理护理

护士在解除患者疾苦的同时，要多了解和关心患者的心理状况，教会患者自我放松等各种缓解焦虑的办法，让患者说出或写出引起或加剧焦虑的因素，以缓解呼吸困难，改善通气。特别是对建立人工气道和使用呼吸机治疗的患者应经常做床旁巡视、照料，通过语言或非语言交流抚慰患者，在采用各项医疗护理措施前，应向患者作简要说明，并以同情、关切的态度和有条不紊的工作作风给患者以安全感，取得患者的信任和合作。

5. 用药护理

（1）按医嘱正确给药，并密切观察其不良反应。

①茶碱类、β_2 受体激动剂等药物能松弛支气管平滑肌，改善通气功能，减少呼吸道阻力，缓解呼吸困难。指导、教会患者正确使用支气管解痉气雾剂，以减轻支气管痉挛。

②呼吸兴奋剂如尼可刹米，能改善通气，减轻二氧化碳潴留。使用此类药物时应注意保持呼吸道通畅，原因是呼吸中枢兴奋剂在改善通气的同时可增加呼吸功能、增加氧耗量和二氧化碳的产生量，所以静脉滴注时速度不宜过快。适当提高吸入氧浓度，及时观察神志及呼吸频率、幅度的变化，若出现恶心、呕吐、烦躁、面色潮红、肌肉颤动及皮肤瘙痒等现象，应减慢滴速并及时通知医生减量，严重者应立即停药。

③Ⅱ型呼吸衰竭患者常因呼吸困难、痰液稠、痰多等导致夜间失眠，缺氧或二氧化碳潴留会引起烦躁不安，所以护士在执行医嘱时应结合临床表现给予判断，以防导致呼吸抑制的严重后果。故Ⅱ型呼吸衰竭患者禁用对呼吸有抑制作用的药物，如吗啡等；慎用其他镇静剂，如地西泮等。

（2）按医嘱正确使用抗生素，以控制肺部感染。密切注意观察疗效与副作用。

【健康指导】

（1）减少能量消耗　解除支气管痉挛，消除支气管黏膜水肿，减少支气管分泌物，排除顽痰，降低气道阻力，减少能量消耗。

（2）改善机体的营养状况　增强营养，提高糖、蛋白质及各种维生素的摄入量，必要时可静脉滴注复合氨基酸、血浆、白蛋白。

（3）坚持每天做呼吸体操　增强呼吸肌的活动功能。

（4）使用体外膈肌起搏器　呼吸肌疲劳时，可以使用体外膈肌起搏器，改善肺泡通气，锻炼膈肌，增强膈肌的活动功能。

第三节　心血管系统疾病护理常规

一、一般护理

【护理评估】

1. 身体评估

身体评估包括：患者的生命体征是否正常；意识是否清楚；饮食、营养状况，有无营养失调；睡眠情况，有无入睡困难等；大、小便情况，有无便秘等。根据患者的实际情况应用日常生活能力评定指数量表评估患者。此外，还要评估患者潜在的风险，如有无心功能不全、心律失常、心绞痛等。

2. 心理社会方面

评估患者的精神状态，评估患者对疾病的认识能力，评估患者的社会支持系统及利用情况。

【护理措施】

1. 基础护理

（1）休息　如出现心力衰竭、严重心律失常、心肌梗死等病情变化，应绝对卧床休息；长期卧床者每 2 小时更换体位，对病情稳定者逐渐鼓励床上或床旁活动。

（2）生活护理　根据护理级别定时巡视患者给予生活护理。

（3）卧位　呼吸困难者应给予半卧位，下肢水肿抬高患肢，必要时吸氧。

（4）环境　保持病室安静清洁、空气流通，减少探视，预防受凉和感染。

2. 专科护理

（1）饮食　低脂、低盐/无盐饮食，禁食刺激性食物，少食多餐，避免过饱。

（2）根据病情需要测量体温（T）、脉率（P）、呼吸频率（R）、血压（BP），每次测脉搏应测 1 分钟；同时观察速率、节律、强度。如脉律不整应测心律对照，脉率突然变化如＞120 次/分或＜50 次/分，或波动＞20 次/分应立即报告医生。

（3）洋地黄制剂　必须在医生指导下使用，同时注意观察中毒症状。每次发药前应先测脉搏，如有节律不整或速率减慢＜60 次/分应停止发药。静脉注射洋地黄制剂，要缓慢推注，除注射过程中，进行心率、心律的监测外，还应在注射前后半小时测脉搏进行对照比较。

（4）出入量　如有水肿和急性心力衰竭时应限制水分摄入量，一般每日不超过 1500ml 并记录 24 小时出入量；同时加强皮肤护理，防止压疮的发生。

（5）活动原则

①心功能 I 级：避免重体力活动，一般体力活动不受限制。

②心功能 II 级：避免较重体力活动，一般体力活动适当限制。

③心功能Ⅲ级：严格限制体力活动。

④心功能Ⅳ级：绝对卧床，随着病情好转逐渐增加，以活动后不出现不适为宜。

⑤保持大便通畅：排便时不可用力，必要时遵医嘱给予缓泻剂。

3. 安全护理

要注意防跌倒。做好入院患者宣教，穿合体衣裤，保持地面干净、无障碍物。评估患者情况：年龄、视力、活动情况、服药情况，根据情况给予个体指导并每周进行评估。防跌倒标识清楚。卧床患者加床档，防坠床。

4. 心理护理

避免激动、烦躁。

【健康教育】

加强保健指导，嘱患者避免过劳、情绪激动、受凉、感冒。出院后遵照医嘱服药并定时随访。

二、原发性高血压

【护理评估】

1. 疾病相关因素

(1)确认患者血压长期升高及其血压水平，尽可能寻找引起血压升高的原因，以排除继发性高血压；了解患者靶器官损伤的状况及其对预后的影响，评估其他心血管的危险因素和并发症。

(2)详细询问病史，包括家族史、生活方式、心理社会因素等容易忽略的有关内容。着重了解高血压发生的时间、血压水平及其变化，既往和当前服用的降压药物的种类、剂量及疗效与副作用。

(3)全面查体，测量患者体重、身高和腰围，并计算出其体重指数(BMI)。

2. 身体评估

评估患者有无头痛、头晕、颈项板紧、疲劳及心悸，劳累、紧张后加重，急性或急进型高血压，舒张压持续≥130mmHg，头痛、视物模糊、眼底出血渗出或乳头水肿，肾脏损害突出，持续蛋白尿、血尿、管型尿。

3. 实验室检查

检查尿常规、肝肾功能、血脂、血糖、电解质等。

4. 辅助检查

辅助检查包括心电图、眼底检查等。24小时动态血压监测有助于判断血压升高的严重程度，了解血压昼夜节律，指导用药。

5. 心理社会方面

评估患者的精神状态，患者对疾病的认识能力，患者的社会支持系统及利用情况。

【护理措施】

(一)基础护理

1. 监测血压的动态变化

了解患者头痛、头晕、失眠等症状有无减轻，密切观察、及早发现高血压危象和心、脑、肾等靶器官受累的现象。

2. 血压高时应卧床休息

保证充足的睡眠时间和病房安静，谢绝探视。

(二) 专科护理

1. 监测血压的动态变化

2. 血压高时应卧床休息

(1) 告诉患者睡眠对保持血压稳定的重要性，并提供舒适、安静的睡眠环境，必要时使用镇静剂。

(2) 午后控制水分的摄入，以减少夜尿次数。

(3) 科学地安排治疗、检查的时间，避免干扰睡眠。

(4) 血压太高时应减少活动，最好绝对卧床休息以免血压继续升高。

(5) 坚持体育活动可预防和控制高血压。

3. 适量运动

为取得运动训练的良好效果，确定运动的方式、强度、时间和频率时，应从轻度或中等强度的运动开始，逐渐增加运动量。

4. 饮食护理

限制钠盐摄入，世界卫生组织建议正常人每日食盐量不超过 6g。高血压患者每日摄入量应不超过 4g，减少膳食脂肪，补充适量优质蛋白质；维持足够的钾、钙的摄入；避免食用刺激性饮料，如咖啡、浓茶、可乐等；限制饮酒。

5. 并发症的护理

(1) 头痛、头晕　除因高血压疾病本身所致的头痛外，部分患者在接受扩血管治疗后会产生头痛和直立性低血压等副作用。评估患者头痛的情况，如头痛程度、持续时间，是否伴有恶心、呕吐、视物模糊等症状；改变体位时动作要缓慢，从卧位到站位前先坐一会儿。卧床休息时将头部抬高。如起床活动时头晕应立即坐下或躺下；血压不稳定或症状加重时必须卧床休息；尽量减少或避免引起或加重头痛的因素，保持环境安静，减少探视，护理人员做到操作轻、说话轻、走路轻、关门轻，保证患者有充足的睡眠；监测血压，发现血压变化时立即同医生联系及时给予处理。

(2) 恶心、呕吐　创造安静环境，减少精神、心理刺激；充分休息，保证睡眠；协助患者采取坐位或侧卧位，头偏向一侧，避免呕吐物呛入呼吸道而发生窒息；保持床单位整洁；呕吐后协助患者清洁口腔；按医嘱使用止吐药物。

(3) 意识紊乱　严格规定患者卧床，及时遵医嘱给予扩血管、脱水、降压等处理；密切监测心电图、生命体征及神志，备好抢救药物；建立静脉通道并保持通畅；监测尿量，必要时留置导尿管以监测每小时的尿量；提供保护性措施，如上床档防止患者跌落、备好压舌板以防止患者抽搐时咬伤舌头，必要时使用约束带加以约束。

(4) 乏力　告知患者引起乏力的原因，尽量减少增加心脏负担的因素，如剧烈活动等；评估患者心功能状态，评估患者活动情况，根据患者心功能情况制定合理的活动计划，督促患者坚持动静结合，循序渐进地增加活动量；嘱患者一旦出现心慌、呼吸困难、胸闷等情况应立即停止活动，保证休息，并以此作为最大活动量的指征。

(5) 高血压危象　绝对卧床休息，避免一切不良刺激，保证良好的休息环境，尽快应用适合的降压药；安抚患者，做好心理护理，严密观察患者病情变化；遵医嘱予药物降压治疗，注意监测血压，防止血压过度降低引起肾、脑或冠脉缺血；多巡视，协助患者做好生活护理；嘱患者定时服用降压药，保证血药浓度。

【健康指导】

1. 保持规律的生活方式和稳定的情绪

规律的生活方式有助于血压的稳定。高血压患者的生活可制定生活程序表，活动时间要相对固定。睡眠要充足，进餐要节制，服药要按时，劳逸要结合。避免情绪激动，指导患者用松弛的方法平息激动的情绪。

2. 注意适度保暖

因为寒冷可使血管收缩，导致血压升高，所以冬天应适当保暖。

3. 指导患者学会观察血压

教会家属或患者正确使用血压计测量血压——选择符合计量标准的水银柱血压计或国际标准检验合格的电子血压计。使用大小合适的袖带，固定体位(肱动脉平心脏)测量血压。测量前患者至少安静休息 5 分钟，30 分钟内无剧烈活动，以便及时掌握患者血压的动态变化，正确判断降压效果，及时调整用药，合理安排生活方式，提高高血压患者的自我保健能力。

4. 适量运动

运动可以促进血液循环，降低胆固醇，促进肠蠕动，预防便秘，改善睡眠；可根据不同年龄、体质为患者制定不同的运动方案。常用运动强度指标可用运动时最大心率(达到 180 次/分或 170 次/分)减去年龄。

5. 指导患者合理用药

指导患者熟悉降压药物的治疗效果，辨别其副作用，以便及时调整用药剂量或变更用药。为了用药安全，嘱咐患者定期复诊，在医生的指导下合理用药。

6. 预防便秘

用力排便会使会厌关闭，胸腹腔内压上升，极易诱使收缩压上升，甚至导致血管破裂。因此嘱咐患者养成每日大便的习惯，每次排便应有充分的时间；增加蔬菜、水果、高纤维食物的摄取量；每日施行腹部肌肉收缩运动，促进肠蠕动，使大便能定时排出；必要时给予通便药物。

7. 急症处理

突发血压升高时，应全身放松，静卧休息，立即舌下含服硝苯地平 10mg 或其他降压药物，稍觉缓解后即到医院就诊。如出现心前区疼痛或一侧肢体麻木、无力、口角歪斜，以及夜尿增多、少尿等，均应及时就诊。

三、急性心功能不全

【护理评估】

1. 疾病相关因素

(1)急性弥漫性心肌损害引起心肌收缩无力，如急性心肌炎、广泛性心肌梗死等。

(2)急起的机械性阻塞引起心脏阻力负荷加重，排血受阻，如严重的瓣膜狭窄、心室流出道梗阻、心房内球瓣样血栓或黏液瘤嵌顿，动脉总干或大分支栓塞等。

(3)急起的心脏容量负荷加重，如外伤、急性心肌梗死或感染性心内膜炎引起的瓣膜损害，腱索断裂，心室乳头肌功能不全，间隔穿孔，主动脉窦动脉瘤破裂入心腔，以及静脉输血或输入含钠液体过快或过多。

(4) 急起的心室舒张受限制，如急性大量心包积液或积血、快速的异位心律等。

(5) 严重的心律失常，如心室颤动(简称室颤)和其他严重的室性心律失常、心室暂停、显著的心动过缓等，使心脏暂停排血或排血量显著减少。

2. 身体评估

(1) 突发严重的呼吸困难，呼吸频率常达每分钟 30～40 次。

(2) 强迫体位，面色灰白、发绀、大汗、烦躁，同时频繁咳嗽，咳粉红色泡沫样痰。

(3) 极重者可因脑缺氧而致神志模糊。

(4) 听诊时两肺满布湿性啰音和哮鸣音，心尖部第一心音减弱，频率快，同时有舒张早期第三心音而构成奔马律。肺动脉瓣第二心音亢进。

(5) 血压测定可发现患者可有一过性高血压，病情如不缓解，血压可持续下降直至休克。

3. 辅助检查

(1) 体格检查　血压测定可发现患者可有一过性高血压。

(2) 心电图　可显示出患者有心律失常的表现。

(3) X 线检查　可显示出心影的大小及外形，根据心脏扩大的程度和动态变化可间接反映心脏的功能，也可以诊断有无肺淤血。

(4) 超声心动图检查　可比 X 线检查提供更准确的各心腔大小变化、心瓣膜结构及功能情况，还可以用于估计心脏的收缩和舒张功能。

4. 心理社会方面

评估患者的精神状态，评估患者对疾病的认识能力，评估患者的社会支持系统及利用情况。

【护理措施】

(1) 安置于危重监护病房，立即予持续心电、呼吸、血压等监护，关注心率、心律、心音强弱变化，详细记录护理内容。

(2) 经鼻高流量鼻管氧疗，对病情严重者予面罩或麻醉机吸氧。

(3) 取坐位，双腿下垂，同时注意患者安全，防止坠床。

(4) 迅速建立静脉通道　保证静脉给药和采集电解质、肾功能等血标本，尽快送检血气标本。

(5) 观察患者神志、尿量、出汗量等变化。

(6) 协助患者咳嗽，保持呼吸道的通畅。

(7) 遵医嘱予药物治疗，准确记录出入量。

(8) 严格控制输液速度。

(9) 加强皮肤及口腔的护理。

(10) 心理护理　护士应保持良好的工作情绪，关心、体贴、鼓励患者，做好充分的解释、安慰工作，避免他人谈论任何令患者烦恼、激动的事情，协助患者克服各种不利于疾病治疗的生活习惯和嗜好。

【健康指导】

(1) 心理指导　解释精神应激可加重心理负担，有时甚至诱发肺水肿，因此需要保持情绪稳定，避免持续紧张和过度兴奋。

（2）休息　需要绝对卧床休息，注意保暖，避免感冒。

（3）饮食指导　控制钠盐的摄入，低胆固醇、低动物脂肪、高热量、高维生素、清淡、易消化的饮食。

（4）限制水分摄入，准确记录出入量，根据患者情况保持出入量平衡。

（5）用药指导

①强心药物：如洋地黄等，其作用是增强心肌收缩力，减慢心率，但急性心肌梗死、心肌炎、肺源性心脏病引起的心力衰竭，因心肌缺血严重，对洋地黄耐受性低，应谨慎且小剂量用药。严重低钾、室上性心动过速、房室传导阻滞忌用或慎用。洋地黄毒性反应最常见的是恶心、呕吐、黄视、心率加快或减慢等，应用洋地黄期间，应严密观察心率、心律、尿量变化及胃肠道症状。

②血管扩张剂：如硝普钠、硝酸酯类等，是通过扩张周围血管而减轻心脏前或后负荷，减少心肌耗氧量，改善心脏功能。静脉滴注硝普钠时应用避光纸包裹，其扩张血管作用强而快，静脉滴注2～3分钟即发生作用，有恶心、不安、头痛及低血压等副作用。因此，在输液过程中，要严格控制输液速度，切忌自行调节滴数，持续用药超24小时，应重新配制，以防药物分解物产生，影响治疗效果。

③输液过程：不能突然坐起或站立，以防出现低血压而晕倒。如果出现低血压表现时，应立即平卧，减慢或停止输液。硝普钠在体内代谢较快，所以，休息片刻可迅速缓解。当停止使用硝普钠时，应更换输液装置，以免输入其他液体后，遗留在管道内的硝普钠残液再次输入，引起低血压及心跳骤停。

④快速利尿：静脉注射呋塞米。一方面呋塞米的高效能利尿作用使血容量及细胞外液明显减少，足以降低回心血量和左心室充盈压；另一方面，它还能舒张小动脉，降低外周阻力，进一步减轻左心负荷，因而解除急性肺水肿。注意保护皮肤，穿柔软衣裤，定时更换体位，预防压疮发生。

（6）告知家属疾病相关知识，使之配合治疗患者的工作。

（7）告知患者配合医务人员治疗的重要性，这有利于自身健康的恢复。

四、慢性心功能不全

【护理评估】

（一）疾病相关因素

（1）心肌损害　冠心病、心肌缺血、心肌梗死、心肌炎、心肌病（主要以病毒性心肌炎和原发性扩张性心肌病最为常见）、心肌代谢障碍性疾病（如糖尿病性心肌病、维生素 B_1 缺乏及心肌淀粉样变性等）。

（2）心脏压力负荷（后负荷）过重　高血压、主动脉瓣膜狭窄、肺动脉高压及肺动脉瓣狭窄。

（3）心脏容量负荷（前负荷）过重　心脏瓣膜关闭不全、间隔缺损、动脉导管未闭、慢性贫血及甲状腺功能亢进。

（4）感染　呼吸道感染是心力衰竭最常见的诱因，其次是风湿活动、泌尿系统感染及消化系统感染。感染性心内膜炎是导致心脏病病情迅速恶化的重要原因。

（5）过度体力活动导致的疲劳、情绪激动和紧张。

(6) 妊娠和分娩。

(7) 心律失常　特别是快速心律失常，如阵发性房颤、阵发性室性或室上性心动过速；严重心动过缓，如完全性房室传导阻滞等。

(8) 输血或输液(尤其含钠液体)过多、过快。

(9) 电解质紊乱和酸碱失衡。

(10) 药物作用　如使用负性肌力药或抑制心肌收缩力药、水钠制剂潴留，以及洋地黄类正性肌力药用量不足或应用不当等。

(二) 身体评估

1. 左心衰竭的症状

主要表现为肺循环淤血。

(1) 疲劳、乏力。

(2) 劳力性呼吸困难是左心衰竭时较早出现和最常见的症状。

(3) 端坐呼吸。

(4) 夜间阵发性呼吸困难。

(5) 急性肺水肿。

(6) 咳嗽、咳痰、咯血。

(7) 少尿。

(8) 肺部湿性啰音。

(9) 心脏扩大、肺动脉瓣区第二心音亢进、舒张期奔马律。

2. 右心衰竭的症状

(1) 消化道症状　胃肠道及肝淤血引起食欲不振、恶心、呕吐、腹胀等是最常见的症状。

(2) 呼吸困难。

(3) 心源性水肿　水肿首先出现于身体下垂部位。

(4) 肝–颈回流征　平卧触压肝脏，颈静脉充盈搏动明显。

(5) 肝大　常伴压痛，晚期可出现黄疸和大量腹水。

(6) 心脏体征　有三尖瓣关闭不全时，在三尖瓣听诊区可闻及收缩期吹风样杂音；有相对性三尖瓣狭窄时，在三尖瓣听诊区可闻及舒张早期杂音。

(三) 辅助检查

1. X 线检查

(1) 左心衰竭时可发现左心室或左心房扩大，可见肺叶间胸膜增厚或有少量胸腔积液。

(2) 右心衰竭继发于左心衰竭者，X 线检查显示心脏向两侧扩大；单纯右心衰竭者，可见右心房及右心室扩大，肺野清晰。

(3) 上腔静脉阴影增宽，可伴有两侧或单侧胸腔积液由慢性肺源性心脏病引起的右心衰竭，有肺气肿、肺纹理粗乱及支气管感染征象。

2. 超声心动图

超声心动图比 X 线能更准确地提供各心脏大小的变化与心脏瓣膜结构及功能情况。

3. 放射性核素检查

放射性核素检查能够判断心脏大小、EF 值及反映心脏舒张功能。

4. 有创性血流动力学检查

漂浮导管，能够直接反映左心功能。

（四）心理社会方面

评估患者的精神状态，患者对疾病的认识能力，患者的社会支持系统及利用情况。

【护理措施】

（1）环境　尽量安排住单人房间，床上加护栏，并保持室内空气新鲜及适宜的温湿度，以利于患者休息。

（2）体位　半卧位或端坐位，注意患者安全，防止坠床。

（3）皮肤情况　要保持床铺整洁，无渣滓，骨隆凸处垫压疮垫，每2小时翻身1次，水肿部位应轻握轻碰。

（4）病情观察　随时观察病情变化，及时处理，并做好记录。

（5）出入量　严格记录24小时出入量。摄入量包括口服液、静脉输液；排出量包括尿量、呕吐物与引流液，必要时限制入量。并可每日测量腹围及定时测体重，以了解体内液体滞留情况，摄入量过多或过少均应通知医生。

（6）镇静　心力衰竭患者多有烦躁不安，要经常巡视患者，安慰患者，减轻患者的焦虑。必要时遵医嘱予地西泮或吗啡等镇静剂，以减少心肌耗氧量，缓解症状(但应注意吗啡会引起呼吸抑制，应监测患者呼吸状况)。

（7）用药护理

①利尿剂：尽量在白天用，防止夜尿过多而影响睡眠。用强利尿剂时注意电解质情况，并定期复查，防止低钾等电解质紊乱的发生。肌内注射应避开水肿部位。

②肾素－血管紧张素－醛固酮系统抑制剂：注意观察有无低血压、肾功能恶化、高钾血症、干咳和血管性水肿等，监测尿量，避免使用非甾体类抗炎药。

③β受体拮抗剂：注意监测是否发生低血压、液体潴留、心力衰竭恶化、心动过缓或房室传导阻滞等。

④洋地黄类：定期复查药物浓度，用药前先数心率，少于60次/分时应停药并通知医生。静脉推注去乙酰毛花苷注射液时，速度要慢，并有第二人听心率，观察用药反应。

⑤血管扩张剂：应用硝普钠时应避光，每4～6小时换药1次，以免影响疗效。同时监测血压变化，防止低血压的发生。

（8）吸氧　用鼻导管或面罩给氧，以改善缺氧，并监测血氧浓度及血气变化。

（9）输液速度　注意输液时速度不可过快(20～30滴/分)，不可过多，防止发生急性肺水肿。

（10）饮食　饮食宜清淡、低盐(每日限盐2g)，低热量、易消化，高维生素、富含钾、镁及适量纤维素的食物，少食多餐，避免进食腌渍类、罐头、乳酪、刺激性食品。

（11）休息　卧床期间应协助并满足患者的生活需要。

（12）活动　每日进行适量的活动，开始在室内活动，逐渐到病房内活动，循序渐进，以不引起心率加快、血压升高、呼吸困难、疲乏等不适为准。

（13）心理护理　患者常因病情反复而表现烦躁不安、紧张恐惧、悲观、失望等以致病情加重，因此要给予患者鼓励、支持，讲明心理因素对疾病的影响，增强治疗信心。

【健康指导】

(1)积极治疗各种原发病,避免各种诱因,如感染、心律失常、体力过劳、情绪激动、饮食不当等,以免诱发或加重心力衰竭,保持稳定的情绪,注意保暖,避免感冒。

(2)活动指导 合理休息与活动,心功能Ⅰ级患者应适当休息,保证睡眠,注意劳逸结合;心功能Ⅱ级患者应增加休息,但能起床活动;心功能Ⅲ级患者应限制活动,增加卧床休息时间;心功能Ⅳ级患者绝对卧床休息。

(3)给予患者及家属饮食指导 低盐、低热量、高维生素易消化饮食,避免产气的食物及浓茶、咖啡及辛辣等刺激性食物,戒烟酒,少食多餐,不宜过饱。

(4)适当限制水分,控制食盐量,心功能Ⅱ级患者食盐量<4g/d,心功能Ⅲ级患者<5g/d,心功能Ⅳ级患者<1g/d 或忌盐,但应用强效利尿剂时不应严格限盐,以免引起低钠血症。

(5)长期卧床易引起静脉血栓、体位性低血压,在恢复时鼓励适当活动。

(6)养成每天排便习惯,预防便秘,排便时不要过度用力,以免加重心脏负担。

(7)指导自我检测脉搏,观察病情变化,如足部出现浮肿,突然气急,夜尿增加,体重增加,厌食等提示心力衰竭复发,及时就诊。

五、心律失常

【护理评估】

1. 疾病相关因素

(1)各种器质性心脏病 如先天性心脏病、冠心病、心脏瓣膜病、心肌炎、心包炎、心肌病及心内膜炎等,心脏的窦房结和传导系统受病变的侵害导致心律失常。

(2)神经-内分泌系统调节紊乱,水及电解质失衡 心脏的神经和内分泌系统调节紊乱、心脏的离子平衡失调等;除心脏因素外其他各种原因引起的低氧血症导致的心肌乏氧、全身及心脏局部酸碱平衡的调节障碍等。

(3)药物的影响 多种药物可以引起心律失常,比如非保钾利尿药、洋地黄类药物、肾上腺素、去甲肾上腺素、异丙肾上腺素、多巴胺、多巴酚丁胺、氨力农和米力农等。

(4)全身性或其他系统疾病 如神经系统疾病、内分泌系统疾病、代谢疾病、创伤、手术及心脏导管检查等都可以引起心律失常的发生。

(5)正常人 情绪激动、惊吓、忧郁,饮酒、浓茶、咖啡等,会导致窦性心动过速或期前收缩。

2. 身体评估

(1)心悸、心跳脱漏感。

(2)头晕、乏力、黑矇、晕厥。

(3)胸闷、胸痛、心绞痛。

(4)呼吸困难。

(5)脉搏短绌。

(6)意识丧失,大动脉搏动和呼吸消失。

3. 辅助检查

(1)心电图检查。

(2)持续心电监测。

（3）特殊检查　如动态心电图、经食管超声、电生理检查、运动试验。

（4）实验室检查　血气分析、血清电解质、血清药物浓度、风湿因子、心肌酶的测定。

4. 心理社会方面

评估患者的精神状态，评估患者对疾病的认识能力，评估患者的社会支持系统及利用情况。

【护理措施】

1. 一般护理

（1）注意休息，轻者可做适当活动，严重者需绝对卧床静养，室内光线一般不宜过强。

（2）保持环境清静，禁止喧哗、嘈杂，尤其对严重心律失常患者更应注意。嘈杂声音的刺激可以加重病情。

（3）避免精神刺激，要善于做患者的思想工作，使之配合治疗，以利于康复。

（4）心律失常发作引起心悸、胸闷、头晕等症状时应保证患者充足的休息和睡眠。休息时避免左侧卧位，以防左侧卧位时感觉到心脏搏动而加重不适。

（5）饮食给予富含纤维素的食物，以防便秘；避免饱餐及摄入刺激性食物，如咖啡、浓茶等。

2. 病情观察

连接心电监护仪，连续监测心率、心律变化，及早发现危险征兆。及时测量生命体征，测脉搏时间为1分钟，同时听心率。患者出现频发多源性室性期前收缩、R on T室性期前收缩、室性心动过速、二度Ⅱ型及三度房室传导阻滞时，及时通知医生并配合处理。监测电解质变化，尤其是血钾变化。

3. 抢救配合

准备好抢救仪器（如除颤器、心电图机、心电监护仪、临时心脏起搏器等）及各种抗心律失常药物和其他抢救药品，做好抢救准备。

4. 用药护理

应用抗心律失常药物时，密切观察药物的效果及不良反应，防止毒副作用的发生。

5. 介入治疗的护理

向患者介绍介入治疗如心导管射频消融术或心脏起搏器植入术的目的及方法，以消除患者的紧张心理，使患者主动配合治疗，并做好介入治疗的相应护理。

6. 心理护理

某些心律失常可引起胸闷、心悸和周身不适，易反复发作，患者有焦虑、恐惧和烦躁心理。应对患者做好健康教育，正确看待疾病，对治疗树立信心。

【健康指导】

（1）向患者讲解心律失常的原因及常见诱发因素，如情绪紧张、过度劳累、急性感染、寒冷刺激及不良生活习惯（吸烟、饮浓茶和咖啡）等。

（2）指导患者劳逸结合，规律生活。无器质性心脏病者应积极参加体育锻炼。保持情绪稳定，避免精神紧张、激动；改变不良饮食习惯，戒烟、酒，避免浓茶、咖啡、可乐等刺激性食物；保持大便通畅，避免排便用力而加重心律失常。

（3）告知患者所用药物的名称、剂量、用法、作用及不良反应，嘱患者坚持服药，不得随意增减药物的剂量或种类。

（4）教会患者及家属测量脉搏的方法、心律失常发作时的应对措施及心肺复苏术，以便于自我监测病情和自救。对安置心脏起搏器患者讲解自我监测与家庭护理方法。

（5）定期复查心电图和随访，发现异常及时就诊。

六、冠心病

【护理评估】

（一）疾病相关因素

1. 高血压

血压升高是冠心病发病的独立危险因素。大量研究表明，血压升高可导致血管壁结构的改变，引发并加速动脉粥样硬化过程。高血压患者血管腔的阻滞和斑块的破溃较血压正常者可能提前 20 年。无论收缩压还是舒张压升高都会显著增加冠心病发病和死亡的危险。

2. 血脂异常

（1）血清总胆固醇（TC）和低密度脂蛋白胆固醇（LDL－C）与冠心病发病的关系　TC 水平与冠心病的发生呈强大的正相关关系。LDL－C 是 TC 最主要的组成成分，其与冠心病事件危险有同样甚至更强的正相关关系。越来越多的研究资料证实，TC 主要通过 LDL－C 对冠心病发病起作用。这一关系在没有冠心病的个体和冠心病患者中均存在，同样也适用于男性和女性。因此，降低 LDL－C 水平应是进行冠心病一级和二级预防首先应考虑的。

（2）血清高密度脂蛋白胆固醇与冠心病的关系　血清高密度脂蛋白胆固醇（HDL－C）与冠心病发病危险之间存在强负相关关系。这种关联在男性和女性、无症状人群和患者中均存在。HDL－C 浓度越低，冠心病发病危险越大，但 HDL－C 的作用机制还未完全探明。低浓度血清 HDL－C 与人们的致动脉粥样硬化行为方式一致，因为吸烟、肥胖和缺乏体育锻炼等均可降低 HDL－C 的水平。

（3）血清三酰甘油（TG）与冠心病的关系　降低 TG 水平能减少急性冠状动脉事件的发生。

3. 糖尿病

糖尿病有两种主要类型，1 型糖尿病和 2 型糖尿病均能使冠心病的发病危险增加。1 型糖尿病患者患冠心病和其他动脉粥样硬化性疾病的超额危险在 30 岁以后变得明显，在血糖控制不良和（或）有糖尿病肾病的患者中尤其高。2 型糖尿病能导致比 1 型糖尿病更严重的心血管病危险因子的异常。临床确诊的冠心病患者中有近 20%合并有糖尿病。流行病学证据表明，传统的心血管病危险因子对糖尿病患者的影响等同于对非糖尿病患者的影响。但由于在任一给定的危险因子水平下，糖尿病患者发生严重心血管病事件的绝对危险大大高于非糖尿病患者，在糖尿病患者中降低危险因子水平得到的期望效益将更大。

4. 超重/肥胖

冠心病的危险在体重中度增加和超重时即已开始增加，超重还可增加脑卒中的危险。同时，身体脂肪分布不同，危险亦不同，无论男女，向心性肥胖者心血管疾病危险都要高得多。

5. 膳食因素

膳食因素是冠心病发病危险的一个重要决定因素，其对动脉粥样硬化和冠心病发生发展的影响主要是通过其对低密度脂蛋白胆固醇、高密度脂蛋白胆固醇、血压及肥胖等生物学危险因素的影响而间接发挥作用的。有证据表明，低钠膳食能使血压降低并防止血压随年龄增高。在中国人群中，动物蛋白质及有关氨基酸如牛磺酸、赖氨酸等为血压的保护因素，含水果和蔬菜丰富的膳食可防止冠心病的发生。我国相关研究表明，摄入鱼类、奶类、豆类和蔬菜水果较多的人群平均收缩压和舒张压较低，血清总胆固醇和三酰甘油较低，血清高密度脂蛋白胆固醇较高。改善膳食结构，适当增加鱼类和水果的摄入，减少食盐摄入是预防人群血压升高的重要措施之一。因此提倡冠心病患者应多吃新鲜蔬菜、水果和鱼、奶、豆类食品。

6. 吸烟

现已有可靠证据表明，吸烟对冠心病和其他动脉粥样硬化性疾病有严重的负面影响，而且这种负面效应与每天的吸烟量和烟龄长短有关。如果吸烟开始于 15 岁以前，则日后发展成心血管疾病的危险尤其高，这种效应在男性和女性中均存在。前瞻性流行病学研究和临床病例对照试验均证明吸烟是冠心病的主要危险因素之一。有研究证实，男性吸烟者冠心病猝死的相对危险较不吸烟者高 10 倍，女性高 45 倍。吸烟与其他危险因素同时存在时，其致病作用可以叠加。

（二）身体评估

1. 心绞痛

（1）表现为胸骨后的压榨感、闷胀感，伴随明显的焦虑，持续 3～5 分钟，常发散到左侧臂部、肩部、下颌、咽喉部、背部，也可放射到右臂；有时可累及这些部位而不影响胸骨后区。

（2）用力、情绪激动、受寒、饱餐等增加心肌耗氧情况下发作的心绞痛称为劳力性心绞痛，休息和含化硝酸甘油可缓解。有时心绞痛不典型，可表现为气紧、晕厥、虚弱、嗳气，尤其是老年人。

（3）根据发作的频率和严重程度，分为稳定型心绞痛和不稳定型心绞痛。

①稳定型心绞痛：指的是发作 1 个月以上的劳力性心绞痛，其发作部位、频率、严重程度、持续时间、诱使发作的劳力大小及能缓解疼痛的硝酸甘油用量基本稳定。

②不稳定型心绞痛：指的是原来的稳定型心绞痛发作频率、持续时间、严重程度增加，或者新发作的劳力性心绞痛（发生于 1 个月以内），或静息时发作的心绞痛。不稳定型心绞痛是急性心肌梗死的前兆，所以一旦发现应立即到医院就诊。

2. 心肌梗死

（1）心肌梗死发生前 1 周左右常有前驱症状，如静息和轻微体力活动时发作的心绞痛，伴有明显的不适和疲惫。

（2）心肌梗死表现为持续性剧烈压迫感、闷塞感，甚至刀割样疼痛，位于胸骨后，常波及整个前胸，以左侧为重。部分患者可沿左臂尺侧向下放射，引起左侧腕部、手掌和手指麻刺感；部分患者可放射至上肢、肩部、颈部、下颌，以左侧为主。

（3）疼痛部位与以前心绞痛部位一致，但持续更久，疼痛更重，休息和含化硝酸甘油不能缓解。

（4）有时候表现为上腹部疼痛，容易与腹部疾病混淆。

（5）伴有低热、烦躁不安、多汗和冷汗、恶心、呕吐、心悸、头晕、极度乏力、呼吸困难及濒死感，持续 30 分钟以上，常达数小时。发现这种情况应立即就诊。

3. 无症状型心肌缺血

(1)很多患者有广泛的冠状动脉阻塞却没有感到过心绞痛，甚至有些患者在心肌梗死时也没感到心绞痛。

(2)部分患者在发生了心脏性猝死，常规体检时发现心肌梗死后才被发现；部分患者由于心电图有缺血表现，发生了心律失常，或因为运动试验阳性而做冠脉造影才发现。

(3)此类患者发生心脏性猝死和心肌梗死的机会和有心绞痛的患者一样，所以应注意平时的心脏保健。

4. 心力衰竭和心律失常

部分患者原有心绞痛发作，以后由于病变广泛，心肌广泛纤维化，心绞痛逐渐减少到消失却出现心力衰竭的表现，如气紧、水肿、乏力等；还有各种心律失常表现为心悸。还有部分患者从来没有心绞痛而直接表现为心力衰竭和心律失常。

5. 猝死型冠心病

猝死型冠心病指由于冠心病引起的不可预测的突然死亡，在急性症状出现后 6 小时内发生心脏骤停所致，主要是由于缺血造成心肌细胞电生理活动异常而发生严重心律失常导致。一般早期无明确的阳性体征，较重者可有心界向左下扩大，第一心音减弱，有心律失常时可闻及早搏、心房纤颤等，合并心力衰竭时两下肺可闻及湿性啰音，心尖部可闻及奔马律等。

(三)辅助检查

1. 普通心电图

(1)大部分冠心病患者没有症状发作时的心电图都正常或基本正常，所以心电图正常不能排除冠心病。

(2)当出现心绞痛症状时，发生暂时的 T 波倒置或 ST 段压低(下移)；当症状消失后(经过休息或含化硝酸甘油片)，心电图恢复正常。

(3)少数情况下发生较严重的缺血(如时间超过 15 分钟)，心电图异常可以持续较长时间(数天)。

(4)患者没有明显的症状而心电图长期异常(多数为 T 波倒置或伴 ST 段压低)多数不是冠心病，可能为心肌病、高血压性心脏病或其他情况。

2. 平板运动试验(心电图运动试验)

平板运动试验(心电图运动试验)诊断冠心病的准确性为 70%左右，其有严格的适应证和禁忌证。急性心肌梗死、不稳定型心绞痛、没有控制的高血压、心力衰竭、急性心肺疾病等属于平板运动试验的绝对禁忌证。

3. 心肌核素灌注扫描(核医学)

心肌核素灌注扫描(核医学)诊断冠心病(心绞痛)的准确性也是 70%左右，但确诊心肌梗死的准确性接近 10%。

4. 冠状动脉 CTA

冠状动脉 CTA 诊断冠心病的准确性达 90%以上，可以检测出其他检查无法发现的早期动脉硬化症。

5. 动态心电图(Holter)

(1)记录各种心律失常。

(2)十二导联 Holter 记录无痛性心肌缺血；比较胸痛时有无 ST 段压低，以明确胸痛的性质。

(3) 胸痛时伴 ST 段抬高，有助于确诊冠状动脉痉挛(变异型心绞痛)。

6. 超声心动图

超声心动图是诊断心脏疾病极有价值的一项检查。

(1) 确诊或排除多种器质性心脏病(先天性心脏病，风湿性心脏病，心肌病)。

(2) 绝大多数冠心病心绞痛患者超声心动图是正常的。

(3) 急性心肌梗死、陈旧性心肌梗死　有明确的室壁运动异常，超声心动图可以确诊这两类疾病。

(四) 心理社会因素

心理社会因素包括环境应激源和个性特征模式两方面。暴露于应激源可以指急性的一次应激，也可以指工作条件下的长期慢性紧张。特定的紧张工作环境通常以高要求和时间紧迫感，以及控制和决策水平低为特征。这种模式在低收入工作中常见，可以部分地解释冠心病发病中的社会经济差别。个人对紧张环境的行为反应不仅包括敌意和沮丧，还包括不健康的生活方式，如吸烟、不合理膳食和缺乏体育锻炼等。

面对一个个体或治疗一位患者时，要从整体的观点出发来看待，其存在的问题可能包括社会环境、工作状况、个人情绪反应及生活方式等多方面。成功改善这些效应可增加危险因素控制的有效性。

【护理措施】

(1) 心绞痛发作时要绝对卧床休息，同时舌下含服硝酸甘油。观察抗心绞痛类药物的不良反应，如亚硝酸类用药后常有头痛、头胀、面红、头晕等血管扩张作用的表现，对此药物敏感者易发生直立性低血压。应严密监护，保持环境安静。

(2) 了解患者心理状态、性格特征、喜恶嗜好等，让患者保持乐观、松弛的精神状态，避免紧张、焦虑、情绪激动或发怒。

(3) 给予低脂、低胆固醇、高维生素、易消化的清淡饮食，少量多餐，不宜过饱，禁烟酒。

(4) 室温不宜过冷过热，因过冷与过热会增加心脏负担，心绞痛易发作。

(5) 给予氧气吸入，2～3L/min。

(6) 药物治疗是促使冠心病康复的重要手段，但是在用药过程中会有许多因素影响药物的疗效。在执行医嘱的同时，护理人员应努力观察和避免其他因素对用药过程的干扰。

(7) 严密观察并注意下列各项　①心率、心律，疼痛部位、性质、持续时间及用药后是否好转；②夜间应加强巡视，因心绞痛常在夜间及清晨发作；③疼痛性质发生变化或心绞痛增频、加重，若患者疼痛持续 15 分钟以上或服药不缓解，应及时通知医生。

(8) 疼痛稳定后可做适当的体力活动，恢复期适当运动。在护理中应根据患者的不同情况，对其运动的方法和运动量加以指导，根据患者的体质、病情以不感到过度疲劳为宜。

【健康指导】

1. 一般指导

一般指导指长期服用阿司匹林和血管紧张素转换酶抑制剂(ACEI)。前者具有抗血小板凝集作用，可减少冠脉内血栓形成；后者可改善心脏功能，减少心脏重塑、变形，对合并有高血压、心功能不全者更有帮助。

2. 应用 β 受体阻滞剂和控制血压

目前已证实，无禁忌证的心肌梗死后患者使用 β 受体阻滞剂，可明显降低心肌梗死复发率、改善心功能和减少猝死的发生。控制高血压对防治冠心病的重要性是众所周知的，一般来讲，血压控制在 130/85mmHg 以下，可减少冠心病的急性事件，且可减少高血压的并发症，如中风、肾功能损害和眼底病变等。

3. 降低胆固醇和戒烟

众所周知，胆固醇增高是引起冠心病的罪魁祸首，血清胆固醇增高应通过饮食控制和适当服用降脂药如他汀类药（如辛伐他汀、氟伐他汀钠、普伐他汀钠等），把胆固醇降到 46mmol/L（180mg/dl）以下，这样可大大降低心肌梗死的再发率。最近通过循证医学研究证实，心肌梗死后患者即使血清胆固醇正常也要服降脂药，尤其是他汀类药，这样就能大大降低急性冠脉事件的发生率。因此，凡是心肌梗死患者无论血清胆固醇增高还是正常，都要长期服用降脂药。

4. 控制饮食和治疗糖尿病

每天进食过多富含胆固醇的食物如肥肉、动物内脏、蛋黄等，是促发冠心病的最大危险因素。因此，心肌梗死后的患者应当远离这些高胆固醇食物，提倡饮食清淡，多吃鱼和蔬菜，适量吃肉和蛋。

糖尿病不仅可以引起血糖增高，也是引起脂质紊乱的重要原因。在同等条件下，糖尿病患者的冠心病患病率比血糖正常者要高出 2～5 倍。由此可见，控制糖尿病对冠心病患者是何等重要。

5. 教育和体育锻炼

冠心病患者应学会一些有关心绞痛、心肌梗死等急性冠脉事件的急救知识，如发生心绞痛或出现心肌梗死症状时可含服硝酸甘油和口服阿司匹林等，这可大大减轻病情和降低病死率。心肌梗死后随着患者身体的逐渐康复，可根据各自条件在医生指导下适当参加体育锻炼。这样不仅可增强体质，也是减少冠心病再发心肌梗死的重要举措。

七、心绞痛

【护理评估】

1. 疾病相关因素

（1）年龄、性别。

（2）血脂异常。

（3）高血压。

（4）糖尿病和糖耐量异常。

2. 身体评估

（1）症状　以发作性胸痛为主要临床表现，典型疼痛特点为胸骨体中、上段之后，或心前区界限不清，可放射至左肩、左臂尺侧，偶有至颈、咽或下颌部。胸痛常为压迫样、憋闷感或紧缩样感，也可有烧灼感，发作时，患者可不自觉停止原来的活动。体力劳动、情绪激动、饱餐、受凉、心动过速等可诱发。一般持续 3～5 分钟，休息或含服硝酸甘油可迅速缓解。

（2）体征　心绞痛发作时，可出现面色苍白、出冷汗、心率增快、血压升高。有时出现第三或第四心音奔马律。

3. 辅助检查

(1)心电图 诊断心肌缺血、心绞痛最常用的检查方法。

①静息心电图检查：稳定型心绞痛患者静息心电图一般都是正常的，不能除外严重冠心病。常见异常改变有 ST－T 改变，包括 ST 段压低、T 波低平或倒置，ST 段改变更具特异性。

②心绞痛发作时心电图检查：发作时出现明显的、有相当特征的心电图改变，主要为暂时性心肌缺血所引起的 ST 段移位。

③心电图负荷试验：通过对疑有冠心病的患者增加心脏负荷(运动或药物)而诱发心肌缺血的心电图检查。最常用的阳性标准为运动中或运动后 ST 段水平型或下斜型压低 0.1mV，持续超过 2 分钟。

④动态心电图：连续记录 24 小时或 24 小时以上的心电图，可从中发现 ST－T 改变和各种心律失常，可将出现心电图改变的时间与患者的活动和症状相对照。

(2)超声心动图 观察心室腔的大小、心室壁的厚度以及心肌收缩状态；另外，还可以观察到陈旧性心肌梗死时梗死区域的运动消失及室壁瘤形成。

(3)放射性核素检查 心肌灌注显像是通过药物静脉注射使正常心肌显影而缺血区不显影的"冷点"显像法，结合药物和运动负荷试验可查出静息时心肌无明显缺血的患者。

(4)磁共振成像 可获得心脏解剖、心肌灌注与代谢、心室功能及冠状动脉成像的信息。

(5)心脏 X 线检查 可无异常发现或见主动脉增宽、心影增大、肺淤血等。

(6)CT 检查 可用于检测冠状动脉的钙化以及冠状动脉狭窄。

(7)左心导管检查 主要包括冠状动脉造影术和左心室造影术，是有创性造影检查。

5. 心理社会因素

评估患者对疾病知识及诱因相关知识的掌握程度、合作程度和心理状况。

【护理措施】

(1)心绞痛发作时立即停止活动，卧床休息，并密切观察。缓解期一般不需卧床休息，应尽量避免各种已知的可以改变的诱因。

(2)遵医嘱间断吸氧。

(3)遵医嘱给予低盐低脂、低胆固醇、高纤维素等治疗饮食。注意少量多餐，避免暴饮暴食，戒烟酒，告知患者治疗饮食的目的和作用。

(4)运动指导 建议稳定型心绞痛患者每天有氧运动 30 分钟，每周运动不少于 5 天。

2. 专科护理

(1)用药护理

①应用硝酸甘油时，应注意用法、剂量是否正确，胸痛症状是否改善；使用静脉制剂时，应遵医嘱严格控制输液速度，观察用药后反应，同时告知患者由于药物扩张血管会导致面部潮红、头部胀痛、心悸等不适，解除患者顾虑。

②应用他汀类药物时，定期监测血清氨基转移酶及肌酸激酶等生化指标。

③应用阿司匹林时，观察皮肤黏膜出血等不良反应，如发生及时通知医生。

④应用 β 受体阻滞剂时，监测患者心率、心律、血压变化。嘱患者在改变体位时动作应缓慢。

⑤应用低分子肝素等抗凝药物时，注意口腔、黏膜、皮肤、消化道等部位出血情况。

（2）保持大便通畅，避免用力大便。必要时使用缓泻剂或开塞露塞肛。

（3）给予患者安抚和心理支持，指导患者放松、缓解和消除紧张情绪。

【健康指导】

1. 避免诱发因素

指导患者避免诱发心绞痛的因素，纠正不良的生活方式，如避免高脂肪、高胆固醇、高盐饮食；避免情绪过度激动和精神高度紧张；戒烟酒，不饮浓茶和咖啡；避免寒冷刺激；避免长时间洗澡或淋浴等。

2. 病情自我监测

告诉患者疼痛发作时的处理方法，胸痛发作时应立即停止活动或舌下含服硝酸甘油。指导患者识别心肌梗死的先兆症状，如心绞痛发作频繁或程度加重、含服硝酸甘油无效时应立即护送就医。

3. 休息与运动指导

发病时应卧床休息，保持环境安静，防止不良刺激。病情稳定后根据年龄、体质量、病情，指导患者适当运动。应多选择中小强度的有氧运动，如步行，慢跑、登楼梯、太极拳等，每次20～40分钟，要循序渐进，长期有规律锻炼。肥胖患者可根据自身情况适当增加活动次数。在运动中若感觉心悸、头晕、无力、出汗等不适症状，应马上停止活动。

4. 严格遵医嘱服药

心绞痛患者需要长期规律口服药治疗。患者在用药过程中应掌握各种药物的名称、作用、剂量，监测可能出现的不良反应等，随身携带硝酸甘油。硝酸甘油见光易分解，应放在棕色瓶子内置于干燥处，以免潮湿分解。药瓶开封后，每3个月更换一次。

5. 定期复查

患者应定期到医院复查。

八、急性心肌梗死

【护理评估】

1. 疾病相关因素

（1）冠心病史（心绞痛、心肌梗死、外科冠状动脉旁路移植术或经皮冠状动脉介入治疗）。

（2）高血压。

（3）糖尿病。

（4）外科手术或拔牙史。

（5）出血性疾病。

（6）脑血管疾病。

（7）抗血小板、抗凝和溶栓药物应用史。

2. 身体评估

（1）症状

①疼痛：性质和部位与心绞痛相似，程度更剧烈，伴有大汗、烦躁、濒死感，持续时间可达数小时至数天，休息和服用硝酸甘油不缓解。少数患者无疼痛，一开始即表现为休克或急性心力衰竭。

②胃肠道症状：疼痛剧烈时常伴恶心、呕吐、上腹胀痛。

③心律失常：24 小时内最多见。以室性心律失常最多见，如室性期前收缩、室性心动过速。室性期前收缩落在前一心搏的易损期时(Ron T 现象)，常为心室颤动的先兆。室颤是心肌梗死早期的主要死亡原因。下壁心肌梗死易发生房室传导阻滞及窦性心动过缓；前壁心肌梗死易发生室性心律失常。

④低血压和休克：疼痛可引起血压下降，如疼痛缓解而收缩压仍低于 80mmHg，则应警惕心肌广泛坏死造成心排血量急剧下降所致的心源性休克的发生。

⑤心力衰竭：主要为急性左心衰竭，由于心肌梗死后心脏收缩力显著减弱或不协调所致。重者可发生急性肺水肿并可危及生命。右心室心肌梗死患者可一开始就出现右心衰竭表现，伴血压下降。

(2)体征　心率多增快，右心室梗死或梗死面积大可发生心率减慢；心律不齐；心尖部第一心音减弱。

3.辅助检查

(1)心电图　急性心肌梗死患者做系列心电图检查时，可记录到典型的心电图动态变化，是临床上进行急性心肌梗死检出和定位的重要检查。对疑似心肌梗死的胸痛患者，应在首次医疗接触后 10 分钟内记录 12 导联心电图。

(2)血清心肌标志物检查　肌酸磷酸激酶同工酶(CK－MB)增高是反映急性坏死的指标。cTnT 或 cTnI 诊断心肌梗死的敏感性和特异性均极高。血清肌红蛋白增高，其出现最早而恢复也快，但特异性差。

(3)放射性核素检查　可显示心肌梗死的部位和范围，判断是否有存活心肌。

(4)超声心动图　了解心室壁运动及左心室功能，帮助除外主动脉夹层。诊断室壁瘤和乳头肌功能失调等。

(5)磁共振成像　可评估心肌梗死的范围以及左心室的功能。

(6)选择性冠状动脉造影　可明确冠状动脉闭塞的部位，决定下一步血运重建策略。

4.心理社会因素

患者对疾病的认知程度及心理承受能力。

【护理措施】

1.基础护理

(1)饮食护理　起病后 4～12 小时内给予流食，以减轻胃扩张。随后遵医嘱过渡到低脂、低胆固醇、高维生素、清淡、易消化的治疗饮食，少量多餐，患者病情允许时告知其治疗饮食的目的和作用。

(2)卧床休息　发病 12 小时内绝对卧床休息，避免活动，保持环境安静，告知患者及家属休息可以降低心肌耗氧量，有利于缓解疼痛，以取得其合作。

(3)保持情绪稳定　及时消除各种不良刺激。

(4)保持大便通畅　切忌大便用力，必要时可予缓泻药。

2.专科护理

(1)病情观察

①严密观察心肌梗死的前驱症状，如烦躁不安、皮肤湿冷、尿量减少等。

②持续心电监护，严密监测心电示波的改变。

③观察是否有心源性休克的表现，如急性重病容、烦躁不安、气促、脉搏细速、皮肤湿冷、面色苍白、血压下降及脉压变小等。

④注意有无呼吸困难、烦躁、咳嗽、发绀、心率加快、舒张期奔马律等心力衰竭的早期症状。

(2) 用药护理

①应用硝酸甘油时，应注意用法、剂量是否正确、胸痛症状是否改善；使用静脉制剂时，遵医嘱严格控制输液速度，观察用药后反应，同时告知患者由于药物扩张血管会导致面部潮红、头部胀痛、心悸等不适，解除患者顾虑。

②应用他汀类药物时，定期监测血清氨基转移酶及肌酸激酶等生化指标。

③应用阿司匹林时，观察患者是否出现皮疹、皮肤黏膜出血等不良反应，如发生及时通知医生。

④应用 β 受体阻滞剂时，监测患者心率、心律、血压变化。嘱患者在改变体位时动作应缓慢。

⑤应用低分子肝素等抗凝药物时，注意观察口腔、黏膜、皮肤、消化道等部位出血情况。

⑥应用吗啡时，应观察有无呼吸抑制，以及使用后疼痛程度改善的情况。

(3) 如病情需要行介入手术治疗，则按介入手术围手术期护理。

(4) 并发症护理

①猝死急性期：严密心电监护，及时发现心率及心律变化。发现频发室性期前收缩、室性心动过速、多源性或 R on T 现象的室性期前收缩及严重的房室传导阻滞时，应立即通知医生协助处理，警惕发生室颤或心脏骤停、心源性猝死。遵医嘱监测电解质及酸碱平衡状况，备好急救药物及抢救设备。

②心力衰竭：AMI 患者在急性期由于心肌梗死对心功能的影响可发生心力衰竭，特别是急性左心衰竭。应严密观察患者有无呼吸困难、咳嗽、咳痰、少尿、低血压、心率加快等，严格记录出入量，避免情绪激动、饱餐、用力排便。发生心力衰竭时，按照心力衰竭进行护理。

③心律失常：心肌梗死后室性异位搏动较常见，不需要做特殊处理。应密切观察心电监护变化，如患者有心力衰竭、低血压、胸痛伴有多形性室速、持续性单形室速应及时通知医生，监测电解质变化并处理。如发生室颤，应立即遵医嘱予以除颤。

④心源性休克：密切观察患者心电监护及血流动力学(如中心静脉压、动脉压)监测指标，定时记录数值，遵医嘱给予补液治疗及血管活性药物。观察给药后效果及患者尿量、血气指标等变化。

(5) 心理护理　急性心肌梗死患者胸痛程度异常剧烈，有时可有濒死感。常表现为紧张不安、焦虑、惊恐，或对紧急介入治疗产生恐惧心理，应耐心倾听患者主诉，向患者解释各种仪器、监测设备的使用及治疗方法、需要患者配合的注意事项等，减轻患者的心理压力，随时同家属沟通患者病情变化。

【健康指导】

心肌梗死后必须做好二级预防，预防心肌梗死再发。患者应合理膳食，戒烟、限酒，适度运动，心态平衡。坚持服用抗血小板药物、β 受体阻滞剂，他汀类调脂药及 ACEI，控制高血压及糖尿病等危险因素，定期复查。

除上述二级预防所述各项内容外，在日常生活中还要注意以下几点。

（1）避免过度劳累，逐步恢复日常活动，生活规律。

（2）放松精神，愉快生活，对任何事情要能泰然处之。

（3）不要在饱餐或饥饿的情况下洗澡。水温最好与体温相当，洗澡时间不宜过长。冠心病程度较严重的患者洗澡时，应在他人帮助下进行。

（4）在严寒或强冷空气影响下，冠状动脉可发生痉挛而诱发急性心肌梗死。所以每遇气候恶劣时，冠心病患者要注意保暖或适当防护。

（5）急性心肌梗死患者在排便时，因屏气用力可使心肌耗氧量增加使心脏负担加重，便后易突然发生心搏骤停或室颤而致死，因此要保持大便通畅防止便秘。

（6）要学会识别心肌梗死的先兆症状并给予及时处理。约70%心肌梗死患者有先兆症状，主要表现为：①既往无心绞痛的患者突然发生心绞痛，或原有心绞痛的患者发作突然明显加重，或无诱因自发发作；②心绞痛性质较以往发生改变，时间延长，使用硝酸甘油不易缓解；③疼痛伴有恶心、呕吐、大汗或明显心动过缓或过速；④心绞痛发作时伴气短、呼吸困难；⑤冠心病患者或老年人突然出现不明原因的心律失常、心力衰竭、休克或晕厥等情况时都应想到心肌梗死的可能性。上述症状一旦发生，必须认真对待，患者首先应卧床，保持安静，避免精神过度紧张；舌下含服硝酸甘油或喷雾吸入硝酸甘油，若胸痛20分钟不缓解或严重胸痛伴恶心、呕吐、呼吸困难、晕厥，应呼叫救护车送往医院。

九、心包炎

【护理评估】

1. 疾病相关因素

心包炎大都继发于全身性疾病，过去常见的病因为风湿热、结核及细菌性感染。近年来，病毒感染、肿瘤、尿毒症及心肌梗死导致的心包炎发病率明显增多。

2. 身体评估

（1）心包摩擦音　是急性纤维蛋白性心包炎的典型体征，因两层心包膜发炎导致表面粗糙并有纤维蛋白渗出，心脏搏动时，互相摩擦而产生，摩擦音常出现于胸骨左缘第三至五肋间隙，也可满布心前区，坐位、深吸气后屏息时较易听到。响的摩擦音在心前区扪诊可有摩擦感。通常持续时间短暂，可存在数小时、数天，少数可达数周。当心包积液增多，使两层心包分开时，摩擦音可减弱甚至消失。

（2）心包积液　心包积液量超过300ml或积液发生较迅速时，可出现下列体征。

①心包积液本身体征　心浊音界向两侧迅速扩大，并可随体位改变，如坐位时下界增宽，平卧时心底部第二、三肋间增宽，心尖搏动位于心浊音界内减弱或消失。心音遥远，心率增快。有时在胸骨左缘第三、四肋间隙听到舒张早期附加音，亦称心包叩击音，与第一、二心音构成三音心律，此因心室舒张受限，进入心室血流突然受阻，形成漩涡冲击心室壁所产生。

②心包填塞征　急性心包填塞时，心搏出量明显下降，心率加快，脉搏细弱，动脉收缩压下降，脉压减少，严重者可出现休克。慢性心包填塞时，静脉淤血征象明显，可有颈

静脉怒张而搏动不明显，且在吸气期更明显(Kussmaul征)；肝颈静脉回流征阳性，肝脏肿大伴压痛及腹水，下肢浮肿；可发现奇脉，即吸气时脉搏减弱或消失，呼气时脉搏增强或重视，听诊血压时，可发现呼气期收缩压较吸气期高出10mmHg以上。

③左肺受压征　心包积液多从横膈上的心包腔开始积聚，而后充满胸骨后的心包腔。大量心包积液时，膨胀的心包腔可压迫肺及支气管，体检时可发现左肩胛的内下方有一浊音区，并伴有语颤增强及支气管性呼吸音，亦称Ewart征。

3. 实验室检查

白细胞计数增加与否，视病因而定。化脓性心包炎者白细胞计数及中性粒细胞明显增高，心包穿刺抽液可进一步明确心包液体为渗出性、脓性还是血性，并可经涂片及培养查出可能感染原，肿瘤性心包积液可查出瘤细胞。

4. 辅助检查

(1) X线检查　成人心包积液少于300ml时，X线征象不多，难以发现；积液达300～500ml或更多时，心脏阴影才普遍性地向两侧扩大，心影形态可因体位不同而改变，并有上腔静脉明显扩张及心膈角变钝的表现。当心包积液超过1000ml时，心影明显扩张，外形呈三角形或烧瓶状，各心缘弓的正常界限消失，透视可见心脏搏动减弱或消失，肺野常清晰。X线计波摄影或心脏电记波描记可见心脏搏动减弱或消失。

(2) 超声心动图检查　当心包积液量超过50ml时，M型超声心动图即显示在心室收缩时，左心室后壁与后心包壁层间有液性暗区，如该暗区在舒张期亦可见，表明积液量为400～500ml；二维超声心动图显示在心包内有中等积液量时，可见液性暗区较均匀地分布在心脏外周。超声心动图检查迅速可靠，简单易行，无创伤性，可在床旁反复进行。

(3) 心电图检查　急性心包炎时，由于炎症常波及心外膜下心肌而出现广泛的心肌损伤型心电图改变。典型者早期除AVR导联外，各导联ST段普遍抬高，弓背向下，经数日至数周后恢复；继之T波低平或倒置，可持续数周或数日，至心包炎消失后可恢复。发生心包积液后，除T波变化外，还可有肢导联QRS波群低电压，这可能与心包液体引起心电"短路"有关；大量心包积液时，还可出现"电交替"现象，多与心脏悬浮在心包腔中致机械活动度加大有关。此外，常有窦性心动过速。

(4) 核素扫描　静脉注射125标记的白蛋白进行血池扫描。核素可示真正的心腔大小，X线中心脏影如大于扫描图，则表示增大的部分系渗液。

(5) 心包穿刺检查　明确患者有心包积液后，行心包穿刺对渗液作涂片、培养、细胞学等检查，有助于确定其性质或病原。心包穿刺的适应证是有心脏压塞的症状或者可疑化脓性及恶性心包炎。

(6) CT与MRI检查　CT检查对诊断心包增厚具有很高的特异性，是很有价值的检测手段。

5. 心理社会方面

评估患者的精神状态，患者对疾病的认识能力，患者的社会支持系统及利用情况。

【护理措施】

1. 基础护理

(1) 休息与卧位　保持环境安静，限制探视，注意病室的温度和湿度，避免患者受凉，以免发生呼吸道感染加重呼吸困难。衣着应宽松，以免妨碍胸廓运动。指导患者进行活动，防止肌肉萎缩。注意休息，避免劳累。根据病情协助患者采取不同卧位，呼吸困难的患者协助取半卧位或坐位，心脏压塞的患者往往被迫采取前倾坐位，应提供可以倚靠的床上小桌，使患者取舒适体位，并协助完成生活护理。告知患者出现胸痛时应卧床休息，勿用力咳嗽、深呼吸或突然改变体位，以免引起疼痛加重，待症状消失后，可逐渐增加活动量。

（2）给氧　对于呼吸困难的患者可遵医嘱给予氧气吸入，在吸氧过程中要告知患者用氧的注意事项，远离明火，保证用氧的安全。

（3）皮肤护理　卧床患者做好皮肤护理，避免发生压疮，保持床单位的平整、干燥，避免潮湿。患者变换体位时应避免拖、拉、拽等动作，防止损伤皮肤的完整性，衣着应宽松，避免穿过紧的衣服。对于发热患者，密切观察体温变化，保持衣服的干燥。

（4）合理膳食　给予高热量、高蛋白、高维生素和易消化软食。若有心脏压塞或心功能不全，则应注意控制液体和钠盐总量的摄入。

2. 专科护理

（1）注意胸痛及心前区疼痛，若症状明显，应及时通知医师，按医嘱给予镇痛剂或镇静剂。注意观察疼痛的性质，疼痛发展快者一般为化脓性心包炎，慢者大都为结核性、肿瘤性和非特异性；疼痛较剧烈者多为急性非特异性和化脓性心包炎。如在深吸气、咳嗽、变换体位时疼痛，系心包炎累及胸膜引起。局部可放置冰袋，减少咳嗽和变换体位以使疼痛减轻。干性纤维蛋白性心包炎，可取左侧卧位，减少胸膜摩擦，减轻疼痛。

（2）密切观察呼吸、血压、脉搏、心率、面色等变化。如出现面色苍白、呼吸急促、烦躁不安、发绀、血压下降、刺激性干咳、心动过速、脉压小、颈静脉怒张加重及静脉压持续上升等心包填塞的症状，应立即帮助患者取坐位，身躯前俯，并及时通知医师，备好心包穿刺用品，协助进行心包穿刺抽液。如不能缓解症状，应考虑心包切开引流。

（3）药物治疗时，遵医嘱准确用药，注意控制输液速度，防止加重心脏负担。应用抗菌、抗结核、抗肿瘤等药物治疗时，做好相应的观察和护理。应用解热镇痛药时注意观察患者有无胃肠道反应、出血等不良反应。应用吗啡时注意有无呼吸抑制以及观察患者疼痛的缓解情况。

（4）心包穿刺的配合及护理　心包穿刺术既用于诊断又是一项重要的治疗措施，可以帮助明确心包积液的性质及病原，又在大量心包积液时能解除心包填塞症状，在化脓性、结核性或癌性积液时，可向心包腔内注入药物。

①心包穿刺术的术前准备：协助医师做超声波检查，超声心动可确定积液的多少，并可指导选择穿刺进针的部位、深浅和方向；向患者做好解释，争取患者合作，必要时给予镇静剂；开放静脉通路，备好抢救物品；进行持续心电监测。

②术中协助医师完成各项操作：嘱患者勿活动、剧烈咳嗽或深呼吸，穿刺过程中有任何不适应立即告诉医护人员，操作要注意严格无菌，抽液过程中随时夹闭管路，防止空气进入；抽液要缓慢，每次抽液量不超过 300ml，以防急性右心室扩张，若抽出新鲜血，应立即停止抽液，抽液过程中密切观察患者有无心脏压塞症状；记录抽液量、性质，按要求及时送检；操作结束后密切观察患者的反应并听取患者的主诉，注意观察面色、呼吸、血压、脉搏变化等，如有异常，及时通知医生并协助处理。

③术后护理：患者穿刺部位覆盖无菌纱布，用胶布固定；穿刺后持续心电监护，嘱患者卧床休息，密切观察患者生命体征变化，心包引流者做好引流管的护理，待间断每天心

包抽液量＜25ml 时及时拔除导管，留置心包引流管期间如有不适应随时通知医护人员。

3. 心理护理

患者入院后，常常精神紧张，应给予解释和安慰，消除其不良心理因素，取得患者的配合。在行心包穿刺抽液治疗前，做好解释工作，通过讲解此项治疗的意义、过程、术中配合事项等，减轻焦虑不安情绪。

【健康指导】

(1)嘱患者注意休息，避免劳累，劳逸结合，适量活动，预防心力衰竭。

(2)注意防寒保暖，增加机体抵抗力，预防各种感染。

(3)加强营养，给予高热量、高蛋白质、高维生素和易消化饮食，限制钠盐摄入。

(4)指导患者遵医嘱按时服药，不可擅自停药，注意自我观察药物的不良反应，定期检查肝肾功能，并定时随访。

(5)告知患者相关药物的不良反应，教会患者要学会自我监测。

(6)定期复查。

十、心肌炎

【护理评估】

1. 疾病相关因素

以引起肠道、上呼吸道感染的各种病毒最多见。绝大多数病毒性心肌炎是由柯萨奇病毒、艾柯病毒和脊髓灰质炎病毒引起。

2. 身体评估

(1)症状　50%以上患者在发病前 1～3 周有上呼吸道或消化道病毒感染的前驱症状。如患者心脏受累，常出现心悸、胸闷、呼吸困难、乏力等表现。严重者甚至出现阿斯综合征、心源性休克、猝死。

(2)体征　可见与发热程度不平行的心动过速，各种心律失常，心尖部第一心音减弱、出现第三心音，舒张期奔马律；或有颈静脉怒张、水肿、肺部啰音及肝大、心脏扩大等心力衰竭体征。重症者出现心源性休克体征。

3. 辅助检查

(1)X 线　可有心影增大，多为轻、中度增大。明显增大者多伴有心包积液。此时，心影呈球形或烧瓶状，心搏动明显减弱。

(2)心电图 ST-T 变化，主要表现有 ST 段抬高或压低，T 波低平或倒置；心律失常，可有窦房结、房室结、心室内传导阻滞，尤其是一度、二度Ⅱ型和三度房室传导阻滞，是急性心肌炎较有特征的心电图异常，多为暂时性的；异位节律以室性期前收缩最常见，且可是心肌炎的唯一表现。

(3)超声心动图　心肌炎的超声心动图检查无特异性。可检出心脏扩大，局限性或广泛的心脏搏动减弱，心功能减退及心包积液等。

4. 实验室检查

(1)血液生化检查　血沉增快，C 反应蛋白增加，急性期或活动期 CK-MB、肌钙蛋白 T、肌钙蛋白 I 增高。

(2)病原学检查　血清柯萨奇病毒 IgM 抗体滴度明显增高、外周血肠道病毒核酸阳性或肝炎病毒血清学检查阳性，心内膜活检有助于病原学诊断。

5. 心理社会方面

评估患者的生活习惯及工作环境；对疾病的认知、经济能力、配合及心理情况，有无焦虑、抑郁等；患者的自理能力及日常生活能力、跌倒、压疮等风险。

【护理措施】

1. 基础护理

(1)休息与活动　急性期卧床休息可减轻心脏负荷，减少心肌耗氧。病室内应保持新鲜空气，注意保暖。卧床患者做好生活护理及皮肤护理，指导患者活动，防止肌肉萎缩，预防下肢静脉血栓的发生。

(2)吸氧　有心功能不全者应给予间断低流量吸氧。

(3)饮食　给予富含维生素、蛋白质且易于消化吸收的饮食，少量多餐，如伴明显心功能不全给予低钠饮食，并限制入量。

2. 专科护理

(1)观察病情变化　密切观察患者有无临床症状，如心前区不适、心悸、胸痛、气促等。

(2)持续心电监护　注意患者心率、心律变化，密切观察体温、呼吸频次等变化。遵医嘱吸氧。保持静脉输液的通畅，以便于抢救治疗。如有异常立即报告医生，并协助处理，避免发生心跳骤停。

(3)用药护理

①遵医嘱使用改善心肌营养与代谢、抗感染药物，注意观察药物的副作用及不良反应。使用 α-干扰素的患者注意观察有无发热、畏寒等流感样表现及消化道症状。辅酶 Q_{10} 会引起胃部不适，导致食欲减退，嘱患者餐后服用。

②发生心力衰竭患者应用洋地黄类药时须谨慎，从小剂量开始，注意观察有无头晕、呕吐、神志改变、黄绿视等洋地黄中毒表现。

③应用扩血管药物注意患者血压变化，应用利尿剂患者注意观察电解质情况。

(4)心理护理　加强有关疾病和治疗知识的教育，避免患者悲观、失望、忧虑、沮丧等情绪，同时做好家属的工作，提供患者情感支持，给予理解和关照。

【健康指导】

1. 饮食指导

进食高热量、高蛋白、高维生素、易消化饮食，以促进心肌细胞恢复；少量多餐，尤其注意补充富含维生素 C 的食物，如新鲜蔬菜和水果；戒烟、酒及刺激性食物。

2. 活动指导

急性期一般卧床休息 2 周，至少 3 个月内不参加重体力活动；严重心律失常和(或)心力衰竭者需卧床 4 周，症状消失、血液学指标等恢复正常后患者方可逐渐增加活动量；恢复期可逐渐恢复日常活动，与患者及家属一起制定并实施每天活动计划；严密监测活动时心率、血压变化，若活动后出现胸闷、心悸、呼吸困难、心律失常等，应停止活动，以此作为限制最大活动量的指征。患者在出院后休息 3～6 个月，无并发症可考虑学习或轻体力工作，6 个月至一年内避免剧烈运动或重体力劳动，女性患者应避免妊娠等。

3. 用药指导

遵医嘱用药尤其是抗心律失常药物，必须按时、按疗程服用。用药后症状不减轻或出现其他症状时，应报告医生，不可擅自停药或改用其他药物。

4. 生活指导　避免诱发因素，加强饮食卫生，注意保暖，防止呼吸道和肠道感染；病情变化时及时就医。

十一、心包积液

【护理评估】

1. 疾病相关因素

(1) 感染；

(2) 全身性疾病，如结缔组织病、代谢病、变态反应等；

(3) 原发性或继发性肿瘤；

(4) 药物诱发；

(5) 外伤。

2. 身体评估

心包积液超过 300ml，心浊音界增大，随体位改变而变化，心尖搏动减弱或消失，心尖搏动点在心浊音界左缘内侧或不能触及，心音遥远，有时在胸骨左缘第三、四肋间听到舒张早期心包叩击音。Ewart 征，在背部左肩胛角下呈浊音、语颤增强和支气管呼吸音。Rotch 征，在胸骨右缘第三至六肋间出现实音。

3. 辅助检查

(1) 胸部 X 线检查　当心包积液量超过 300ml 时，心脏正常轮廓消失，心影呈三角形或梯形扩大。心包积液量少时，在病程进行中需要重复 X 线摄片，做前后对比，较易发现心脏阴影增大。

(2) 超声心动图　当心包积液超过 50ml 时，能发现心包腔内异常液性暗区，心脏运动明显增强。大量心包积液时可出现心脏摇摆综合征。

(3) 心电图　渗出性心包炎时常为窦性心动过速、普遍性低电压。疾病早期各导联 ST 段弓形上升，T 波高耸。

(4) 诊断性心包穿刺　证实心包积液的存在。

(5) 心包活检　主要指征为病因不明而持续时间较长的心包积液。

4. 心理社会方面

评估患者对疾病的认识能力，评估患者潜在的风险。

【护理措施】

1. 基础护理

(1) 卧床休息，给予吸氧，保持情绪稳定。休息时可取半卧位减轻呼吸困难。

(2) 饮食上给予高热量、高蛋白、高维生素、易消化的半流食或软食。

2. 专科护理

(1) 注意观察心包积液的量、性质，如放置引流患者需每日记录引流量并及时汇报医生。

(2) 密切观察呼吸、血压、脉搏、心率、面色等变化。如出现面色苍白、呼吸急促、烦躁不安、发绀、血压下降、刺激性干咳、心动过速、脉压小、颈静脉怒张加重及静脉压持续上升等心包填塞的症状，应立即帮助患者取坐位，身躯前俯，并及时通知医师，备好心包穿刺用品，协助进行心包穿刺抽液。如不能缓解症状，应考虑心包切开引流。

（3）心包穿刺术既用于诊断，又是一项重要的治疗措施。

①心包穿刺术的术前准备：协助医师做超声检查，确定积液的多少，并可指导选择穿刺进针的部位、深浅和方向；向患者做好解释，争取患者合作，必要时给予镇静剂；开放静脉通路，备好抢救物品；进行持续心电监测。

②术中协助医师完成各项操作：嘱患者勿活动、剧烈咳嗽或深呼吸，穿刺过程中有任何不适应立即告诉医护人员，操作要注意严格无菌，抽液过程中随时夹闭管路，防止空气进入；抽液要缓慢，每次抽液量不超过 300ml，以防急性右室扩张，若抽出新鲜血，应立即停止抽液，抽液过程中密切观察患者有无心脏压塞症状；记录抽液量、性质，按要求及时送检；操作结束后密切观察患者的反应并听取患者的主诉，注意观察面色、呼吸、血压、脉搏变化等，如有异常，及时通知医生并协助处理。

③术后护理：患者穿刺部位覆盖无菌纱布，用胶布固定；穿刺后持续心电监护，嘱患者卧床休息，密切观察患者生命体征变化，心包引流者做好引流管的护理，待间断每天心包抽液量＜25ml 时及时拔除导管，留置心包引流管期间如有不适应随时通知医护人员。

3. 心理护理

（1）医护人员对患者给予解释和安慰，消除其不良心理因素，取得患者配合。

（2）行心包穿刺抽液治疗前，向患者做好解释工作，通过讲解此项治疗的意义、过程、术中配合事项等，减轻患者的恐惧不安情绪。护士可在手术中陪伴患者，给予支持、安慰。

【健康指导】

（1）患病期间应注意充分休息，加强营养，预防各类感染。

（2）继续进行药物治疗，教会患者如何正确服药及观察疗效、副作用。

（3）鼓励患者坚持治疗。

（4）定期复查。

十二、慢性肺源性心脏病

【护理评估】

1. 疾病相关因素

（1）支气管、肺疾病　包括慢性阻塞性肺炎、支气管哮喘、支气管扩张等。

（2）肺血管疾病　原发于肺血管的病变，包括特发性肺动脉高压、慢性血栓栓塞性肺动脉高压等。

（3）胸廓运动障碍性疾病　较少见。

（4）其他　原发性肺泡通气不足、睡眠呼吸暂停低通气综合征等。

2. 身体评估

（1）症状　活动后呼吸困难、乏力和劳动耐力下降是最主要的症状，其他症状包括心悸、食欲不振、腹胀、恶心等。感染可使上述症状加重。

（2）体征　不同程度的发绀和肺气肿体征。偶有干性或湿性啰音，心音遥远，三尖瓣区闻及收缩期杂音或剑突下心脏搏动增强，提示右心室肥大。部分患者因肺气肿使胸腔内压升高，阻碍腔静脉回流，可有颈静脉充盈。

3. 辅助检查

（1）X 线　除肺、胸基础疾病及急性肺部感染的特征外，常表现为肺动脉高压和右心增大，包括：右下肺动脉干扩张，其横径≥15mm；肺动脉段明显突出；中央动脉扩张，外周血管纤细，形成"残根"征；右心室增大。

（2）心电图　主要表现为右心室肥大的改变，如电轴右偏及肺性 P 波；也可出现右束支传导阻滞及低电压图形。

（3）超声心动图　通过测定右心室流出道内径（≥30mm）、右心室内径（≥20mm）、右心室前壁的厚度、左右心室内径比值（<2）、右肺内径或肺动脉干及右心房增大等指标，可诊断慢性肺心病。

4. 实验室检查

（1）血气分析　肺功能代偿期可出现低氧血症或合并高碳酸血症，当 PaO_2<60mmHg、$PaCO_2$>50mmHg 时，提示有呼吸衰竭。

（2）血液检查　红细胞和血红蛋白升高，血液黏稠度增加。合并感染时，血白细胞计数、中性粒细胞增高。

5. 心理社会方面

评估患者对疾病的认识能力及潜在风险。

【护理措施】

1. 基础护理

（1）休息　呼吸困难和心力衰竭时，应卧床休息。

（2）饮食护理　给予高热量、高维生素、高蛋白饮食，禁烟酒。心力衰竭时限制钠盐摄入量。

（3）吸氧　缺氧伴二氧化碳潴留一般给予低浓度低流量吸氧，流量为 1～2L/min。

（4）观察全身水肿情况，预防压疮发生。

2. 专科护理

（1）观察病情变化　除观察意识状态、呼吸衰竭和心力衰竭的表现外，需注意有无并发症发生。

（2）保持呼吸道通畅　清醒患者鼓励咳嗽排痰，痰液黏稠者可行雾化吸入。鼓励患者进行呼吸功能锻炼，选择合适的胸部物理治疗方法。意识障碍应予吸痰，必要时行气管插管或切开。

（3）观察药物不良反应　重症患者避免使用镇静药、麻醉药、催眠药，以免抑制呼吸功能和咳嗽反射。

（4）氧疗护理　根据缺氧和二氧化碳潴留程度，合理用氧。

3. 心理护理

加强有关疾病和治疗知识的教育，避免患者悲观、失望、忧虑、沮丧等情绪，同时做好家属的工作，提供患者情感支持，给予理解和关照。

【健康指导】

（1）戒烟　控制职业环境污染，减少有害气体或有害颗粒的吸入；接种流感疫苗、肺炎疫苗以预防反复呼吸道感染等。

（2）合理饮食　加强营养，限制钠盐，不宜过饱，禁烟酒、咖啡等刺激性食物。

（3）避免诱发因素　如劳累、受凉、情绪激动等。

（4）适当锻炼　病情缓解期应根据肺、心功能及体力情况进行适当的体育锻炼和呼吸功能锻炼。

(5)定期门诊随访　如患者出现体温升高、呼吸困难加重、咳嗽剧烈、尿量减少、水肿明显或发现患者神志淡漠、嗜睡、口唇发绀加重等，需及时就诊。

第四节　消化系统疾病护理常规

一、一般护理

(1)按内科一般护理常规，消化系统疾病的护理常规进行护理。

(2)严格控制饮食　入院后由医生根据各种病情而定，一般食用易消化、少渣的软食。

二、胃炎

【护理评估】

1. 相关因素

急性应激、药物、十二指肠-胃反流、酒精、幽门螺杆菌感染、自身免疫是常见因素。

2. 症状体征

急性胃炎可无症状，部分患者有上腹不适、隐痛、恶心、呕吐、食欲不振等消化不良表现，或伴突发的呕血和(或)便血。慢性胃炎多无症状，部分有上腹痛、饱胀、嗳气、泛酸、恶心等不适，亦可出现畏食、贫血和体重减轻。

3. 辅助检查

(1)粪便潜血试验　粪便潜血试验阳性提示考虑本病。

(2)胃镜及黏膜活检　可尽早发现糜烂及出血病灶，是最可靠的诊断方法。

(3)幽门螺杆菌检测　是诊断慢性胃炎的重要依据之一。

(4)血清学检查及胃液分析　有助于诊断自身免疫性胃炎及多灶萎缩性胃炎。

4. 主要护理问题

(1)疼痛　腹痛与胃黏膜炎性病变有关。

(2)营养失调　低于机体需要量与畏食、消化吸收不良有关。

(3)知识缺乏　缺乏对胃炎病因和预防知识的了解。

(4)潜在并发症　上消化道出血。

【护理措施】

1. 休息与活动

胃炎急性发作或伴有出血者应卧床休息，病情缓解后适当活动，避免劳累。

2. 腹痛护理

观察腹痛部位、性质、程度，采取转移注意力、深呼吸等方法缓解疼痛；解除胃痉挛，可用热水袋热敷胃部。

3. 饮食护理

急性期进食少渣、温凉饮食；病情缓解宜进食高热量、高蛋白、高维生素、易消化饮食，伴有大出血或呕吐频繁者需禁食。

4. 用药护理

遵医嘱用药，观察药物疗效及不良反应。

(1)慎用损伤胃黏膜药物　如阿司匹林、吲哚美辛等。

(2)胃黏膜保护药　胶体铋剂餐前 30 分钟服用,观察有无便秘、粪便变黑、恶心、一过性血清转氨酶升高等。

(3)根除幽门螺杆菌药物　询问有无过敏史,观察有无恶心、呕吐、周围神经炎及溶血性贫血症状等。

5. 并发症观察及护理

患者出现呕血、便血、心率增快、血压下降时,应警惕消化道出血。

【健康指导】

(1)告知引起胃炎的相关病因,避免诱发因素。

(2)规律进食,少吃多餐,避免过甜、过咸、过冷、过热、辛辣、刺激性食物和浓茶、咖啡等饮料;戒酒。

(3)遵医嘱正确用药,禁用对胃黏膜有刺激的药物,必须使用时应同时服用抑酸剂或胃黏膜保护剂。

三、消化性溃疡

【护理评估】

1. 相关因素

幽门螺杆菌感染、长期服用导致胃黏膜损伤的药物、遗传因素、胃排空障碍、精神因素等均可造成消化性溃疡。

2. 症状体征

(1)腹痛　上腹部疼痛是该病的主要症状,多为钝痛、灼痛、胀痛甚至剧痛。部分患者有与进食相关的节律性腹痛,如饥饿痛或餐后痛。

(2)消化不良　部分患者有反酸、嗳气、恶心、呕吐等消化不良症状。

(3)并发症　出血、穿孔、幽门梗阻和癌变等。

3. 辅助检查

(1)粪便潜血试验　潜血试验阳性提示溃疡活动。

(2)幽门螺杆菌检测　是消化性溃疡的常规检测项目,可作为诊疗的重要依据。

(3)胃镜及黏膜活检　是诊断消化性溃疡的首选方法,可确定病变部位、大小、性质,评价治疗效果。

(4)X 线钡餐检查　溃疡的直接 X 线征像为龛影,间接 X 线征象为胃大弯侧痉挛性切迹、十二指肠球部激惹及球部畸形等。

4. 主要护理问题

(1)疼痛　腹痛与胃酸刺激溃疡面引起化学性炎症反应有关。

(2)营养失调　低于机体需要量与疼痛致使摄入量减少及消化、吸收障碍有关。

(3)焦虑　与溃疡病反复发作、病程迁延有关。

(4)潜在并发症　上消化道出血、穿孔、幽门梗阻、癌变等。

【护理措施】

1. 休息与活动

溃疡活动期、症状较重或有并发症者应卧床休息,溃疡缓解后适当活动,避免劳累。

2. 腹痛护理

观察腹痛部位、性质、程度及伴随症状，按照疼痛规律特点采取缓解方法。

3. 饮食护理

溃疡活动期选择温凉、易消化食物，少食多餐，避免餐间零食和睡前进食。伴有幽门梗阻、出血、穿孔者禁食。

4. 用药护理

遵医嘱用药，观察药物疗效及不良反应。

（1）抑制胃酸分泌药物

①H_2受体拮抗剂：餐中或餐后即刻服用，与抗酸药物联合用时，两药间隔 1 小时以上，观察有无头痛、腹泻、皮疹、一过性肝损害及粒细胞缺乏等。

②质子泵抑制剂：饭后 1 小时服用，观察有无头晕头痛、腹泻、皮疹等，服用时避免开车或做注意力高度集中的工作。

③碱性抗酸剂：餐后 1 小时或睡前服用，片剂需嚼服，乳剂需充分摇匀，避免与奶制品、酸性食物及饮料同服，观察有无食欲不振、便秘等。

（2）胃黏膜保护药

①铋剂：餐前 30 分钟服用，观察有无便秘。

②硫糖铝：餐前 1 小时服用，不与多酶片同服，观察有无便秘、口干、皮疹、眩晕、嗜睡等。

（3）根除幽门螺杆菌药物　询问有无过敏史，观察有无恶心、呕吐、周围神经炎及溶血性贫血症状等。

5. 并发症观察及护理

（1）出现呕血、便血、心率增快、血压下降时，应警惕出血。

（2）出现顽固持续性腹痛，应警惕穿孔。

（3）出现餐后上腹饱胀、腹痛加重伴恶心呕吐，应警惕梗阻。

（4）患者出现并发症相关症状应及时告知医生，积极协助处理。

6. 心理护理

采取转移注意力、听音乐等放松技术减轻疼痛不适感；讲解疾病特点及治疗方式，缓解焦虑情绪；进行疾病健康知识宣教，增强患者治疗信心。

【健康指导】

（1）告知引起消化性溃疡的相关因素，避免疾病诱发。

（2）规律进食，细嚼慢咽、少量多餐，避免进食粗纤维、辛辣、刺激、油炸食物，戒烟酒。

（3）遵医嘱正确用药，勿随意停药或减量，避免复发，慎用或禁用致溃疡的药物。

（4）幽门螺杆菌治疗结束后 4 周，停用质子泵抑制剂或铋剂 2 周后，门诊随访。

四、炎症性肠病

【护理评估】

1. 相关因素

炎症性肠病与环境因素、遗传因素、感染因素、免疫因素等相互作用有关。

2. 症状体征

（1）腹泻和黏液脓血便　腹泻为最主要症状，黏液脓血便是溃疡性结肠炎活动期的重要表现。

(2) 腹痛 溃疡性结肠炎活动期有轻至中度腹痛，常有"疼痛–便意–便后缓解"的临床规律，伴里急后重感。克罗恩病腹痛多为痉挛性阵痛伴肠鸣音增强，进餐后加重，排便或肛门排气后缓解。

(3) 全身症状

①溃疡性结肠炎：中、重型患者活动期呈低至中度发热，高热多提示有感染、并发症等，克罗恩病呈间歇性低热或中度热，少数呈弛张高热伴毒血症。

②营养不良：可出现贫血、消瘦、低蛋白血症、水和电解质平衡紊乱等。

(4) 肠外表现 部分患者出现外周关节炎、结节性红斑、口腔黏膜溃疡、眼脉络膜炎等。

(5) 并发症 中毒性巨结肠、癌变、肠出血、急性肠穿孔、肠梗阻、腹腔内脓肿等。

3. 辅助检查

(1) 粪便检查 肉眼检查可见黏液脓血，显微镜检查可见红细胞、脓细胞、巨噬细胞，必要时行粪便病原学检查鉴别感染性结肠炎。

(2) 血液检查 白细胞计数增多、血沉加快、C 反应蛋白增高可提示溃疡性结肠炎进入活动期。

(3) 结肠镜及黏膜活检 是最重要的诊断与鉴别诊断方法。溃疡性结肠炎病变呈连续性、弥漫性分布，内镜下可见：

①黏膜血管纹理模糊、紊乱或消失，充血，出血，水肿，易脆，脓性分泌物；

②弥漫性溃烂和多发性浅溃疡；

③慢性病变常见黏膜粗糙呈颗粒状，炎性息肉及桥状黏膜等。克罗恩病病变呈节段性、非对称性分布，内镜下可见纵行溃疡、黏膜鹅卵石样改变，肠腔狭窄，炎性息肉等。

(4) X 线检查

①溃疡性结肠炎：X 线可见黏膜粗乱和颗粒样改变；多发性浅溃疡表现为管壁边缘毛糙呈毛刺状或锯齿状以及见小龛影；肠管缩短，结肠袋消失，肠壁变硬，可呈铅管状。重型或暴发型溃疡性结肠炎忌行钡剂灌肠检查，以免加重病情或诱发中毒性巨结肠。

②克罗恩病：X 线可见肠黏膜皱襞粗乱、纵行溃疡或裂沟、鹅卵石征、假息肉、多发性狭窄或肠壁僵硬、瘘管形成等征象。小肠病变作胃肠钡餐检查，结肠病变行钡剂灌肠检查。

(5) 自身抗体检测 外周血中性粒细胞胞质抗体(p–ANCA)和酿酒酵母抗体(ASCA)检测有助于溃疡性结肠炎和克罗恩病的鉴别诊断。

4. 主要护理问题

(1) 腹泻 与肠道炎症、肠道功能紊乱和肠吸收不良有关。

(2) 疼痛 腹痛与肠道炎症、溃疡、局部肠道痉挛有关。

(3) 营养失调 低于机体需要量与长期腹泻、肠吸收障碍有关。

(4) 有体液不足的危险 与肠道炎症致长期腹泻有关。

(5) 潜在并发症 中毒性巨结肠、癌变、肠出血、急性肠穿孔、肠梗阻、腹腔内脓肿等。

(6) 焦虑 与病情反复迁延不愈有关。

【护理措施】

1. 休息与活动

疾病活动期患者应卧床休息；轻症或疾病缓解期患者应适当活动，避免劳累。

2. 病情观察

(1) 观察腹痛部位、性质及生命体征的变化,有无伴随症状,警惕并发症发生。

(2) 观察腹泻次数、性质、伴随症状,有无脓血黏液,是否伴里急后重等,做好肛周皮肤护理。

(3) 观察有无水及电解质平衡紊乱、周围循环衰竭等,严格遵医嘱静脉补液。

3. 饮食护理

(1) 重症患者禁食,遵医嘱给予静脉营养支持。

(2) 急性发作期患者进食流质或半流质饮食。

(3) 病情缓解期患者进食质软、易消化、少纤维素、富含营养、热量足够的食物。

(4) 监测患者体重、血红蛋白、血清电解质和清蛋白的变化。

4. 用药护理

遵医嘱给予 5 - 氨基水杨酸制剂、糖皮质激素、免疫抑制剂等药物,注意观察药物疗效及不良反应。

(1) 使用 5 - 氨基水杨酸制剂时观察患者有无恶心、呕吐、头痛、皮疹、粒细胞减少、可逆性男性不育等。

(2) 使用糖皮质激素时注意激素用量,病情缓解后遵医嘱逐渐减量至停药,防止反跳现象。

(3) 使用免疫抑制剂时观察有无骨髓抑制表现。

(4) 克罗恩病患者使用抗菌药物及生物制剂时注意观察有无过敏反应。

5. 心理护理

告知患者炎症性肠病病因、治疗方法,保持乐观情绪,增强患者战胜疾病的信心,必要时行专业心理干预。

【健康指导】

(1) 告知疾病相关知识,以平和心态面对疾病,积极配合治疗。

(2) 选择合理饮食,避免食用冷饮、水果、纤维丰富及其他刺激性食物,忌食牛奶和乳制品。

(3) 坚持用药,不可随意停药或减量。指导患者识别药物不良反应。

(4) 定期随访,有异常情况及时就诊。

五、肝硬化

【护理评估】

1. 相关因素

引起肝硬化的原因很多,我国以病毒性肝炎最为常见,国外以酒精中毒居多,还与药物或化学毒物、胆汁淤积、循环障碍、免疫疾病、寄生虫、营养障碍、遗传代谢性疾病等因素有关。

2. 症状体征

(1) 代偿期 大部分患者无症状或症状轻,可有间歇性腹部不适、食欲减退、乏力、消化不良、腹泻等表现。

(2) 失代偿期 主要表现为肝功能减退和门静脉高压。

1）肝功能减退

①消化吸收不良：食欲减退、厌食、腹胀、恶心、荤食后宜泻等；

②营养不良：消瘦、乏力、精神不振、皮肤干枯或水肿；

③黄疸：皮肤、巩膜黄染、尿色深等；

④出血和贫血：常有鼻腔、牙龈出血、皮肤瘀斑瘀点、消化道出血等；

⑤内分泌失调：男性可有性欲减退、睾丸萎缩、毛发脱落、乳房发育等，女性可有月经失调、闭经、不孕等症状，蜘蛛痣、肝掌、局部皮肤色素沉着、面色黑黄、腹水、下肢水肿等表现。

2）门静脉高压

①腹水；

②门-腔侧支循环开放：食管-胃底静脉曲张、腹壁静脉曲张、支静脉扩张、腹膜后吻合支曲张、脾肾分流；

③脾功能亢进及脾大 脾大是肝硬化门静脉高压较早出现的体征。

（3）潜在并发症 上消化道出血、胆石症、感染、门静脉血栓形成或海绵样变、电解质和酸碱平衡紊乱、肝肾综合征、肝肺综合征、原发性肝癌、肝性脑病等。

3．辅助检查

（1）血常规检查 代偿期多正常；失代偿期可有红细胞或全血细胞减少，白细胞和血小板计数减少。胆红素异常，水、电解质、酸碱平衡紊乱，血氨升高等，腹水检查为漏出液。

（2）尿常规检查 代偿期多正常；失代偿期可有蛋白尿、血尿、管型尿，黄疸时尿中可出现胆红素、尿胆原增加。

（3）肝功能检查 代偿期正常或轻度异常；失代偿期多有异常，重症患者血清结合胆红素、总胆红素、胆固醇酯、丙氨酸氨基转移酶、门冬氨酸氨基转移酶、清蛋白、球蛋白等指标异常。

（4）腹水检查 未感染的肝硬化腹水常为漏出液。

（5）免疫功能检查 血清 IgG 增高，IgA、IgM 可升高，T 淋巴细胞数常低于正常，可出现抗核抗体等非特异性自身抗体。

（6）影像学检查

①少量腹水、脾大、肝脏形态变化均可采用超声、CT 及 MRI 检查；

②门静脉属支形态改变：门脉高压者的门静脉主干内径和脾静脉内径均大于正常值；

③腹部增强 CT 及门静脉成像术均显示异常。

（7）内镜检查 胃镜检查可观察食管-胃底静脉有无曲张及曲张的程度和范围，有助于鉴别上消化道出血的原因和部位，同时可进行止血治疗。

（8）肝活组织检查 B 超引导下肝穿刺活组织检查是代偿期肝硬化诊断的金标准。

4．主要护理问题

（1）营养失调 低于机体需要量 与肝功能减退及门脉高压引起食欲减退、消化吸收障碍有关。

（2）体液过多 与肝功能减退、门脉高压引起水钠潴留有关。

（3）有皮肤完整性受损的危险 与营养不良、水肿、皮肤干燥、瘙痒、长期卧床有关。

（4）潜在并发症 上消化道出血、肝性脑病、肝肾综合征、感染等。

【护理措施】

1. 休息与活动

肝硬化失代偿期无明显精神、体力减退者可参加轻工作；失代偿期患者以卧床休息为主，视病情适量活动。

2. 饮食护理

肝硬化患者宜高热量、高蛋白、高维生素、易消化软食。

（1）上消化道出血患者应禁食。

（2）静脉曲张患者宜进软食，避免粗糙、坚硬、刺激性食物。

（3）血氨升高或有肝性脑病先兆患者应限制或禁食蛋白质。

（4）腹水患者宜限制钠和水的摄入，食盐摄入量控制在 1.5～2g/d，水摄入量控制在 1000ml/d 以内。

3. 病情观察

（1）观察有无上消化道出血、肝性脑病先兆及其他并发症表现。

（2）测量体重和腹围，记录尿量，观察腹水消长情况。

（3）监测生命体征。

4. 用药护理

（1）使用利尿剂患者注意利尿速度不宜过快，以每天体重减轻不超过 0.5kg 为宜，观察有无乏力、心悸等低钠、低钾血症表现。

（2）服用抗病毒药物患者注意观察有无头痛、恶心、腹痛、腹泻、脱发等不良反应。

5. 腹腔穿刺放腹水护理

①术前监测生命体征、体重、腹围，向患者讲解穿刺注意事项，术前排空膀胱；

②术中观察患者生命体征及不适反应；

③术后观察穿刺处有无渗血渗液，记录腹水颜色、性质及量，观察有无肝性脑病的先兆表现。

6. 皮肤护理

（1）使用清水或 pH 值为中性的皮肤清洁剂清洁皮肤，不可用力擦洗或按摩骨隆突部位，避免皮肤损伤。

（2）皮肤瘙痒患者应剪短指甲，避免抓挠。

7. 压疮护理

（1）卧床患者至少两小时翻身一次，翻身时避免拖、推、拉、拽等动作。

（2）根据患者具体病情选择合适的减压工具或协助变换体位，避免局部组织持续受压。

（3）营养障碍者根据病情制定营养干预计划。

8. 心理护理

医护人员要指导家属理解和关心患者，给予精神支持和生活照顾，安慰和疏导患者情绪，以乐观的态度对待疾病预后。

【健康指导】

（1）告知患者疾病的相关知识，积极坚持配合治疗，增强战胜疾病的信心。

（2）选择易消化、产气少的食物为主，进食不宜过快、过多，避免辛辣、粗糙食物，进食带骨的肉类时避免吞下刺或骨，常吃蔬菜、水果，戒酒等。

（3）不宜进行重体力活动和高强度体育锻炼。

（4）保持大便通畅，避免剧烈咳嗽、用力排便等引起腹内压骤增的动作。

（5）沐浴时避免水温过高，避免使用刺激性皮肤清洁剂；注意保持个人卫生，避免感染。

（6）遵医嘱用药，避免使用损肝药物；乙肝患者应坚持长期、持续、规范服用抗病毒药物；服用盐酸普萘洛尔时观察脉搏次数。

（7）教会患者自我监测腹围、体重、尿量等。

（8）告知乙型肝炎和丙型肝炎肝硬化患者可以与家人、朋友共餐；不宜共用剃须刀等可能有创的生活用品；接触患者分泌物及血液时，注意戴手套；性生活时建议使用安全套。

（9）定期随访，出现异常情况及时就诊。

六、原发性肝癌

【护理评估】

1. 相关因素

原有性肝癌的病因尚未完全明确，可能与病毒性肝炎、食物及饮水、毒物与寄生虫、遗传因素等多种因素有关。

2. 症状体征

（1）早期　缺乏典型症状，或以转移病灶症状为首发表现。

（2）中晚期

①肝区疼痛：是肝癌最常见的症状，多呈持续性胀痛或钝痛，当肝表面的癌结节破裂，可突然引起剧烈腹痛，产生急腹症表现。

②肝大：肝脏呈进行性增大，质地坚硬，表面凹凸不平，可有大小不等的结节，边缘钝而不整齐，可伴有不同程度的压痛。

③黄疸：一般出现在肝癌晚期，多为阻塞性黄疸。

④肝硬化征象：有失代偿期肝硬化基础疾病患者伴有肝硬化疾病的临床表现，原有腹水者可表现为腹水迅速增加且为难治性，腹水一般为漏出液。

⑤全身症状：呈进行性消瘦、乏力、发热、营养不良、食欲不振、恶病质等。

⑥伴癌综合征：主要表现为自发性低血糖症、红细胞增多症，少数患者出现高钙血症、高脂血症、类癌综合征等。

（3）并发症

①肝性脑病：是肝癌终末期最严重的并发症；出现肝性脑病常提示预后不良；约 1/3 患者因此死亡。

②上消化道出血：约占肝癌死亡原因的 15%；肝癌常合并肝硬化或门静脉肝静脉癌栓致门静脉高压导致食管-胃底静脉曲张破裂出血，晚期肝癌患者可因胃肠道黏膜糜烂合并凝血功能障碍而广泛出血；大量出血可加重肝功损害，诱发肝性脑病。

③肝癌结节破裂出血：发生率约为 10%。癌结节破裂局限于肝包膜下，产生局部疼痛；包膜下出血快速增多形成压痛性血肿；也可破入腹腔引起急性腹痛、腹膜刺激征和血性腹水；大量出血可致休克或死亡。

④继发感染：患者因长期消耗、化疗、手术等致抵抗力减弱，易并发肺炎、自发性腹膜炎、肠道感染和真菌感染等。

3. 辅助检查

(1)肿瘤标志物监测

①甲胎蛋白检测是诊断肝细胞癌特异性的标志物，阳性率约为 70%，广泛用于肝癌的普查、诊断、评价治疗效果及预测复发。

②其他肝癌标志物：血清岩藻糖苷酶(AFu)、γ-谷氨酰胺转移酶同工酶Ⅱ(GGT2)、异常凝血酶原(APT)、α1-抗胰蛋白酶(AAT)、碱性磷酸酶同工酶(ALP-Ⅰ)等有助于 AFP 阴性肝癌的诊断和鉴别诊断。

(2)影像学检查

①超声：是目前肝癌筛查的首选方法，有助于了解病灶的血供状态；判断占位性病变的良恶性，有助于引导肝穿刺活检。

②增强 CT 或 MRI：能够更客观、更敏感地显示肝癌，是诊断和确定治疗策略的重要手段。

③选择性肝动脉造影：是肝癌诊断的重要补充手段，对直径 1～2cm 的小肝癌，肝动脉造影可以做出更精确的诊断，正确率＞90%。

(3)肝穿刺活检　B 超或 CT 引导下细针穿刺行组织学检查是确诊肝癌的最可靠方法，虽然属于创伤性检查且有出血或针道转移的风险，但非侵入性检查不能确诊的患者可视情况应用。

4. 主要护理问题

(1)疼痛　肝区疼痛与肿瘤迅速生长、肝包膜被牵拉或肝动脉栓塞术后产生栓塞综合征等有关。

(2)预感性悲哀　与担忧疾病预后不佳有关。

(3)营养失调　低于机体需要量与恶性肿瘤对机体的慢性消耗、食欲下降、化疗所致胃肠道反应有关。

(4)潜在并发症　上消化道出血、肝性脑病、癌结节破裂出血、感染等。

【护理措施】

1. 休息与活动

重症患者应卧床休息，减少体力消耗，增加肝血流量，减轻肝脏负担。

2. 饮食护理

以高蛋白、适当热量、高维生素、易消化食物为主；有肝性脑病先兆者应减少蛋白质摄入量。

3. 疼痛护理

(1)观察疼痛部位、性质、程度、持续时间及伴随症状。

(2)教会患者使用放松或转移注意力技巧，如深呼吸、听音乐等方法缓解疼痛。

(3)应用疼痛筛查表对患者进行评估，当 NRS 评分≥4 分时，遵医嘱行癌痛滴定治疗，滴定结束后按规定时间给予止痛药，保证药物在体内稳定的血药浓度，利于持续止痛。使用止痛药后及时行 NRS 评分(口服：1 小时；皮下注射：30 分钟；静脉给药：15 分钟)，观察止痛效果。

4. 肝动脉栓塞化疗患者的护理

(1)术前护理　做好各种术前检查，监测生命体征，完善心电图、血常规、出凝血试验等检查。训练患者床上排便；术晨建立静脉通道。

(2)术中配合　密切观察生命体征，随时询问患者感受；注射化疗药物出现恶心、呕吐时，协助患者头偏向一侧，指导做深呼吸，严重者遵医嘱给予止吐药物；患者出现腹痛时给予安慰，转移注意力，疼痛剧烈者遵医嘱给予对症处理。

(3)术后护理　监测生命体征，高热者采取降温措施；观察穿刺部位有无渗血、血肿；使用压迫器压迫止血者注意观察压迫器有无脱落，观察双侧足背动脉搏动是否一致，观察肢体感觉、皮肤温度及颜色等。

(4)术侧肢体制动8小时，一般于穿刺后8小时可行侧卧位，24小时内卧床休息，限制活动。

(5)观察患者有无肝性脑病的前驱症状，发现异常及时报告医生，遵医嘱处理。

5. 用药护理

(1)临床首选常用化疗方案　GP方案(吉西他滨+顺铂)。

(2)肝癌的靶向药物　主要有索拉菲尼、舒尼替尼、厄罗替尼等，用药后观察患者有无腹泻、皮疹、脱发和手足综合征(手足疼痛、红斑、肿胀、渗液、脱屑、溃疡)等不良反应，及时报告医生，协助处理。

6. 心理护理

了解患者情绪变化，鼓励患者表达自己的内心体验和担忧，耐心倾听，帮助患者增强治疗信心；关心体贴患者，根据其心理感受和性格特征采取针对性措施；帮助建立家庭和社会支持系统，给予患者情感支持。

【健康指导】

(1)告知患者疾病治疗方法及前景，增强其治疗信心。

(2)告知患者化疗目的、注意事项、毒副反应及预防措施。

(3)合理进食，避免摄入高脂肪、高热量、辛辣刺激性食物，避免进食霉变、变质、腌腊食物，少吃粗纤维食物，戒烟酒。

(4)避免接触有毒有害物质。

(5)积极参加社交活动，适当锻炼，保持心情舒畅。

(6)定期复查，门诊随访。

七、肝性脑病

【护理评估】

1. 相关因素

(1)大部分由肝硬化引起，部分由重症肝炎、暴发性肝衰竭、原发性肝癌、严重胆道感染、妊娠期急性脂肪肝等引起。

(2)常见诱因包括消化道出血、大量排钾利尿、放腹水、高蛋白饮食、催眠镇静药、麻醉药、便秘、尿毒症、手术及感染等。

2. 症状体征

主要表现为高级神经中枢的功能紊乱及运动和反射异常。

(1)0期(潜伏期)　又称轻微肝性脑病，无行为性格异常，无神经系统病理征，脑电图正常，只在心理测试或智力测试时有轻微异常。

(2) 1 期（前驱期）　轻度性格改变和精神异常，如欣快、激动、淡漠、睡眠倒错、健忘等，可有扑翼样震颤，脑电图多数正常。

(3) 2 期（昏迷前期）　嗜睡、行为异常、言语不清、书写障碍、定向力障碍，有腱反射亢进，肌张力增高，踝阵挛、Babinski 征阳性等，有扑翼样震颤，脑电图有特征性异常。

(4) 3 期（昏睡期）　昏睡可唤醒，醒时可应答，常有神志不清或幻觉，神经体征持续或加重，有扑翼样震颤，肌张力高，腱反射亢进，锥体束征阳性，脑电图有异常波形等。

(5) 4 期（昏迷期）　昏迷不能唤醒，患者不配合而不能引出扑翼样震颤，浅昏迷时腱反射、肌张力亢进，深昏迷时各种反射消失，肌张力降低，脑电图明显异常。

3. 辅助检查

(1) 血生化检查

①肝功能检查：检测血清结合胆红素、总胆红素、胆固醇酯、丙氨酸氨基转移酶、门冬氨酸氨基转移酶、清蛋白、球蛋白等。

②血氨检查：多有血氨升高，急性肝性脑病患者血氨可正常。

③监测血浆氨基酸。

(2) 电生理检查

①脑电图：对 0 期和 1 期肝性脑病的诊断价值较小，对所有代谢性脑病均可出现类似变化，对肝性脑病预后判断有一定价值。

②诱发电位：有别于脑电图所记录的大脑自发性电活动，用于轻微肝性脑病的诊断和研究。

③临界视觉闪烁频率：用于检测轻微肝性脑病。

(3) 心理智能测验　一般将木块图试验、数字连接试验及数字符号试验联合应用，可筛选轻微肝性脑病。

(4) 影像学检查　急性肝性脑病患者进行头部 CT 或 MRI 检查时可发现脑水肿，慢性肝性脑病患者可发现不同程度的脑萎缩。

4. 主要护理问题

(1) 意识障碍　与血氨升高干扰脑细胞能力代谢和神经传导有关。

(2) 营养失调　低于机体需要量与消化吸收障碍、肝功能减退有关。

(3) 知识缺乏　缺乏预防肝性脑病的相关知识。

(4) 有感染的危险　与长期卧床、营养失调、抵抗力低下有关。

(5) 有受伤的危险　与意识错乱、行为异常有关。

【护理措施】

1. 意识障碍护理

(1) 病情观察　注意识别肝性脑病早期征象，观察患者思维及认知的改变，监测生命体征和瞳孔变化，发现异常及时报告医生，积极配合处理。

(2) 昏迷患者　按昏迷护理常规护理。

(3) 意识错乱、行为异常患者　注意保护患者安全，可加床栏，必要性使用约束带，加强巡视和陪护，防止坠床、撞伤、走失等意外发生。

2. 去除诱因护理

上消化道出血是肝性脑病最常见的诱因。

(1) 遵医嘱使用止血药物止血，可用生理盐水或酸性溶液灌肠，及时清除肠道内积血，减少氨吸收，忌用肥皂水等碱性溶液灌肠；输血患者使用新鲜血液输注，避免使用库存血。

(2) 避免快速利尿或大量放腹水，以免加重肝损害及意识障碍。

(3) 避免应用催眠镇静药物、麻醉药。

(4) 遵医嘱及时、准确应用抗生素，有效控制感染。

(5) 防止大量输液，避免因低钾血症、低钠血症、脑水肿而加重肝性脑病。

(6) 保持大便通畅，防止便秘。

(7) 限制或禁食高蛋白饮食：急性期限制蛋白＜20g/d，神志清楚后逐渐增加至 1g/（kg·d），以植物蛋白为主，摄入足够的热量和维生素。

3. 用药护理

(1) 维持水、电解质平衡 根据医嘱及实验室检查结果，按计划完成补液治疗，每天输入液体总量以不超过 2500ml 为宜，输液速度不宜过快。

(2) 降氨药物的应用 使用谷氨酸钾、谷氨酸钠时，监测血清钾、血清钠浓度，患者少尿时慎用钾剂，明显腹水或水肿时慎用钠剂。

(3) 碱血症者 不宜使用谷氨酸盐。

(4) 使用乳果糖 应从小剂量开始，观察患者有无腹胀、腹绞痛、恶心、呕吐及电解质紊乱等表现。

4. 心理护理

尊重患者人格，理解患者异常行为，帮助解除顾虑和不安情绪，取得患者信任和合作；耐心解释和劝导患者，增强其战胜疾病的信心；向家属及照顾者讲解疾病特点、照护技能，给予情感支持和照护帮助。

【健康指导】

(1) 告知肝性脑病相关知识，避免各种诱发因素。

(2) 规律生活，避免劳累，预防感冒。

(3) 进食高热量、产气少、易消化饮食，避免坚硬、粗糙、不洁饮食；少食高脂肪及富含维生素 B_6 的食物；戒烟酒。

(4) 遵医嘱正确用药，勿擅自服用镇静剂、疗效不明确的中药偏方及保健品。

(5) 教会患者及家属识别肝性脑病早期征象，及时就诊。

(6) 门诊随访。

八、急性胰腺炎

【护理评估】

1. 相关因素

急性胰腺炎与胆道疾病、酒精、胰管阻塞、十二指肠降段疾病、手术与创伤、代谢障碍、药物、感染及全身炎症反应等因素有关。进食荤食亦是急性胰腺炎的发病诱因。

2. 症状体征

(1) 轻症急性胰腺炎

①急性剧烈腹痛多位于中左上腹或全腹，部分患者腹痛向背部放射；

②初期可伴有恶心、呕吐；

③轻度发热。

（2）重症急性胰腺炎

①腹痛持续不缓解，腹胀逐渐加重，出现少尿、无尿、黄疸加深、上消化道出血、呼吸困难、意识障碍、精神错乱等，甚至发生低血压、休克。

②少数患者腹部出现 Grey Turner 征(两侧腰部皮肤呈暗灰蓝色)、Cullen 征(脐周围皮肤呈青紫色)。

（3）中度重症胰腺炎　介于轻症和重症之间。

（4）并发症　胰瘘、胰腺脓肿、左侧门静脉高压。

3. 辅助检查

（1）诊断急性胰腺炎的重要标志物

①血清淀粉酶：血清淀粉酶常于起病后 2～12 小时开始升高，48 小时后开始下降，一般持续 3～5 天。

②脂肪酶：血清脂肪酶起病后 24～72 小时开始升高，一般持续 7～10 天。

（2）反应重症胰腺炎病理生理变化的实验室监测指标　出现胰腺坏死、肝损伤、胆道梗阻、肾功能不全、炎症感染、内环境紊乱等病理生理变化时，其相应敏感指标异常，如 C 反应蛋白、白蛋白、丙氨酸氨基转移酶、门冬氨酸氨基转移酶、尿素氮、肌酐、电解质等。

（3）了解胰腺等脏器形态改变

①B 超：是急性胰腺炎的常规初筛影像学检查。当胰腺发生假性囊肿时，常用腹部 B 超诊断、随访、协助穿刺部位。

②腹部 CT：平扫 CT 有助于确定有无胰腺炎、胰周炎症改变及胸、腹腔积液；增强 CT 有助于确定胰腺坏死程度。

4. 主要护理问题

（1）疼痛　腹痛与胰腺及周围组织炎性、水肿或出血坏死有关。

（2）有体液不足的危险　与禁食、呕吐、胃肠减压有关。

（3）体温过高　与胰腺炎症有关。

（4）知识缺乏　缺乏疾病病因及预防知识。

（5）潜在并发症　低血容量性休克、呼吸窘迫综合征、急性肾衰竭等。

【护理措施】

1. 休息与活动

急性期绝对卧床休息，以减轻胰腺负担，促进组织修复。

2. 饮食护理

（1）急性期禁食，遵医嘱安置胃肠减压。

（2）缓解期可给予少量无脂流食，逐步过渡到半流食、软食。

（3）禁食禁饮一周以上的患者可考虑经鼻腔安置空肠营养管实施肠内营养。

3. 腹痛护理

（1）协助患者取前倾坐位或屈膝侧卧位，以利于缓解腹痛。

（2）腹痛剧烈，患者辗转不安时，注意保护患者，避免坠床等。

（3）观察腹痛部位、性质、程度等。

（4）腹痛剧烈者遵医嘱使用止痛药物，禁用吗啡。

4. 液体复苏护理

(1) 在最初的 48 小时静脉补液量及速度为 200～250ml/h，或使尿量维持在＞0.5ml/(kg·h)。

(2) 根据病情补充液体、电解质、白蛋白、血浆或血浆代用品、碳酸氢钠等。

(3) 遵医嘱输注静脉高营养。

5. 病情观察

(1) 严密监测生命体征，注意神志、尿量的变化，准确记录 24 小时出入量。

(2) 观察有无肌紧张和反跳痛；有无恶心、呕吐、腹胀、肠鸣音减弱；有无口渴、少尿、皮肤弹性下降等脱水表现。

(3) 当出现急性肾功能不全时，连续性血液净化，有助于清除炎性介质；有利于患者肺、肾、脑等重要器官功能改善和恢复。

(4) 当出现急性肺损伤、呼吸窘迫时，应给予正压机械通气。

(5) 胃肠减压和导泻有助于减轻腹胀和减轻肠道炎性反应。

6. 用药护理

(1) 遵医嘱准确、及时使用抗菌药物，注意观察药物疗效和不良反应。

(2) 减少胰液分泌的药物

①使用十四肽生长抑素时，首剂 250μg 静脉缓注，继以（250～500）μg/h 持续静脉滴注。由于半衰期极短，注意滴注过程中不能中断，若中断超过 5 分钟，应重新注射首剂。

②使用奥曲肽时，首剂 100μg 静脉缓注，继以（250～500）μg/h 持续静脉滴注。速度＞50μg/min 时，患者可出现恶心、呕吐等不适，注意观察有无头晕、脸红等症状，同时注意监测血糖。

(3) 抑制胰酶活性的药物

①使用抑肽酶可产生抗体，观察患者有无恶心、呕吐、腹泻、皮疹等不良反应。

②使用加贝酯时，滴注后可出现血管局部疼痛、皮肤发红等刺激症状或浅表静脉炎，药物应现配现用，滴速不宜过快，控制在 1mg/(kg·h) 以内，不宜超过 2.5mg/(kg·h)，多次使用应更换注射部位，观察患者有无胸闷、呼吸困难、血压下降等过敏性休克现象。

7. 管道护理

妥善固定管道，保持引流通畅，避免导管扭曲、折叠，体位变换时注意避免牵拉，防止管道脱落；定期更换引流装置，观察记录引流液的颜色、性质及量。

8. 心理护理

(1) 告知患者缓解腹痛的方法技巧，如按摩、听音乐等，重症时专人守护、陪伴，给予心理支持。

(2) 告知患者疾病治疗进展，缓解其焦虑、恐惧情绪，增强其坚持治疗的信心。

【健康指导】

(1) 告知疾病诱因、临床表现、治疗方法等相关知识。

(2) 养成良好的饮食习惯，避免暴饮暴食，戒烟酒，防止复发。

(3) 积极治疗原发疾病。

(4) 门诊随访。

九、上消化道出血

【护理评估】

1. 相关因素

引起上消化道出血的病因很多，常见的有消化性溃疡、急性糜烂出血性胃炎、胃癌、食管–胃底静脉曲张破裂、食管疾病、胃十二指肠疾病、胆道出血、血液病、系统性红斑狼疮等。

2. 症状体征

（1）呕血与黑便　是上消化道出血的特征性表现。

①幽门以上部位出血者，常伴有呕血。

②幽门以下部位出血者，若出血量大、出血速度快，可出现呕血；出血量较少、出血速度慢者，仅见黑便。

③若出血量大，在胃内停留时间短，则呕血颜色呈鲜红色或暗红色；若在胃内停留时间长，则呕血颜色为棕褐色，呈咖啡渣样。

④黑便多呈黏稠而发亮的柏油样；当出血量大时，血液在肠道内停留时间短，粪便颜色可呈暗红或鲜红色。

（2）失血性周围循环衰竭　急性大量出血可出现头晕、心慌、乏力、肢体冷感、心率加快、血压偏低、晕厥等缺血表现，严重者呈休克状态。

（3）氮质血症　一般于一次出血后数小时血尿素氮开始上升，24～48 小时达到高峰，大多不超过 14.3mmol/L（40mg/dl），3～4 日后降至正常。

（4）贫血和血常规变化　急性大量出血后均有失血性贫血，一般在 3～4 小时后出现。

①出血早期：红细胞计数、血红蛋白浓度及血细胞比容无明显改变。

②急性出血：为正细胞正色素性贫血，出血后骨髓明显代偿性增生，暂呈大细胞性贫血。

③慢性失血：为小细胞低色素性贫血。

④出血 24 小时内，网织红细胞即升高，止血后逐渐降至正常。

（5）发热　部分患者在出血后 24 小时内出现低热，一般不超过 38.5℃，持续 3～5 日后降至正常。

3. 辅助检查

（1）实验室检查　测定红细胞、白细胞、血小板计数、血红蛋白浓度、大便潜血试验、网织红细胞、肝功能、肾功能、血尿素氮等有助于估计失血量及有无活动性出血，判断治疗效果及协助病因诊断。

（2）内镜检查　是上消化道出血病因诊断的首选检查。出血后 24～48 小时内行紧急内镜检查可直接观察出血部位，明确出血病因，同时做紧急止血治疗。

（3）影像学检查

①X 线钡剂造影主要适用于不宜或不愿行内镜检查者，或胃镜检查未能发现出血原因，需排除十二指肠降段以下的小肠段有无出血病灶者，主张在出血停止且病情基本稳定数日后进行。

②当内镜未能发现病灶，估计有消化道动脉性出血时，可行选择性血管造影。

4. 主要护理问题

(1) 体液不足　与消化道大出血致有效循环量不足有关。

(2) 活动无耐力　与上消化道大出血引起周围循环衰竭有关。

(3) 有窒息的危险　与血液反流入气管有关。

(4) 恐惧　与生命和健康受到威胁有关。

(5) 潜在并发症　休克。

【护理措施】

1. 休息与体位

大出血时绝对卧床休息，取舒适体位或去枕平卧位，下肢略抬高，以利于脑部供血；呕血时头偏向一侧，避免误吸或窒息，床旁备吸引装置，及时清除气道内的血液或呕吐物，保持呼吸道通畅。

2. 饮食护理

(1) 大量出血者禁食，根据医嘱静脉补充营养。

(2) 少量出血、无呕吐者，给予温凉流质饮食，出血停止 24～48 小时后，可进食营养丰富、易消化的半流质饮食或软食，逐步过渡到正常饮食。

(3) 食管–胃底静脉曲张破裂出血者，止血后限制钠和蛋白质食物的摄入，以免加重腹水或诱发肝性脑病。

3. 病情观察

(1) 密切监测生命体征，注意神志、尿量、皮肤色泽和肢端温度的变化，准确记录 24 小时出入量。

(2) 观察患者有无烦躁不安、血压下降、心率增快、脉搏细数、面色苍白、出冷汗、皮肤湿冷等微循环血流灌注不足的表现，及时通知医生，积极配合抢救。

(3) 估计出血量　详细询问并观察呕血及便血的颜色、性状、量及次数等，正确估计出血量和速度。粪便隐血试验阳性提示出血量>5～10ml/d；出血量达 50～100ml/d 可出现黑便；胃内积血量在 250～300ml 以上可引起呕血；一次出血<400ml 时，不会引起全身症状，若出血量>400～500ml，可出现头晕、心慌、乏力等全身症状；若短时间内出血量>1000ml，可出现急性周围循环衰竭表现，甚至引起失血性休克。

(4) 判断有无继续或再次出血　以下表现提示有活动性出血或再次出血。

①反复呕血，呕吐物由咖啡色转为鲜红色；

②黑便次数增多，粪质稀薄、色泽转为暗红甚至鲜红，伴肠鸣音亢进；

③经充分补液输血后，周围循环衰竭无明显改善或好转后又恶化；

④血压、脉搏波动，中心静脉压不稳定，血红蛋白浓度、红细胞计数、血细胞比容持续下降，网织红细胞持续升高，在补液充足、尿量正常情况下血尿素氮持续或再次升高；

⑤原有门静脉高压脾大患者，出血后脾暂时缩小，若不见脾恢复肿大，则提示出血未止。

4. 三腔二囊管的护理

(1) 准备用物，检查三腔二囊管性能，协助患者取平卧位。

(2) 协助医生安置三腔二囊管，安置成功后，先向胃囊注气 150～200ml(囊内压 50～70mmHg)，需要时向食管囊注气 100ml(囊内压 35～45mmHg)。

(3) 保持导管固定在位，引流通畅，记录引流液颜色、性质、量。

(4) 定时监测气囊压力，定时放松牵引。

(5) 当胃囊充气不足或破裂时，食管囊和胃囊可向上移动，阻塞喉部引起窒息，一旦发生，立即抽出囊内气体，拔出管道，紧急情况下可用剪刀剪断导管。

5. 用药护理

(1) 使用十四肽生长抑素时，首剂 250μg 静脉缓注，继以（250～500）μg/h 持续静脉滴注，由于半衰期极短，注意滴注过程中不能中断，若中断超过 5 分钟，应重新注射首剂速度。

(2) 使用奥曲肽时，首剂 100μg 静脉缓注，继以（250～500）μg/h 持续静脉滴注，速度＞50μg/min 时，患者可出现恶心、呕吐等不适，注意观察有无头晕、脸红等症状。

(3) 特利加压素起始剂量为 2mg/4h，出血停止后改为每次 1mg，每日 2 次，维持 5 天。垂体加压素起始剂量为 0.2U/min 静脉持续滴注，可逐渐增加剂量至 0.4U/min，注意观察患者有无腹痛、血压升高、心律失常、心绞痛等不良反应，严重者可发生心梗。

(4) 抑制胃酸药物　常用 PPI 或 H_2 受体拮抗剂，应采用静脉途径给药，观察有无头痛、腹泻等不良反应。

6. 心理护理

安慰陪伴患者，及时清理呕吐物和排泄物，减轻患者紧张、恐惧心理，急救时医务人员应镇定有序，避免当面议论患者病情。

【健康指导】

(1) 告知引起上消化道出血的病因、诱因等相关知识，减少再出血风险。

(2) 积极治疗原发疾病。

(3) 合理饮食，避免食用生、冷、硬、刺激性食物，应少量多餐、细嚼慢咽，戒烟酒。

(4) 避免精神紧张、过度劳累，保证身心休息。

(5) 遵医嘱用药，忌用水杨酸类、利血平、保泰松等可诱发出血的药物，必须服用时咨询专科医生。

(6) 教会患者及家属识别早期出血征象及紧急处理方法，出现呕血、黑便等不适时及时就诊。

(7) 定期复查，门诊随访。

第五节　血液系统疾病护理常规

一、一般护理

【护理评估】

1. 身体评估

(1) 评估患者生命体征、意识精神状态、有无感染或出血倾向、有无阳性体征、既往史、生活习惯、个人卫生、饮食及营养状况、睡眠情况、大小便情况、生活自理程度。

(2) 了解目前患者疾病状态，特别是当前血常规情况(如白细胞计数、血红蛋白、血小板计数)。

(3)评估患者潜在风险，如跌倒/坠床、压力性损伤、出血及感染等。

2. 心理社会方面

评估患者对疾病的认知及态度、依从性、情绪及心理状态；了解患者家庭关系及社会支持系统。

3. 辅助检查

(1)血常规检查。

(2)骨髓细胞学检查。

(3)止血、凝血功能检查。

【护理措施】

(1)保持居室空气新鲜、温湿度适宜，每日至少开窗通风两次或使用空气消毒机。

(2)保持居室内环境及床单位清洁舒适。

(3)注意患者口腔、皮肤、会阴及肛周卫生。嘱患者餐后使用软毛牙刷刷牙或使用药用漱口液漱口；饭前便后洗手或使用医用手部消毒凝胶；勤换内衣，保持个人卫生，每日清洗会阴，便后用 1:20 碘伏溶液坐浴(根据患者肛周皮肤情况可酌情稀释至 1:1000 碘伏)；对生活不能自理者做到"六洁""四无"。

(4)预防感染。患者避免去人流量密集地点，减少家属探视，注意佩戴口罩，做好个人防护；根据气温及时增减衣物，预防感冒；工作人员各项诊疗严格执行无菌操作原则、落实手卫生制度。

(5)协助贫血患者生活。重度贫血者应卧床休息，嘱其行动要缓慢，改变体位要缓慢，预防跌倒。

(6)血小板减低患者预防磕碰，避免剧烈活动，进食少渣软食，保持大便通畅，保持情绪平稳；医护人员在做完一些穿刺术后要延长按压时间，每次按压不少于 10 分钟；注意观察患者有无出血倾向：皮肤出现瘀点、瘀斑、鼻衄、牙龈出血、黑便、咳血、头痛、意识改变等颅内出血症状，根据患者血小板水平嘱其床旁活动、床上活动或绝对卧床。

(7)定期复查血常规。

(三) 健康教育

1. 给予患者预防感染的教育

(1)养成良好的个人卫生习惯。注意头发、皮肤、指(趾)甲、口腔、会阴、肛周卫生；保持个人清洁，不留长指(趾)甲；餐后使用软毛牙刷刷牙或漱口水漱口；大便后清洗肛周，保持肛周清洁，女患者每日清洗外阴；及时更换内衣，保持床铺被褥的清洁；饭前便后洗手。

(2)尽可能减少家属和朋友的探视，在家属的探视中加强自我保护，家属和患者都应戴好口罩；不要将外来衣物放在病床上，以减少外来病菌带来的感染。

(3)根据气温变化及时增减衣服，预防感冒。

(4)保持大便通畅，避免因便秘导致肛裂诱发感染。

(5)进食水果要洗干净，并且削皮后再吃；不吃剩饭，不吃街头摊位售卖的食物，预防肠道感染。

(6)保持每日饮水量在 1500ml 以上，预防泌尿系统感染。

2. 给予患者预防跌倒的教育

(1)按照医生要求进行日常活动，贫血严重者应绝对卧床休息；贫血较轻、病情稳定者可适当活动，避免过度劳累。

(2) 避免突然的体位改变，起床时要稍坐片刻再活动，蹲位或坐位(如上厕所)过久要缓慢扶持起立，以免出现一过性脑缺血而导致晕厥。

(3) 由于肌肉无力，建议患者不要自己倒开水或者单手倒开水，以免烫伤、跌倒及其他意外伤害。

(4) 在室内活动注意动作要缓慢，尽量扶着周围固定的东西(如墙、床、扶手等)行走。

(5) 同时做好患者家属的健康教育，共同参与患者医疗安全。

3. 给予患者预防出血的教育

(1) 使用软毛牙刷，不用牙签剔牙，不用手挖鼻孔及掏外耳道，不抓挠皮肤，剪短指甲，不用力咳嗽、擤鼻涕。

(2) 不过度用力大便，如果大便干燥，请告诉医生使用通便药物。

(3) 注意活动时动作轻柔缓慢，避免磕碰。

(4) 不要使用刀具等锐利器具，如水果刀、剃须刀等。

(5) 进食软食，避免进食太硬、带刺(骨)、辛辣刺激的食物；保持情绪平稳，避免情绪激动，如大笑、生气、哭泣等。

教会患者观察出血表现。

二、营养性贫血

营养性贫血包括巨幼细胞性贫血和缺铁性贫血。巨幼细胞性贫血是由于机体缺乏叶酸或维生素 B_{12} 或各种原因影响核苷酸的代谢，导致细胞核脱氧核糖核酸(DNA)合成障碍所致的一类贫血。由于在我国营养不良性贫血患者居多，该病又俗称"营养不良相关性贫血"。缺铁性贫血指机体对铁的需求与供给失衡，导致体内贮存铁耗尽，继而红细胞内铁缺乏，最终引起的贫血。它是一种比较常见的贫血。

【护理评估】

1. 疾病相关因素

(1) 对巨幼细胞性贫血，评估是否为儿童或妇女，是否有叶酸、维生素 B_{12} 摄入不足，是否有肠吸收不良(如慢性腹泻)，是否酗酒，是否长期服用抗癫痫药或避孕药，是否有不良烹饪习惯。

(2) 对于缺铁性贫血，评估患者是否为妇女或儿童，居住地点、饮食结构如何，是否存在慢性失血，是否有胃切除史。

2. 身体评估

(1) 对巨幼细胞性贫血，评估患者有无面色苍白、心悸气短、乏力等；评估患者有无消化道症状，如食欲减退、腹胀、腹泻及舌炎等；有无乏力、手足麻木、感觉障碍、行走困难等神经系统表现。婴幼儿有无少哭、不哭，智力发育和行动发育落后，不协调、不自主肢体活动等。

(2) 对缺铁性贫血，评估患者有无面色苍白、心悸气短、乏力等；评估儿童有无发育迟缓及行为改变，对外界反应差、注意力不集中，是否有劳动耐力、抗寒能力下降，是否有口炎、舌炎、皮肤干燥、毛发干枯脱落、指甲扁平、反甲、匙状甲、脆薄易裂等。

3. 实验室检查

(1) 对巨幼细胞性贫血，了解患者血常规、骨髓象、血清维生素 B_{12} 及叶酸测定情况。

(2) 对缺铁性贫血，了解患者血常规、骨髓象、血清铁和总铁结合力测定情况。

4. 心理社会方面

了解患者的文化及认知水平，是否因知识缺乏导致营养性贫血；了解患者生活地区、经济状况及家庭支持情况。

【护理措施】

(1) 遵医嘱给予患者补充维生素 B_{12} 及叶酸治疗或补铁治疗。口服补铁者应告知餐后服用，不可用茶水送服，服药期间若出现胃部不适及时告知医护人员；注射铁剂时应深部肌内注射；若静脉输注，控制输液速度，观察有无静脉炎及其他不良反应。

(2) 有慢性出血患者应观察出血情况，如月经量、有无黑便等。

(3) 告知女性贫血患者不要化妆，如涂口红、腮红、染指甲等，否则不利于病情观察。

(三) 健康教育

(1) 给予患者及家属营养知识教育，告知患者应纠正偏食习惯及不正确的烹调习惯，应多食新鲜蔬菜和动物蛋白；婴儿应提倡母乳喂养，合理喂养，及时添加辅食；妊娠妇女应补充叶酸，在生长发育期或失血期应多食含铁丰富的食物，如红色肉类、动物肝脏、血制品、蛋黄、海带及绿色蔬菜等。

(2) 嘱患者按医嘱服药，定期复查血常规。

(3) 嘱患者在贫血纠正前不要参加剧烈活动。

三、再生障碍性贫血

再生障碍性贫血是一组以骨髓有核细胞增生减低和外周全血细胞减少为特征的骨髓衰竭性疾病，临床表现为反复的贫血、出血和感染。

【护理评估】

1. 疾病相关因素

评估患者有无接触化学毒物、电离辐射，有无慢性病毒感染，有无使用氯霉素、有机砷、保泰松、甲巯咪唑等药物，家族有无血液病病史。

2. 身体评估

评估患者面色、口唇、甲床有无苍白；有无头晕、心慌、气短等症状；皮肤有无新鲜出血点、瘀点、瘀斑，部位及面积；有无发热及感染症状。

3. 实验室检查

了解血常规、骨髓象结果。

4. 心理社会方面

评估患者对疾病的了解程度，情绪变化，疾病给患者生活、工作带来的不良影响，家庭支持状况。

【护理措施】

(1) 重型再障患者绝对卧床休息，慢性不严重者可适当活动。

(2) 重型患者给予监测生命体征，密切观察病情变化。

(3) 给予高蛋白、高热量、高维生素、清淡易消化饮食，有出血倾向者应给予少渣软食，避免进食过热食物。

(4) 重型患者应给予保护性隔离，中性粒细胞 $<0.5\times10^9/L$ 时应住单间病房，避免交叉

感染。

(5) 皮肤护理，保持皮肤清洁干燥，定期更换内衣及被服。便后或睡前使用 1:20 碘伏坐浴，卧床患者应定时更换体位，预防压力性损伤。

(6) 注意口腔卫生，餐后及睡前刷牙或用药用漱口液含漱口腔，必要时给予口腔护理。

(7) 注意患者有无感染及出血倾向，监测体温，观察患者有无咳嗽、咳痰、咽部疼痛，皮肤有无出血点、瘀斑，鼻腔及口腔黏膜有无出血，注意分泌物、排泄物的颜色性质，注意有无颅内出血的症状，如头痛、烦躁、呕吐、意识障碍，如有异常及时通知医生。

(8) 输血治疗时，对重度贫血患者输血速度应缓慢。输血前 15 分钟应缓慢输注，并严密观察输血反应，严格执行无菌技术操作。若出现发热、皮疹等情况应立即减慢输血速度并通知医生；若出现寒战、严重过敏反应应立即停止输血并及时通知医生。

(9) 用药观察及护理

①使用抗淋巴细胞免疫球蛋白(ALG)/抗胸腺细胞免疫球蛋白(ATG)治疗时，患者入住千级层流病房，在心电监护下，备好肾上腺素药物，先给予药敏试验，皮试结果阴性后，根据医嘱控制药物输注速度，用药期间观察患者有无寒战、发热、皮疹及血清病等不良反应，及时通知医生。

②使用环孢素 A 治疗时，注意监测血药浓度，观察患者有无头痛等高血压表现，有无恶心、不适等消化道反应，协助医生积极处理，同时向患者解释多毛、齿龈增生、肌肉痛等副作用属正常现象，随药物减量症状会消失。用药期间避免食用西柚以免影响药物吸收。

③用药期间嘱患者预防感染及出血，监测患者体温变化并观察有无出血倾向。

(10) 给予患者心理护理，解除患者心理负担以配合医护人员的治疗。

【健康指导】

(1) 鼓励患者正确对待疾病，保持乐观情绪，增强战胜疾病的勇气和信心。

(2) 保持居室通风，保持个人卫生，预防感染。

(3) 注意自我观察有无出血倾向，如皮肤瘀点瘀斑、牙龈出血、鼻衄、黑便等。

(4) 适当锻炼身体，劳逸结合，生活规律。

(5) 定期复查血常规及骨髓象，严格遵医嘱服药，勿擅自调整药物剂量(加量或减量)，如有病情变化及时就诊。

四、溶血性贫血

溶血性贫血是多种原因引起的红细胞寿命变短，红细胞破坏加快，骨髓造血提高，却无法代偿红细胞的消耗而引起的一组贫血。

【护理评估】

1. 疾病相关因素

评估患者是否有接触化学毒物、生物毒素史，是否应用药物，是否使用血制品，是否存在感染，是否有免疫系统疾病家族史。

2. 身体评估

评估患者是否有急性溶血表现：头痛、呕吐、高热，腰背四肢酸痛、腹痛，酱油色或茶色小便，面色苍白与黄疸，严重者有周围循环衰竭、少尿、无尿；是否有慢性溶血表现：

贫血、黄疸、肝脾肿大，是否有虚弱、头晕、乏力等。

3. 辅助检查

了解患者抗人球蛋白试验（Coombs 试验）、酸溶血试验（Ham 试验）、冷凝集试验、血常规、胆红素、血型等结果。

4. 心理社会方面

评估患者情绪，是否存在恐惧、焦虑情况，对疾病的认知情况。

【护理措施】

(1) 注意睡眠和休息，指导患者在溶血发作期减少活动或卧床休息。

(2) 给予高蛋白、高维生素饮食，忌食酸性食物或酸性药物，避免异体蛋白的摄入，禁食辛辣油腻食物。

(3) 记录 24 小时出入量，观察尿量及尿色有无改变。

(4) 密切观察患者贫血进展程度，皮肤黏膜有无黄染、血红蛋白尿、肝脾肿大等表现。

(5) 倾听患者的主诉，发现患者出现头痛、恶心、呕吐、腹痛、腹泻、寒战及高热等表现及时报告医生。

(6) 输血时严格双人核对，严密观察黄疸、贫血、尿色，观察患者不良反应，测量生命体征，出现异常应立即向医生报告。

(7) 皮质激素及免疫抑制剂治疗过程中，观察药物引起的副作用，预防感染。

(8) 给予心理支持，使患者保持精神愉快。

【健康指导】

(1) 给患者讲解疾病的有关知识，避免食用蚕豆及氧化性药物，如伯氨喹啉、磺胺类药、镇痛药等，以防诱发本病，做到主动预防，减少发作。

(2) 给患者讲解激素、免疫抑制的不良反应及使用注意事项。

(3) 指导患者学会自我护理，如观察巩膜有无黄染及尿色加深，出现尿色改变有血尿时及时去医院检查就诊。

(4) 注意饮食调理，给予高蛋白、高维生素饮食，溶血加快造成骨髓造血代偿性加速对造血原料需求量增加应补充含叶酸丰富的食物。

(5) 指导患者根据贫血程度安排活动量，以不出现心悸、气短、过度乏力为标准。

(6) 保持心情舒畅，避免精神刺激。

五、急性白血病

白血病是起源于造血干细胞和造血祖细胞的造血系统恶性肿瘤。具有增殖和生存优势的白血病细胞在体内无控性增生和积聚，逐渐取代了正常造血，并侵袭其他器官和系统，使患者出现贫血、出血、感染和浸润征象，最终导致死亡。FAB 分型标准将白血病分为急性淋巴细胞白血病、急性髓系白血病、慢性淋巴细胞白血病和慢性粒细胞白血病四类，而每种分型又包括多个亚型。

【护理评估】

1. 健康史

评估患者有无病毒感染史，放射线及化学制剂接触史，是否使用过氯霉素或保泰松等药物，家族中有无血液病史。

2. 身体评估

评估患者目前的活动能力及身体状况，如体温、脉搏、呼吸、血压、出血倾向(包括皮肤出血点、瘀斑、口腔黏膜、鼻黏膜、消化道、呼吸道、泌尿道、颅内)、贫血的表现(包括面色、口唇、眼睑、甲床的颜色、活动后心悸等)、浸润症状如骨痛、淋巴结肿大等。了解既往化疗后的反应。

3. 实验室检查

了解血常规、骨髓象、细胞化学、分子生物学、免疫学检查及血生化等检查结果。

4. 心理社会方面

了解患者是否知晓病情，目前的心理及情绪状况，患者患病后的心理变化，对疾病及其治疗效果的认知程度，以及患者的经济状况、家庭支持系统等。

【护理措施】

(1)患者住院期间应劳逸结合，活动时注意安全，血常规低下时尽量卧床休息，减少活动，并给予生活护理，保持患者卫生。

(2)给予心理支持，使患者保持心情、精神愉悦。

(3)给予高蛋白、高热量、高维生素、易消化、清淡饮食。

(4)保持口腔清洁。进食后使用漱口水含漱，清除口腔内食物残渣，预防口腔黏膜溃疡。若化疗后出现口腔炎，可口含冰块减轻症状或化疗前进行预防，或者局部外涂治疗口腔溃疡的药物，例如碘甘油、溃疡散等。

(5)保持排便通畅。睡前及便后使用 1:20 碘伏坐浴，预防肛裂及肛周感染。

(6)监测体温。患者出现高热时及时测量血压，早期判断患者是否存在感染性休克的可能，及时给予对症处理。

(7)限制探视人员人次。探视人员应戴口罩。陪护家属固定人员，避免频繁更换。

(8)观察病情变化及有无出血倾向。如皮肤有无出血点、瘀斑，有无血尿、咳血、便血及颅内出血的表现。

(9)化疗时观察药物的毒副作用。经外周静脉输注化疗药物时，选择粗大血管进行留置针穿刺。观察药物有无外渗，保护外周静脉。

(10) 对留置中心静脉管路的患者，做好管路护理，每班交接，预防导管相关感染。

【健康指导】

(1)介绍疾病相关知识。使患者及家属知道所患疾病治疗的长期性和连贯性，明白坚持治疗的重要性，并能够自觉配合治疗。

(2)饮食指导。急性白血病患者应进食高蛋白、高维生素饮食，注意营养均衡。多吃新鲜水果、蔬菜，不吃辛辣、刺激性强、过硬的食物。注意饮食卫生，不吃不洁、隔夜、腐烂变质的食物，预防消化道感染。

(3)居住环境空气清新。定时通风，保持个人卫生，勤换内衣，外出时戴口罩，避免去人多的公共场所，生活规律，保证足够的睡眠。

(4)教会患者预防感染的措施。如口腔黏膜、上呼吸道、肛周等。使患者能识别感染的征象，预防感冒，根据气候的变化随时增减衣服。

(5)教会患者预防出血的措施和观察常见出血的表现。出现异常及时回医院诊治。

(6)遵医嘱复查，服用药物。不可擅自停用药物或停止治疗。

六、慢性白血病

【护理评估】

1. 健康史

评估患者是否接触放射线、化学制剂，如苯等。

2. 身体评估

评估患者是否有乏力、消瘦、低热、盗汗、胸骨压痛、贫血、出血倾向、感染倾向、肝脾肿大、淋巴结肿大及皮下结节等。

3. 实验室检查

了解患者血常规、骨髓象、细胞化学、分子生物学、免疫学检查及结果。

4. 心理社会方面

了解患者是否知晓病情，对疾病的认知程度，目前的心理及情绪状况，患病后的身心改变，家庭及社会支持系统，经济状况等。

【护理措施】

(1) 慢性期患者适当休息。可以室外活动，急变期及疾病晚期患者应卧床休息。卧床期间做好生活护理及预防压力性损伤的护理。

(2) 给予高蛋白、高热量、高维生素饮食。食欲减退者化疗期间饮食要清淡、易消化，可以少吃多餐，进半流食或流食。

(3) 密切观察病情进展情况。如不明原因的发热、脾脏迅速肿大、贫血突然加重、出血倾向加剧等，表明疾病恶化，及时通知医生，作出处理。

(4) 给予心理支持。使患者保持愉快心情，配合治疗。

(5) 巨脾压迫症状护理。慢性髓细胞白血病(CML)常因巨脾而压迫消化道，引起饱胀、沉重感，餐后不适加重。及时协助患者调整体位以缓解症状，餐前、餐后限制液体摄入量以避免胃饱胀不适，避免进食干硬、油腻的食物；少食多餐，有利于胃内食物排空，减轻症状并预防消化道出血。巨脾患者存在脾损伤的危险，应采取舒适卧位，避免剧烈活动和弯腰，避免体位突然改变。

(6) 预防感染、出血及用药护理参见急性白血病相关护理。

【健康指导】

参见急性白血病护理健康指导内容。针对伴有巨脾的患者，教会其自我减轻压迫消化道症状及预防消化道出血和脾脏损伤的措施。

七、骨髓增生异常综合征

骨髓增生异常综合征是一组异质性后天性克隆性疾病，其基本病变是克隆性造血干细胞和造血祖细胞发育异常，导致无效造血以及恶性转化危险性增高。表现为骨髓中各系造血细胞数量增加或正常，但有明显的发育异常的形态改变；外周血中各系血细胞明显减少，而且演变为急性髓系白血病的危险性很高。

【护理评估】

1. 健康史

评估患者有无电离辐射、高压磁场、化学制剂接触史。

2. 身体评估

评估患者有无乏力、虚弱、发热等表现；有无面色、口唇、甲床苍白；皮肤、黏膜有无出血点。

3. 实验室检查

了解患者血常规、骨髓象、免疫学检查和基因检测结果。

4. 心理社会方面

了解患者对疾病的认知程度；目前的心理及情绪状况；患病后的身心改变；家庭及社会支持系统；经济状况等。

【护理措施】

(1) 根据病情评估患者活动能力，嘱患者适当活动，病情危重者卧床休息，给予生活护理。

(2) 保持病室空气清新，减少探视家属人数，接触患者戴口罩，做好手卫生，降低交叉感染发生概率。

(3) 遵医嘱给予营养丰富、易消化的饮食。避免刺激性强、过冷、过热、过硬、带刺的食物。

(4) 做好患者高风险因素评估与告知，避免跌倒坠床等意外伤害的发生。

(5) 给予患者及家属心理支持与关怀，帮助患者建立积极的情绪，配合疾病治疗，对于需要隐瞒病情的患者，做好保护性医疗制度；对终末期患者和家属应给予特别的关怀，在不影响治疗和病情的情况下，安排好探视，给予患者心理安慰。

(6) 观察病情变化及用药后的反应：联合化疗患者观察用药时的不良反应并对症处理，骨髓抑制期做好预防感染和出血的发生及护理；阿扎胞苷：①做好药物的重溶；②掌握正确的注射方法；③观察局部的皮肤反应并给予积极处理。

(7) 遵医嘱给予输血等支持治疗，注意观察有无输血反应。

(8) 做好中心静脉导管维护，预防并发症的发生。

【健康指导】

(1) 预防感染和出血的护理措施。

(2) 患者使用药物的注意事项和副作用。

(3) 预防跌倒、坠床等意外伤害的护理措施。

(4) 患者饮食卫生、营养搭配。

(5) 遵医嘱坚持用药，不可擅自改药或停药。

(6) 携带中心静脉导管的注意事项。

(7) 坚持门诊随诊，定期监测血常规变化。

八、淋巴瘤

【护理评估】

1. 健康史

评估患者是否有放射线及化学制剂接触史、病毒感染史、免疫功能不全病史、家族中有无血液病史。

2. 身体评估

(1) 评估有无全身症状：贫血、乏力、消瘦、盗汗、发热、皮肤瘙痒、肝脾肿大等。

（2）评估淋巴结肿大所累及范围、大小。

（3）评估有无深部淋巴结肿大引起的压迫症状：如纵隔淋巴结肿大引起咳嗽、呼吸困难、上腔静脉压迫症、腹膜后淋巴结肿大，可压迫输尿管引起肾盂积水。

（4）评估有无骨骼浸润，警惕病理性骨折、脊髓压迫的发生。

3．实验室及辅助检查

了解患者血常规、骨髓象、血生化、淋巴结活检的病理结果、腹部超声、CT、PET-CT等检查的结果。

4．心理社会方面

评估患者患病后的身心变化，急性起病者是否存在紧张、焦虑、恐惧等不良心理改变，对疾病治疗过程的认知程度，家庭及社会支持系统，经济状况等。

【护理措施】

（1）保持病室清洁、空气新鲜、温湿度适宜，避免受凉，做好口腔护理，预防感染。

（2）早期患者可适当活动，有严重贫血、出血、发热、感染、明显浸润症状时应卧床休息减少消耗。

（3）给予高热量、高蛋白、丰富维生素、易消化、无刺激性食物，多饮水，以增强机体对化疗、放疗的承受力，促进毒素排出。保持排便通畅。

（4）保持皮肤清洁尤其要保护放疗照射区域皮肤，避免一切刺激因素如日晒、冷热、各种消毒剂、肥皂、胶布等对皮肤的刺激，内衣选用吸水性强、柔软的棉织品，宜宽大。

（5）放疗、化疗时应严密观察治疗效果及不良反应，及时给予患者相应措施。

（6）做好中心静脉导管维护，预防并发症的发生。

（7）行淋巴结活检术术后患者，观察手术部位伤口愈合情况，如有红、肿、疼痛、渗血、渗液等情况及时通知医生给予处理。

（8）患者发热时执行发热护理常规。

（9）对于纵隔受累或有肿瘤压迫症状引起呼吸困难的患者，给予半卧位，高流量氧气吸入，遵医嘱给予镇静剂，备好气管切开包。

（10）骨骼浸润时要减少活动，防止外伤，发生骨折时根据骨折部位做相应处理，并对骨骼浸润时产生的疼痛给予心理及药物治疗。

（11）观察病情变化尤其是有无出血倾向，有出血倾向时执行出血护理常规。若发生剧烈头痛、呕血、便血等及时报告医师，做好急救准备。

【健康指导】

（1）感染、出血、饮食健康指导等见急性白血病健康指导。

（2）指导患者使用药物的注意事项和不良反应，嘱患者不得擅自改药或停药。

（3）指导患者携带中心静脉导管的相关注意事项。

（4）鼓励患者适当活动，进行适宜的运动项目，如散步、打太极拳和做健身操等，但要注意运动的强度和时间。

（5）介绍疾病相关知识，强调长期性及连贯性治疗的必要性，取得患者的配合，定期复诊，适时随访。遵医嘱复查相关检测项目。

（6）嘱患者如在院外出现发热、出血、淋巴结进行性增大等症状，应及时咨询主管医生或来院就诊。

九、血友病

血友病是一种 X 染色体连锁的隐性遗传性出血性疾病，可分为血友病 A 和血友病 B。前者表现为凝血因子Ⅷ(FⅧ)缺乏，后者表现为凝血因子Ⅸ(FⅨ)缺乏，均由相应的凝血因子基因突变引起。

【护理评估】

(1) 评估患者是否有家族史。

(2) 评估患者出血的部位、时间、程度，是否有靶关节，是否有关节畸形等。

(3) 了解患者凝血因子活性、凝血因子抑制物定量、APTT 等检查及结果。

(4) 评估患者对疾病知识的了解及家庭、社会支持情况。

【护理措施】

(1) 患者发生出血后应尽快进行替代治疗，输注凝血因子，早期止血。

(2) 急性出血期应减少活动，采用 RICE 法，即休息、冰敷、压迫、抬高患肢的办法，减轻及缓解出血引起的不适。出血得到控制后，可循序渐进开始康复活动，恢复关节功能。

(3) 密切观察患者是否有出血倾向，如关节肿胀、肌肉肿胀、泌尿道出血等表现。有出血者及时给予相应处理。

(4) 避免肌内注射，必须注射时应采用细针头，并延长按压时间。静脉穿刺后，应延长按压时间至出血停止。

(5) 做好心理护理，消除患者的焦虑情绪。

【健康指导】

(1) 向患者及家属提供血友病遗传咨询工作。

(2) 指导患者注意避免外伤及剧烈运动，防止出血。推荐患者进行游泳、散步等非对抗性运动，以强健骨骼和肌肉，有助于防止出血和关节损伤。

(3) 指导患者均衡饮食。避免体重过轻，缺少对关节的支持和保护；避免体重过重，加重关节负担，引起出血。

(4) 指导患者注意口腔卫生，定期进行口腔检查。避免不必要的牙科手术。定期体检，包括关节和肌肉的功能检查，对保持身体健康至关重要。

(5) 指导患者应避免肌内注射和外伤，接种疫苗时应采用皮下注射。禁服阿司匹林或其他非甾体类解热镇痛药以及所有可能影响血小板聚集的药物。应尽量避免各种手术，如必须手术时应进行充分的替代治疗。有条件者建议进行预防性凝血因子输注治疗，可以明显减少出血和相关并发症的发生。

(6) 指导患者学习家庭治疗。指导患者及家属学习自我注射，以便出血时在家中得到早期替代治疗，减轻出血引起的远期影响，减少关节畸形的发生。

(7) 向患者及家属详细讲解疾病知识，使患者对血友病有科学的认识，以良好的心态积极配合治疗。鼓励患者走出心理阴影，增强自我保护能力，积极参与社会活动，提高生活质量。

十、免疫性血小板减少性紫癜

免疫性血小板减少性紫癜(ITP)是一种获得性自身免疫性出血性疾病，是血小板免疫性破坏、外周血中血小板减少的出血性疾病。它以广泛皮肤黏膜或内脏出血，血小板减少，骨髓巨核细胞发育、成熟障碍，血小板生存时间缩短及抗血小板自身抗体出现等为特征。

【护理评估】

1. 健康史

评估患者近期是否有上呼吸道感染史，特别是病毒感染史。家族中有无类似疾病。

2. 身体评估

(1) 评估患者的出血倾向，如皮肤及黏膜出血点、瘀斑的部位及多少。

(2) 是否有鼻出血、牙龈出血。

(3) 女性患者是否月经量过多。

(4) 是否有呼吸道、消化道、泌尿道的出血。

(5) 是否有颅内出血的表现。

3. 实验室检查

了解患者血常规、骨髓象、血小板抗体等检查及结果。

4. 心理社会方面

了解患者对疾病的认知程度，药物治疗后身体变化对患者产生的心理变化，急性出血期是否发生恐惧等不健康心理状态。

【护理措施】

(1) 观察患者的出血倾向，如皮肤出血点、瘀斑的部位及多少，是否有新发出血，口腔黏膜、鼻黏膜是否出血；呼吸道、消化道、泌尿道的出血表现及颅内出血后的表现，如头痛、喷射性呕吐、意识障碍等。皮肤出血者不可搔抓皮肤；鼻腔出血不止，可用油纱条填塞；便血、呕血、阴道出血需卧床休息，对症处理。

(2) 急性发作期应卧床休息，减少活动。血小板减少、出血倾向严重者，应绝对卧床休息。血小板计数在 $(30\sim40)\times10^9/L$ 以上者，出血不重，可适当活动。

(3) 给予高蛋白、高维生素、易消化饮食，有消化道出血者进温凉流食或禁食。

(4) 预防出血，居住环境温湿度适宜，保持口唇、鼻黏膜湿润；使用软毛牙刷刷牙，纠正挖鼻、挖耳的习惯；不使用锐利物品，避免磕碰；需要时遵医嘱进行补充血小板治疗。血小板计数 $<20\times10^9/L$ 时应警惕脑出血。便秘、剧烈咳嗽会诱发脑出血，故便秘时要用泻药或开塞露，剧咳者可用镇咳药。

(5) 密切观察药物的作用及副作用。坚持服药，遵医嘱增减药物；不可自行停减药物，以免引发疾病复发。应用糖皮质激素者监测血压、尿糖、白细胞计数，发现可疑副反应及时报告医生。

【健康指导】

(1) 教会患者预防出血的措施。指导患者学会识别出血的表现，如黏膜出血、消化道出血、泌尿道出血、颅内出血等。

(2) 注意个人卫生，加强口腔、肛周清洁护理，根据气候变化增减衣服，预防感染。

(3) 用药指导，使患者知道坚持服药的重要性，遵医嘱用药，避免服用对血小板有损伤的药物，定期回医院复诊。应用皮质激素者，用药期间向患者及家属解释药物的副作用，说明在减药、停药后副作用可以逐渐消失，以避免患者忧虑。

(4) 血小板减少时应进易消化的软食或少渣、无刺激性食物。

十一、多发性骨髓瘤

多发性骨髓瘤是一种克隆性浆细胞异常增殖的恶性疾病，是血液系统第二位常见恶性肿瘤，多发于老年人，目前仍无法治愈。多发性骨髓瘤的常见症状包括骨髓瘤相关器官功能损害的表现，即"CRAB"症状(血钙增高，肾功能损害，贫血，骨病)，以及淀粉样变性等靶器官损害相关表现。

【护理评估】

1. 健康史

评估患者是否有接触放射线、化学物质史，是否有病毒感染史，家族是否存在类似疾病。

2. 身体评估

(1)评估有无骨髓瘤细胞对骨髓和其他组织器官浸润和破坏的表现。

①有无骨痛及病理性骨折：骨痛多发于腰背部，其次是胸骨和四肢骨；骨折常发生于肋骨、胸骨下部和上腰椎。

②有无骨骼肿块：多见于肋骨、颅骨及锁骨等红骨髓集中的部位。

③有无神经压迫或浸润：可发生截瘫、偏瘫、神经根痛、感觉异常等。

④有无肝、脾、淋巴结、肾脏等髓外器官组织的浸润性肿大及功能受损。

⑤有无高钙血症：表现为厌食、恶心、呕吐、多尿、剧咳、脱水乃至意识障碍。

⑥有无贫血：表现为乏力、虚弱，面色、甲床、口唇苍白等。

(2)评估有无骨髓瘤细胞生成异常血浆蛋白(M蛋白)增高所致的表现。

①有无高黏滞血症：表现为头痛、眼花、耳鸣、意识障碍或肢体麻木和冠状动脉供血不足等。

②有无出血倾向：表现为皮肤、黏膜出血。

③有无肾功能不全。

④有无感染发热。

3. 实验室及辅助检查

了解患者血常规、尿常规、骨髓象、免疫学检查、基因检测、心电图、影像学检查等结果。

4. 心理社会方面

了解患者对疾病的认知程度，目前的心理及情绪状况，患病后的身心改变，家庭及社会支持系统，经济状况等。

【护理措施】

(1)一般患者可适当活动，但绝对禁止剧烈活动。骨质破坏明显者应绝对卧床休息，应用硬板床，忌用弹性床垫以防骨折发生。卧床休息时，应注意加强床边护理。保持患者舒适卧位，避免坠床、受伤。

(2)保持病室清洁，空气新鲜，温、湿度适宜，避免受凉，做好口腔及皮肤护理，预防感染。

(3)给予富含维生素、易消化的食物，肾功能不全患者应用低蛋白低盐饮食。鼓励患者饮水，每日至少2000ml或静脉补充足够的液体，以防高尿酸血症和高钙血症导致的脱水和肾功能受损。

(4) 因此病目前尚不能根治，患者易发生消极心理，应做好患者的心理护理。

(5) 做好中心静脉导管维护，预防并发症的发生。

(6) 观察病情变化及用药后的反应　联合化疗患者观察用药的副反应并对症处理，骨髓抑制期做好预防感染和出血的发生和护理。关于硼替佐米：①掌握正确的注射方法；②观察局部皮肤反应并给予积极处理；③观察有无神经炎的相关症状并给予对症处理。

(7) 对症护理

①对骨痛患者，做好疼痛的部位、性质、程度评估，按医嘱给予镇静止痛药，并通过语言沟通，观察患者的面色、体态以及生命体征等以客观判断疼痛缓解的程度。

②骨痛患者可使用靠背架、腰托和夹板支撑疼痛部位。患者活动障碍时，应帮助患者在合适范围内进行活动，注意安全，防摔伤骨折，活动后注意适当休息。

③室内家具摆放整齐，不可有障碍物，光线强弱适当，遇到阴暗或过于光滑的地面注意搀扶，不可让患者单独沐浴，以防滑跌。

④瘫痪患者每1～2小时应协助变换体位，防止压力性损伤发生。

⑤患者伴有高钙血症时，引起患者厌食、恶心、呕吐、多尿、剧咳、脱水乃至意识障碍，应做好相应的对症护理。

⑥对有出血倾向患者，给予止血药物或输血治疗，观察有无输血反应。

⑦有消化道出血应禁食，出血停止后给予冷、温流质，以后给予半流质、软食、普食。

⑧伴有感染的患者因球蛋白生成异常导致体液免疫缺陷、中性粒细胞减少等而易患肺部及泌尿系感染甚至发生败血症。观察患者有无发热、感染伴随症状及体征，警惕感染性休克。按医嘱给予抗感染治疗，对患者及家属耐心、仔细地做好预防感染知识的健康教育工作。

⑨肢体麻木不适甚至感觉减退患者注意以下事项：不要接触水果刀等锐利的器具，以防划伤自己；不要自己去调试洗脚水，请他人帮忙，以防足部烫伤；冬天不要触摸暖气管，以防手部烫伤；剪指甲的时候不要剪得太短；给予患者轻揉小腿和脚掌。

【健康指导】

(1) 指导患者通过情绪宣泄、精神放松、局部热敷等方法来增加舒适感，以缓解疼痛和紧张。

(2) 嘱患者睡硬板床，不要睡软床，避免病理性骨折；长期卧床者定时翻身，避免发生压疮。

(3) 嘱患者尽可能多活动，避免骨质疏松加重；建议患者在化疗间歇期进行适宜的运动，如散步、打太极拳和做健身操等，但要注意运动的强度和时间。

(4) 指导患者活动时要注意安全，防跌倒、碰损伤；嘱患者穿平跟鞋，走路平缓，转身弯腰缓慢，不可到人群密集处，不可负重，不可搂抱婴幼儿，预防幼儿突发性撞击。

(5) 保持良好的个人习惯，注意个人卫生，避免受凉感冒，防止继发感染。

(6) 指导患者正确饮食，注意营养搭配。

(7) 指导患者注意使用药物的注意事项和不良反应，嘱患者不得擅自改药或停药。

(8) 指导患者携带中心静脉导管的相关注意事项。

(9) 定期复诊，适时随访，遵医嘱复查相关检测项目。

十二、造血干细胞移植术护理

【护理评估】

(一) 术前护理

1. 身体评估

(1) 评估患者周身皮肤及黏膜情况 皮肤有无疖肿、破溃；指甲有无甲沟炎或灰指甲；口腔有无溃疡、龋齿、活动义齿；肛周有无痔疮、破溃。

(2) 评估患者静脉通路情况 有无 PICC、CVC 或输液港，各静脉通路置管时间，使用期间有无并发症。

(3) 评估患者生活自理程度及依赖程度。

2. 心理社会方面

(1) 评估患者对造血干细胞移植的了解程度，目前心理及情绪状况。

(2) 评估患者家庭支持系统的情况。

(3) 对于异体造血干细胞移植，协调供受者相关法律手续。

3. 做好相关检查

配合医生完善移植前各项身体检查，移植前预防用药，如巨细胞病毒、肝静脉闭塞病等。

(二) 术后护理

1. 身体评估

(1) 评估患者活动能力及生活自理程度，目前进食状况，消化道症状。

(2) 评估患者中心静脉管路及穿刺处情况，有无导管阻塞及穿刺点发红。

(3) 评估患者有无感染情况：有无口腔溃疡、发热、腹泻及肛周破溃情况。

2. 心理社会状况

患者目前心理状况、配合程度，不良反应多的患者是否存在焦虑、悲观甚至放弃治疗的状况。

【护理措施】

(一) 术前护理

(1) 给予患者肠道准备 口服阿苯达唑，甘露醇 125ml 导泻，进入层流病室前 1 天进无菌饮食(高压 15 分钟或微波炉高火 5 分钟)，禁食各类生食海鲜。

(2) 给予患者皮肤准备 ①进入层流病室前 1 天备皮、理发、剪指甲，每日使用含酒精的消毒液擦拭双手；②酒精外涂外耳道，使用含抗生素滴眼液进行滴眼、滴鼻；③每次便后或每晚用 1:20 碘伏溶液坐浴；④每日 3 次 2‰醋酸氯己定或生理盐水漱口水漱口；⑤进入层流病室前分次分部位清洁身体，可进行淋浴。

(3) 在进入层流病室前为患者行中心静脉置管(CVC 或 PICC)。

(4) 患者进入层流病室当日在护士指导协助下经药浴后再进入层流病室。

(5) 预处理阶段根据医嘱正确使用各类化疗药物，观察化疗不良反应，监测患者生命体征及病情变化。

(6) 输注造血干细胞时给予心电监护，严格查对制度。用生理盐水建立输液通路，应由中心静脉输注，确保为无针系统，备齐抢救药品、物品，输注前遵医嘱给予抗过敏药，输注完毕后用生理盐水冲洗管路，输入碱化利尿液体，并观察尿色。

①自体造血干细胞应快速输注：前 4 分钟 3～5ml/分钟，患者耐受增加速度，输入 50ml 需要 5～10 分钟，骨髓输注总量超过体重的 10%时，可分两次或两天输入以防二甲基亚砜的毒性，输注前 2～3 小时开始水化，至输注完 5 小时为止。

②新鲜外周血造血干细胞输注：前 15 分钟以维持速率的 0.5 倍输入，耐受后增加到 1.5 倍，输入大量骨髓干细胞需要 4 小时以上，并观察输液速度，防止中心静脉导管堵塞。

③干细胞输注过程中密切观察患者生命体征变化，及时对症处理，防止输血反应、变态反应的发生，如有恶心、呕吐、皮疹、血压升高、心率减慢，及时通知医生。

④输注干细胞时不应同时输入其他液体，两性霉素、抗体、研究性药物或其他血制品不能与干细胞同时输入。

(二) 术后护理

1. 一般护理

(1) 预防感染　①维护层流病房的洁净度，每日做好常规消毒工作；②严格执行层流病房消毒隔离规范；③遵医嘱做好患者眼、鼻、口腔、肛周、皮肤的护理；④严格执行无菌操作原则；⑤遵医嘱预防性使用抗生素。

(2) 生活护理　协助层流室内患者的饮食起居。

(3) 病情观察　监测患者生命体征及病情变化并做好护理记录。

(4) 心理护理　鼓励患者树立战胜困难的信心，坚信会顺利走出层流病室。

2. 并发症护理

(1) 移植物抗宿主病(GVHD)

①皮肤：观察患者皮疹出现的部位、时间、面积、颜色，及时通知医生，嘱患者不要抓挠皮肤以免造成继发感染；若患者皮肤出现水疱或皮肤剥脱，用无菌注射器抽吸疱内液体，外用皮肤消毒剂；若患者皮疹融合成片大面积破溃，用无菌溃疡油纱布敷盖，每日换药，保持床单位的清洁及患者的清洁卫生。

②口腔：加强口腔护理，观察患者口腔黏膜有无溃疡、疼痛、渗血，嘱患者每日用生理盐水漱口水、5%碳酸氢钠漱口液交替漱口，必要时给予口腔护理，可用紫外线治疗仪照射患处。疼痛严重时可使用含局部麻醉药物(如利多卡因)成分的漱口水或口含冰水以减轻疼痛。

③肠道：观察患者有无腹痛、腹泻症状，准确记录大便次数、量及性状，保持患者肛周皮肤清洁，遵医嘱给予流食或禁食，并给予家属饮食指导，准确记录 24 小时出入量，出现水样便时使用量杯测量大便量，保证记录准确，并遵医嘱给予胃肠外营养。

④肝脏：观察患者全身皮肤、巩膜有无黄染，周身皮肤有无水肿，监测体重或腹围，及时了解患者有无腹胀等情况。

(2) 肝静脉阻塞综合征(VOD)

①观察患者生命体征、意识状况，有无黄疸。

②每日监测体重和腹围，准确记录 24 小时液体出入量。

③VOD 伴腹水的患者，局部加强保护，下肢和阴囊水肿者防止皮肤擦伤，减少患处受压。

④遵医嘱给予利尿剂及改善微循环的药物。

(3) 间质性肺炎(IP)

①观察患者生命体征、呼吸状况，有无缺氧表现、咳嗽情况等，询问患者有无憋气等主诉。

②遵医嘱给予患者吸氧或雾化吸入治疗并协助患者排痰。

③给予患者舒适体位，监测血氧饱和度。

④必要时使用呼吸机辅助呼吸，指导患者进行人机配合，提高给氧效果。

(4) 出血性膀胱炎(HC)

①观察患者尿量、尿色的变化，准确记录 24 小时出入量。

②输注环磷酰胺时，严格按时间要求给予美司钠中和环磷酰胺的代谢产物，或遵医嘱给予利尿剂。

③预处理期间患者要适量饮水，防止因摄入过多及环磷酰胺对心肌损伤造成心功能不全；移植后出现出血性膀胱炎时鼓励患者多饮水，每日 2000~3000ml。

④病毒引起的出血性膀胱炎应遵医嘱使用抗病毒药，输液速度不可过快，并注意预防交叉感染。

⑤遵医嘱使用碱化尿液的药物，尽量 24 小时均匀输入。

⑥向患者及家属讲解相关注意事项：出血性膀胱炎病程较长，易反复，应多饮水，多排尿；出现排尿不畅时，可适当下地活动，变换体位促进血块排出。

⑦发生尿路梗阻时给予生理盐水持续膀胱冲洗。

⑧因频繁排尿，患者睡眠欠佳，体力较差，易出现跌倒、坠床等意外，医护人员应警惕此类事件。

【健康指导】

(一) 术前

(1) 对患者及家属强调预防感染相关事宜。

(2) 对患者及家属行无菌饮食的健康教育。

(3) 对患者及家属行入层流病室前物品准备的健康教育。

(4) 对患者行在移植期间会面临问题及应对的健康教育。

(5) 对供者行干细胞动员及采集相关的健康教育。

(二) 术后

(1) 告知患者造血干细胞输注后，会经历血常规逐渐下降至"零期"，然后维持一段时间再逐渐恢复的过程，此阶段有可能会面临一些困难，要保持良好的心态，及时告诉医护人员不适等感受，医护人员会帮助其渡过难关。

(2) 指导患者出院后保持居住环境的清洁卫生，短期内不养宠物及绿植。

(3) 嘱患者逐渐增加进食量，摄入高蛋白、高维生素、营养丰富的食物，如鸡肉、鱼肉、瘦猪肉及各类蔬菜、水果。

(4) 预防感染　注意个人卫生，白细胞数稳定前避免在外用餐和家庭聚会，尽量不去公共场所，必要时佩戴口罩。

(5) 指导患者正确服用药物，不擅自减药、停药；使用其他药物前要咨询主管医生的意见。

(6) 当血小板数超过 50×10^9/L，白细胞数超过 3×10^9/L，血红蛋白超过 80g/L，患者可适当锻炼(如散步、打太极拳等活动)，以恢复体力，增强抵抗力。

(7) 遵医嘱定期复查血常规及生化指标，有病情变化如发热、皮疹、腹泻等及时就诊。

(8) 院外携带 PICC 导管或输液港患者，仍需定期进行导管的维护。

第六节　内分泌系统疾病护理常规

一、一般护理

内分泌系统有内分泌腺体组成，通过分泌激素到达敏感的器官组织，发挥生理效应，调节机体的物质代谢和体液平衡，以维持机体内环境的稳定，保证生命活动的正常进行。

【护理评估】

1. 生长发育

生长延缓或障碍及生长加速或过度为腺垂体疾病的重要表现，前者见于侏儒症，后者见于巨人症、肢端肥大症。

2. 饮食状况

糖尿病患者多有口渴多饮、饥饿多食，糖尿病、甲状腺功能亢进症或甲状腺功能减退症均可出现食欲亢进或减退、体重增加或减轻等表现。

3. 排泄系统

内分泌系统功能改变常可影响排泄形态，如多尿是糖尿病的典型症状之一；多汗、排便次数增多，常排松软便可见于甲状腺功能亢进症；便秘则多见于甲状腺功能减退症。

4. 活动休息

甲状腺和肾上腺疾病是导致体力减退的常见原因。通过询问患者从事日常活动的能力有无改变，是否感觉疲乏、无力或睡眠时间延长等可评估患者目前的体力水平。

5. 体型变化

体型变化包括毛发质地、分布，有无多毛、毛发脱落或毛发稀疏，有无皮肤色素沉着，成人有无手足增粗变大或面容变得粗劣、眼球突出、颈部增粗等，这些异常多与脑垂体、甲状腺、甲状旁腺或肾上腺疾病有关。

6. 视力改变

头痛伴视力减退或视野缺损可见于垂体瘤，糖尿病视网膜病变者也可有视觉障碍，重者可失明。

7. 性功能

内分泌疾病患者常有性的改变，包括生殖器官过早发育或不发育、性欲减退或丧失、女性溢乳、月经紊乱、闭经或不孕，男性阳痿等。

8. 心理社会方面

评估患者的职业、经济和婚姻状况、发病前有无过度紧张或精神创伤，发病后有无自我概念、精神或情绪状态的改变及其程度，对疾病的认知水平，家庭及人际关系处理方式等，全面了解患者的心理社会状况。

9. 其他

有无失眠、嗜睡、记忆力下降、注意力不集中；有无畏寒或怕热；有无手足抽搐、四肢感觉异常或麻痹等。

【护理措施】

1. 生活护理

对于活动受限、卧床、各种危象等生活不能自理的患者给予生活照顾，满足其需要。新入院患者正确测量身高、体重，必要时准确记录出入量等特殊护理项目。

2. 饮食护理

不同内分泌患者需要不同的饮食成分及数量，以及某些功能试验时需要特殊的代谢饮食。

3. 安全护理

根据患者疾病了解易导致受伤的危险因素，如骨质疏松、行动不便、视野缺损、低血糖风险等，采取相应护理措施，如安全宣教，专人看护，床档保护，保持地面干净、无水、无障碍物，定时巡视及观察病情变化等。

4. 精神及心理护理

解除患者顾虑，使其积极配合治疗，当患者烦躁不安、异常兴奋或抑郁时，要注意加强看护，给予感情支撑。

5. 了解检查结果及意义

内分泌疾病检查有多种功能试验，应了解其意义及做法，做好各种物品的准备与急救准备，正确留取各种标本，有时是确诊内分泌疾病的关键。

6. 内分泌疾病危象的护理

应了解危象发生的表现及不同危象有特异的治疗与护理方法，积极配合医生进行抢救治疗。

7. 治疗护理

不同疾病有不同的治疗方案，应采取相应的治疗护理。

【健康教育】

(1) 对患者及家属进行疾病知识宣教，讲解疾病的概念、常见临床表现、相关化验、诊断性试验及辅助检查等知识，使患者及其家属能够积极配合诊治。

(2) 对不同疾病患者进行相关饮食宣教，如糖尿病、甲状腺功能亢进患者的饮食注意事项。

(3) 根据患者生活自理程度和病情进行预防跌倒、坠床等受伤的宣教。

(4) 指导患者进行心理调适，能够使用放松技巧进行自我放松，缓解焦虑或紧张情绪。

(5) 介绍患者服用药物相关知识，包括用药目的、服用方法、不良反应等注意事项，指导患者正确遵医嘱治疗。

二、糖尿病

【护理评估】

1. 健康史

评估患者平时生活方式、饮食习惯及饮食结构、食量、运动习惯；有无糖尿病家族史，目前体重、腰臀围、颈围，有无巨大儿、低体重儿等孕产史；有无多食、多饮、多尿、体重减轻、伤口愈合不良、经常感染等主诉；有无冠心病、高血压等疾病病史。

2. 常见临床表现

有无多尿、烦渴、多饮；有无善食多饥，疲乏，体重减轻、虚弱或肥胖；有无急性代谢紊乱(酮症酸中毒、高渗性昏迷)，以及在糖尿病降糖治疗中出现的低血糖症。

3. 慢性并发症表现

有无动脉粥样硬化性心脏病、脑梗死、高血压及糖尿病视网膜、眼底病变，糖尿病肾病。若周围神经或自主神经受累，可出现四肢感觉异常，如肢端麻木、针刺样痛、灼烧样痛、感觉减退或过敏，腹胀、恶心、呕吐等；间歇性便秘、腹泻；可出现自身排尿无力、尿液中断等。

4. 其他症状

有无皮肤瘙痒、四肢酸痛、麻木、腰痛、性欲减退、阳痿不育、月经失调等。

5. 心理社会方面

评估患者主动就医的态度、自我管理糖尿病的信心；评估有无焦虑、抑郁等情绪。另外，社会环境如患者的亲属、同事等对患者的反应和支持是关系到患者能否适应慢性疾病的重要影响因素，应予评估。

【护理措施】

1. 一般护理

按照内分泌一般护理常规，准确测量身高、体重、腰臀围、颈围、体温及疼痛程度等生命体征。

2. 饮食护理

(1) 饮食的总量　确定适当的总热量，可根据理想体重及劳动强度进行估计。总热量可根据患者体重上下浮动 10%左右。三大营养物质中碳水化合物占 50%～65%，蛋白质占 15%～20%，脂肪占 20%～30%。

(2) 食物种类　原则上与正常人膳食相同，除少食单糖、甜食及油腻外，无特殊禁忌。但应注意增加维生素的摄入，有高血压患者应限制食盐的量，妊娠、高脂血症及有神经病变者忌烟。不推荐饮酒，若饮酒应计算酒精中所含的总能量。女性一天饮酒的酒精量不超过 15g；男性一天饮酒的酒精量不超过 25g；每周不超过两次。

3. 运动护理

指导患者在无严重急慢性并发症的情况下适当运动，运动种类宜选择有氧运动，如散步、快走、做操、交谊舞、游泳、骑车等，运动时间以饭后 1 小时为宜，持续 30～40 分钟，运动前后进行热身。成年 2 型糖尿病患者每周至少 150 分钟(如每周运动 5 天，每次 30 分钟)中等强度(50%～70%最大心率，运动时有点用力，心跳和呼吸加快但不急促)的有氧运动。如无禁忌证，每周最好进行 2～3 次抗阻运动(两次锻炼间隔≥48 小时)，锻炼肌肉力量和耐力。使用胰岛素或胰岛素促泌剂类药物的患者运动时要注意预防低血糖。

4. 用药护理

向患者介绍口服药物及胰岛素治疗的适应证、不良反应和注意事项等。观察患者用药后血糖情况，指导患者正确服用药物，服药后和注射胰岛素后及时进食。

5. 血糖监测

根据患者的病史、用药、生活方式等情况进行合理的血糖监测。血糖监测的方法包括利用血糖仪进行毛细血管血糖监测，连续监测 3 天或 14 天的动态血糖，反映 2～3 周平均血糖水平的糖化白蛋白(GA)和 2～3 个月平均血糖水平的糖化血红蛋白(HbA1c)。

【健康指导】

(1)休养环境需要舒适安静，室内保持一定的温度、湿度和空气的新鲜，根据气候及时增减衣服，避免感冒。

(2)保持心情愉快，避免情绪激动引起病情变化。

(3)根据身高、体重、活动量，计算饮食总热量，进餐做到定时、定量，不吃或适量少食甜食。保证主食、肉蛋、蔬菜、奶类等食物的摄入，不可偏食，血糖不稳定时可采取分餐。另外还要注意补充食物纤维素，养成良好的饮食习惯。

(4)适当的体育活动有益于糖尿病治疗，注意运动的循序渐进，定时定量，长期坚持，形式如散步、做操、慢跑、打拳、打球、跳舞等。空腹血糖＞16.7mmol/L、反复低血糖或血糖波动较大、有DKA等急性代谢并发症、合并急性感染、增殖性视网膜病变、严重肾病、严重心脑血管疾病(不稳定型心绞痛、严重心律失常、一过性脑缺血发作)等情况下禁忌运动，病情控制稳定后方可逐步恢复运动。

(5)定期、定时监测空腹及餐后血糖，并记录下来，以便能够了解病情控制的情况；另外，可以在运动前后或进餐前监测血糖，了解运动和进餐对于血糖的影响；也便于再次就诊时医生对患者病情的了解，协助诊治。

(6)保持皮肤的清洁，痈、疖不可挤压，指甲剪得不可过短。选择合适的鞋袜，每日检查双足，不要自行处理伤口，如有外伤应及时到医院进行处理，避免感染加重病情。

(7)坚持正规、长期治疗。遵医嘱按剂量、按时服用降糖药、注射胰岛素，注意观察有无低血糖反应。若出现乏力、心悸、出汗、手抖等症状应立即进食，定期门诊随诊；若出现多尿、口渴、乏力、视物模糊等症状时或其他不适请到医院就诊。

【健康教育】

(1)帮助患者认识糖尿病是终身性疾病，目前尚不能根治，必须终身治疗。

(2)指导患者了解饮食治疗在控制病情、防治并发症中的重要作用，掌握饮食治疗的具体要求和措施，长期坚持。

(3)使患者了解体育锻炼在治疗中的意义，掌握体育锻炼的具体方法、副作用及注意事项，特别是运动时鞋袜要合适，以防足部损伤；外出时随身携带甜食和病情卡片以应急需；运动中如感到头晕、无力、手抖、心慌，强烈的饥饿感，胸闷不适或肩背部疼痛等情况，应立即停止运动。

(4)指导患者了解情绪、精神压力对疾病的影响，指导患者正确处理疾病所致的生活压力。

(5)教会患者学会正确注射胰岛素，知道药物的作用、副作用及使用注意事项。

(6)教会患者进行自我监测的方法，血糖仪的使用方法，同时患者应了解血糖测定的结果、意义及其评价。

(7)向患者讲解生活规律，戒烟限酒，注意个人卫生，每日做好足部的护理，预防各种感染及皮肤损伤的重要性。

(8)嘱患者出院后定期复诊。复查糖化血红蛋白、尿蛋白、血脂、血压、眼底等以了解病情控制情况，及时调整用药剂量。每年定期全身检查，以尽早防治慢性并发症。

三、糖尿病酮症酸中毒

【护理评估】

1. 诱发因素

(1) 感染 是糖尿病酮症酸中毒最常见的诱因，可由呼吸道感染、泌尿系感染、皮肤感染引起。

(2) 应激 如严重外伤、手术、卒中、心肌梗死、器官移植和血液透析等。

(3) 药物因素 一些有抑制胰岛素分泌或拮抗胰岛素作用的药物，如糖皮质激素、生长激素、二氮嗪、苯妥英钠、肾上腺素、氢氯噻嗪和奥曲肽等。

2. 阳性表现

(1) 恶心、呕吐、腹痛。

(2) 食欲降低、多饮、多尿和体重减轻的症状加重。

(3) 乏力、脱水、口舌干燥、眼球凹陷、皮肤弹性差、脉速，严重者血压下降，甚至出现休克、少尿和急性肾功能衰竭。

(4) 呼吸深快，呼气中伴有酮味(烂苹果味)，严重者出现酸中毒大呼吸。

(5) 反应迟钝、表情淡漠、嗜睡，严重者可昏迷。

3. 实验室检查

(1) 血糖(GLU) 明显升高，当血糖＞19.05mmol/L，可预警糖尿病酮症酸中毒。

(2) 尿常规 尿糖≥55mmol/L，提示尿酮体阳性。

(3) 血常规 无论有无感染存在，因为存在应激、酸中毒和脱水等情况，周围血白细胞特别是中性粒细胞增高明显。

(4) 电解质 血钠＜135mmol/L，也可正常；血尿素氮轻度升高或正常。

(5) 血酮体(KET)升高 定量检查常在3mmol/L以上，严重者可达25～35mmol/L，特别是β-羟丁酸升高。

(6) 血气分析(ABG) 二氧化碳结合力(CO_2CP)降低，血pH值和碳酸氢根(HCO_3^-常小于10mmol/L)均降低，阴离子间隙(AG)升高。

【护理措施】

1. 一般护理

嘱患者绝对卧床休息，设专人护理，保持安静、舒适的环境。注重保暖，遇有寒战者，可加棉被，不用热水器，避免烫伤。

2. 病情观察

(1) 定时巡视患者，记录生命体征(体温、脉搏、呼吸、血压)、出入量及瞳孔的变化。

(2) 遵医嘱给予补液治疗，纠正脱水，由于多尿、呕吐、厌食、入量少，酸性代谢产物增加，渗透压增高，常引起脱水，因此迅速纠正脱水，以补充水容量，改善四周循环与肾功能。治疗中补液速度应先快后慢，第1小时输入生理盐水，速度为15～20ml/(kg·h)(一般成人1.0～1.5L)。随后补液速度取决于脱水程度、电解质水平、尿量等，以后观察血压、每小时尿量及肢体末梢循环而决定补液的量和滴速。特别是心功能不全、心律失常、老年有冠状动脉硬化性心脏病者，尤其注重补液滴速，以防心力衰竭、肺水肿。

(3) 观察心律及尿量的变化。在治疗3～4小时后由于补液利尿排钾，可出现低钾血症，严重时可出现心律失常，应注重补钾。

（4）遵医嘱每 1～2 小时测血糖、血酮、尿酮，按时复查电解质及二氧化碳结合力。

（5）当 DKA 患者血糖≤13.9mmol/L 时，需补充 5%葡萄糖并继续胰岛素治疗，直至血清酮体、血糖均得到控制。

3. 用药护理

遵医嘱给予静脉或皮下注射胰岛素治疗，注重剂量准确无误，监测血糖，预防低血糖，并做好相应护理记录。

4. 皮肤护理

保持皮肤清洁，按时翻身叩背，预防压力性损伤的发生。保持口腔清洁，重症患者加强口腔护理。

5. 饮食护理

鼓励患者进食，可给予流质食物。酮症纠正后给予糖尿病饮食。

【健康指导】

（1）患病期间卧床休息，不可剧烈活动，以免加重酮体生成。

（2）进行糖尿病饮食，控制总热量，合理分配碳水化合物、蛋白质和脂肪营养素，增加膳食纤维摄入。

（3）遵医嘱使用胰岛素或口服药，不可擅自加量或减量，以免导致血糖波动。

（4）如有恶心、呕吐、头晕、多饮、乏力等症状出现及血糖持续高于目标值，及时就医。

四、甲状腺功能亢进症

【护理评估】

1. 生理功能

（1）高代谢症　患者常有疲乏无力、不耐热、多汗、皮肤温暖潮湿、体重锐减、低热（危象时可有高热）等。

（2）甲状腺肿大　不少患者以甲状腺肿大为主诉，甲状腺呈弥漫性对称性肿大、质软、吞咽时上下移动，少数患者的甲状腺肿大不对称或肿大不明显，上、下叶外侧可听到血管杂音，可扪及震颤（以腺体上部较明显），杂音和震颤为本病一种较特异性的体征，对诊断本病具有重要意义。

（3）眼部表现　患者有明显的自觉症状，常有畏光、流泪、复视、视力减退、眼部肿痛、刺痛及异物感等。检查可发现视野缩小，斜视，眼球活动减少甚至固定，眼球明显突出，突眼度一般在 18mm 以上，两侧多不对称；由于眼球明显突出，眼睛不能闭合，结膜、角膜外露而引起充血，水肿，角膜溃疡等。重者可出现全眼球炎，甚至失明；有少数浸润性突眼患者突眼并不明显，但却有明显畏光、流泪、复视、巩膜结膜充血水肿及眼球活动障碍等。

（4）精神神经系统　患者易激动、精神过敏、舌和双手平举向前伸出时有细震颤、多言多动、失眠紧张、思想不集中、焦虑烦躁及多猜疑等；有时出现幻觉甚至亚躁狂症，但也有寡言、抑郁者，以老年人多见。

（5）心血管系统　绝大多数为窦性心动过速，心率多在 90～120 次/分。房性早搏最常见，其次为阵发性或持续性心房颤动，也可见室性或交界性早搏，偶见房室传导阻滞。第一心音亢进，常有收缩期杂音，偶在心尖部可听到舒张期杂音，心脏扩大，脉压增大为甲状腺功能亢进的特征性表现之一。有时可出现毛细血管搏动、水冲脉等周围血管征，发生原因系由于心脏收缩力加强、心输出量增加和外周血管扩张、阻力降低所致。

(6) 消化系统 食欲亢进是甲状腺功能亢进的突出表现之一，少数老年患者可出现厌食甚至恶液质，也有少数患者呈顽固性恶心、呕吐，以致体重在短期内迅速下降。

(7) 血液和造血系统 周围血液中白细胞总数偏低、淋巴细胞百分比和绝对值及单核细胞增多、血小板寿命缩短，有时可出现皮肤紫癜，由于消耗增加、营养不良和铁的利用障碍，偶可引起贫血。

(8) 运动系统 主要表现为肌肉软弱无力，甲状腺功能亢进患者可伴骨密度(BMD)降低。

(9) 女性患者 常有月经稀少，周期延长，甚至闭经，但部分患者仍能妊娠、生育，男性多阳痿，偶见乳腺发育。

(10) 胫前黏液性水肿 多见于小腿胫前下 1/3 部位。

(11) 其他 皮肤光滑细腻、缺乏皱纹、触之温暖湿润、颜面潮红，少数可出现色素加深等。

2. 实验室检查

(1) 血清 FT4 与 FT3 不受血中 TBG 变化的影响，直接反映甲状腺功能状态，其敏感性和特异性均明显高于 TT3、TT4，成人正常参考值：RIA 法：FT3 3～9pmol/L(0.19～0.58ng/dl)；FT4 9～25pmol/L(0.7～1.9ng/dl)；ICMA 法：FT3 21～54pmol/L(0.14～0.35ng/dl)，FT4 9～23.9pmol/L(0.7～1.8ng/dl)。

(2) 血清 TT4 是判定甲状腺功能最基本的筛选指标，甲状腺功能亢进患者显著升高，成人正常参考值：RIA 法：65～156nmol/L(5～12μg/dl)；ICMA 法：581～1548nmol/L(45～119μg/dl)。

(3) TSH 测定 约有 90% 以上的甲状腺功能亢进患者低于正常低值。

(4) TSH 受体抗体测定 有早期诊断意义，对判断病情活动、是否复发亦有价值.还可作为治疗后停药的重要指标。

(5) TRH 兴奋试验 甲状腺功能亢进时血 T3、T4 增高，反馈抑制 TSH，故 TSH 不受 TRH 兴奋，如静脉注射 TRH 200μg 后 TSH 有升高反应可排除 GD；如 TSH 不增高(无反应)则支持甲状腺功能亢进的诊断。

(6) 甲状腺摄 ^{131}I 率 本法诊断甲状腺功能亢进的符合率达 90%，缺碘性甲状腺肿也可升高，但一般无高峰前移，必要时可做 T3 抑制试验鉴别。正常参考值：用盖革计数管测定，3 小时及 24 小时值分别为 5%～25% 和 20%～45%，高峰在 24 小时出现；甲状腺功能亢进者：3 小时 >25%，24 小时 >45%，且高峰前移，由于 T3、T4 和 TSH 测定方法的不断改善，敏感性与特异性进一步提高，目前已很少用甲状腺摄 ^{131}I 率来诊断甲状腺功能亢进。

3. 辅助检查

(1) 基础代谢率(BMR) 正常 BMR 为(-10%)～(+15%)，约 95% 的本病患者增高。测定：在禁食 12 小时、睡眠 8 小时以上、静卧、空腹状态下进行，常用 BMR 简易计算公式：BMR% ＝脉压＋脉率－111。

(2) B 超诊断 甲状腺呈弥漫性、对称性、均匀性增大(可增大 2～3 倍)，边缘多规则，内部回声多呈密集、增强光点，分布不均匀，部分有低回声小结节状改变，腺体肿大明显时，常有周围组织受压和血管移位表现。

【护理措施】

1. 一般护理

避免各种刺激，保持病室安静、清爽，室温保持在 20℃左右，避免强光和噪音刺激，轻者可适当活动，但不宜紧张和劳累，重者则应卧床休息。

2. 饮食护理

给予高热量、高蛋白、高脂肪、高维生素饮食，限制含纤维素高的食物，不要多食高碘食物，禁饮酒、浓茶、咖啡等，注意补充水分。

3. 症状护理

有突眼者应加强眼部护理，如经常点眼药，外出时戴茶色眼镜，以避免强光与灰尘的刺激，睡前涂眼药膏，戴眼罩，抬高头部，低盐饮食，以减轻眼球后软组织水肿。

4. 药物护理

高热、咽痛时要警惕粒细胞缺乏，定期复查血常规。因需长期用药，嘱患者不要任意间断、变更药物剂量或停药，白细胞计数 $3×10^9$/L，出现肝脏损害及药疹等应停药。

5. 预防甲状腺危象

避免精神刺激，预防和尽快控制感染，坚持治疗，不能自行停药，手术和放疗前做好充分的准备。

【健康指导】

(1) 饮食上选择高蛋白(如牛奶、豆类、肉类等)、高热量(含碳水化合物丰富)、高维生素(蔬菜、水果)和易消化饮食，避免食用过多的粗纤维食物及含碘食品(海产品、碘盐)，以免引起消化道不适及病情加重。

(2) 遵医嘱定时、定量、连续服用，不可随意中途停药、换药或增减药量，并在用药的同时注意自我观察，如有不适和不解的问题及时就诊。

(3) 按医嘱定时定量服药，如出现心动过速、心前区不适、高烧不退、腹泻等症状时应该及时就诊。

(4) 服药期间定时监测白细胞计数、肝肾功能等，若出现咽痛、发热、皮肤瘙痒等症应及时就诊。

(5) 应注意劳逸结合，不要过度劳累，根据自身耐受进行适当锻炼。

五、库欣综合征

【护理评估】

1. 生理功能

(1) 体型变化　向心性肥胖、满月脸、多血质面圆而呈暗红色，胸、腹、颈、背部脂肪甚厚，至疾病后期，因肌肉消耗，四肢显得相对瘦小。

(2) 运动系统　骨质疏松可致腰背疼痛、脊椎畸形、身材变矮、肌肉萎缩无力，以近端肌受累更为明显。

(3) 皮肤改变　皮肤变薄、皮下毛细血管清晰可见、皮肤弹力纤维断裂形成宽大紫纹，加之皮肤毛细血管脆性增加，容易出现皮下青紫瘀斑，伤口不易愈合。

(4) 高血糖　皮质醇可拮抗胰岛素作用，升高血糖，患者可表现为糖耐量减低或糖尿病。

(5) 高血压、低血钾与碱中毒 高血压一般为轻至中度，低血钾性碱中毒程度也较轻。

(6) 生长发育障碍 过量皮质醇抑制儿童 GH 的分泌及作用，抑制性腺发育，因而对生长发育有严重影响。少儿时期发病的库欣综合征患者生长停滞，青春期延迟，与同龄儿童比身材肥胖矮小，如伴脊椎压缩性骨折，身材更矮。

(7) 性腺功能紊乱 库欣综合征患者性腺功能均明显减退，女性表现为月经紊乱、继发闭经，极少有正常排卵，难以受孕；男性患者主要表现为性功能减退、阳痿、阴茎萎缩、睾丸变软缩小。

(8) 造血与血液系统改变 大量皮质醇使白细胞总数及中性粒细胞增多。

(9) 感染 大量的皮质醇抑制机体的免疫功能，患者容易合并各种感染如皮肤毛囊炎、牙周炎、结核活动播散、泌尿系感染、甲癣及体癣等，感染不易局限，可发展为丹毒。

(10) 精神障碍 轻者可表现为欣快感、失眠、注意力不集中、情绪不稳定，少数可以表现为抑郁与躁狂交替发生，还有少数出现类似躁狂抑郁或精神分裂症样表现或认知障碍。

2. 实验室检查

(1) 血皮质醇测定 昼夜节律的消失比早晨单次测定有意义。

(2) 24 小时尿游离皮质醇测定 (UFC) 对库欣综合征的诊断有较大价值。

(3) 大小剂量地塞米松抑制试验是确定是否为库欣综合征的必要试验。

(4) ACTH 测定肾上腺皮质肿瘤，不论良性或恶性，其血 ACTH 水平均低于正常低限。

3. 辅助检查

肾上腺 CT 及 B 超为首选，CT 分辨率最好，微腺瘤发现率为 60%，蝶鞍 MRI 优于 CT。

【护理措施】

1. 病情观察

每日测量体重及身高，监测精神状态、出入量、血压、心率、血糖及电解质（女性患者应注意月经情况），若有变化通知医生及时处理。

2. 饮食与运动

给予患者高蛋白、高维生素、高钙、低钠、低脂饮食及含钾较高的食品（如菠菜、芹菜、胡萝卜、南瓜、柠檬、橘子、香蕉等），若患者合并糖尿病时可给予糖尿病膳食。根据每日出入量控制水分摄入，鼓励患者适当活动，以增加生活自理能力及延缓肌肉萎缩，但应注意量力而行和循序渐进。水肿下肢可适当抬高，以利回流。

3. 皮肤护理

预防感染发生：保证无菌操作、动作应轻稳、避免碰伤皮肤，皮疹及皱褶部位每日用清水清洗，保持干燥，勿用刺激性化妆品及肥皂，保持床单位清洁无渣，保持口腔、会阴及肛门处清洁卫生，注意保暖，病房定期消毒。

4. 安全护理

防止摔伤，嘱其穿着宽松、柔软的衣裤，若患者出现烦躁不安、异常兴奋、抑郁等异常精神状况应严加看护，嘱家属陪伴，防止坠床，加用床档，必要时应用约束带。在患者周围不放置危险物品，避免刺激性言行。

5. 心理护理

评估患者情绪状况，由于疾病致外貌改变易使患者出现悲观情绪，应多与患者接触，鼓励其表达自身感受，讲解体内激素水平正常后症状可消失，可教会患者改善身体外观方法，如衣着合体及恰当修饰，可鼓励其参与正常社交活动。

6. 用药护理

患者行地塞米松抑制试验期间严格遵医嘱给药，同时监测患者血压、水肿情况、血糖、体重及出入量、体温，指导患者不可剧烈活动，防止病理性骨折发生，向患者宣教按时服药的重要性。

【健康指导】

(1) 饮食选择优质蛋白、高维生素、高钙、低钠、低脂饮食。

(2) 如果血钾偏低可选择富含钾的食物，如菠菜、芹菜、胡萝卜、南瓜、橘子、香蕉、柠檬等食物。

(3) 血糖偏高患者需要限制摄入热量高、含糖量高的食物。

(4) 应注意劳逸结合，不要过度劳累，根据自身耐受进行适当锻炼，如果患者存在骨质疏松，应避免过度活动以免出现骨折。

(5) 穿着宽松、舒适的棉质衣裤，防止外伤，保持口腔卫生、皮肤清洁，勿用刺激性化妆品和肥皂。

六、中枢性尿崩症

【护理评估】

1. 生理功能

(1) 典型症状 烦渴、大量饮水程度，每昼夜尿量可达 16～24L 以上，尿色清水样无色，日夜尿量相仿，不论白天与晚上，注意患者有无脱水症状，如皮肤弹性、口干、出入量等。

(2) 其他症状 患者喜欢凉的饮料，有疲乏、烦躁、头晕、食欲缺乏、体重下降及工作学习效率降低。

(3) 垂体－下丘脑区肿瘤或浸润性病变 因垂体－下丘脑区肿瘤或浸润性病变而发生尿崩症的患者，病变可能同时引起下丘脑口渴中枢的损害。由于渴感缺乏、患者不能充分饮水，这些患者都有脱水体征、软弱无力、消瘦、病情进展快，后期都有嗜睡、明显精神异常、代谢紊乱、腺垂体功能减退，或还有肿瘤引起压迫症状、颅内压力增高，死亡率高。

(4) 生长发育 中枢性尿崩症发生于儿童期或青春期前，如系垂体－下丘脑区肿瘤性、浸润性病变或垂体柄损伤，可出现生长发育障碍，生长激素兴奋试验表明为生长激素缺乏性侏儒，有腺垂体功能减退，青春期时将不出现第二性征发育。特发性尿崩症不发生这些临床情况，但多数成年后身材略显矮小，系多饮、多尿干扰正常生活，而非生长激素分泌缺乏。

2. 实验室检查和辅助检查

(1) 尿比重、尿渗透压、血钠 尿比重常低于 1.006，尿渗透压常低于血浆渗透压，血钠升高。

(2) 禁水－加压素联合试验 比较禁水后与使用血管加压素后尿渗压的变化，是确定尿崩症及尿崩症鉴别诊断的简单可行的方法。

(3) MRI 可观察到小至 3～4mm 的占位性病变，也可能看到垂体柄的增粗、曲折、中断或节段状改变。

3. 心理社会评估

尿崩症患者一般会由于疾病导致经常口渴、多尿、频繁饮水而产生恐惧、焦虑和无助，在对患者进行评估的同时，向患者进行解释说明，缓解患者的不良心理状况。

【护理措施】

1. 一般护理

尿崩症患者由于尿量较多，烦渴明显，可提供患者喜欢的冷饮料，如冷开水，以保证患者足够水的摄入，口渴时一定保证液体的供给。

2. 病情观察

(1) 准确记录患者尿量、尿比重、饮水量，观察液体出入量是否平衡，以及体重变化，如患者出现无力、烦躁、嗜睡、发热、精神异常、血压下降等现象；严重者处于意识不清状态，遵医嘱以胃肠补液，监测尿量、尿比重、体重等指标。

(2) 观察饮食情况，如有无食欲不振以及便秘、发热、皮肤干燥、倦怠、睡眠不佳症状等。

(3) 观察脱水症状，如有无头痛、恶心、呕吐、胸闷、虚脱及昏迷。

(4) 有便秘倾向者及早预防。

(5) 药物治疗及检查时，应注意观察疗效及副作用，嘱患者准确用药。

3. 对症护理

(1) 对于多尿、多饮者应给予扶助与预防脱水，根据患者的需要供应水，监测尿量、饮水量、体重，从而监测液体出入量，正确记录，并观察尿色、尿比重等及电解质、血渗透压情况。

(2) 患者夜间多尿而失眠、疲劳以及精神焦虑等应给予护理照料。

(3) 注意患者出现的脱水症状，一旦发现要及早补液。

(4) 保持皮肤、黏膜的清洁。

4. 用药护理

向患者及家属介绍药物的基本知识和治疗方法，对于使用鞣酸加压素注射液、水剂加压素的患者，严格遵医嘱给药。给药后注意患者液体摄入量，防止发生水中毒。对于使用氢氯噻嗪治疗的患者应指导其低钠饮食，由于该药有排钾作用，使用期间应定时监测血钾，以防发生低钾血症。

5. 心理护理

详细评估患者及家属对疾病的心理冲突程度和对接受治疗的心理状态。通过护理活动与患者建立良好护患关系，鼓励患者及时治疗，解除顾虑和恐惧，增强信心。

【健康教育】

(1) 鉴于患者多尿、多饮，要嘱患者在身边备足温开水。

(2) 注意预防感染，尽量休息，适当活动。

(3) 指导患者记录尿量及体重的变化。

(4) 准确遵医嘱用药，用药期间出现不良反应及时就诊，不得自行停药。

(5) 门诊定期随访。

七、嗜铬细胞瘤

【护理评估】

1. 生理功能

(1) 高血压　高血压是嗜铬细胞瘤最常见的临床症状，由于肿瘤分泌肾上腺素和去甲肾上腺素的方式不同，高血压的发作呈阵发性、持续性或在持续性高血压的基础上阵发性加重，发作时间短则几分钟或几小时，长者可达一整天或数天，发作次数频繁，其血压升高的程度往往较严重，收缩压可达 200~300mmHg，舒张压可达 150~180mmHg，阵发性高血压是嗜铬细胞瘤患者的特征性表现，可于体位变换、压迫腹部、活动或排大小便时发作，有的患者病情进展迅速，高血压发作时可出现眼底视网膜血管病变、出血、渗出、视乳头水肿、视神经萎缩以致失明，严重时发生高血压脑病或心、肾严重并发症，甚至危及生命。

（2）头痛、心悸、多汗三联症　是嗜铬细胞瘤高血压发作时最常见的三组症状。头痛常常较剧烈，呈炸裂样，主要因血压高所致；心悸常伴有胸闷、憋气、胸部压榨感或濒死感；有的患者平时怕热及出汗多，发作时则大汗淋漓、面色苍白、四肢发凉，其特异性及灵敏性均为 90% 以上。

（3）其他症状　嗜铬细胞瘤分泌的大量儿茶酚胺长期作用于心肌，使其变性坏死。部分患者可发生儿茶酚胺心肌病，出现心律失常、心力衰竭等，如肿瘤位于盆腔内，大便时可诱发；如肿瘤位于膀胱内，排尿时可诱发；此外，还可出现烦躁、焦急、失眠等神经系统症状，白细胞数增多、低热甚至高热等。

2. 实验室及辅助检查

（1）定性检查

①留 24 小时尿儿茶酚胺，发作日应留取 4 小时尿儿茶酚胺，对照日相同时段也应留取。

②24 小时动态血压监测，同日可留取两份 12 小时尿儿茶酚胺（8:00~20:00 和 20:00~次日 8:00）。

（2）定位检查

①B 超可以检出肾上腺内直径＞2cm 的肿瘤，一般瘤体有包膜，边缘回声增强，内部为低回声均质。如肿瘤较大，生长快时内部有出血、坏死或囊性变，超声表现为无回声区。但 B 超对于过小或是肾上腺外一些特殊部位（如颈部、胸腔内等）的肿瘤不能显示。

②CT 是目前首选的定位检查手段。嗜铬细胞瘤在 CT 上多表现为类圆形肿块，密度不均匀，出血区或钙化灶呈高密度，增强扫描时肿瘤实质明显强化，而坏死区无或略有强化。CT 诊断肾上腺内嗜铬细胞瘤的敏感性达 93%~100%，但特异性不高，只有 70%。对于肾上腺外嗜铬细胞瘤，如腹腔内小而分散的肿瘤不易与肠腔的断面相区分，因此有可能漏诊。

③MRI 在 MRI 的 T1 加权像实性肿瘤强度类似肝实质，T2 加权像信号较高。坏死、囊变区在 T1 像呈低信号，在 T2 像为高信号。MRI 诊断嗜铬细胞瘤的敏感性及特异性与 CT 相似，其优势在于是三维成像，有利于观察肿瘤与周围器官与血管的解剖关系。

④同位素 ^{131}I 标记 MIBG 扫描：间碘苄胍（MIBG）是去甲肾上腺素的生理类似物，可被摄取和贮存于嗜铬细胞瘤内，经同位素 ^{131}I 标记后，能显示瘤体。

3. 心理社会评估

患者高血压发作时可有剧烈头痛、神经紧张、濒死感、心悸、大汗淋漓、四肢冰冷及恶心、呕吐等现象，患者可表现为精神紧张、焦虑、无助感，评估时须评估患者情绪状态，能否正确面对疾病，是否有信心配合治疗。

【护理措施】

1. 一般护理

为患者提供安静、最小刺激、舒适的环境，必要时暗化病室，保证患者能够安静休息。

2. 饮食护理

给予患者高热量、高维生素、低脂肪饮食，忌咖啡、茶、可可、可乐、香蕉，以免干扰儿茶酚胺的测定。

3. 病情观察

(1) 监测患者生命体征尤其是血压和心律变化，测量血压时应采取同一体位和同一侧肢体，监测站位和卧位血压。

(2) 对阵发性高血压患者，要记录其吃饭的时间及每次排尿时间，一旦高血压发作，应积极配合医生准确留取血尿标本。

(3) 对有明显发作诱因的患者，如排尿、排便后发作，应告诉患者不要憋尿，保持大便通畅，预防高血压发作。

4. 活动与安全

让患者尽量卧床休息或在室内活动，外出时应有人陪伴，以免突然的高血压发作而出现危险。

5. 术前护理

指导患者遵医嘱按时服药，注意观察血压变化、有无鼻塞及直立性低血压的发生并讲解术前服药的重要性以取得患者的配合。

6. 健康宣教

向患者讲解有关疾病的知识和各种检查的目的及注意事项，以配合诊疗。

7. 心理护理

评估患者有效应对高血压发作的方式，家庭支持系统，鼓励患者说出恐惧、焦虑等不良情绪，指导患者放松，稳定情绪，避免不良情绪对血压的影响。

【健康指导】

(1) 告知患者自我控制力下降时易发生跌倒，应注意安全。

(2) 告知持续性高血压型患者，站立时易发生高血压，不宜站立过久、不宜蹲式排便、起立时动作宜缓慢，起床时宜先缓慢做起，移向床边适应稍许后再起立，避免体位性低血压的发生。

(3) 患者宜进食高热量、高蛋白质、高脂肪、低糖、低盐、富含维生素和易消化的食物。

(4) 告知患者由于儿茶酚胺使胃肠活动减弱，常出现便秘、肠胀气，故应减少摄入产气的食物，如牛奶、土豆、红薯、芋头等。

八、生长激素瘤

【护理评估】

1. 生理功能

(1) 压迫症状 头痛可伴有恶心、呕吐、视乳头水肿；视物模糊、视野缺损、眼外肌麻痹、复视等视功能障碍；食欲亢进、肥胖、睡眠障碍、体温调节异常及尿崩等压迫下丘脑表现。

(2) 腺垂体功能减退 垂体大腺瘤压迫正常垂体组织所致；性腺：成年女性有闭经，男性性功能减退(阳痿)，青少年不发育。

(3) 骨骼的改变 头围增大、下颌增大、前突齿距增宽、咬合困难、手脚粗大、肥厚、手指变粗、不能做精细动作、鞋帽手套嫌小、关节僵硬，脊柱后突并有桶状胸。

（4）皮肤软组织的改变　皮肤粗厚、皮脂腺分泌亢进、患者大量出汗成为病情活动的重要指征。头面部突出、唇肥厚、鼻唇沟皮褶隆起、头颅皮肤明显增厚、鼻宽、舌大，女性患者表现有多毛。

（5）糖代谢紊乱　GH 分泌过多表现为胰岛素抵抗、糖耐量减低乃至糖尿病。

（6）心血管系统病变　高血压、心脏肥大及左心室功能不全、冠心病。

（7）呼吸系统　有睡眠呼吸暂停综合征。

（8）神经肌肉系统　耐力减退，40%有明显肌病，表现为轻度近端肌萎缩无力。

（9）并发恶性肿瘤　在肢端肥大症中，肿瘤发生危险性增加，结肠息肉及腺癌与肢端肥大症的关系最为密切。

（10）垂体卒中　垂体 GH 分泌瘤多为大腺瘤，生长迅速，较多发生垂体瘤的出血、梗死及坏死。

2. 实验室检查和辅助检查

垂体功能亢进症患者由于分泌过多激素，因此可测定其血中 PRL、ACTH、GH。如有高于正常值，可做进一步功能试验。X 线、CT、MRI 可做定位诊断。内分泌功能试验，用以查明病因、定性诊断。

【护理措施】

1. 疼痛的护理

（1）评估患者疼痛的诱发因素、疼痛部位、性质、频率，评估患者对于控制疼痛使用过的方法的有效性。

（2）与患者共同讨论能够缓解疼痛的方法，如放松、深呼吸、转移注意力等。

（3）遵医嘱予患者止痛药，并向患者讲解药物的作用、不良反应，以及如何尽量减少不良反应的发生，用药后评价效果。

2. 饮食护理

血糖异常患者应给予糖尿病饮食，限制每日总热量，鼓励患者饥饿时可进食含糖量少的蔬菜，如黄瓜、番茄等。

3. 自我形象紊乱的护理

（1）鼓励患者说出对疾病导致的身体外形改变的感受，以及患者预期希望有哪些改变，如体重、胸围、腰围等。

（2）通过健康指导使患者理解身体外形改变的原因，并逐步让患者接受目前的外形改变。

（3）指导患者在能够耐受的条件下进行正确的运动。

4. 活动和安全护理

评估患者活动能力，与患者共同讨论能够采取的活动；与患者共同制定合理的活动计划及目标，避免因活动出现不适；为患者提供一个安全的活动环境，并指导患者在一个安全的环境内进行活动，以防受伤。

5. 预防感染

为患者提供清洁的病史环境，勤通风，指导患者注意个人卫生，预防感染。

6. 心理护理

评估患者的应对方式、压力来源和适应技巧，与患者及其家庭成员共同探讨患病过程中的心理状况，提高家庭支持，指导患者家属避免对患者使用批评性语言，多使用鼓励和称赞。

【健康教育】

(1) 告知患者防范颅内出血的可能。巨大肿瘤者出现意识障碍、瞳孔及生命体征变化时，应及时就医。

(2) 高血糖患者应严格控制饮食，进行运动治疗，密切血糖监测。

(3) 高血压患者应严格服用降压药，每日监测血压。

(4) 化疗患者定期监测血常规，注意有静脉留置针肢体的保护。

(5) 放疗患者注意自身卫生，预防感染。

(6) 定期复诊。

九、骨质疏松

【护理评估】

1. 生理功能

易骨折部位在椎体、远端桡骨，PTH 下降或正常，常因雌激素缺乏，骨质疏松较轻时常无症状，往往偶然摄椎体 X 线片而发现椎体压缩性骨折，有的在椎体压缩性骨折发生后，立即出现该部位的急剧锐痛；另一种是背部深部广泛性钝痛，伴全身乏力等，疼痛常因脊柱弯曲、椎体压缩性骨折和椎体后突引起，椎体压缩性骨折引起身高缩短和导致脊柱后突，后者又引起胸廓畸形。

2. 心理社会方面

评估患者一般情况，对于骨质疏松的认知，能否面对疾病，能否有信心配合治疗。

【护理措施】

1. 一般护理

指导患者按时长期补充足量的钙，避免酗酒、摄入过多的咖啡因、低体重、过度劳累与运动。本病的预防比治疗更为现实和重要。预防包括获得最佳峰值骨量和干预发生骨质疏松的危险因素，减少骨量的丢失、加强营养、多食用含钙高的食物。

2. 安全护理

护士指导患者运动，不做负重运动，防止患者跌倒，卧床患者做好生活护理。

3. 用药护理

指导患者用药，服用钙剂应在餐后服，服用阿仑膦酸钠前站立 30 分钟。保持直立，空腹。给予患者静脉输注帕米膦酸盐时，要密切观察药物反应，监测体温等生命体征的变化。

【健康指导】

(1) 通过对疾病的讲解使患者能够正确对待疾病，积极配合治疗。

(2) 教育患者掌握适宜的运动方式。

(3) 通过指导患者能合理搭配饮食，保证钙的需求。

(4) 指导患者出院后坚持正确服药，定期复诊。

(5) 养成良好生活习惯，坚持每天日照 1 小时。

第七节　风湿免疫系统疾病护理常规

一、类风湿关节炎

【护理评估】

1. 健康史

评估是否有家族遗传史、激素水平、环境因素(如潮湿及寒冷)等、EB病毒感染等。

2. 生理功能

(1)全身症状　低热乏力,体重下降,食欲减退并伴有贫血。双手近端指间关节、掌指关节、腕、膝、肘、踝、肩、趾等关节受累。最多见关节炎表现为对称性、持续性肿胀、压痛可伴有晨僵、关节畸形如手指向尺侧偏斜、"天鹅颈"样和"纽扣花"样的表现,重症患者关节呈骨性强直,关节活动受限。

(2)节外表现　除关节症状外可出现多脏器受累的全身表现,常见的有皮肤或内脏的类风湿结节。

①心脏受累:心包炎多不严重,心内膜炎和心肌炎罕见。

②肺部受累:肺间质病变多见,可反复出现咳嗽、呼吸困难。

③肾脏受累:可出现肾小球肾炎,偶见淀粉样病变。

④神经系统受累:可涉及中枢神经、周围神经、自主神经和肌肉。

⑤血液系统受累:会出现小细胞低色素性贫血、缺铁性贫血、溶血性贫血。

3. 实验室检查和辅助检查

(1)常规项目　小细胞低色素性贫血,红细胞沉降率增快,C反应蛋白增高。

(2)类风湿因子(RF)阳性,抗核周因子(APF)、抗角蛋白抗体(AKA)、抗环瓜氨酸肽抗体阳性。

(3)类风湿关节炎滑液检查　半透明或不透明,根据蛋白细胞及碎屑的含量不同,呈黄色或黄绿色。滑膜病理对类风湿关节炎的诊断无特异性。

(4)类风湿关节炎的关节损害可分为以下四期。

Ⅰ期:正常或关节端骨质疏松;

Ⅱ期:关节端骨质疏松,偶有关节软骨下囊样破坏或骨侵蚀改变;

Ⅲ期:明显的关节软骨下囊样破坏,关节间隙狭窄,关节半脱位等畸形;

Ⅳ期:除Ⅱ、Ⅲ期改变外,有纤维性或骨质强直。

4. 社会心理方面

评估患者对疾病的认知程度,评估患者对潜在并发症预防措施的了解程度,评估患者疾病对其日常生活的影响,评估参与家庭及社会活动的能力,评估患者发生外伤的危险因素,预防跌倒。

【护理措施】

1. 一般护理

(1)房间温度、湿度适宜,定期通风,限制探视,减少感染因素。

(2)饮食应给予营养丰富,富含优质蛋白、维生素和矿物质的食物。

2. 专科护理

(1) 急性期关节肿痛明显且全身症状较重患者，应卧床休息。不宜睡软床垫，枕头不宜过高。急性期患者可在短期内(2～3周)用夹板制动，保持关节功能位。缓解期患者应加强活动，在医务人员指导下进行功能锻炼。

(2) 应注意关节的保暖，避免潮湿、寒冷加重关节症状。

(3) 对于卧床不起的患者注意保持正确体位。

①肩关节不能处于外旋位，肩两侧可顶枕头等物品，双臂间放置枕头维持肩关节外展位，维持功能位。

②双手掌可握小卷轴，维持指关节伸展。

③髋关节两侧放置靠垫，预防髋关节外。

④平躺者小腿处垫枕头，防止膝关节固定于屈曲位。

⑤足下垫软枕，定时给予按摩和被动运动，防止足下垂。

(4) 给予肿痛关节按摩，并辅以热水疗。

(5) 在病情许可的情况下应注意关节的活动。给予功能锻炼，包括手指的抓捏练习，如织毛衣、跳棋、玩球，腕、肘、膝关节的屈伸练习，并可配合一定的被动肢体运动。但已有强直的关节禁止剧烈运动。

(6) 对于关节活动受限、生活不能完全自理者，做好生活护理，增加舒适感。

(7) 培养患者自理意识。

(8) 胸部扩胸运动，拍背咳痰，防止感冒。

(9) 关节处皮损及溃疡护理　加强换药，预防感染，平时涂润肤霜保护皮肤。

(10) 用药护理评估者疼痛情况，关节疼痛明显者遵医嘱给予非甾体抗炎药，并观察药物疗效及副作用。

(11) 使用生物制剂药物可明显减轻关节炎症，缓解关节结构的破坏，提高机体功能，其不仅可以迅速、有效地缓解疼痛和局部症状，而且是目前阻止疾病进展、防止关节破坏、预防残疾的一线药物，常用有英夫利西单抗。

3. 心理护理

早诊断、早治疗对疗效及转归有重要影响。药物辅以理疗及防止畸形的措施是目前最新提倡的。帮助患者增强信心，积极配合，加强肢体锻炼。

【健康指导】

(1) 此病病程长，反复发作，加之关节疼痛、畸形、功能障碍给患者身心带来极大痛苦。此时应鼓励患者坚定信心，与家人、医生、护士、社会配合治疗达到最佳疗效。在允许的体能范围内，可以继续工作。

(2) 积极预防和治疗各种感染。

(3) 避免各种诱因，如寒冷，潮湿、过度劳累及精神刺激。

(4) 坚持服药，不可擅自停药、改药、加减药，同时了解药物的副作用。

(5) 定期复查。

(6) 功能锻炼的目的在于掌握姿势，减轻疼痛，减少畸形发生，原则为活动后两小时体力恢复，要循序渐进，计划可行。

①关节疼痛时除服药外，可行冷热敷，局部按摩，但在冷热敷时避免与皮肤直接接触

而造成损伤；

②在卧床期间可采取半卧位，手掌向上，可用夹板或辅助物支持和固定关节，减轻疼痛，不允许膝盖下长期放置枕头，加强翻身，避免压疮；

③避免突然的移动和负重；

④进行关节周围皮肤和肌肉的按摩，增进血液循环，防止肌肉萎缩；

⑤主动或被动地进行肢体活动，如伸展运动等；

⑥加强拍背和扩胸运动，预防感染；

⑦活动关节的方法，如织毛衣、下棋、摸高、伸腰、踢腿等；

⑧逐步锻炼生活自理能力，鼓励参加更多的日常活动。

二、系统性红斑狼疮

【护理评估】

1. 健康史

(1) 环境因素　包括药物、毒物、饮食、感染等。

(2) 性激素　此病育龄妇女多见，老人和儿童也可发病。

(3) 遗传　国外报道 10%～12%系统性红斑狼疮患者在一级亲属中有相同患者，约 3%所有一级亲属也患此病。

2. 生理功能

(1) 高热　非特异性症状，至少 80%患者拥有。

(2) 皮肤、黏膜　皮疹、溃疡、结节、红斑、雷诺征。

(3) 关节、肌肉　90%患者有关节痛、晨僵，但很少发生骨质破坏、畸形等，10%患者有肌痛。

(4) 浆膜　双侧或单侧胸膜炎、心包炎、心包积液或腹腔积液等。

(5) 肾脏　几乎所有患者迟早有肾损害。

(6) 心脏　心力衰竭、心肌炎、心内膜炎等。

(7) 肺脏　肺动脉高压、间质纤维化。

(8) 胃肠道　吸收不良、溃疡、肠麻痹、腹膜炎等。

(9) 神经系统　头痛、脑脊液异常、精神障碍、癫痫发作、偏瘫及蛛网膜下隙出血等多见，也可出现脊髓炎、颅神经及外周神经病变。

(10) 血液系统　溶血性贫血，白细胞、血小板减少等。

3. 实验室检查

(1) 抗核抗体谱

①抗核抗体 99%阳性；

②抗双链 DNA 抗体具有诊断特异性；

③抗 SM 抗体为 SLE 标志性抗体，阳性率为 20%～30%；

④其他抗 nRNP、抗 Rrnp、抗 SSA、抗 SSB、抗组蛋白等也可阳性。

(2) 抗磷脂抗体　主要有抗心磷脂抗体、狼疮抗凝物及抗 β_2 – 糖蛋白抗体。

(3) 补体　CH50、C3 降低。

(4) 其他肾脏受累时常有蛋白尿、血尿、管型尿等，中枢神经受累常有脑脊液压力增高，蛋白和白细胞增多，血液系统受累可有"三系"降低。

4. 社会心理方面

评估患者对疾病的认知程度，评估患者对潜在并发症预防措施的了解程度，评估患者疾病对其日常生活的影响，评估患者参与家庭及社会活动的能力，有些患者一起病就累及多个系统，由轻症突然发展为重症，病情加重与缓解交替，长期生病及对疾病的治疗会影响工作及经济收入，患者心理出现焦虑，对生活、工作的悲观、失望及恐惧。此病年轻女性好发，长期应用激素治疗，影响患者自我形象及妊娠，需评估患者的承受能力。

【护理措施】

1. 一般护理

(1) 安排在避免阳光直射的房间，窗帘遮挡，房间温度、湿度适宜，定期通风，限制探视，减少感染因素。

(2) 饮食宜清淡、易消化、高蛋白、高热量。

(3) 病情活动期应卧床休息，缓解期可适当活动，注意劳逸结合。

2. 专科护理

(1) 高热护理　监测体温变化，遵医嘱给予物理或药物降温，嘱患者多饮水，必要时静脉补液，保证出入量平衡，满足患者生理需要，增加舒适感。

(2) 皮肤、黏膜护理

①保持口腔卫生，给予朵贝尔液漱口，遵医嘱给予口腔涂药。严重口腔溃疡者，给予高压冲洗；合并出血患者，及时清理血痂，给予流食或半流食，必要时给予静脉营养及鼻饲，怀疑真菌感染的患者给予碳酸氢钠漱口及制霉菌素涂口腔。

②保持会阴部清洁。

③合并皮疹及皮肤破溃的患者要避免光照，不用化妆品，不接触化学染料，温水清洁皮肤，可用中性乳液润滑皮肤，避免抓挠，遵医嘱给予药物外涂，加强伤口换药，预防感染。

④鼻腔黏膜干燥患者可使用滴鼻剂湿润鼻腔，防止出血。

⑤房间温度、湿度适宜，勤换内衣，保持皮肤清洁，避免感染。

(3) 肾脏损害时，给予低盐及低蛋白饮食，了解水肿情况，每日监测体重及腹围，严格记录 24 小时出入量。

(4) 白细胞数降低时，嘱患者注意个人卫生，必要时予保护性隔离，保证"六洁"，预防感染，当血小板数低于 $20×10^9/L$ 时，嘱绝对卧床，避免外伤，注意观察有无出血倾向。

(5) 注意观察患者有无性格的改变、精神异常，有无头痛、呕吐、四肢麻木等主诉；对于脑病患者应注意神志、瞳孔变化；对于颅压高患者，遵医嘱给予脱水剂降颅压及镇静治疗；对于神志不清伴有躁动、高热、抽搐等症状的患者，应注意专人护理，加床档，必要时加约束带。

(6) 肠道护理　观察患者有无腹部症状，顽固性腹泻患者应予坐浴，防止肛周感染，患者因胃肠黏膜水肿出现肠梗阻时要禁食水，行胃肠减压，同时改为静脉给药，防止影响药物吸收。

(7) SLE 合并肺动脉高压患者要观察血氧变化，给予氧疗，预防猝死，行健康宣教，避免情绪激动，保持大便通畅，适当活动，注意休息，劳逸结合。

3. 心理护理

向患者宣教正确认识疾病，消除恐惧心理，保持心情舒畅及乐观情绪，增强对疾病治疗的信心，积极配合，避免情绪波动及精神刺激。

4. 药物护理

注意激素及免疫抑制剂的各种副作用，如有相应症状出现则应及时随诊治疗。

【健康指导】

(1)注意关节活动的锻炼，劳逸结合。

(2)皮肤黏膜护理　指甲不要剪得过短，防止损伤指甲周围皮肤。

(3)在感染的预防上要尽量少到公共场所去，预防感冒，一旦发现感染灶立即治疗，禁止各种预防接种。

(4)注意激素及免疫抑制剂的各种副作用，如有相应症状出现则及时随诊治疗。

(5)遵医嘱服药，不得擅自加量、减量或停药，服用药物注意过敏史。

(6)饮食应注意高蛋白、高热量、高维生素，如肾脏受损则进低盐饮食，注意补钙，以防骨折发生。

(7)定期复查，了解自己的病情。

(8)女性要在医师指导下妊娠。

三、干燥综合征

干燥综合征是一个主要累及外分泌腺体的慢性炎症性自身免疫病，唾液腺和泪腺受累，出现口干、眼干最常见，但也可伴有其他器官受累而出现多系统损害。干燥综合征分为原发性和继发性两种，前者指单纯干燥综合征，后者指与肯定的弥漫性结缔组织病并存的干燥综合征，本节指原发性干燥综合征。

【护理评估】

1. 健康史

遗传、免疫、病毒感染等。

2. 生理功能

(1)口干燥症　口干是最常见症状，其次有猖獗齿、单侧或双侧间歇性交替性腮腺肿痛、舌部病变及口腔溃疡等。

(2)干燥性角结膜炎　眼部摩擦、沙砾等异物感，眼干涩、痒痛、畏光、视力下降等。

(3)其他浅表部位外分泌腺病变

①皮肤汗腺功能下降导致皮肤干燥、瘙痒；

②鼻黏膜腺体受累引起鼻干、充血、结痂及鼻出血等；

③咽鼓管干燥导致浆液性中耳炎、传导性耳聋；

④咽部腺体分泌下降导致咽干、声嘶；

⑤外阴和阴道黏膜干燥、瘙痒、外阴溃疡等。

(4)呼吸系统　气管干燥、痰液黏稠、慢性干咳，肺间质纤维化，甚至肺动脉高压。

(5)消化系统　吞咽困难，进食流食，较干食物需用水服用。

(6)肾脏　肾小管性酸中毒、低钾血症。

(7)血管炎　皮肤黏膜病变，关节痛，周围神经系统病变。

(8)"三系"变化　白细胞数降低患者易发生感染，血小板低下者可出现出血现象。

3. 实验室检查和辅助检查

(1)抗核抗体(ANA)　以抗 SSA 和抗 SSB 抗体阳性为主。

(2)类风湿因子(RF)　70%～90%患者 RF 阳性。

(3)高球蛋白血症　多数患者有明显的高球蛋白血症，且呈多克隆。

(4)循环免疫复合物(CIC)　80%患者 CIC 增高，但补体多不减低。

(5)口干燥症辅助检查

①唾液流率：未经刺激的唾液流量<6ml/min，各年龄组有差异，老年人偏低；

②腮腺造影：导管及小腺体破坏；

③唇腺活检：下唇活检的组织中有≥1 个灶性淋巴细胞浸润为异常；

④放射性核素造影：唾液腺功能低下时其摄取及排泌量均低于正常。

(6)干燥性角膜炎辅助检查

①滤纸试验：5 分钟滤纸湿润长度≤10mm 为异常。

②泪膜破碎时间：短于 10 秒者为异常。

③角膜染色：裂隙灯下角膜染色点超过 10 秒为异常。

④结膜活检：结膜组织中出现灶性淋巴细胞浸润者为异常。

4. 心理社会方面

评估患者对疾病的认识能力，患者出现猖獗齿导致自我形象改变后的心理承受能力，患者因疾病而出现不适，内、外分泌腺受累出现的症状逐渐使其生活能力、工作能力下降，给患者及其家庭造成严重的心理及经济负担，严重影响了患者的生活质量。

【护理措施】

1. 一般护理

保证室内空气新鲜，定期通风，病情许可的情况下可以适当活动，劳逸结合。

2. 专科护理

(1)保持室内湿度，可使用加湿器。

(2)饮食以易消化、营养丰富的半流食及软食为主。

(3)嘱患者注意口腔卫生，防止口腔细菌繁殖，应早晚刷牙，选用软毛牙刷，饭后漱口，戒烟酒，减少对口腔的物理刺激，继发口腔感染者可用朵贝尔液漱口，真菌感染者可用制霉菌素涂口腔，口干严重者可用麦冬、枸杞子、甘草等泡水喝。

(4)注意保护眼睛，眼泪减少可引起角膜损伤，易发生细菌感染，给予人工泪液或其他眼药水滴眼，睡前涂眼膏保护角膜，避光、避风，戴眼护镜。

(5)呼吸道黏膜干燥明显者，可给予雾化吸入，鼻黏膜干燥者可给予复方薄荷油滴鼻，补充水分，预防感冒及肺部感染，加强拍背咳痰。

(6)对于皮肤油性水分减少的患者应预防皮肤干裂，给予润肤剂外涂，冬季嘱患者减少沐浴次数。

(7)注意观察患者尿量的变化，尿 pH 值，对肾小管性酸中毒患者应遵医嘱给予弱碱性药物，枸橼酸合剂补钾，准确记录出入量及分别记录日夜尿量。

(8)血液系统　本病可出现白细胞和(或)血小板数减少。

(9)唇腺活检术后，进食清淡、温凉饮食，加强漱口，遵医嘱服用抗炎药，预防活检处感染，3日后拆线。

（10）生物制剂药物的护理　常用药物是利妥昔单抗液，可以治疗顽固型血小板降低。此类药物可以迅速、有效地缓解症状，而且是目前阻止疾病进展的一线药物，使用中注意密切观察患者的病情变化及用药反应。

3. 心理护理

多与患者交流，使患者了解此病的治疗原则，告知患者此病为慢性病，主要是采取措施改善症状，控制和延缓因免疫反应而引起的组织器官损害的进展及继发性感染，经恰当的治疗后可以控制病情达到缓解，因此，要遵循医嘱规律治疗，通过交流消除其焦虑心理，配合治疗。

【健康指导】

（1）注意激素及免疫抑制剂的各种副作用，如有相应症状出现则及时随诊治疗。

（2）遵医嘱服药，不得擅自加量、减量或停药，注意药物过敏史。

（3）注意多食含钾高及水分多、易消化、高蛋白、高维生素食物。

（4）定期复查，了解自己的病情变化。

（5）肺部自我护理，注意生活环境的温湿度适宜，定时通风，预防感冒，家庭使用加湿器。

（6）皮肤自我护理，保持皮肤的湿润，涂润肤油保护皮肤，以及人工泪液或其他眼药水滴眼，睡前涂眼膏保护角膜以改善眼干。

四、炎性肌病（多发性肌炎、皮肌炎）

【护理评估】

1. 健康史

病毒感染、免疫异常、遗传及肿瘤等。

2. 生理功能

（1）多发性肌炎（PM）全身表现可有发热、关节痛、体重下降、雷诺现象等。

①肌痛肌无力：绝大部分患者均出现不同程度的肌无力，约25%患者出现近端肌肉疼痛或压痛。

②消化道：10%～30%患者出现吞咽困难、食物反流、呛咳，为食管上部及咽部肌肉受累所致，造成胃反流性食管炎，可引起吸入性肺炎。

③肺：约30%患者有肺间质改变，临床表现有发热、干咳、呼吸困难、发绀，肺功能测定为限制性通气功能障碍及弥散功能障碍，肺纤维化发展迅速是本病死亡的重要原因之一。

④心脏：仅1/3患者病程中有心肌受累，可出现心律失常、充血性心力衰竭、心包炎、心房颤动及心包积液等。

（2）皮肌炎（DM）　除有PM表现外，还有多样性皮疹，特征性皮疹为向阳疹和戈登征。

①向阳疹：表现为眶周水肿伴暗紫红皮疹。

②暴露部位的皮疹：颈前、上胸部（"V"区）、颈后背上部（披肩状）、前额、颊部、耳前、上臂伸面和背部等可出现弥漫性红疹。

③戈登征（Gordon征）：多见于肘、掌指、近端指间关节伸侧，表现为伴有鳞屑的红斑，皮肤萎缩、色素减退。

④其他 技工手，即部分患者双手外侧掌面皮肤出现角化、裂纹，皮肤粗糙、脱屑，同技术工人的手相似，甲皱僵硬的毛细血管扩张，甲裂不规则增厚。

3. 实验室检查和辅助检查

(1) 肌电图检查。

(2) 肌活检检查。

(3) 抗核抗体（ANA）、自身抗体，抗 JO－1 抗体的测定，肿瘤筛查，血清肌酶，肌酸激酶（CK），肌红蛋白。

4. 心理社会方面

评估患者对疾病的认识能力、皮肤受累情况、肌力的分级、生活自理能力的程度对患者日常生活的影响，吞咽困难对于患者机体营养摄取的影响，使患者生活能力、工作能力下降，影响生活质量，给患者及其家人造成心理负担。

【护理措施】

1. 一般护理

(1) 急性期卧床休息，并适当进行肢体被动运动，以防肌肉萎缩，症状控制后适当锻炼。

(2) 应予高蛋白、高维生素、易消化的半固体软食，注意补钙。

(3) 肌力差的患者做好安全防护，协助患者定时翻身，注意皮肤保护。

2. 专科护理

(1) 饮食护理 应给予高蛋白、高维生素、易消化的半固体软食，注意补钙，不食干硬油炸食品，对于进食咳呛的患者，嘱其进餐时尽量采取坐位或半卧位，进餐后 30 分钟内尽量避免卧位，细嚼慢咽，进食咳呛严重或吞咽困难患者必要时遵医嘱给予胃管鼻饲或肠外营养以满足机体需要量，防止吸入性肺炎，当鼻饲患者胃肠蠕动缓慢，胃排空时间过长，可遵医嘱给予下空肠营养管，防止胃潴留造成营养吸收不良，保持大便通畅。

(2) 皮肤护理 对于合并皮损的患者，应保持局部皮肤清洁、干燥，尽量暴露，减少衣物摩擦，勿抓挠以免造成感染，面部用清水清洁，不涂化妆品，后期皮损会有脱屑，必要时外涂凡士林油防止破损加重，勤换柔软棉质内衣，注意保暖。

(3) 肌活检术后护理 观察伤口渗血感染情况，保持敷料清洁，协助医生于次日、第三日、第七日给予消毒换药，2 周后拆线，可根据伤口情况延长拆线时间，拆线后观察伤口愈合状况，加强巡视与基础护理，安全措施到位，及时满足患者生活需要，根据患者的恢复情况指导活动与休息及功能锻炼。

(4) 肌痛、肌无力护理 急性期卧床休息并适当进行肢体被动运动，以防肌肉萎缩，症状控制后适当锻炼，做到基础护理到位，疾病的缓解期注意休息并且做适当的活动，避免过度劳累，活动两小时后体力恢复为最佳，在生活上尽量自理，消除依赖感，锻炼肌力，防止肌肉萎缩，患者肌痛明显时安慰患者，认真听取患者主诉，使用分散注意力的各种方法，必要时遵医嘱给予止痛药物，缓解疼痛，疾病缓解期功能锻炼应在服药 30 分钟后开始，运动之前应做充分的准备活动，如肌肉的按摩、热敷等，局部治疗可采取转头－四肢肌肉外展－肌肉屈伸－抬腿－蹲下－起立－扩胸－举物－踢腿－室内散步－爬楼－慢跑或太极拳，注意循序渐进、持之以恒。

(5) 肺间质病变护理 对于肺部受累患者，保持病室温、湿度适宜，遵医嘱给予吸氧和雾化稀释痰液，同时加强雾化后的拍背咳痰，预防及治疗肺部感染。

（6）心脏护理　对于心肌受累患者，完善心内科相关检查，监测患者生命体征，指导正确用药，参照心内科护理常规。

（7）用药护理　首选糖皮质激素，通常用泼尼松 10～15mg/(kg·d)，合并重要脏器受累患者给予大剂量激素冲击治疗（甲泼尼龙 1g×3d），之后逐渐减量，长期维持，可与免疫抑制剂联合应用提高疗效，使用免疫球蛋白静脉输注(IVIG)可在疾病进展迅速的情况下，在一定程度上缓解病情。

3. 心理护理

多与患者交流，使患者了解本病的治疗原则，告知患者此病为慢性病，可迁延多年，若早期诊断、合理治疗，在治疗护理下可控制病情发展，使其趋于稳定。本病可获得满意的长时间缓解，可同正常人一样从事正常的工作、学习，因此要向患者宣教正确认识疾病，消除其恐惧心理，了解规律用药的意义，嘱患者遵医嘱规律治疗；同时教患者学会自我认识疾病活动的征象，配合治疗，遵从医嘱，定期随诊，懂得长期随访的必要性，通过与患者交流消除其顾虑心理。

【健康指导】

（1）树立信心，劳逸结合　此病有缓解与复发的特点，要以乐观的情绪、良好的精神状态去面对此疾病，配合长期治疗。在疾病的缓解期注意休息并且做适当的活动，生活上消除依赖感，锻炼肌力，防止肌肉萎缩，局部可采取转头－四肢肌肉外展－肌肉屈伸－抬腿－蹲起－扩胸－慢跑或太极拳，避免过度劳累。

（2）皮疹与皮损护理　出现皮疹，应保持皮肤清洁、干燥，表面不要包裹、尽量暴露，可以涂中性护肤品；如果出现皮损切勿抓挠以免造成感染，勤换内衣，注意保暖，避免日晒。

（3）合理膳食　应选用高蛋白、高维生素、易消化饮食，进餐时取坐位或半卧位，餐后30分钟内避免卧位。

（4）了解药物的作用与副作用　患者需长期激素及免疫抑制剂治疗，按时服药，不可随意增减药物，不可擅自停药或改药，用药期间应定期复查血常规和肝肾功能，了解激素、免疫抑制剂等药物的副作用，同时注意补钙。

（5）学会自我认识疾病活动的征象　要自我监测心、肺的病变，如出现呼吸困难、发绀、心慌或心前区疼痛等要立即就诊，注意定期复查。

五、强直性脊柱炎

【护理评估】

1. 生理功能

腰背部、骶髂关节发僵、疼痛伴僵直感，清晨久坐后起立时僵直感尤为剧烈，活动后减轻，少数伴有发热、消瘦、贫血、眼色素膜炎等。

2. 实验室检查和辅助检查

（1）体格检查　以下方法可用于检查骶髂关节压痛或脊柱病变进展情况。

①SCho 枕壁试验，胸廓扩展；

②ber 试验，骨盆按压；

③Patrick 试验（下肢"4"字试验）。

（2）红细胞沉降率，C 反应蛋白，免疫球蛋白，HLA－B27。

（3）X 线表现　椎体骨质疏松和方形变，骨赘，脊柱竹节样变。

（4）骶髂关节 CT 和 MRI 对本病的早期诊断有很大帮助。

3. 心理社会方面

此病为慢性进行性疾病，髋关节受累引起关节间隙狭窄、强直和畸形，最终可致残，使患者生活能力、工作能力下降，降低生活质量，从而带来心理和经济负担。评估患者对疾病的认识能力、脊柱关节受累情况及对患者日常生活(如活动、休息方式)和社交方面的影响，对患者及其家属进行疾病相关知识的教育，制定功能锻炼计划，有助于患者主动参与及配合治疗，以减缓关节病变的进展。

【护理措施】

1. 一般护理

（1）饮食应食高蛋白、高维生素、易消化食物，避免食用辛辣、刺激性大的食物。

（2）加强皮肤护理，保持口腔清洁，就餐前后漱口，以减少感染的机会。

（3）加强巡视，对于脊柱关节受累的患者活动注意安全，做好生活护理，满足生活需要，防止发生跌倒意外。

2. 专科护理

（1）脊柱的护理

①站立时尽量保持挺胸、收腹和双眼平视前方的姿势，坐位也应保持胸部直立；

②睡硬板床，多取仰卧位，轴线翻身，避免促进屈曲畸形的体位，枕头要矮，一旦出现上胸或颈椎受累应停用枕头；

③避免引起持续性疼痛的体力活动；

④定期测量身高并记录。

（2）肺部的护理　指导患者每日做深呼吸、扩胸及伸展运动，卧床患者需加强翻身拍背，教会患者正确的咳嗽、咳痰方法，禁烟，保证室内通风。

（3）葡萄膜炎的护理　注意患者眼部卫生，及时清除异常分泌物，遵医嘱滴眼液滴眼并给予局部和全身性的积极抗炎治疗，观察患者视力及视野有无损害，安全护理措施到位，防止跌倒。

（4）非药物治疗　鼓励适当锻炼，包括扩胸、腰部和肢体的运动，睡硬板床，用低枕，物理治疗对缓解症状、改善病情有一定帮助。

（5）使用生物制剂药物的护理　此类药物可明显减轻关节炎症，缓解关节结构的破坏，提高机体功能。它不仅可以迅速、有效地缓解疼痛和局部症状，而且是目前阻止疾病进展、防止关节破坏、预防残疾的一线药物，常用英夫利西单抗、依那西普等。

（6）外科治疗　对晚期脊柱已有强直，伴有功能障碍或外周关节病变炎患者可考虑手术治疗，为了改善患者的关节功能和生活质量，人工全髋关节置换术是最佳选择，置换术后绝大多数患者的关节疼痛得到控制，功能恢复正常或接近正常，置入关节的寿命 90%可达 10 年以上。

3. 心理护理

多给予患者关心及支持，增加患者配合治疗的信心，指导患者养成良好的生活习惯，劳逸结合，保持心情舒畅，情绪稳定，避免精神刺激，积极配合治疗，增强战胜疾病的信心。本病一般呈慢性进行性，缓解与复发可持续数周或数年，甚至长达数十年，在病程中可发生脊柱关节的强直、活动受限，使患者生活能力、工作能力逐渐下降，影响生活质量。

【健康指导】

(1) 养成良好的生活习惯，注意休息，劳逸结合，保持心情舒畅、情绪稳定，避免精神刺激，积极配合治疗，树立战胜疾病的信心，对患者及其家属进行疾病知识的教育，有助于患者主动参与治疗。

(2) 饮食应选择高蛋白、高维生素、易消化食物，避免食用辛辣、刺激性大的食物，加强营养，增加抵抗力。

(3) 避免长期弯腰活动，减少对脊柱的负重和创伤。脊柱关节疼痛时要卧床休息，可配合理疗和水疗，指导患者要适量而不间断地进行体育锻炼，取得和维持脊柱关节的最好位置，站立时尽量保持挺胸、收腹和双眼平视前方的姿势，坐位也应保持胸部直立，应卧硬板床，多取仰卧位，避免促进屈曲畸形的体位，枕头要矮，一旦出现上胸或颈椎受累应停用枕头，减少或避免引起持续性疼痛的体力活动，定期测量身高，保持身高记录是防止不易发现的早期脊柱弯曲的一个好措施。

(4) 使用生物制剂药品前应排除感染尤其是结核感染。

(5) 定期沐浴更衣，讲究个人卫生，注意眼睛保护、清洁，涂抹抗生素眼药膏。

(6) 在医生指导下按时服药，剂量准确，了解药物的作用与副作用。

(7) 定时复查各项化验指标，如出现不适症状及时就诊。

六、痛风

痛风是由于嘌呤代谢紊乱和(或)尿酸排泄减少致血尿酸增高引起的一组疾病，临床特点为高尿酸血症、尿酸盐结晶沉积所致特征性急性关节炎、反复发作发展至慢性痛风性关节炎及痛风石，常累及肾脏，严重者可出现关节致残、肾功能不全，痛风患者常与肥胖、高脂血症、糖尿病、高血压及心脑血管病伴发。

【护理评估】

1. 健康史

家族遗传史，肾脏病、血液病或由于服用某些药物、肿瘤放化疗等疾病史。

2. 生理功能

(1) 急性期　常于夜间发作急性单关节炎，剧痛如刀割样，关节局部红肿发热、触痛明显，好发于第一跖趾关节。

(2) 间歇期　急性期缓解后，发作部位的皮肤加深。

(3) 慢性期　痛风石出现，典型部位为耳廓，也常见于足趾、手指、腕、踝、肘等关节周围，发生于关节内，可造成关节软骨及骨质侵蚀破坏，出现关节肿痛、强直、畸形。

(4) 肾脏病变期　肾脏损害可分别出现水肿、蛋白尿、尿酸结石、尿酸结晶、肾盂肾炎、尿路梗阻及肾功能衰竭，导致尿酸炎肾病、尿酸性尿路结石、急性尿酸性肾病。

3. 实验室检查和辅助检查

(1) 血尿酸、尿尿酸的测定　红细胞沉降率、CRP 等；

(2) 关节腔穿刺及痛风石检查　可发现尿酸盐结晶；

(3) X 线检查　尿酸性尿路结石 X 线检查不显影；

(4) 超声检查　行肾脏超声检查可了解肾损害的程度。

4. 心理社会方面

评估患者对疾病的认识能力(如诱因、饮食习惯、饮食结构),患者慢性和急性发作的频度,对于慢性疼痛的自控能力,了解患者如何自我调整因自信心丧失而引起的一系列心理反应,在长期病程中对这些反应和调整的处理也许会导致他们出现新的问题,而且还有赖于患者的社会支持(家庭、朋友、同事等),对于继发性痛风患者,指导其积极配合治疗原发病,以缓解痛风症状。

【护理措施】

1. 一般护理

关节疼痛时卧床休息,疼痛缓解 3 日后开始恢复活动,发作时避免关节负重,抬高患肢,可局部冷敷,24 小时后可行热敷、理疗、保暖,可减少疼痛。

2. 专科护理

(1) 疼痛的护理　发作时卧床休息,避免关节负重,抬高患肢,可局部冷敷,疼痛缓解 3 日后开始恢复活动,可行热敷、理疗、保暖,减少疼痛,出现腰、腹部疼痛,要警惕尿路结石的发生,护士应认真听取患者的主诉,评估疼痛的性质、程度,配合医生完善各项相关检查,对于继发性痛风,应首先积极治疗原发病。

(2) 饮食护理

①在急性发作时应选用无嘌呤食物,如脱脂奶、鸡蛋、植物油等,病情缓解后可选用低嘌呤食物,如富强粉面包、饼干、稻米饭、蔬菜、水果等。

②发作期患者常无食欲,因此应给予足量牛奶、鸡蛋,多食用水果和蔬菜,食物应尽量精细,如面包、稻米饭等,全天液体摄入量应在 3000ml 以上,两餐之间可用碳酸氢钠类液体。

③控制体重,避免过胖,限制脂肪及动物蛋白,以食用植物蛋白为主。

④慢性期或缓解期应选用低嘌呤饮食,每周应有两日无嘌呤饮食,饮食中注意补充维生素及铁质,多食水果及黄绿叶蔬菜。

(3) 用药护理

①秋水仙碱加用非甾体抗炎药可减少相应剂量,该药治疗剂量与中毒剂量十分接近,用药过程中应密切观察用药后的反应,严格遵医嘱给药 0.5～1mg,每 2 小时服药 1 次,至患者有恶心、腹泻时停药,24 小时内总剂量不应超过 6mg。

②间歇期和慢性期的治疗为促尿酸排泄药及抑制尿酸生成药,如别嘌呤醇。服用此两种药时注意胃肠道反应、肝肾功能损害。

③服用碱性药物如碳酸氢钠,有利于尿酸溶解和排泄,同时大量饮水,增加尿量,记录出入量,配合留取尿标本。

(4) 关节腔穿刺护理　穿刺前向患者做好宣教,备齐用物,协助医生做好穿刺术中配合,严格无菌操作,以防感染,术后定时观察穿刺处情况,警惕局部出血。

3. 心理护理

告知患者此病为慢性疾病,饮食是控制疾病的要点,保持各关节功能位,维持关节正常活动。

【健康指导】

(1) 急性发作期应卧床休息,抬高患肢,避免关节负重,可局部冷敷,疼痛缓解后方可恢复活动，可行热敷、理疗、注意保暖。

(2)慢性期患者经过治疗，痛风石可能缩小或溶解，关节功能可以改善，肾功能障碍也可以改善。

(3)低嘌呤饮食，多食偏碱性的食物，禁食高嘌呤食物(如动物内脏)，忌暴饮暴食及酗酒，控制体重避免过胖。

(4)发生尿酸性或混合性尿路结石者易并发尿路梗阻和感染，会出现下腹部绞痛、排尿不畅及尿频、尿急、尿痛等症状，应及时就诊。

(5)保持情绪的稳定，避免寒冷、饥饿、感染、创伤、情绪紧张等因素诱导疾病复发，遵医嘱定期复查，如尿酸、血常规、肝肾功能。

第八节　神经系统疾病护理常规

一、一般护理

【护理评估】

1. 生理功能方面

患者的生命体征是否正常；意识是否清楚；语言表达是否清楚；个人卫生；衣着是否整洁；皮肤情况：有无躯体外伤、皮肤是否完整；饮食、营养状况；有无营养失调；睡眠情况：有无入睡困难、早醒、多梦等，睡醒后患者的感受如何；大小便情况：有无便秘、尿潴留等情况；视力、听力情况；日常生活能否自理，根据患者的实际情况应用日常生活能力评定指数量表进行评估。

2. 心理社会方面

评估患者对疾病的认识能力及潜在风险，主要评估患者的症状对其行为的影响。

【护理措施】

(1)患者入院后要热情接待，介绍主管医生、责任护士、病室环境及医院规章制度，立即通知医生，对于危重患者要积极组织抢救。

(2)患者入院时要及时完成护理评估，并协助做好卫生处置，如有异常及时通知医生。

(3)患者卧床休息，病情危重者绝对卧床休息，减少不必要的搬动；慢性病患者鼓励其适度下床活动；意识不清、呼吸道分泌物增多者取半卧位，头偏向一侧。

(4)密切观察生命体征、意识、瞳孔及病情变化，如有变化及时通知医生。

(5)对于有跌倒、坠床、压疮及各种安全隐患的患者要给予安全评估与健康教育并做好防护措施。

(6)遵医嘱给予营养丰富的饮食，多吃水果、蔬菜，以保持大便通畅，吞咽困难患者要防止呛咳，昏迷及严重进食困难患者遵医嘱给予鼻饲。

(7)瘫痪肢体要保持功能位，定时给予按摩及被动活动，鼓励主动活动。

(8)加强基础护理，保持口腔、皮肤、头发、手足、会阴及床单位清洁，满足患者生活需要，做好呼吸道及各种管路护理，防止并发症。

(9)病情危重患者严格床头交接班，做好危重患者护理记录，准确记录出入量，各种抢救仪器处于完好备用状态。

(10) 做好与疾病相关的康复及健康指导。

(11) 做好心理护理，鼓励患者配合治疗与护理。

二、缺血性脑血管病

缺血性脑血管病 (ICVD) 是指在供应脑的血管管壁病变或血流动力学障碍的基础上发生脑部血液供应障碍，导致相应供血区脑组织缺血、缺氧而引起的短暂或持久的、局部或弥散的脑损害的疾病。

【护理评估】

1. 临床表现

神经系统症状包括意识障碍、认知障碍、吞咽困难、偏瘫、感觉障碍、视力异常、排尿排便障碍等。

2. 专科及基础评估

生命体征、意识状态、运动系统、感觉系统、言语、吞咽、记忆与智能状态、自理能力及压力性损伤、跌倒/坠床、营养等风险。

3. 用药观察

脱水药物使用后的尿量变化；溶栓、抗凝药物使用后血压变化、出血表现、临床检验中的凝血指标等。

4. 并发症

脑疝、肺部感染、电解质紊乱、深静脉血栓形成、泌尿系统感染等。

5. 主要护理问题

(1) 潜在并发症　出血与溶栓治疗有关。

(2) 生活自理能力缺陷　与肢体偏瘫有关。

(3) 躯体移动障碍　与脑缺血、缺氧导致运动功能受损有关。

(4) 语言沟通障碍　与脑缺血导致语言功能障碍有关。

(5) 有误吸的危险　与吞咽困难有关。

(6) 有受伤的危险　与肢体偏瘫有关。

(7) 有皮肤完整性受损的危险　与偏瘫、感觉障碍有关。

(8) 有感染的危险　与长期卧床、吞咽功能障碍、易引起坠积性肺炎有关。

(9) 便秘　与长期卧床肠蠕动减少有关。

【护理措施】

1. 持续动态评估

如病情变化，立即通知医生。

2. 专科护理

(1) 意识障碍：可使用 GCS 昏迷量表动态评定意识障碍程度，程度加重或出现头痛、恶心、喷射性呕吐，立即通知医生。

(2) 吞咽障碍：洼田饮水试验评估吞咽障碍的程度，根据吞咽障碍情况制定相应饮食计划并指导进食方法；需肠内营养时应保持喂养管路通畅，抬高床头≥30°，每4小时监测胃内残留液的量、颜色、性质。

(3) 言语障碍：可利用表情－手势－语言相结合的方法或实物、图片交流。

（4）良肢位摆放：摆放原则为上肢伸直、下肢弯曲、髋关节内收，以防足下垂。持续摆放，至少每两小时变化体位，可健侧卧位、患侧卧位、平卧位交替；待病情稳定，早期进行康复治疗。

（5）介入检查或治疗后：监测血压、足背动脉搏动、皮温、肤色、穿刺点敷料情况；术侧肢体制动 8 小时，卧床 24 小时；适当饮水，观察尿量；观察神经系统症状。

（6）用药：①脱水药物应注意单次给药及间隔时间的准确，关注静脉炎的预防；②静脉溶栓药物给药时剂量及速度准确，药物使用后 24 小时内持续监测血压，关注神经系统症状变化及相关并发症，特别是颅内出血及全身出血情况；③抗血小板、抗凝药物，观察出血情况。

（7）依据自理程度提供生活护理。

（8）按照压力性损伤、跌倒/坠床、营养等风险等级与危险因素，提供预防与处理措施。

【健康教育】

（1）良肢位摆放的方法。

（2）吞咽障碍及饮食指导。

（3）语言障碍指导。

（4）疾病相关知识宣教，如脑卒中识别方法（表 1–8–1）、疾病危及期紧急救治方法等。

（5）二级预防 ①饮食及生活方式指导；②用药指导；③病情监测及复诊指导。

【延续护理服务】

（1）发放纸质宣传内容或利用网络平台推送专业信息，帮助患者居家护理。

（2）随访患者病情恢复情况及二级预防执行依从性，根据依从性进行针对性患者或家属再指导。

表 1–8–1 FAST 量表

F–Face（脸）	脑卒中患者常出现面瘫，表现为两侧面部不对称，微笑时口角歪斜，流涎，鼓腮漏气，鼻唇沟变浅，喝水口角漏水等症状
A–Arm（上肢）	脑卒中患者常出现一侧肢体的麻木无力，表现为一侧上肢不能举起水杯、麻木，走路一侧下肢无力
S–Speech（说话）	脑卒中患者常出现言语障碍，表现为说话含糊不清、失语等症状
T–Time（时间）	如果出现上述症状，并且合并上述高危因素，应立即拨打电话 120，时间就是金钱，时间就是大脑、时间就是生命

三、出血性脑血管病

脑出血是指原发性非外伤性脑实质内出血，也称自发性脑出血。

三偏征：出血灶对侧出现不同程度的中枢型偏瘫和面舌瘫，也可出现偏身感觉缺失和偏盲，即三偏征。

【护理评估】

1. 临床表现

头痛、头晕、恶心、呕吐、血压升高、肢体瘫痪、意识障碍、脑膜刺激征、痫性发作等。

2. 专科及基础评估

生命体征、意识状态、瞳孔、肌力；疼痛、自理能力及压疮、跌倒/坠床、营养等风险。

3. 用药观察

脱水利尿剂使用后颅内压、血压及尿量的变化。

4. 并发症

肺部感染、应激性溃疡；痫性发作、中枢性高热等。

5. 社会心理状况

患者的精神心理状态、治疗配合情况。

6. 主要护理问题

(1) 疼痛　与颅压增高有关。

(2) 生活自理能力缺陷　与限制活动卧床有关。

(3) 躯体移动障碍　与偏瘫有关。

(4) 语言沟通障碍　与失语有关。

(5) 便秘　与长期卧床、肠蠕动减慢有关。

(6) 有皮肤完整性受损危险　与偏瘫、感觉障碍、尿失禁有关。

(7) 清理呼吸道无效　与肺部感染、长期卧床、意识障碍有关。

(8) 有误吸危险　与意识障碍有关。

(9) 营养失调低于机体需要量　与吞咽困难、意识障碍有关。

(10) 有感染的危险　与留置尿管有关。

【护理措施】

1. 持续动态评估

有病情变化立即通知医生。

2. 专科护理

(1) 非手术治疗护理及手术前期护理

①颅内压增高护理：保持病室安静，避免引起颅内压增高的颅外诱发因素，如情绪激动、剧烈咳嗽、便秘、尿潴留、躁动等；避免患者情绪激动；患者头正中位，床头抬高 15°～30°。

②保持呼吸道通畅：及时清理呼吸道分泌物，必要时氧疗。

③颅内压监测：保持监测管路的通畅，记录颅内压并严格无菌操作，动态监测数值，如持续超过 15mmHg 即为颅内高压，＞20mmHg 为增高的临界值，立即告知医生。

④严格控制血压：血压过高可引起颅内再次出血，过低可引起脑低灌注从而导致脑梗死。

⑤用药：控制输液速度，防止短时间内输入大量液体加重脑水肿；脱水药物应注意单次给药及间隔时间的准确；使用脱水利尿药物及激素后观察瞳孔、意识、尿量的变化。

⑥体温控制：维持正常体温，以物理降温为主，效果不佳时可遵医嘱给予药物治疗或配合低温治疗。

⑦意识障碍的护理：动态观察神志、瞳孔、生命体征、肢体活动等。

⑧控制癫痫发作。

⑨皮肤护理：介入治疗者应双侧腹股沟区皮肤做好准备，外科手术治疗或行血肿腔引流的患者应做好头部皮肤准备。

⑩心理护理：提供安静、舒适环境，可根据患者的喜好听广播、听音乐等。

(2) 手术后期护理

①卧位与活动：病情平稳后床头抬高 15°～30°，根据下肢深静脉血栓风险分级给予相

应预防措施。

②引流管护理：包括脑室引流、硬膜下引流管、硬膜外引流管、术区引流管等；引流管上标注管道名称，妥善固定于皮肤，相应的引流装置紧密连接并妥善固定，不可随意放低或抬高引流瓶；保持引流管通畅，护理过程中严格无菌操作，引流装置定期更换；周围皮肤及敷料保持清洁、干燥；定时观察引流液量、颜色及性状。

③关注血培养及脑脊液细菌培养结果，感染发生可予抗菌药物治疗。

④并发肺部感染者，除抗菌药物治疗外，可同时加强口腔和肺部护理。

⑤应激性溃疡：按消化道出血常规进行护理。

⑥癫痫发作：将患者头偏向一侧(保持呼吸道通畅)、建立静脉通路(给予镇静抗癫痫药物)、保证患者安全等。

⑦中枢性高热：同手术前期护理。

⑧用药：同手术前期护理。

3. 提供护理服务

依据患者自理程度提供护理服务，满足基本生活需求。

4. 预防与处理措施

按照压力性损伤、跌倒/坠床等风险等级与危险因素，提供预防与处理措施。

【健康教育】

(1) 早期康复训练　请康复科会诊，在康复师指导下进行功能锻炼。

(2) 了解引流管的维护与引流情况并给予指导。

(3) 疾病相关知识宣教　如脑卒中识别方法、疾病危及期紧急救治方法等。

(4) 二级预防　①饮食及生活方式指导；②用药指导；③病情监测及复诊指导。

【延续护理服务】

(1) 发放纸质宣传内容或利用网络平台推送专业信息帮助患者居家护理。

(2) 随访患者病情恢复情况及二级预防执行依从性，根据依从性进行针对性患者或家属再指导。

(3) 居家护理指导。

四、癫痫

癫痫是一组由不同病因所引起，脑部神经元高度同步化，且常具自限性的异常放电所导致，以发作性、短暂性、重复性及通常为刻板性的中枢神经系统功能失常为特征的综合征。

癫痫持续状态（SE）是一次发作没有停止，持续时间大大超过了具有该型癫痫的大多数患者发作的时间；或反复发作，在发作间期患者的意识状态不能恢复到基线期水平。

【护理评估】

1. 临床特点

以反复、发作性、短暂性、通常为刻板性的中枢神经系统功能失常为特征。由于异常放电神经元的位置不同，放电扩展的范围不同，发作可表现为感觉、运动、意识、精神、行为、自主神经功能障碍或兼有之。

2. 专科及基础评估

癫痫发作的诱发因素，如觉醒与睡眠、发热、疲劳、饮酒等；癫痫发作前先兆、发作时及发作后的表现，有无癫痫持续状态，跌倒/坠床风险评估。

3. 用药观察

观察抗癫痫药物的不良反应，是否有镇静、嗜睡、头晕、共济障碍、认知及记忆损害、皮疹等；静脉注射镇静类药物后，观察有无抑制呼吸、血压下降；给予脱水药物后注意观察尿量。

4. 并发症

出血、感染、偏瘫、视野缺损、失语等。

5. 社会心理状况

对疾病的了解程度，有无焦虑、恐惧等不良情绪。

6. 主要护理问题

(1) 有受伤的危险　与癫痫发作有关。

(2) 有误吸的危险　与癫痫发作、气管分泌物增多有关。

(3) 焦虑　与病程长、反复发作有关。

(4) 知识缺乏　与缺乏癫痫的相关知识有关。

【护理措施】

1. 持续动态评估

有病情变化立即通知医生。

2. 专科护理

(1) 非手术治疗护理

①安全护理：给予患者床头警示；根据病情留家属陪住；危险品(开水、利器等)应远离患者；告知患者出现癫痫发作先兆时立即通知医务人员或自行就地躺下，以防抽搐时跌倒摔伤；床单位周围避开吸引器、窗台等，以防发作时碰伤；为有舌咬伤史患者准备好压舌板，防止癫痫发作时舌咬伤等。

②癫痫发作的护理：发作时要快速到患者身旁并通知其他医护人员，应尽快移开周围可能对患者造成伤害的东西，或将患者置于安全位置以免患者受到伤害，保持呼吸道通畅，可用软垫等物品保护患者头部，不用力按压；患者肢体牙关紧闭，不可强行塞放木筷、勺子等；当患者临床发作持续时间超过 5 分钟或超过患者平时发作持续时间时，应考虑到癫痫持续状态的可能性，做好抢救准备，遵医嘱给予抗癫痫药物、氧气吸入，严密监测生命体征变化，必要时行人工机械通气。专人看护，加床栏，躁动患者必要时给予保护性约束。抢救后完善护理记录(包括神志与瞳孔的变化、眼球凝视和转头方向，以及发作起始部位、持续时间、伴随症状)。

③用药护理：服药期间关注患者癫痫发作控制情况、血清检验结果，特别是血药浓度检验结果。

④特殊检查指导：如进行癫痫相关特殊检查或脑电图检查，协助患者做好检查前准备，向患者及家属宣教检查时注意事项。

(2) 手术后期护理

①术后治疗效果观察：有无癫痫发作，发作形式与术前有何不同，记录并通知医生。

②引流管的护理：保持头部敷料清洁干燥，头枕无菌小巾并每日更换，有渗出时通知医生；根据病情调节引流袋放置的高度；保持引流管通畅，妥善固定；观察引流液的性质、

量、颜色，若引流量过多或颜色鲜红或发现脑脊液漏，及时通知医生。

③并发症的观察与护理：观察患者有无语言障碍、偏瘫、视野缺损、精神障碍等病情变化，及早发现脑水肿、颅内出血、感染等。

3. 心理状态调节

交流、观察患者起居，如存在心理异常，及早进行相关心理测试，采取相关安全措施。

4. 提供护理服务

依据患者自理程度提供护理服务，满足基本生活需求。

5. 预防与处理措施

按照压疮、跌倒/坠床等风险等级，提供预防与处理措施。

【健康教育】

(1) 生活指导　培养良好的生活习惯，保证充足的睡眠，避免过度疲劳，不喝酒，不暴饮暴食，控制癫痫发作的可变诱因，保持最小的精神压力，减少癫痫发作。

(2) 安全指导　患者外出时，确保携带足够量的抗癫痫药物，随身携带注明姓名、地址、诊断的卡片，以便急救时参考。

(3) 遵医嘱加减药物，不可自行停药，更换或增减药量时如频繁出现发作情况，及时就医。

(4) 鼓励患者适当地参加体力和脑力活动。

(5) 定期复查指导，包括复查内容、时间及物品等。

【延续护理服务】

(1) 发放纸质宣传内容或利用网络平台推送专业信息帮助患者居家护理。

(2) 了解患者居家膳食结构与生活方式，疏导心理问题。

(3) 药物服用、自我监测依从性，对家属及患者进行针对性指导。

五、急性脊髓炎

急性脊髓炎是指各种感染后引起自身免疫反应所致的急性横断性脊髓炎性病变，又称急性横贯性脊髓炎。

【护理评估】

1. 临床表现

疼痛、病变节段束带感，出现受累平面以下运动障碍、感觉障碍及自主神经功能障碍为主。

2. 专科及基础评估

疼痛、运动障碍、感知觉障碍、自主神经功能障碍、自理能力，压力性损伤、跌倒/坠床、营养等风险。

3. 用药观察

使用类固醇药物时关注患者消化道出血情况；输注丙种球蛋白过程中、完毕后注意有无皮疹、恶心、呕吐、寒战、呼吸急促等过敏反应。

4. 并发症

下肢静脉血栓、烫伤、冻伤、尿潴留、便秘、压力性损伤。

5. 心理社会状况

对疾病的了解程度、焦虑，恐惧及家属支持。

6. 主要护理问题

(1) 呼吸困难　与病变引起呼吸肌麻痹有关。

(2) 失用综合征　与神经损伤脊髓休克引起的四肢瘫有关。

(3) 有皮肤完整性受损的危险　与长期卧床、自主神经功能障碍所致的失禁有关。

(4) 便秘　与长期卧床、自主神经功能紊乱有关。

(5) 生活自理能力缺陷　与肢体瘫痪有关。

(6) 恐惧　与呼吸肌麻痹引起的呼吸困难带来的濒死感有关。

【护理措施】

1. 动态评估

有病情变化立即通知医生。

2. 专科护理

(1) 呼吸衰竭　患者出现呼吸困难、意识障碍等，关注血氧饱和度或血气分析结果，必要时给予氧疗；保持呼吸道通畅，必要时配合行机械通气。

(2) 营养支持　吞咽障碍严重患者尽早给予肠内营养支持，保持能量摄入及电解质平衡。

(3) 预防烫冻伤　危险品(开水、利器等)应远离患者，肢体保暖禁用暖水袋。

(4) 排泄障碍　指导患者定时排便，3 天未排便者应遵医嘱给予缓泻剂；排尿障碍患者及早留置导尿，严格留置导尿护理常规，防止逆行感染。

(5) 预防瘫痪肢体挛缩畸形　良肢位摆放，并可应用矫形器进行预防。

(6) 用药护理　使用皮质类固醇激素后注意骨质疏松、感染，监测血钾、血钠、血钙浓度的变化，使用免疫球蛋白者注意病情变化、过敏反应等情况，及时与医生沟通。

(7) 并发症观察与护理　按照压力性损伤、跌倒/坠床等风险等级及其他相关并发症观察给予相应的预防及护理措施。

(8) 提供护理服务　依据患者自理程度提供护理服务，满足基本生活需求。

【健康教育】

1. 适度锻炼

恢复期进行康复训练，加强肢体功能锻炼和日常生活训练，增加抵抗力，注意保暖，减少感染。

2. 用药指导

告知皮质类固醇类药物的不良反应，出院后服药及遵医嘱调整药物剂量、方法。

3. 嘱患者或家属定期复查

【延续护理服务】

(1) 发放纸质宣传内容或利用网络平台推送专业信息帮助患者居家护理。

(2) 指导患者居家膳食结构与生活方式，疏导心理问题。

(3) 药物服用、自我监测依从性，对家属及患者进行针对性指导。

(4) 指导良肢位摆放、肢体功能锻炼等方法。

六、重症肌无力

重症肌无力(MG)是一种神经肌肉接头传递障碍的获得性自身免疫性疾病。

【护理评估】

1. 临床表现

肢体无力，晨轻暮重感，休息后减轻而活动后肢体无力明显加重、呼吸肌麻痹、吞咽、咳嗽不能、呼吸困难、呕吐、腹痛、腹泻、瞳孔缩小、多汗、流涎、气管分泌物增多、心率减慢、肌肉震颤等症状。

2. 专科及基础评估

生命体征、吞咽、运动系统、自理能力、疼痛，压力性损伤、跌倒/坠床、营养等风险。

3. 用药观察

应用胆碱酯酶抑制剂后毒蕈碱样反应，血钾变化；肾上腺皮质激素使用后消化道溃疡出血等并发症；免疫抑制剂使用后白细胞等变化。

4. 并发症

下肢深静脉血栓，下呼吸道感染，营养失调及压力性损伤。

5. 心理社会状况

疾病的了解程度、精神心理状态、配合情况。

6. 主要护理问题

(1) 气体交换受损　与肌无力或胆碱能危象时呼吸衰竭有关。

(2) 有感染的危险　与药物副反应、机械通气等有关。

(3) 有误吸的危险　与吞咽肌群无力有关。

(4) 有受伤的危险　与肌无力、行走困难、斜视、复视有关。

(5) 生活自理能力缺陷　与肌无力有关。

【护理措施】

1. 动态评估

有病情变化立即通知医生。

2. 专科护理

(1) 呼吸观察　动态评估患者的呼吸型态、幅度、频率及呼吸困难的程度，询问患者的主诉，有无胸闷、憋气、血氧饱和度降低等症状，及时通知医生，遵医嘱给予氧疗。

(2) 机械通气护理　必要时使用机械辅助通气，关注患者生命体征，做好人工气道管理，呼吸机性相关肺炎的预防及处理。

(3) 吞咽障碍护理　可应用洼田饮水试验评估吞咽障碍的程度，给予个体化饮食计划及指导，必要时给予肠内营养支持。

(4) 肢体无力的护理　患肢给予良肢位摆放，评估患者的跌倒/坠床风险，合理使用床档，给予床头警示牌提示。

(5) 用药护理　使用大剂量免疫球蛋白冲击时注意有无过敏反应、病情变化；使用皮质激素注意骨质疏松、感染；监测血钾、血钠、血钙浓度的变化；慎用镇静安眠类药物。

(6) 并发症观察与处理　按照压力性损伤、跌倒/坠床等风险等级及其他相关并发症观察给予相应的预防及护理措施。

【健康教育】

(1) 适度锻炼　恢复期进行康复训练，加强肢体功能锻炼和日常生活训练，增加抵抗力，注意保暖，减少感染。

(2) 保证足够的能量摄入，合理饮食结构。

(3) 用药指导　告知皮质类固醇类药物的不良反应，出院后服药及遵医嘱调整药物剂量方法。

(4) 嘱患者或家属定期复查。

【延续护理服务】

(1) 发放纸质宣传内容或利用网络平台推送专业信息帮助患者居家护理。

(2) 指导患者居家膳食结构与生活方式，疏导心理问题。

(3) 药物服用、自我监测依从性，对家属及患者进行针对性指导。

(4) 指导良肢位摆放、肢体功能锻炼等方法。

七、急性炎症性脱髓鞘性多发性神经病

急性炎症性脱髓鞘性多发性神经病（AIDP），又称急性感染性多发神经病或急性炎性脱髓鞘性多发性神经根神经炎，即格林-巴利综合征（GBS）。该病主要损害多数脊神经根和周围神经，也常累及脑神经，病理改变是周围神经组织中小血管周围淋巴细胞浸润与巨噬细胞浸润以及神经纤维的脱髓鞘，严重病例可出现激发轴突变性。

【护理评估】

1. 临床表现

肢体感觉异常，呈手套袜套样分布；四肢对称性、迟缓性瘫痪，并可波及躯干，累及肋间肌、膈肌引起呼吸麻痹；以脑神经麻痹为首发症状者，双侧周围性面瘫最常见；肌肉压痛；吞咽障碍；有自主神经功能损害症状：皮肤潮红、出汗增多、手足肿胀、营养障碍、心律失常、高血压或体位性低血压、排泄障碍。

2. 辅助检查

脑脊液特征性改变，如蛋白增高而细胞数正常或接近正常，称蛋白-细胞分离现象。

3. 专科及基础评估

生命体征、意识状态、感觉、肌力、吞咽、疼痛、自理能力及压力性损伤、跌倒/坠床等风险。

4. 用药观察

使用肾上腺皮质激素关注患者消化道出血情况；输注免疫球蛋白过程中、完毕后注意有无皮疹、恶心、呕吐、寒战、呼吸急促等过敏反应。

5. 并发症

呼吸衰竭、心力衰竭、肺部感染、深静脉血栓形成等。

6. 主要护理问题

(1) 呼吸困难　与病变侵犯呼吸肌引起呼吸肌麻痹有关。

(2) 有误吸的危险　与吞咽肌群无力有关。

(3) 生活自理能力缺陷　与运动神经脱髓鞘改变引起的肢体瘫痪有关。

(4) 有废用综合征的危险　与运动神经脱髓鞘改变引起的肢体瘫痪有关。

(5) 有皮肤完整性受损　与运动神经脱髓鞘改变引起的肢体瘫痪有关。

(6) 便秘　与自主神经功能障碍及长期卧床有关。

(7) 恐惧　与快速进展性四肢瘫痪或呼吸困难带来的濒死感有关。

【护理措施】

1. 持续动态评估

有病情变化及时通知医生。

2. 专科护理

(1)监测生命体征 保持呼吸道通畅，严密观察患者的呼吸频率、深浅、呼吸型态变化，必要时氧疗改善缺氧状态，做好气管插管、气管切开及呼吸机使用的急救配合与护理。

(2)饮食计划与指导 根据洼田饮水试验评估吞咽障碍的程度，制订个体化饮食计划与指导，必要时给予肠内营养。

(3)患肢摆放良肢位 原则为上肢伸直、下肢弯曲、髋关节内收、防足下垂。持续摆放，至少每两小时变化体位，可健侧卧位、患侧卧位、平卧位交替；待病情稳定，早期进行康复治疗。

(4)用药 应用免疫球蛋白治疗输注时先慢后快，最快速度不超 3ml/min(约 60 滴/min)；观察患者有无头痛、发热、寒战、呼吸急促、皮疹、恶心、呕吐等过敏反应；应用糖皮质激素时应注意观察患者情绪、行为、血糖及大、小便颜色的变化等。

(5)心理护理 依据患者焦虑/抑郁情况，提供适宜的心理护理，安慰、鼓励患者，减轻其悲观、恐惧心理。

(6)生活护理 依据自理程度提供生活护理。

(7)并发症观察与处理 按照压力性损伤、跌倒/坠床等风险等级及其他相关并发症观察给予相应的预防及护理措施。

【健康教育】

(1)饮食及吞咽指导。

(2)用药指导。

(3)肢体功能锻炼指导。

(4)良肢位摆放的方法。

【延续护理服务】

(1)发放纸质宣传内容或利用网络平台推送专业信息帮助患者居家护理。

(2)指导患者居家膳食结构与生活方式，疏导心理问题。

(3)药物服用、自我监测依从性，对家属及患者进行针对性指导。

(4)指导良肢位摆放、肢体功能锻炼等方法。

八、多发性硬化

多发性硬化(MS)是一种以中枢神经系统白质炎性脱髓鞘病变为主要特点的自身免疫疾病。

【护理评估】

1. 临床表现

肢体无力、感觉异常、视力下降、复视、共济失调、眩晕、发作性感觉或运动异常，精神症状、括约肌障碍引起的尿急、尿失禁、排尿不全等。

2. 专科及基础评估

瞳孔、视野、感觉、运动功能、自理能力、疼痛、压力性损伤、跌倒/坠床、营养等风险。

3. 用药观察

使用皮质类固醇药物注意消化系统出血症状；使用干扰素注意肝功能，水、电解质的变化；免疫抑制剂使用后白细胞等变化；输注免疫球蛋白过程中、完毕后注意有无皮疹、恶心、呕吐、寒战、呼吸急促等过敏反应。

4. 并发症

肺部感染、营养失调、深静脉血栓形成等。

5. 心理社会状况

对疾病的了解程度，焦虑、恐惧，家属的支持。

6. 主要护理问题

(1) 生活自理能力缺陷　与肢体无力有关。

(2) 躯体移动障碍　与脊髓受损有关。

(3) 有受伤的危险　与视神经受损有关。

(4) 有皮肤完整性受损的危险　与瘫痪及大、小便失禁有关。

(5) 便秘　与脊髓受累或长期卧床有关。

(6) 潜在的并发症感染　与药物使用副反应有关。

【护理措施】

1. 动态评估

有病情变化及时通知医生。

2. 专科护理

(1) 运动障碍　床单位装有保护栏，呼叫器放置于患者随手可得的地方；嘱患者下地活动时穿着防滑鞋，地面保持平整、干燥；指导使用合适的助行用具，预防跌倒与坠床。

(2) 肢体训练　瘫痪肢体早期良肢位摆放，病情稳定后及早进行康复锻炼，每日鼓励和指导患者坚持训练，采取被动运动和主动运动相结合的原则，以不疲劳为前提，以循序渐进为原则。

(3) 感觉障碍的护理　肢体保暖禁用暖水袋；感觉麻木者痛、温觉刺激；烧灼感者凉水擦拭四肢；束带感加重者着宽松肥大的棉质衣服；痛性痉挛者给予肢体康复训练、针灸等治疗。

(4) 排尿障碍护理　患者出现尿潴留时，给予留置尿管，应保持管路通畅，严格无菌操作，保持会阴清洁，防止逆行感染。

(5) 视力障碍　灯光明暗适宜，活动空间不留障碍物，必要时给予手杖等辅助设施，防止跌倒；日常生活用品放在视力较好侧，复视者活动时眼罩遮挡另一只眼。

(6) 用药护理　使用皮质类固醇药物时监测血钾、血钠、血钙浓度的变化，观察有无皮肤瘙痒、感染等症状；使用干扰素观察注射部位红肿、疼痛、肝功能、白细胞减少等变化；使用免疫抑制剂注意有无白细胞减少、胃肠道反应、皮疹等表现；免疫球蛋白使用过程中及使用后关注有无过敏反应。

(7) 并发症观察与处理　按照压力性损伤、跌倒/坠床等风险等级及其他相关并发症观察，给予相应的预防及护理措施。

3. 护理服务

依据患者自理程度提供护理服务，满足基本生活需求。

4. 预防及处理措施

按照压力性损伤、跌倒/坠床等风险等级与危险因素，提供预防及处理措施。

【健康教育】

(1)指导患者及家属保持良好生活方式，避免诱因。

(2)指导患者肢体功能锻炼方法。

(3)指导患者及家属药物的服用方法及副作用。

【延续护理服务】

(1)发放纸质宣传内容或利用网络平台推送专业信息帮助患者居家护理。

(2)指导患者居家膳食结构与生活方式，疏导心理问题。

(3)药物服用、自我监测依从性，对家属及患者进行针对性指导。

(4)指导良肢位摆放、肢体功能锻炼等方法。

九、脑炎

脑炎是指各种病原微生物包括病毒、细菌、真菌、螺旋体、寄生虫、立克次体、朊蛋白等侵犯中枢神经系统的常见多发性疾病。

【护理评估】

1. 临床表现

首发症状多表现为精神和行为异常；咳嗽及头痛、发热，恶心、呕吐；不同程度的神经功能受损，如偏瘫、偏盲、锥体外系表现、意识障碍、癫痫持续状态等。

2. 专科及基础评估

意识障碍程度、精神症状表现、自理能力、疼痛、压力性损伤、跌倒/坠床、营养等风险。

3. 用药观察

使用脱水类药物时关注尿量、电解质水平；使用激素药物时注意骨质疏松、感染；使用抗病毒药物常见轻度头痛、胃肠道症状、骨髓抑制；使用抗癫痫药物注意皮疹、血液系统损害、胃肠道反应；使用镇静药物应注意循环和呼吸系统是否有抑制作用。

4. 并发症

脑疝、呼吸衰竭。

5. 心理社会状况

对疾病的了解程度；不良情绪；配合情况。

6. 主要护理问题

(1)体温过高　与感染的病原有关。

(2)有误吸的危险　与意识障碍或精神症状有关。

(3)有受伤的危险　与痫性发作或精神症状有关。

(4)营养失调低于机体需要量　与高热、吞咽困难等有关。

(5)生活自理能力缺陷　与精神症状或意识障碍有关。

(6)有皮肤完整性受损的危险　与意识障碍或精神症状有关。

(7)语言沟通障碍　与失语、精神障碍、意识障碍有关。

【护理措施】

1. 持续动态监测生命体征

如发现异常及时通知医生。

2. 专科护理

(1) 意识障碍 意识障碍进行性加重，喷射性呕吐、瞳孔不等大、血压升高、呼吸减慢等表现，提示脑疝；出现烦躁不安、意识模糊、瞳孔忽大忽小的状况，则可能是出现颅内压增高，通知医生，配合急救。

(2) 惊厥、癫痫发作 参考癫痫护理部分。

(3) 高热 评估发热类型及程度，给予物理降温时，必要时结合药物。

(4) 精神症状护理 评估精神、行为变化，危险品(开水、利器等)应远离患者，防止自伤或伤及他人；暴力行为、烦躁不可控制时，给予保护性约束，必要时给予镇静药物。

(5) 营养支持 进食易消化、高营养、高维生素、高热量食物；留置胃管患者做好肠内营养护理。

(6) 并发症观察与处理 关注剧烈头痛、频繁呕吐、血压增高等脑疝早期表现；监测生命体征，特别是瞳孔的观察；发生脑疝及时开放静脉通路，快速给予脱水药物，对症处理加剧颅内压增高的各种因素；患者出现呼吸困难，急促或表浅，精神神经症状，发绀，意识障碍等，保持呼吸道通畅，必要时氧疗，关注血气分析结果，必要时配合行气管插管术及机械通气。

3. 心理护理

及时与患者、家属沟通，了解心理状态，减少恐惧，指导家属观察重点，防止意外发生。

4. 提供护理服务

依据患者自理程度提供护理服务，满足其基本生活需求。

5. 预防及处理措施

按照压力性损伤、跌倒/坠床等风险等级与危险因素，提供预防与处理措施。

【健康教育】

(1) 减少诱因，如保暖、预防感冒、戒烟限酒、正确服药、预防复发。

(2) 劳逸结合，适度锻炼，避免疲劳、情绪激动。

(3) 服用激素、抗癫痫药物者，指导正确服药，避免漏服、自行停药和更改药量。

【延续护理服务】

(1) 发放纸质宣传内容或利用网络平台推送专业信息帮助患者居家护理。

(2) 了解患者癫痫、精神症状康复程度，告知患者进行自我监测，如有异常随时就诊。

第九节 传染性疾病护理常规

一、一般护理

1. 环境要求

(1) 病室应保持清洁、整齐、安静、采光适宜、定时通风。

(2) 床间距合理，床单位整洁、舒适。

2. 消毒隔离要求

(1) 按照病种收治患者，不同病种采取不同的消毒隔离措施。患者在医护人员指导下应在指定区域活动，不得随意进入清洁区。

（2）进行治疗和护理操作时，医护人员应根据不同病种进行防护，如戴好口罩、手套、加穿隔离衣或护目镜等，操作前和操作后进行手卫生，防止交叉感染。

（3）餐具做到定时消毒，出院做好终末消毒。

①呼吸道传播疾病：应严格按不同病种分室收治。

②消化道传播疾病：有条件的应按不同病种分室收治，如同收一室，应采用床边隔离措施。对所用检查、治疗物品最好分病种使用，否则应进行消毒后再给另一患者使用或使用一次性物品。对其分泌物、排泄物均应先进行消毒再处理。

③经血液、体液传播疾病：需采取血液、体液接触隔离。护理操作中严格执行《医疗机构消毒技术规范》，遵守普遍防护原则，采取标准防护。取血时严格执行消毒制度；接触污染血源和分泌物时要戴手套；避免患者血液、分泌物、排泄物侵入接触者的黏膜或破损皮肤上。

④虫（动物）媒传播疾病：如流行性乙型脑炎需加防蚊灭蚊措施；狂犬病、炭疽应分室收治，医护人员进行治疗、护理时须戴口罩、戴手套，加穿隔离衣、鞋套和护目镜，医疗用品尽量使用一次性物品，否则用后严格消毒，再经灭菌处理。分泌物、污染物及伤口敷料必须焚烧。

3. 传染病护理

（1）密切观察患者生命体征，准确填写护理记录，病情变化及时报告医生，采取急救处理措施。

（2）急性期卧床休息，高热和有合并症者绝对卧床休息。做好患者生活护理，保持口腔和皮肤清洁，防止口腔炎和压力性损伤发生。谵妄和有精神症状者，加床档，防止坠床。

（3）严格执行查对制度，准确地完成治疗方案，注意观察药物的副作用，确保医疗护理安全。

（4）急性期、恢复期及伤寒患者要遵医嘱给予合理饮食。昏迷不能进食者，可鼻饲或静脉给予营养支持。

（5）做好心理护理，应及时了解患者心理状态，消除患者顾虑等急躁情绪，使其安心养病，积极配合治疗，早日恢复健康。

（6）健康指导，按不同病种对患者进行健康指导。对恢复期患者进行疾病知识宣教和出院指导，积极预防并发症发生。指导患者和家属掌握消毒隔离方法，做好家庭预防消毒。

4. 传染病疫情报告制度

严格执行《中华人民共和国传染病防治法》有关规定。

5. 消毒制度

严格执行国家卫生健康委员会颁布的《医疗机构消毒技术规范》要求。

6. 规范常见传染病传染源、传播途径及隔离预防

常见传染病传染源、传播途径及隔离预防见表1-9-1。

表 1-9-1　常见传染病传染源、传播途径及隔离预防

疾病名称		传染源	传播途径				隔离预防						
			空气	飞沫	接触	生物媒介	口罩	帽子	手套	防护镜	隔离衣	防护服	鞋套
病毒性肝炎	甲型、戊型	潜伏期末期和急性期患者			+		±	±	+		+		
	乙型、丙型、丁型	急性和慢性患者及病毒携带者			#		±	±	+				
麻疹		麻疹患者	+	++	+		+	+	+		+		
流行性腮腺炎		早期患者和隐性感染者		+			+	+	+				
脊髓灰质炎		患者和病毒携带者		+	++	苍蝇、蟑螂	+	+	+				
流行性出血热		啮齿类动物、猫、猪、狗、家兔	++		+		+	+	+	±	±		
狂犬病		患病或隐性感染的犬、猫、家畜和野兽			++		+	+	+	±	+		
伤寒、副伤寒		患者和带菌者			+		±	±	+		+		
细菌性痢疾		患者和带菌者			+		+	+	+		+		
霍乱		患者和带菌者			+		+	+	+		+		+
猩红热		患者和带菌者		++	+		+	+	+		+		
白喉		患者、恢复期或健康带菌者		++	+		+	+	+		+		
百日咳		患者		+			+	+	±		+		
流行性脑脊髓膜炎		流脑患者和脑膜炎双球菌携带者		++	+		+	+	+	±	+		
鼠疫	肺鼠疫	感染了鼠疫杆菌的啮齿类动物和患者		++	+	鼠蚤	+	+	+	±	+		
	腺鼠疫	感染了鼠疫杆菌的啮齿类动物和患者			+	鼠蚤	±	±	+	±	+		
炭疽		患病的食草类动物和患者		+	+		+	+	+	±	+		
流行性感冒		患者和隐性感染者		+	+		+	+	+		+		
肺结核		开放性肺结核	+	++			+	+	+		+		
SARS		患者		++	+		+	+	+	+	+	+	+
HIV		患者和病毒携带者			1								
手足口病		患者和隐性感染者		+	+		+	+	+		±		
梅毒		梅毒螺旋体感染者			1				+		+		
淋病		淋球菌感染者			n								
人感染高致病性禽流感		病禽、健康带毒的禽		+	+		+	+	+	±		+	+

注 1：在传播途径一列中，"＋"：其中传播途径之一；"＋＋"：主要传播途径

注 2：在隔离预防一列中，"＋"：应采取的防护措施；±：工作需要可采取的防护措施；"＃"：接触患者的血液、体液而传播；1：性接触或接触患者的血液、体液而传播；n：性接触或接触患者分泌物污染的物品而传播

二、麻疹

执行传染病一般护理常规，呼吸道传染病隔离。

【护理评估】

(1) 接触史、预防接种史。

(2) 口腔黏膜变化。

(3) 皮疹的特点、皮疹分布、疹间有无正常皮肤，出疹的先后顺序等情况。

(4) 严密监测上呼吸道症状及全身症状变化。

(5) 饮食、饮水能力及营养状况。

(6) 有无并发症，如喉炎、肺炎、脑炎。

【护理措施】

(1) 轻型麻疹以家庭隔离为宜；重型麻疹伴并发症时，应住院隔离治疗。麻疹需隔离至出疹后 5 日，有并发症者则要酌情适当延长隔离期限，如并发肺炎者，可延长至出疹后 10 日。

(2) 高热的护理　处理麻疹高热时需兼顾透疹，若患儿没有并发症，出疹期间发热未超过 39.5℃，不宜退热，尤其忌冷敷及酒精擦浴，以免体温骤降引起末梢循环障碍影响出疹。超过 39.5℃以上者，可采取小剂量逐步退热降温，避免急骤退热而致虚脱。

(3) 皮肤的护理　保持床单位整洁、干燥。在保温的情况下，每日用温水擦浴。腹泻患儿注意臀部清洁。脱屑可引起皮肤瘙痒，要勤剪患儿指甲，以防其抓伤皮肤引起继发感染。如出疹不畅，可用鲜芫荽煎服或外用。

(4) 口腔、眼、耳、鼻咽部的护理　可用生理盐水或 2%硼酸溶液含漱 2～3 次/日，口唇干裂者局部涂润唇膏；发现眼结膜炎时，每日用生理盐水或 2%硼酸溶液冲洗 2～3 次，冲洗后滴入眼药水，保持室内光线柔和，避免强光刺激眼睛；防治呕吐物或眼泪等流入耳道，引起中耳炎；麻疹患者鼻腔分泌物较多，易形成鼻痂堵塞鼻腔，影响呼吸，发现有鼻痂应用温水轻轻擦拭，避免强行抠出而损伤黏膜。

(5) 饮食护理　给予营养丰富、高维生素、易消化的流质或半流质饮食，以少食多餐为宜，供给足够的水分。

(6) 严密观察急性喉炎、肺炎、脑炎等麻疹较常见的并发症。

①喉炎：出现声音嘶哑、吸气性呼吸困难，甚至出现犬吠样咳嗽，应考虑喉炎的可能。应及时雾化吸入稀释痰液，使用抗生素，喉梗阻严重时及早行气管切开。

②肺炎：若咳嗽加重、气喘、呼吸困难、面色发绀应高度警惕肺炎并发症的发生，立即给予氧气吸入，抗菌治疗，改善患儿缺氧状况。

③脑炎：脑炎可发生于出疹后 2～6 日，表现为嗜睡或烦躁、头痛、剧烈呕吐，甚至惊厥昏迷。积极给予对症护理，当出现惊厥或抽搐时，将患儿置于仰卧位，头偏向一侧，及时清除口咽部分泌物，保持呼吸道通畅，如吸痰等。

【健康指导】

(1) 积极预防及接种免疫，高发流行季节减少接触机会。

(2) 出疹时避免搔抓，保持皮肤清洁。

(3) 逐渐增加活动量，提高机体抵抗力。

(4) 了解潜在并发症，掌握相关知识与应对。

三、流行性脑脊髓膜炎

执行传染病一般护理常规，呼吸道隔离。

【护理评估】

(1) 评估患者体温、脉搏、呼吸、血压、瞳孔、意识状态、颈项强直等脑膜刺激征，注意有无脑疝的前驱症状。

(2) 皮肤黏膜异常表现，皮疹的特点、性质及部位。

(3) 呕吐的性质、次数及量。

(4) 有无并发症的发生，如中耳炎、肺炎、心包炎等。

【护理措施】

(1) 严密监测生命体征、意识状态、瞳孔变化，有无抽搐、惊厥先兆，记录 24 小时出入量。发现颅内高压、脑疝等症状体征，及时通知医生。

(2) 绝对卧床休息，操作集中，避免搬动，避免惊厥的发生；防止脑疝发生；呕吐时，头偏向一侧。颅内高压患者适当抬高头部。

(3) 给予富有营养、易消化、多维生素流质或半流质饮食，供给足够的水分，不能进食者静脉补液，昏迷者可鼻饲。

(4) 加强皮肤护理，保持床铺平整、干燥、无屑，按时给患者翻身、拍背。瘀斑要注意保护，防止破溃引起感染。有痒刺感时，避免抓破皮肤。

(5) 协助医师做腰穿以采集标本，腰穿术后严密观察病情变化，注意呼吸、脉搏、瞳孔的改变，防止脑疝的发生，嘱患者术后去枕平卧 6 小时，采取的标本要及时送检，并注意保温。

(6) 暴发型流行性脑脊髓膜炎患者应做好抢救准备工作，设专人护理，并做好记录。

①注意体温、脉搏、呼吸、血压的变化，按时测量，详细记录。如面色苍白、口唇发绀、四肢厥冷、脉细速、血压下降或不易测出，在短期内皮肤瘀点和瘀斑急剧增多，体温不升，提示休克表现。应立即吸氧，保暖，及时通知医师。

②如患者出现剧烈头痛、躁动不安，频繁抽搐或恶心、呕吐、昏迷，提示颅内压增高的表现，遵医嘱给予 20% 甘露醇等脱水剂，快速静脉滴入。

③防止 DIC 的发生，严密观察患者皮肤有无瘀斑迅速增多，大片融合坏死或出现鼻衄、胃肠道出血等症状，应及时通知医师处理。

④对躁动患者给予约束评估，遵医嘱给予镇静剂，符合标准者给予适宜约束保护，每班实施约束交接班，保证患者安全。

(7) 高热的护理　参照高热护理常规。

(8) 昏迷的护理　参照昏迷护理常规。

【健康指导】

(1) 耐心做好安慰解释工作，增强患者战胜疾病的信心，密切配合。

(2) 做好卫生宣教工作，尽量避免到人多拥挤的公共场所，房间定时通风。

(3) 冬春季如有高热、呕吐、意识障碍及皮肤瘀点等，及时到医院就诊。

(4) 对有神经系统后遗症的患者，指导患者及家属进行功能锻炼，早日康复。

四、流行性乙型脑炎

执行传染病一般护理常规，虫媒隔离。

【护理评估】

(1) 有无蚊虫叮咬史。

(2) 有无高热、惊厥或抽搐症状。

(3) 意识、血压及瞳孔变化，头痛、恶心、呕吐性质、嗜睡及颈项强直等症状。

(4) 呼吸频率、节律、深浅的改变及缺氧程度。

【护理措施】

(1) 环境与休息　患者需卧床休息，室内安静、通风、光线柔和，做好防蚊、控温处理。有条件者以病情轻重分住病室，便于抢救。

(2) 据患者不同病期补充营养　初期及急性期给予流食、半流食，待体温稍退，病情进入恢复期逐渐增加营养成分的摄入。昏迷患者鼻饲流食，以保证营养。

(3) 生活护理　做好眼、鼻、口腔的清洁护理，每天用漱口液清洁口腔两次，口唇涂以石蜡油，以防干裂。

(4) 昏迷患者　执行昏迷护理常规。

(5) 密切观察病情　重症患者设专人护理。制定护理计划，注意观察体温、脉搏、呼吸、血压、神志、瞳孔、意识变化，肢体的紧张度和呼吸道有否梗阻，尤其注意颅内高压和脑疝的表现等。观察惊厥发作先兆，如烦躁不安、嘴角抽动、指(趾)抽动、两眼凝视、肌张力增高等。注意观察和记录血氧饱和度、血气分析及水、电解质变化，以便早期发现紧急情况及时处理。

(6) 控制住乙型脑炎患者高热　这是疾病康复的关键。乙型脑炎患者高热属中枢性高热，降温困难，易反复。肛温应控制在 38℃左右，新入院患者 1～2 小时测体温 1 次，过高者(40～41℃)降温首选物理降温，可用冰帽、冰囊放至大血管处，注意更换，避免皮肤因低温坏死。对四肢厥冷、循环不好者用温水擦浴。降室温时，有条件者使用空调，将室温调至 28℃；无空调者采取通风的方式。遵医嘱药物降温要适宜，防止用药过量致大量出汗而引起循环衰竭。降温后半小时测体温 1 次，若发现患者体温回升，及时报告医师。

(7) 惊厥者　应针对原因进行处理，如高热缺氧、呼吸道梗阻、脑水肿等，均可引起惊厥。

①患者惊厥时松开领口、裤带，取下义齿，加床档，防止坠床。

②防止舌咬伤，用开口器或压舌板缠以纱布垫在上、下齿之间。

③保持呼吸道通畅，定时翻身、拍背、吸痰、清除口鼻分泌物。

④严密观察惊厥先兆，如烦躁不安、嘴角抽动、指(趾)抽动、两眼凝视、肌张力增高等。遵医嘱给予镇静剂。

⑤由脑水肿引起的惊厥，应以降颅压为主，应用高渗脱水剂时，避免药液外渗，观察患者尿量，并记录。

⑥护理操作动作要轻稳，尽量减少不必要的刺激。

(8) 呼吸衰竭患者　保持呼吸道通畅，遵医嘱加大给氧及注射呼吸兴奋剂，必要时气管插管或气管切开，使用人工呼吸机等。

(9) 防止窒息和感染　定期做好翻、拍、点、吸、听。使患者头偏向一侧，便于分泌物及时流出，减少肺部感染。

(10) 心理护理　给予患者亲切的关心，关注其情绪变化情况，并对患者紧张、焦虑、恐惧等心理变化进行及时护理，开导患者乐观面对病情，积极配合治疗。对于病情严重导致意识不清的患者可以采取呼唤其姓名或者播放音乐等刺激神经系统的方式帮助患者及早恢复意识。

(11) 恢复期及后遗症的护理　加强功能锻炼，促进康复。

【健康指导】

(1) 指导患者家属做好防蚊及灭蚊工作，加强对家畜的管理。

(2) 易感、高危人群进行疫苗接种。

(3) 指导患者及家属针对后遗症康复治疗和护理，定期复诊。

五、流行性出血热（肾综合征出血热）

执行传染病一般护理常规，即接触隔离、呼吸区隔离和消化道隔离。

【护理评估】

(1) 病前两个月内有无进入疫区或有无与鼠类或其他宿主动物接触史。

(2) 体温、脉搏、血压、神志情况，注意出血性休克的前驱症状。

(3) 有无"三红"（即颜面红、颈红、上胸红）及"三痛"（即头痛、眼眶痛及腰痛）。

(4) 皮肤黏膜有无充血、出血。

(5) 尿量改变。

(6) 患者及家属对疾病的认识程度。

【护理措施】

(1) 急性期绝对卧床休息，保持舒适体位，忌随意搬动患者，以免加重组织脏器出血。恢复期可逐渐增加活动量。

(2) 高热护理，不宜用酒精擦浴，避免药物降温，以免大量出汗而引起虚脱。

(3) 少尿期控制入水量，给予高碳水化合物、高维生素、低盐、低蛋白饮食。多尿期鼓励多饮水，给予高蛋白、高热量、富含钾的饮食。

(4) 密切观察病情变化，与医师配合，做好危重患者的抢救工作。

①危重患者设专人护理，并做好重病记录。备好抢救药品及用物，如吸痰器、氧气等。

②密切观察生命体征的变化，休克患者每 15～30 分钟测血压脉搏 1 次，并注意神志变化。

③少尿期要密切观察尿量及性状，若尿量少于 400ml/d 为少尿，应及时报告医师，以防肾功能衰竭。如有肾功能衰竭，应严格控制进液量，使患者安全度过少尿期。

④注意出血观察，如皮肤黏膜出血、咯血、鼻衄、呕血及便血的程度和进展情况，及时采取止血措施。

⑤根据不同病期调整输液速度及液量，如休克期输液速度应快。

⑥严格记录 24 小时出入量。注意监测有无电解质紊乱，低钾所致神经肌肉及心脏异常变化者，及时处理。

⑦加强口腔和皮肤的护理，保持床铺平整，干燥清洁，按时翻身。

⑧昏迷患者执行昏迷护理常规。

⑨做好健康宣教，逐步恢复工作，出院后应休息1～2个月，定期复查，如有异常及时治疗。

(5)心理护理　向患者和家属解释疾病相关知识，关心体贴患者。鼓励患者增强战胜疾病的信心，积极配合治疗。

【健康指导】

(1)做好灭鼠和防鼠工作。

(2)做好食品卫生和个人卫生。

(3)重点人群可进行流行性出血热疫苗预防接种。

(4)患者出院后休息1～2个月，便于肾功能恢复。

(5)嘱咐患者定期检查肾功能、血压和垂体功能等，如有异常及时就医。

六、结核性脑膜炎

执行传染病一般护理常规，呼吸道隔离。

【护理评估】

(1)头痛、呕吐的程度和性质。

(2)生命体征、神志变化。

(3)瞳孔大小，对光反射情况。

(4)评估全身结核毒性症状，如发热、盗汗。

【护理措施】

(1)早期患者应绝对卧床休息，床头抬高15°～30°，颈项强直患者去枕卧位，避免多次搬动患者颈部或突然变换体位。

(2)保持病室清洁、通风、整齐、安静、光线暗淡，避免强光强声刺激。

(3)保持床单位整齐、清洁、干燥，加强皮肤护理，防止压力性损伤的发生。

(4)将患者安置在小房间，护理操作尽量集中进行，动作要轻柔。护理过程中，应严格执行护理操作常规，以免发生医源性感染和院内交叉感染。

(5)保持大便通畅，3日无大便，遵医嘱给予缓泻剂，预防颅内压增高。

(6)发热患者遵医嘱给予降温，做好口腔护理。

(7)饮食护理，宜给予高蛋白、高热量、高维生素、高糖及低脂肪饮食。

(8)如呕吐或惊厥时，将患者侧卧或仰卧位头偏向一侧，以免呕吐物误吸入气管。

(9)密切观察神志、瞳孔、体温、脉搏、呼吸、血压等变化，及时记录。瞳孔忽大忽小时提示中脑受损。注意颅内高压及肢体活动情况。

(10)昏迷者保持呼吸道通畅，头偏向一侧，定期翻身、拍背，预防坠积性肺炎。对烦躁不安、抽搐患者，给予保护性约束措施，防止外伤发生，保证安全。

(11)加强肢体功能锻炼，制定有效的肢体训练计划。

(12)颅内高压的护理

①观察患者头痛的程度及持续时间、有无呕吐、呕吐是否为喷射性及呕吐物的性质、患者的呼吸情况、判断颅内压升高的程度，为降颅压治疗提供依据。

②观察脱水剂的临床反应，观察药物的不良反应。

③观察尿量变化，以防肾功能不全。

④做好侧脑室引流术前准备，术中护理。术后观察脑脊液颜色及脑脊液的引流量。注意引流后的消毒、无菌处理。

（13）腰椎穿刺的护理 腰椎穿刺后患者必须去枕平卧，4～6 小时，密切观察患者病情变化，以防脑疝发生。保持腰椎穿刺处清洁、干燥，预防感染。发现有渗出，应及时更换无菌纱布，给予加压。腰穿后，尤其对颅内压增高者，术后 12～24 小时应注意观察意识、呼吸、脉搏、血压、瞳孔和肢体运动等变化，发现异常及时通知医生处理。

（14）心理护理 护士应积极与患者交谈并劝慰患者，给予其生活上的帮助，使患者有安全感，有利于患者配合治疗。

【健康指导】

（1）做好 BCG 初种及复种工作。有效的 BCG 接种可以防止或减少结核性脑膜炎的发生。

（2）早期发现并积极治疗传染源，加强成人结核的管理和治疗。

（3）告知抗结核药物疗程为 1.5～2 年或脑脊液正常后不少于半年，短于这个疗程而过早结束治疗复发率增高。出院时嘱患者必须按时、按量服用抗结核药物，并定期到医院复查。

（4）加强日常锻炼和坚持计划免疫以提高身体抵抗力。

七、隐球菌性脑膜炎

执行传染病一般护理常规，呼吸道隔离。

【护理评估】

发生于艾滋病（AIDS）和其他免疫功能低下人群，也可发生于免疫功能正常者。

（1）患者意识状态。

（2）生命体征及瞳孔变化。

（3）头痛的部位、持续时间和严重程度。

（4）呕吐的性质、次数及特点，有无脑膜刺激征。

（5）有无癫痫发作及其程度、持续时间、部位和频率。

【护理措施】

（1）病室安静，光线不宜过强，以免诱发惊厥。

（2）饮食护理 给予高热量、清淡、易消化的食物，不能进食者可给予鼻饲饮食。以胃肠内营养为主，必要时辅助胃肠外营养，保证患者的营养支持。

（3）发热患者护理 常规每 4 小时监测体温 1 次，高热时注意复测体温，注意记录体温最高值及症状体征，必要时给予物理降温或药物降温，高热大汗患者注意多饮水及补充电解质，做好口腔护理。

（4）加强患者的安全管理及皮肤护理 及时评估并采取措施，预防压力性损伤及跌倒/坠床等发生。四肢强直性痉挛，握拳患者手心可握纱布卷。

（5）颅内压升高的护理 常用降颅压方法有药物降压、腰椎穿刺引流、腰大池置管引流、留置 Ommaya（贮液囊）、侧脑室外引流、脑室－腹腔分流术等。

①密切监测生命体征及瞳孔变化，观察头痛的部位、持续时间和严重程度，注意呕吐的次数及特点，及早发现并治疗颅内高压。

②遵医嘱给予脱水剂，20%甘露醇须在 30 分钟内滴完，甘油果糖需减慢滴速，起效慢，极少用于紧急降颅压，常与甘露醇交替使用，应注意观察药物的不良反应。

③监测尿量的变化，防止出现肾功能不全。

④监测血压变化，防止脱水引起血压降低。

⑤置管外引流术：侧脑室引流及腰大池置管引流。

(6) 药物护理

①两性霉素 B 须先用无菌注射用水溶解(忌用生理盐水)，注意避光，使用避光输液瓶及输液管。

②严格掌握输液速度，使用输液泵或者可调节输液器控制滴速，缓慢静脉滴注，滴注速度过快可导致高热、胸闷、心动过速及惊厥等。

③观察有无寒战、发热、头痛、食欲下降、恶心、呕吐、静脉炎及肝肾功能损害等药物不良反应。

④用深静脉置管(PICC)进行输注，避免药物对血管刺激，PICC 管路护理见 PICC 管路护理常规。

(7) 腰椎穿刺的护理　腰椎穿刺后患者必须去枕平卧 4～6 小时，密切观察患者病情变化，以防脑疝发生。保持腰椎穿刺处清洁、干燥，预防感染。

(8) 腰大池置管引流术后护理

①置管后严格卧床休息，去枕平卧 6 小时后，给予平卧位或侧卧位或保持头高位床头抬高 15°～30°。

②做好管路护理，评估管路滑脱风险并采取积极的预防措施，保持引流管通畅，沿脊柱向头侧延长固定，从肩侧伸出固定于输液架上，避免打折、弯曲、受压，以免翻身时引流管脱落，搬动或转运患者时暂时关闭引流管，防止脑脊液逆流。

③注意观察引流液的量、性质、颜色和引流速度。

④严格无菌操作，预防感染。

(9) 癫痫发作者护理　按癫痫护理常规进行护理，注意保护患者安全。

(10) 意识障碍患者护理　按照意识障碍护理常规执行，必要时给予保护性约束。

(11) 心理护理　与患者交流，讲解有关知识，增强患者的信心和自理能力。尤其是艾滋病患者，应注意保护患者隐私，避免歧视，尊重患者。

【健康指导】

(1) 注意增强体质，预防上呼吸道感染。

(2) 避免长期大量应用广谱抗生素、免疫抑制药。

(3) 防治结核病、糖尿病等，因其易引起隐球菌性脑膜炎或脑膜脑炎。

(4) 早期综合治疗可减轻并发症，降低死亡率。

八、伤寒及副伤寒

执行传染病一般护理常规，消化道隔离。

【护理评估】

(1) 体温、脉搏、呼吸、血压的变化，体温升高及伴随相对缓脉。

(2) 大便次数、颜色、性质和量。

（3）腹部有无压痛及其部位、性质、程度，有无腹膜刺激征及伴随症状。

（4）消化道症状 食欲不振、腹胀、腹部不适或有隐痛，以右下腹明显。

（5）意识朦胧、表情淡漠、反应迟钝，重者呈现虚性脑膜炎表现。

（6）玫瑰疹 约于伤寒第 3 病日出现，躯干上部（胸腹肩背部）为多，色为淡红、稍高出皮肤的小斑丘疹，直径 2～4mm，约 1 周后消退。

【护理措施】

1. 一般护理

（1）消化道隔离至临床症状消失后 15 天，大便培养连续 3 次阴性方可解除隔离。

（2）发热期需绝对卧床休息，恢复期以后逐渐增加活动量，但应避免过度劳累，以免复发。

（3）应给予高热量、易消化饮食，发热期间宜流质或无渣饮食，少量多餐。退热后 2 周左右再恢复正常饮食。鼓励患者多饮水，有利于排泄毒素，成人每天入量 2500～3000ml，口服不足可静脉补液。不食产气食物如牛奶、甜食等，要少食多餐，恢复期逐渐增加饮食量，切忌暴食以防导致肠出血及肠穿孔并发症。

2. 对症护理

（1）发热 每 4 小时测量体温 1 次、脉搏 1 次，高热时给予物理降温，慎用退热药，防止大量出汗而致虚脱。

（2）便秘 勿用力排便，可口服石蜡油或用开塞露，禁用泻药以免肠蠕动过剧造成肠出血、肠穿孔，必要时遵医嘱以生理盐水低压慢速灌肠，每次 200～300ml。忌用泻药或高压灌肠。

（3）腹泻 可调整饮食，减少脂肪及乳糖等食物摄入量，细菌感染引起的腹泻可用抗生素治疗。

（4）精神症状 伤寒极期可出现症状性精神病，应给予镇静剂，采取有效、安全的措施，防止外伤或意外事故的发生。

3. 用药护理

氯霉素为治疗伤寒的首选药，长时间服用容易出现抑制骨髓造血功能，粒细胞缺乏症或血小板减少性紫癜等，注意观察药物的毒性反应及副作用，如用磺胺甲基异噁唑，可出现恶心、呕吐、腹泻、发热、皮疹、白细胞下降、再生障碍性贫血及精神症状等毒性反应，在服药期间，定期检查血常规。

4. 并发症护理

（1）肠出血 如有便血、面色苍白、呼吸急促、脉搏细速、血压下降，及时报告医师，提示有肠出血的可能，嘱患者绝对卧床休息，安静，避免恐惧。腹部放冰袋冷敷每 0.5～1 小时测血压一次，禁食、禁服泻药及灌肠，遵医嘱给予止血剂，并做好输血准备。

（2）肠穿孔 若患者出现右下腹部突然剧烈疼痛，伴有恶心、呕吐、脉细数、体温下降，提示有肠穿孔的可能，应及时报告医师，禁食，准备胃肠减压并做好一切抢救准备工作。

5. 口腔及皮肤护理

协助患者变换体位，防止发生肺部感染、压力性损伤及失禁性皮炎。

6. 心理护理

给予心理安抚和支持，鼓励患者积极面对和治疗疾病。

【健康指导】

(1) 指导患者及家属有关疾病预防知识，注意个人卫生和饮食卫生，不饮生水，注意手卫生。

(2) 注意劳逸结合，逐渐增加活动量和工作量。

(3) 饮食为少渣、易消化、富于营养，避免进食粗纤维和多渣饮食。

(4) 定期门诊复查。

(5) 易感人群皮下注射三联疫苗预防接种。

九、细菌性痢疾

执行传染病一般护理常规，消化道隔离。

【护理评估】

(1) 生命体征　有无皮肤苍白、冷汗、脉搏细、血压下降。

(2) 大便　次数、颜色和量，有无脓血和里急后重。

(3) 尿量及出入量　详细记录 24 小时液体出入量并观察尿量。

【护理措施】

1. 急性细菌性痢疾护理常规

(1) 严格执行消化道隔离，防止交叉感染。

(2) 急性期卧床休息，协助患者日常生活护理。

(3) 高热执行高热护理常规。

(4) 急性期给予高热量、高维生素、易消化流食或半流食，少量多餐、避免生冷、油腻及刺激性食物。对腹泻次数多的患者要鼓励多饮水，成人每日入量 3000ml 左右。

(5) 保持水及电解质平衡，根据出入量及血液生化检查结果补充水及电解质。轻者可口服补液盐溶液；呕吐、不能进食者，可静脉补充液体。

(6) 观察并记录大便次数、量、性质及伴随症状，按时留取大便标本送常规检查及培养，采集含有脓血、黏液部分的新鲜粪便标本并及时送检，以提高阳性率。

(7) 皮肤护理，每次排便后清洁肛周，并涂以润滑剂，伴有明显里急后重者，嘱患者不要过度用力排便避免脱肛，如发生脱肛可用温水坐浴，戴橡胶手套助其回纳。

(8) 如有痉挛性腹痛者，除遵医嘱给予解痉药物外，可腹部热敷解痉。

2. 中毒性痢疾护理常规

(1) 密切观察病情变化，如高热、惊厥、感染性休克和呼吸衰竭等。

(2) 患者应绝对卧床休息，平卧或置于休克体位(头部和下肢均提高 30°)，小儿去枕平卧，头偏向一侧，专人监护，做好抢救准备，如药物、氧气、吸引器等。

(3) 高热、昏迷者执行高热和昏迷常规护理，患者躁动不安要遵医嘱给予镇静剂，必要时给予保护性约束。

(4) 严密观察病情变化

①给予心电血压血氧监测：如收缩压小于 60mmHg 视为休克严重，应每 15 分钟测一次血压，若收缩压为 60～80mmHg 则 30 分钟测一次血压。

②注意呼吸快慢和节律：如呼吸快慢不均，时浅时深或暂停视为呼吸衰竭的特征，立即吸氧并报告医师及时抢救。

③观察瞳孔变化：注意瞳孔是否等大等圆，对光反射迟钝或消失，及时报告医师采取措施。

④观察尿的颜色、性状：有尿潴留者遵医嘱导尿，留置尿管，准确记录每小时尿量，观察有无肾功能衰竭。

⑤观察皮肤黏膜：如皮肤发花、四肢循环不好、发绀、出冷汗、体温不升，提示有循环衰竭，应注意及时纠正，并注意保暖。

(5) 保持呼吸道通畅，及时清除呼吸道分泌物，持续监测血氧饱和度，并监测动脉血气分析，观察氧疗效果。

(6) 扩容时应根据血压、尿量随时调整输液速度，观察患者有无咳嗽、气喘、发绀等情况发生，防止肺水肿及左心衰竭的发生。

(7) 注意观察药物的疗效和不良反应。

(8) 预防压力性损伤及失禁性皮炎的发生，做好皮肤护理，根据病情变化及时做好风险评估，给予气垫、翻身枕等保护措施，及时变换体位，减少受压，保持床单位干燥、平整。

【健康指导】

(1) 养成良好的个人卫生习惯，餐前便后洗手。

(2) 避免进食生冷食物，避免过度疲劳、受凉、暴饮暴食、过度紧张和劳累，以免复发。

(3) 做好饮水、食品、粪便的管理及防蝇灭蝇工作。

十、霍乱

执行传染病一般护理常规，严密消化道隔离。

【护理评估】

(1) 腹泻和呕吐次数、颜色、量、性状，观察是否有米泔样排泄物和喷射样呕吐。

(2) 体温、脉搏、呼吸、血压和心音的情况。

(3) 皮肤弹性减退程度。

(4) 出入量是否平衡。

【护理措施】

(1) 严密隔离，防止交叉感染。隔离至症状消失 6 日，大便培养每日 1 次，连续 3 次阴性方可解除隔离。

(2) 绝对卧床休息，尽量减少搬动，注意下肢保暖。

(3) 给予高热量、高维生素、易消化流食、半流食；剧烈呕吐者暂禁食；对轻中度脱水呕吐不明显、无休克者，可采用口服补液（一般用葡萄糖 20g、氯化钠 25g、碳酸氢钠 25g、氯化钾 15g 加水 1000ml）或维持液，恢复期给予半流食或软食。

(4) 出现烦躁不安、皮肤弹性差、眼窝凹陷、指纹皱瘪、舟状腹等脱水征时，遵医嘱迅速、足量快速静脉补液，选择大静脉快速输入，必要时可两条通路同时输液，输液原则应先快后慢，见尿补钾，记录出入量，观察脱水改善情况。

(5) 密切观察水及电解质、酸碱平衡紊乱，及时留取化验标本，检查血钾、钠、氯、钙、二氧化碳结合力、尿素氮等。

(6) 严密观察呕吐物、排泄物的颜色、性状及量并记录。及时送大便常规和呕吐物培养，采取送验的标本应放在密闭容器内不得外溢，吐泻物用 4% 84 消毒液搅拌放置两小时后处理。

（7）肌痉挛时可行局部热敷、按摩，如有腹胀、四肢软弱等低钾症状应通知医师及时处理。

（8）昏迷、意识不清者执行昏迷护理常规。

（9）做好生活护理，及时清除排泄物、更换污染的床单，保持病室清洁、舒适。

（10）关心患者，与患者进行有效沟通，给予必要的心理安慰。

【健康指导】

（1）做好水、粪管理，消灭苍蝇。

（2）注意饮食卫生，不吃生的或未煮熟的水产品，不喝生水。

（3）霍乱流行时，疫区人群预防接种。

（4）有吐、泻症状者及时到医院肠道门诊就医。

十一、病毒性肝炎

执行传染病一般护理常规，消化道、血液及体液隔离。

【护理评估】

（1）有无畏寒、发热、乏力及全身不适等。

（2）有无恶心、呕吐，呕吐的时间和次数、量、颜色，呕吐与饮食的关系。

（3）食欲、呕吐与体重变化。

（4）尿量、颜色；大便次数、颜色及性状。

（5）皮肤、巩膜黄染程度及皮肤有无瘙痒情况。

（6）有无肝区疼痛、腹胀情况。

（7）有无下肢水肿、腹水等低蛋白表现。

（8）精神、神经症状。

【护理措施】

1. 急性肝炎护理常规

（1）执行传染病一般护理常规。

（2）根据不同病原学检查结果，甲、戊型肝炎按消化道传播隔离；乙、丙、丁、庚型肝炎应按血液及体液传播隔离。

（3）急性期卧床休息，减轻肝脏负担，待病情稳定后逐渐增加活动量，利于肝功恢复。

（4）急性期给予清淡、易消化、营养丰富饮食。禁止食用刺激性食物，禁饮酒。若患者恶心、呕吐、不能进食，遵医嘱给予静脉补液等胃肠外营养支持。

（5）患者皮肤瘙痒，嘱患者勿抓伤皮肤，可用温水擦浴。

（6）说明肝炎的传播途径、治疗过程及预后，以减轻患者及家属的恐惧心理。

2. 慢性肝炎护理常规

（1）肝炎活动期绝对卧床休息，待肝功能稳定后逐渐增加活动量，注意动静结合。

（2）饮食护理，根据病情需要，可给予适量蛋白质。

（3）防止并发症，避免受凉、感冒，避免劳累。严密观察出血倾向，如鼻出血、牙龈出血、皮肤瘀斑、便血、呕血等。

（4）遵医嘱使用抗病毒药物时，应定期检查，观察疗效和不良反应，不要漏服药物及自行停药。

(5) 做好健康宣教，指导患者饮食、休息及适量活动等。

3. 重型肝炎护理常规

(1) 执行急性肝炎护理常规，昏迷者执行昏迷护理常规。

(2) 绝对卧床休息，减少患者体力消耗。

(3) 饮食护理，应给予低脂、优质蛋白的清淡饮食，有肝昏迷前驱症状时限制蛋白质摄入。给予营养治疗：①通过给予葡萄糖、脂肪、维生素和微量元素，确保充足的能量供给；②通过分别提供适当的蛋白质或氨基酸摄入，确保蛋白质合成的最佳速率；③确保血糖正常，预防高氨血症和高三酰甘油血症。

(4) 观察生命体征和瞳孔、神志的改变，有脑疝先兆应迅速通知医师，协助做好抢救工作。

(5) 观察有无精神症状，若有智力减退，性格改变，计算力、定向力减退及扑翼样震颤，提示为肝昏迷前期的先兆，给予家属陪护，加强安全风险评估与宣教，防走失、防跌倒等意外发生。

(6) 观察有无出血倾向，如牙龈、皮肤、黏膜、鼻黏膜出血及皮下瘀斑等，遵医嘱给予局部止血药，或者协助耳鼻喉科会诊处理。观察是否有呕血、黑便、血便等，若有呕血或黑便，应准确记录出血量。

(7) 观察使用利尿剂的效果，准确记录 24 小时尿量，24 小时尿量小于 400ml 为少尿。

(8) 做好口腔和皮肤护理。

4. 肝昏迷护理常规

(1) 执行昏迷护理常规。

(2) 严格限制蛋白质及脂肪摄入，减轻肝脏负担。

(3) 保持肠道酸性环境，遵医嘱应用药物灌肠。

(4) 加强恢复期护理

①做好饮食宣教，每日蛋白摄入量要根据患者机体的需要，严格限制蛋白质的食入量，禁饮酒、刺激性食物及硬食等。

②防止感染，预防感冒，避免受凉，注意休息。

③注意保持大便通畅。

5. 肝硬化合并上消化道出血护理常规

(1) 密切观察患者生命体征变化，观察并记录呕血、黑便的量、色、性质、次数，备好三腔管、氧气、吸引器和急救药品等。

(2) 患者绝对卧床休息，平卧头偏向一侧，及时清理呕血和黑便。

(3) 急性大出血时，给予心电、血压、血氧监护，每 15～30 分钟测脉搏和血压 1 次，发现异常及时通知医师采取措施。

(4) 尽快补充血容量，迅速备血，同时建立两条静脉通路，输液、输血宜快，待休克纠正后减慢输液速度，以免发生肺水肿和再次出血。

(5) 协助医师放置三腔管，放置三腔管前检查三腔管有无漏气、阻塞和气囊变形等情况，放置后每班检查胃管是否通畅，是否继续出血，出血量多少，气囊是否漏气，每 12 小时放气 1 次，每次 30 分钟，注意放气时先放食管囊，再放胃囊，充气时先充胃囊，拉紧固定鼻部，再充食管囊，要注意放气的时间，观察放气后有无出血现象。

（6）向胃管内注入液体时，须辨认清楚，以免误入气囊内，引起气囊破裂，造成意外事故发生。

（7）出血期禁食，禁食期间采用胃肠外营养支持，病情平稳后 24～48 小时再无出血可进温冷流食，嘱患者少量多餐，不食粗硬及刺激性食物，肝功能异常、血氨增高者需限制蛋白质和脂肪摄入。

（8）做好保暖，防止受凉，使用热水袋保暖时避免烫伤。

（9）防止发生压力性损伤，做好风险评估，提前给予气垫、三角枕等预防措施，定时更换体位，保持床单位干净、平整。

（10）加强口腔护理，每日清洁口腔两次，防止口腔炎及真菌感染。

（11）拔管后继续观察大便颜色、性质，保持患者大便通畅，预防再出血。

（12）做好心理护理，减轻患者的焦虑心理。

6. 肝硬化合并腹水的护理

（1）准确记录 24 小时尿量，并每日测体重，大量腹水者应监测腹围变化。

（2）遵医嘱应用利尿药物，不要自行改变用药剂量。

（3）饮食护理　根据患者本身所需给予高糖、高蛋白、高纤维素、低脂、少渣、易消化饮食。合理控制总热量，一般每日 2000 卡以上，以补充碳水化合物为主，肝硬化低蛋白血症时应补充优质蛋白质及维生素，蛋白质 1～1.2g/（kg·d），明显肝性脑病时蛋白质应限制在 0.5g/（kg·d）内。肝硬化患者应夜间加餐。伴有消化道出血时应暂停进食，需要限盐、减少水钠潴留时，可限制钠盐摄入，限盐是指饮食中钠摄入量为 80～120mmol/d（4～6g/d），但大量放腹水及应用利尿剂时，不必严格限盐，可提前补充钠盐摄入，预防低钠血症的发生。

（4）腹腔置管术后大量放腹水的护理

①应妥善固定管路，做好管路滑脱风险评估及预防，做好患者宣教，避免管路滑脱。

②注意观察置管处渗液情况，及时给予换药，并观察患者置管后疼痛情况，并注意是否有强迫被动体位，注意压力性损伤的预防护理。

③大量放腹水时应注意观察患者神志、血压等变化，准确记录腹水的颜色、性质和量，注意观察低钾血症与低钠血症的症状与体征。

④拔管时应注意观察管路的完整性，拔管后观察穿刺点处渗血、渗液状况，并及时处理。

【健康指导】

（1）指导患者和家属正确掌握各型肝炎的消毒隔离和防护知识，并及时进行疫苗接种。

（2）嘱患者保持乐观情绪，避免劳累，禁酒，吃新鲜蔬菜和水果，避免服用损害肝脏的药物，以免加重病情。

（3）嘱患者要定期到医院复查，如有黄疸、腹水、腹痛、双下肢水肿、呕血、黑便、意识改变等症状，应及时到医院就诊。

十二、狂犬病

执行传染病一般护理常规，严密隔离。

【护理评估】

(1) 体温、呼吸、脉搏、血压、意识、瞳孔及神志变化。

(2) 对声、光、风、痛敏感，有无喉头紧缩感，伤口及附近有无麻、痒、痛及蚁走感等异常表现。

(3) 肌肉进行性麻痹程度。

【护理措施】

(1) 患者单间隔离，专人护理，保持安静，避免各种不必要的刺激(如光、风、声等)，治疗护理工作要集中，动作要轻柔，以减少肌肉痉挛的发作。

(2) 医护人员接触患者时穿隔离衣、戴口罩、帽子及乳胶手套，防止唾液中的病毒污染破损处，被患者污染的用物随时消毒处理。

(3) 保护患者安全，痉挛发作时防止坠床，加床档，必要时给予保护性约束。

(4) 保证入量，维持水、电解质和酸碱平衡，给予鼻饲流食，静脉输液(必要时给予深静脉置管)。

(5) 患者狂躁、抽搐时可遵医嘱给予镇静剂和解痉剂，注意保持呼吸道通畅。

(6) 严密观察病情变化，监测生命体征和瞳孔的变化，如有异常及时报告医师。

(7) 狂犬病治愈率极低，做好患者及家属心理疏导与支持，减缓其焦虑、沮丧、失望等情绪。

【健康指导】

(1) 指导家属定期为家养宠物注射疫苗。

(2) 指导患者及家属在发生狗咬伤后伤口处理。

(3) 对高危人群进行预防接种。

十三、获得性免疫缺陷综合征(艾滋病)

执行传染病一般护理常规，血液、体液隔离。

【护理评估】

(1) 体温、脉搏、呼吸、血压的改变，有无发热、盗汗、干咳及呼吸困难。

(2) 有无消瘦、乏力、胸痛、关节酸痛。

(3) 皮肤及黏膜改变情况，如皮疹、口腔黏膜改变等。

(4) 腹痛、腹泻及肛周皮肤情况。

(5) 对疾病的认识程度、相关知识和心理承受能力。

(6) 评估患者的心理状况及家庭支持状况。

【护理措施】

(1) 密切观察病情变化，测量生命体征。

(2) 观察患者有无肺部、胃肠道、中枢神经系统、皮肤黏膜等机会性感染的发生，以便早发现、及时治疗。

(3) 急性感染期和艾滋病期应卧床休息，以减轻症状；无症状感染期可正常工作，但应避免劳累。

(4) 加强口腔护理，防止继发感染，如患者口腔发生真菌感染时，餐后给予制霉菌素溶液漱口。有溃疡、鹅口疮时，注意少食多餐，增加摄入量；严重口腔溃疡时，可用吸管吸食流质饮食。

（5）腹泻时，每天记录患者的出入量，评估腹泻次数、量及性状。指导患者避免进食生食，注意用餐卫生，鼓励口服补液。长期腹泻患者要注意肛周皮肤的护理，每次排便后用温水清洗肛周，可涂少量凡士林等给予滋润保湿，保护肛周皮肤，也可参照失禁性皮炎预防措施。

（6）患者恶心、呕吐，咳嗽、咳痰，呼吸困难，压力性损伤，疼痛，高热，昏迷等分别执行相应的症状护理常规。

（7）注意观察抗病毒药物疗效和不良反应。如出现明显胃肠道反应、周围神经病变、骨髓抑制、肝肾功能损害及皮疹、皮肤瘙痒等，及时告知医生，及时处理。

（8）保证营养供给，鼓励患者摄入高热量、高蛋白、高维生素、易消化饮食，宜多样、少量、均衡，禁食辛辣刺激性食物。

（9）给予心理护理，多与患者沟通，运用倾听技巧，了解患者的心理状态，关心体谅患者，并注意患者的隐私保护。

（10）机会性感染和机会性肿瘤（卡氏肺囊虫肺炎、隐孢子虫感染、卡波西肉瘤、巨细胞病毒感染、结核病等）的护理按各章节相关疾病护理常规。

【健康指导】

（1）指导患者和家属正确认识疾病的基本知识、传播方式和预防措施，防止传播。

（2）嘱患者严格按医嘱服药，不能自己随意加减药物和停药。

（3）指导患者进行自我健康管理，包括定期复查、按时服药、合理营养、皮肤护理、预防感染等。

（4）嘱患者病情变化时要及时就诊。

第二章 外科疾病护理常规

第一节 围手术期一般护理

1. 术前护理

(1)遵医嘱做好血常规、尿常规、凝血功能、血型及心、肺、肝、肾功能等检查，并向患者及家属讲解各种检查的意义及配合方法，留取标本时的注意事项，保证化验结果的准确。

(2)与患者及家属沟通，全面收集患者的资料，针对患者存在的心理问题做好心理护理，结合患者具体情况讲解相关知识，以增强战胜疾病的信心。保证睡眠和休息。

(3)术前清洁皮肤，根据手术方式行手术区域备皮。

(4)遵医嘱做好药物过敏试验并记录。

(5)按手术要求，做好肠道准备，遵医嘱术前禁食、禁水。

(6)患者进入手术室前遵医嘱放置胃管、尿管或排空膀胱；应提前取下首饰、手表、眼镜(包括隐形眼镜)、义齿、发卡，防止术中脱落、丢失或发生意外；遵医嘱给予麻醉前药物；根据手术需要，将患者病历、X线片、CT片、MRI片及术中带药等带入手术室，与手术室接送人员核对，并填写转运手术患者交接记录单。

(7)按手术要求准备麻醉床、监护仪、吸氧装置、负压吸引装置等。

(8)麻醉前护士与手术医师、麻醉师、患者一起进行患者身份和手术部位的确认。

2. 术后护理

(1)妥善安置患者，将患者平稳搬运至床上，搬运时应注意保护伤口及各种管路。

(2)根据麻醉方式和手术方式取合理体位，麻醉清醒前注意保护患者，以免坠床、意外拔管等意外事件的发生。

(3)密切观察生命体征和病情变化，观察患者肠蠕动、肠鸣音和排气情况。

(4)伤口及引流管护理

①观察伤口有无出血、渗血、渗液，敷料有无脱落等。

②保持引流管通畅，防止受压、扭曲、阻塞、意外脱出，如有异常及时处理。

③严密观察、记录引流液的颜色、性质和量，判断有无术后出血、感染或瘘。

④妥善固定引流管，应固定在低于引流口部位，避免反流，防止逆行感染。

⑤注意无菌操作，定时更换引流袋或引流装置。

⑥引流管应做好标识。

(5)评估疼痛的部位、性质、程度、持续时间及诱因，运用有效方法，减轻或消除疼痛。

(6)并发症的观察

①严密观察术后有无出血、感染、静脉血栓及与疾病相关的并发症发生，一旦发现及时通知医生配合处理。

②协助患者每两小时床上翻身，根据病情叩背排痰，观察痰液的颜色、性质和量，必

要时予以雾化吸入，以防肺不张、肺炎及压疮的发生。

(7) 针对患者不同的情绪反应，做好心理护理，向患者讲解成功的案例，增强战胜疾病的信心。躯体出现不适反应时，及时处理并做好解释。

3. 健康指导

(1) 引导患者增强自我保健意识，培养健康、乐观的心态和生活方式。

(2) 术前嘱患者戒烟，练习深呼吸和有效咳嗽、咳痰的方法。

(3) 根据手术方式术前指导患者练习体位。

(4) 术后卧位及活动指导

①全麻术后患者，麻醉未清醒前取侧卧或仰卧位，头偏向一侧，防止舌后坠，或分泌物堵塞气管。

②腰麻术后患者去枕平卧 6 小时。

③硬膜外麻醉患者术后平卧 4～6 小时。

④待患者麻醉清醒，生命体征平稳后，根据手术方式给予相应的卧位和康复指导。无禁忌证患者，鼓励早期活动，床上做足趾和踝关节伸屈活动，下床活动要循序渐进。

(5) 根据患者病情，做好出院指导。

第二节　普通外科疾病护理常规

一、甲状腺功能亢进围手术期护理

【护理评估】

1. 病史

发病情况，有无家族史、碘摄入不足、自身免疫性疾病。

2. 身体评估

评估甲状腺肿大程度，有无局部压迫症状；有无代谢方面的改变、性格的改变、心血管系统的改变、内分泌紊乱和突眼征等。

3. 辅助检查

(1) 超声检查。

(2) 喉镜。

(3) 测定基础代谢率，甲状腺摄碘率，血清 T_3、T_4、TSH 含量。

(4) 放射性核素检查。

(5) 针吸穿刺细胞学检查。

(6) X 线检查。

(7) CT。

4. 社会心理评估

甲状腺功能亢进患者情绪易激动、急躁，了解患者对疾病的认识程度及焦虑程度。

【护理措施】

1. 术前护理

(1) 指导患者体位训练方法：患者仰卧、伸颈、双肩垫高 20～30cm，头后仰平卧 1～2

小时，每日2～3次。

(2) 甲状腺功能亢进患者情绪易激动，应提供安静舒适的环境。集中进行治疗护理操作，避免过多外界刺激。

(3) 甲状腺功能亢进患者为减轻甲状腺充血，减少术中出血，于术前2周开始服用碘剂，由于碘剂刺激口腔和胃肠道黏膜，引起恶心、呕吐等副作用，可在进餐时与食物同食，注意观察用药后反应。

(4) 给予高蛋白、高热量、高碳水化合物及高维生素饮食，忌饮浓茶、咖啡等刺激性饮料。

(5) 皮肤准备　术前去除手术区的毛发和污垢，防止伤口感染。若为腔镜甲状腺手术，备皮范围一般上至口唇、下至剑突水平，左右超过腋中线(包括腋毛，男性患者需刮胡须、胸毛)。经口腔镜甲状腺手术，术前需使用抗菌漱口液漱口。

(6) 突眼征的护理　可佩戴眼罩保护眼睛，睡前用抗生素眼膏敷眼，以油纱覆盖，防止角膜干燥、受损而发生溃疡。每日做眼球运动，以锻炼眼肌，改善眼肌功能。

2. 术后护理

(1) 麻醉清醒后半坐卧位，24小时内减少颈部活动，变更体位时，用手扶持头部。

(2) 监测生命体征，观察有无声音嘶哑、低沉、失音、吞咽困难、呛咳及口唇、四肢麻木等症状，如有应及时通知医师处理。

(3) 观察伤口敷料及颈部引流情况，若有颈部肿大、烦躁、呼吸困难等症状，及时通知医师处理，必要时床旁备气管切开包。

(4) 观察有无甲状腺危象的表现，如高热(>39℃)、脉快(>140次/分)、烦躁、谵妄、大汗、呕吐、腹泻等，如出现上述症状应遵医嘱予镇静、降温、输液、给氧、口服碘剂等处理同时做好抢救准备。

(5) 腔镜甲状腺切除术后观察有无高碳酸血症和酸中毒、皮下气肿、纵隔气肿、皮瓣淤血等特殊并发症，如有及时通知医师处理。

(6) 术后6小时鼓励进温凉流食，如酸奶、冰淇淋；避免食用过硬、过热、刺激性食物。

【健康指导】

1. 饮食

术后2周内应避免辛辣食物，无其他禁忌，需做 ^{131}I 治疗的患者应低碘饮食。

2. 休息和活动

术后5～7日拆线，拆线后2日可淋浴，腔镜手术患者可于术后5～7日除去伤口上的创可贴。拆线后练习颈部活动，防止切口粘连及瘢痕挛缩。腔镜手术患者应循序渐进地练习扩胸运动和外展运动。

二、乳腺癌根治术围手术期护理

【护理评估】

1. 病史

询问月经史、生育史、哺乳史、家族史、放射线接触史。了解有无口服避孕药物及服药时间，有无高脂饮食习惯。

2．身体评估

触摸乳房肿块的位置、质地、大小，有无自觉症状及乳头溢液。观察乳房外形有无乳头凹陷、橘皮征、酒窝征等改变。

3．辅助检查

B 超、乳房钼靶 X 线摄片、活组织病理检查。

4．社会心理评估

乳房是女性化的象征，术后患者要面对一侧胸部塌陷、躯体形象的改变，注意评估患者对疾病及自身形象变化的认识及反应。

【护理措施】

（一）术前护理

(1) 帮助患者做好充分的心理准备，告知乳房重建的可能性，弥补外形缺陷的方法，增强战胜疾病的信心。

(2) 进食高热量、高蛋白、高维生素饮食。

(3) 妊娠期或哺乳期患者应停止妊娠或哺乳。

(4) 乳头溢液或局部破溃者，及时给予处理，保持局部清洁。

(5) 避免在患侧上肢进行各种穿刺。

(6) 需自体组织移植行乳癌根治及乳房一期成型者，供、受皮区均需备皮，避免刮伤。

（二）术后护理

(1) 密切观察生命体征，特别注意有无呼吸异常、胸闷等。

(2) 术后 6 小时无恶心、呕吐等麻醉反应可给予普食。

(3) 伤口加压包扎，检查绷带松紧度，观察有无渗血，注意观察患侧肢体远端的皮肤颜色、温度、脉搏、肿胀情况。

(4) 引流管妥善固定，防扭曲、滑脱，观察引流液的量、颜色，保持通畅。

(5) 根据术式患侧上肢适当抬高，禁止在患侧上肢完成测血压、静脉穿刺、输液等操作，患肢避免提举重物。

(6) 行乳癌根治及乳房一期成型者，依据供皮区部位取适宜卧位。

【健康指导】

(1) 依据术式进行功能锻炼，从握拳、屈腕、肘关节屈伸开始，直到患侧上肢高举过头且可以做梳头动作为止。

(2) 指导健侧乳房自我检查的方法，提高自我保健意识。

(3) 乳癌术后 5 年内避免妊娠。

(4) 定期复查。

(5) 未行乳房成型患者可指导佩戴义乳。

(6) 需进一步化疗、放疗的患者告知相关注意事项。

三、腹外疝围手术期护理

【护理评估】

1．病史

有无腹壁薄弱或缺损、腹部手术史，有无慢性咳嗽、便秘、排尿困难、腹水、妊娠、肥胖等腹内压增高因素。

2. 身体评估

腹股沟部肿块大小、质地、痛感、能否回纳入腹腔。

3. 辅助检查

B超。

4. 社会心理评估

了解患者对疾病诱发因素的认识及对手术的心理反应。

【护理措施】

1. 术前护理

(1)急症手术前准备　嵌顿疝及绞窄性疝,特别是合并急性肠梗阻的患者,应做好输液、抗感染、胃肠减压等护理。

(2)解除腹内压增高因素,吸烟者劝其戒烟,如有咳嗽、便秘、排尿困难等应给予治疗。

(3)备皮　去除会阴、阴囊处阴毛。

2. 术后护理

(1)平卧,双腿屈曲,膝下垫枕,遵医嘱下床活动。

(2)饮食　术后6~12小时如无恶心、呕吐可进流食或半流食,次日可进普食,行肠切除、肠吻合术者应待肠功能恢复后方可进食。

(3)预防术后出血　伤口处压0.5kg的沙袋6~24小时,减少伤口出血,观察有无伤口渗血及阴囊肿胀,如有及时通知医师处理。

(4)防止切口感染　保持会阴部清洁,防止伤口污染,观察切口有无红、肿、热、痛等感染征象,保持敷料清洁、干燥。

(5)防止腹内压过高　术后注意保暖,防止受凉而引起咳嗽,如有咳嗽应及时治疗,并嘱患者咳嗽或打喷嚏时用手按压伤口,防止腹内压增高对伤口愈合的不利影响。防止便秘,保持大便通畅。

【健康指导】

(1)术后3~6个月不宜参加重体力劳动或提重物。

(2)保持大便通畅,适量饮水,多食高纤维饮食,便秘时遵医嘱使用润肠剂或缓泻剂。

(3)积极预防和治疗相关疾病,如肺部疾患、前列腺肥大等,预防感冒及便秘。

(4)若出现疝复发,应及早诊治。

四、胃手术围手术期护理

【护理评估】

1. 病史

饮酒、吸烟史,遗传因素,饮食习惯、生活习惯与药物使用情况。

2. 身体评估

疼痛发作的特点,有无出血、梗阻及穿孔症状,腹部能否触及肿块。

3. 辅助检查

X线,钡餐,纤维胃镜,大便潜血试验。

4. 社会心理评估

胃癌早期症状不明显，易被患者忽视而延误诊断，确诊时常常已发展至胃癌晚期，患者容易出现恐惧、焦虑、情绪低落、绝望等心理问题。

【护理措施】

1. 术前护理

(1) 充分休息，调理饮食　给予易消化的高营养饮食，避免粗糙辛辣等刺激性食物；部分幽门梗阻可选用流食；如并发出血、穿孔、完全幽门梗阻者要禁食。

(2) 急性穿孔患者　严密观察生命体征、腹痛、腹膜刺激征、肠鸣音变化等。遵医嘱禁食、胃肠减压，以减少胃肠内容物继续流入腹腔。补液，维持水及电解质平衡，预防及治疗休克，应用抗生素抗感染治疗，做好急诊手术准备。

(3) 出血患者　观察呕血、便血情况，定时测量血压、脉搏、尿量等，评估有无口渴、肢端发冷、少尿等循环血量不足的表现。遵医嘱输液、输血，及时应用止血药物，治疗休克，纠正贫血，做好急诊手术准备。

(4) 幽门梗阻患者　遵医嘱禁食，给予高渗生理盐水洗胃，以减轻胃壁水肿和炎症，纠正营养不良及低钾低氯性碱中毒。

(5) 术前准备　术前1日给予少渣饮食，灌肠；如肿瘤侵犯肠道者，遵医嘱行肠道准备。

(6) 行腹腔镜胃手术者　备皮时尤其注意脐部清洁。

(7) 慢性呼吸道疾病和肺功能不全患者　因术中气腹影响，更易出现肺不张、呼吸困难等，术前指导患者戒烟、练习深呼吸、有效咳嗽等。

2. 术后护理

(1) 监测生命体征，观察神志情况。

(2) 胃肠减压护理

①定时生理盐水冲洗胃管，保持管路通畅。

②观察胃液的颜色、性质及量，并记录引流液量。

③每日给予口腔护理，保持口腔清洁。

④妥善固定，防止胃管移位或脱出，如术中将胃管末端调整至胃肠吻合口远端胃管不慎脱出后须在医生指导下重新置管。

(3) 拔除胃管后，遵医嘱自清流食、全流食、半流食、软食、普食逐步恢复饮食。

(4) 鼓励患者早期活动，促进肠蠕动，预防肠粘连。

(5) 并发症的观察

①出血：术后24小时观察暗红色、咖啡样胃液是否逐渐减少，如短时大量引出鲜红色胃液，应立即报告医生。

②倾倒综合征：进食后30分钟内如出现上腹胀痛、心悸、头晕、出汗、呕吐、腹泻甚至虚脱等症状，应立即平卧，数分钟后不适可缓解。遵医嘱调节饮食种类，取半卧位缓慢进食，进餐时和餐后不要立即饮水，进餐后可平卧10～20分钟。如为晚期倾倒综合征，出现症状时稍进食物即可缓解，可通过减少饮食中碳水化合物含量，增加蛋白质比例，少量多餐等措施防止其发生。

③吻合口瘘：观察患者有无腹痛、高热、腹膜炎体征及引流管内有无浑浊、含肠内容物的液体引流出。

④梗阻：观察有无上腹饱胀感、呕吐及呕吐物性状。

【健康指导】

(1) 规律进食，少食多餐，细嚼慢咽，忌烟酒、饮食宜清淡，避免辛辣、冷、硬、烫、油煎食物。

(2) 生活规律，保持良好心情，注意劳逸结合。

(3) 告知手术后期并发症的表现和治疗方法，如碱性反流性食管炎、吻合口溃疡等。

五、阑尾切除术围手术期护理

【护理评估】

1. 病史

饮食习惯，有无生活不规律、过度疲劳等；了解既往发作情况。

2. 身体评估

腹痛的部位、性质、持续时间，有无畏食、恶心、呕吐、便秘、腹泻等消化道症状。体温有无右下腹压痛、腹膜刺激征及包块。

3. 辅助检查

B 超、X 线、钡剂灌肠、CT。

4. 实验室检查

血白细胞计数及分类情况。

5. 社会心理评估

急性发病，疼痛逐渐加剧，患者易出现紧张、焦虑，希望尽早明确诊断并减轻疼痛，但对手术存在恐惧心理。

【护理措施】

1. 术前护理

(1) 注意观察精神状态、生命体征、腹部症状和体征的变化。观察腹痛的部位、性质、程度，如出现腹痛突然加重或腹膜刺激征应立即通知医生。

(2) 遵医嘱应用抗生素控制感染。

(3) 未明确诊断前禁用镇痛剂，可疑阑尾穿孔时禁服泻药及灌肠。

(4) 行腹腔镜阑尾切除术患者注意脐部清洁。

2. 术后护理

(1) 生命体征平稳后，可半卧位，减少腹壁切口张力、减轻疼痛，利于呼吸及引流。

(2) 单纯阑尾切除术后 6 小时可进流质饮食，避免易产气食物导致腹胀，阑尾炎症较重、合并穿孔等患者术后遵医嘱逐渐恢复饮食。

(3) 鼓励早期活动，促进肠蠕动恢复，防止肠粘连发生。

(4) 监测体温变化，观察切口局部有无红肿、压痛或波动感，有无腹痛、腹胀、腹肌紧张、腹部包块及大便次数增多等情况。

(5) 腹腔镜阑尾切除术后早期注意观察呼吸情况，如患者呼吸浅慢、$PaCO_2$ 升高，要警惕高碳酸血症。

【健康指导】

(1) 非手术治疗出院患者，应合理饮食，增加纤维素含量，避免饮食不洁和餐后剧烈运动，适当锻炼身体，增强体质，嘱其遵医嘱按时复诊。

(2) 手术治疗患者 3 个月内不宜参加重体力活动。

(3) 如出现腹痛、腹胀、高热、伤口红肿热痛等不适及时就诊。

六、肛门手术围手术期护理

【护理评估】

1. 病史

饮食习惯，排便习惯，有无久站、久坐或腹压增高等为痔诱发因素。

2. 身体评估

有无肛周皮肤感染、损伤，有无长期便秘、粪便干结、排便有无疼痛，有无便血及黏液，肿块有无脱出等。

3. 辅助检查

直肠指检、内镜、钡灌肠等结果。

4. 社会心理评估

患者有无因疼痛、出血引起的情绪改变，对疾病防治的认识、对手术相关知识的了解情况。

【护理措施】

1. 术前护理

(1) 保持大便通畅，多饮水、多吃水果及高纤维膳食，便秘者遵医嘱给予缓泻剂。

(2) 每日坐浴，改善局部血液循环，促进炎症吸收、消散，缓解疼痛。

(3) 内痔脱出者手法复位，内痔嵌顿尽早手法还纳痔核。

(4) 长期反复便血导致贫血者术前应纠正贫血。

(5) 术前应排空大便，必要时手术前晚或术日晨灌肠。

2. 术后护理

(1) 遵医嘱适当给予止痛剂，并在术后首次排便前再用 1 次，发现肛管内敷料填塞过紧时，应予松解。

(2) 观察有无面色苍白、出冷汗、头晕、心悸、脉细速等内出血表现，有无肛门下坠胀痛和急迫排便感，观察伤口敷料有无渗血，遵医嘱监测生命体征，观察有无肛门失禁、切口感染等并发症。

(3) 遵医嘱逐渐恢复饮食，保持大便通畅，避免大便干结影响肛门部血液循环，如出现便秘遵医嘱给予口服润肠药物通便。

(4) 如出现尿潴留，经过诱导排尿无法解除者，遵医嘱导尿。

(5) 遵医嘱给予药物或温水坐浴。

【健康指导】

(1) 鼓励多饮水，多进食蔬菜、水果及多纤维素饮食，避免长期饮酒，少食辛辣刺激性食物。

(2) 定时排便，避免排便时间过长；习惯性便秘患者遵医嘱服润肠通便药物，改变排便习惯。

(3) 保持肛周清洁，指导坐浴。

(4) 避免久坐久站。

七、结直肠癌根治术围手术期护理

【护理评估】

1. 病史

有无肿瘤家族史，了解有无进食高动物蛋白、高脂肪饮食习惯，有无家族性结肠息肉病、结直肠腺瘤、溃疡性结肠炎、血吸虫性肠炎等病史。

2. 身体评估

全身营养状况，有无消瘦、贫血，有无腹泻、便秘、腹痛、食欲减退、消瘦及乏力等不适，特别是了解大便次数及有无带血、黏液、脓液等情况。

3. 辅助检查

B 超、CT、下消化道造影、肠镜、X 线钡剂灌肠。

4. 实验室检查

血清癌胚抗原（CEA）。

5. 社会心理评估

患者有无疾病所致的紧张、恐惧、焦虑不安情绪，尤其是造口手术可能带来的生理、心理、社会、家庭等方面影响。

【护理措施】

1. 术前护理

(1) 告知手术治疗的必要性，向患者介绍结肠造口的部位、功能、伤口情况等有关知识，消除思想顾虑，减轻其心理负担，增强患者自信心。

(2) 给予高蛋白、高热量、高维生素、易消化的少渣饮食。

(3) 向预行造口手术者讲解造口自我护理知识及给予造口用品相关介绍。

(4) 下消化道造影、肠镜检查及手术前遵医嘱行肠道准备。

(5) 如行腹腔镜结直肠癌根治术，注意脐部清洁。

(6) 慢性呼吸道疾病和肺功能不全预行腹腔镜结直肠手术患者因术中气腹影响，更易出现肺不张、呼吸困难等，术前指导患者戒烟、练习深呼吸、有效咳嗽等。

(7) 女性患者若直肠肿瘤已侵犯阴道后壁，遵医嘱做阴道准备。

(8) 如有条件可与术者沟通行术前造口定位。

2. 术后护理

(1) 病情观察

①直肠癌根治术创面较大，出血较多，注意伤口渗出情况，监测生命体征。

②注意观察引流液颜色、性质及量。

(2) 保留尿管的患者应保持会阴部清洁，拔管前先夹闭尿管，定时开放，训练膀胱张力，膀胱功能恢复后拔管。

(3) 留置胃管期间禁食，肠蠕动恢复、肛门或造口排气后遵医嘱停止胃肠减压，进流食，逐步过渡到普食。

(4) 腹腔镜结直肠癌根治术后早期注意呼吸情况，如患者呼吸浅慢、$PaCO_2$升高，要警惕高碳酸血症。

(5) 低位肠管吻合术后初期应避免经肛门灌肠，防止吻合口瘘。

(6) 造口的护理

①观察造口血运、肠管颜色、水肿情况，造口有无排气、排便。

②及时清理造口袋，根据粘贴情况及有无排泄物污染决定底盘更换时间。

③避免使用刺激性皮肤清洁剂清洗造口周围皮肤。

④根据造口根部大小及形状修剪底盘。

⑤出现造口周围皮肤炎症、回缩、脱垂、坏死、造口旁疝、皮肤黏膜分离、出血及狭窄等并发症时及时复诊或向专业人员咨询。

【健康指导】

(1) 出院后进食要有规律，均衡膳食，多饮水，少食易产气、腹泻及易致造口阻塞的粗纤维食物。

(2) 康复后可适当参加活动，避免剧烈、撞击性及腹压增高的运动。

(3) 穿着以柔软、宽松、舒适为原则，避免穿紧身衣裤，以免压迫、摩擦造口，影响血液循环。

(4) 定时排便，逐渐养成有规律的排便习惯。

八、门脉高压围手术期护理

【护理评估】

1. 病史

有无慢性肝炎、肝硬化病史、血吸虫病、饮酒史及诱发因素。

2. 身体评估

有无黄疸、腹水、腹壁静脉曲张、蜘蛛痣，有无脾大、脾功能亢进，有无呕血、黑便等。

3. 实验室检查

监测肝功能、凝血功能、全血细胞计数、血氨值等。

4. 辅助检查

B 超、钡餐造影、腹腔动脉造影、肝静脉造影。

5. 社会心理评估

了解患者是否因疾病长时间反复发作，工作生活受到影响而感到焦虑不安和悲观失望，对突然大量出血是否感到紧张、恐惧、有生命垂危感。

【护理措施】

(一) 术前护理

(1) 进食高热量、适量蛋白、少渣饮食，改善患者的营养状况。

(2) 预防上消化道出血

①充分休息，避免劳累，一旦出现头晕、心慌和出汗等不适，立即卧床休息。

②禁烟、酒，少喝咖啡和浓茶，避免进食粗糙、干硬、带骨、渣或刺、油炸及辛辣食物，食物不宜过热，以免损伤食管黏膜而诱发上消化道出血。

③服用药物需研服，避免用力排便、打喷嚏、抬重物等增加腹压的因素。

④术前放置胃管宜充分润滑，置管动作轻柔，以免引起出血。

(3) 腹水严重的患者，使用利尿剂期间，密切监测水及电解质变化，准确记录尿量，若有下肢水肿，应抬高患肢，限制水和钠的摄入，遵医嘱测量腹围和体重。

(4)三腔两囊管的护理

①遵医嘱定时放空气囊，防止食管、胃底受压及黏膜糜烂坏死。

②密切观察止血的效果。

③置管期间及时清除口腔、鼻腔分泌物，防止吸入性肺炎，观察鼻部皮肤、黏膜受压情况，预防压疮发生。

④观察患者的呼吸及神志，防止气囊滑脱至咽部造成窒息，床旁备拆线包，若发生应及时将气囊放气，先抽去食管囊内空气，再抽胃囊内空气。

⑤拔管前嘱患者吞服石蜡油，缓慢轻柔拔除管路。

(5)肠道准备　术前晚大量温盐水不保留灌肠 1 次，禁用肥皂水灌肠。

(6)经颈静脉肝内门腔静脉分流术(TIPS)术前准备除上述护理外，患者术前 4 小时禁食，备好术中所需药物。

(二)术后护理

(1)监测生命体征的变化及神志状态，观察有无神志障碍，水、电解质和酸碱平衡失调，黄疸加重，呼吸异常，皮肤有无出血点等，如有及时通知医师处理。

(2)并发症的观察与护理

①出血：观察生命体征、尿量及腹腔引流液的性质。

②静脉血栓：脾切除术后血小板数迅速增高，有诱发静脉血栓形成的危险，观察有无急性腹痛、腹胀及腹膜刺激症，及时发现门静脉系统血栓。

③肝性脑病：测定血氨浓度，限制蛋白质的摄入，减少血氨的产生，忌用肥皂水灌肠，减少血氨的吸收，若患者神志淡漠、嗜睡、应立即通知医师，少用或不用吗啡类药物，慎用安眠药。

(3)经颈静脉肝内门腔静脉分流术(TIPS)术后护理　观察患者有无肝衰竭、腹痛和黄疸、腹围变化、大便颜色等。

【健康指导】

(1)活动　卧床休息，避免劳累，有利于肝细胞的修复，增加肝脏的血流量，改善腹水及水肿，尽量避免使腹腔内压突然升高的活动，如剧烈咳嗽、打喷嚏、用力排便、抬重物等。

(2)饮食调节　指导患者由流食开始逐步过渡到正常饮食，分流术后(包括 TIPS)患者应限制蛋白质和肉类摄入量，忌食粗糙和过热饮食，禁烟酒，根据血氨水平逐渐增加蛋白质摄入，必要时口服乳果糖。

(3)生活要规律，劳逸结合，自我监测有无出血现象，发现异常及时就诊。

九、肝脏手术围手术期护理

【护理评估】

1. 病史

饮酒史、手术史，有无肝炎疾病及腹腔脏器感染史。

2. 身体评估

评估肝脏肿大程度、有无腹痛及腹痛部位、程度、止痛效果等，患者有无食欲减退、腹胀、恶心、呕吐等，有无寒战、高热，评估患者营养状况、有无贫血和乏力、腹水、黄疸、出血倾向等。

3. 辅助检查

B 超、CT、MRI、选择性腹腔动脉或肝动脉造影、肝肾功能、凝血功能、血常规及血清甲胎蛋白（AFP）测定、肝穿刺活组织检查。

4. 社会心理评估

了解患者及家属对手术方式可能导致的并发症及疾病预后的认识，是否有恐惧、焦虑，是否能承受心理压力。

【护理措施】

1. 术前护理

(1) 病情观察　观察患者生命体征及体温变化，如血压下降、神志改变等要警惕休克。

(2) 肝区疼痛　要协助患者转移注意力，安排舒适的环境，必要时给予止痛药。

(3) 营养支持　经口进食者，让患者进食高蛋白、高维生素、高热量饮食，不能进食者可经静脉补充营养物质，以纠正低蛋白血症。

(4) 高热护理　采取降温措施，做好相关护理。

(5) 肠道准备　遵医嘱于术前 1 日进行肠道清洁，肝硬化者禁用肥皂水灌肠，避免诱发肝昏迷，术前 12 小时禁食、水。

2. 术后护理

(1) 密切观察生命体征及神志变化，有无嗜睡、烦躁不安等肝昏迷前驱症状。

(2) 病情平稳后取半卧位，避免剧烈咳嗽，防止肝断面出血。

(3) 保证水及电解质平衡，若有出血、胆瘘、腹膜炎等临床表现，及时通知医师处理。

(4) 妥善固定引流管　观察引流液的颜色、性质并记录引流量。

(5) 评估疼痛程度，疼痛剧烈者及时给予有效镇痛。

(6) 肝功能衰竭的护理

①观察患者神志状况，如有无嗜睡、烦躁不安等肝昏迷前驱症状。

②持续高流量吸氧 3～4 日。

③降低血氨浓度：观察血氨变化，清洁肠道，防止便秘，减少血氨产生。

④保护肝功能：补充血容量，补充葡萄糖、氨基酸、维生素 C 及白蛋白、血浆等药物，避免使用巴比妥类对肝细胞有损害的药物。

(7) 肝动脉化疗栓塞术的护理

①发热：给予物理降温，遵医嘱使用抗生素。

②疼痛：观察疼痛的部位、性质、持续时间及程度，遵医嘱使用止痛剂。

③股动脉穿刺部位：沙袋压迫 6 小时，患者制动 24 小时，观察穿刺处有无出血，避免咳嗽、用力排便等腹压增高动作。

④肝功能损害：观察肝功能、转氨酶等指标。

⑤饮食：多饮水，给予高热量、高蛋白、易消化、低盐饮食，多食新鲜水果。

【健康指导】

(1) 指导患者合理饮食，给予高热量、高维生素、高蛋白、低脂肪饮食。如有腹水或肝昏迷的早期症状者应采用低盐饮食。

(2) 保持心情舒畅，避免不必要的情绪刺激；生活规律，注意休息，适当体力活动，劳逸结合。

(3) 遵医嘱按时、按量服用药物，但避免服用对肝脏有损害的中西药物。

(4) 定期复查乙肝五项、AFP、B 超，出现出血、便血等现象及时就诊。

十、肝移植围手术期护理

【护理评估】

1. 病史

肝脏发病史、既往史、家族史、自身免疫性疾病史、饮酒史等。

2. 身体评估

评估心、肺、肝、肾等重要脏器功能；肝脏肿大程度，有无腹痛及腹痛部位、程度、止痛效果等；有无食欲减退、腹胀、恶心、呕吐等，营养状况，有无贫血和乏力、腹水、黄疸、出血倾向等。

3. 辅助检查

B 超、CT、MRI、选择性腹腔动脉或肝动脉造影；肝癌患者行全身同位素骨扫描；血肝肾功能、凝血功能、血常规及 AFP 测定；评估感染性疾病相关指标，如病毒感染、细菌感染、真菌和寄生虫感染、疫苗接种状态等。

4. 社会心理评估

需要做肝移植的患者术前大多病情危重，抵抗力弱，对移植后的生活质量、治疗费用等多方面担忧，容易存在焦虑、恐惧、悲观、抑郁等心理反应。

【护理措施】

1. 术前护理

(1) 心理护理　针对不同个体、病情轻重，因人而异地耐心解释疾病的有关知识及进行移植的必要性，增强患者治疗信心。

(2) 指导患者掌握有关康复过程中的配合技巧及相关知识。

(3) 指导患者深呼吸，有效咳痰，讲解排痰的技巧并进行床旁训练。

(4) 肠道准备　指导患者进食优质蛋白、高热量、高维生素、易消化的低脂饮食。术前 1 日禁食禁水(不禁药)，口服肠道抗生素及电解质洗肠液，术前晚灌肠 2 次，术日晨灌肠 1 次。

(5) 皮肤准备　术前去除手术区的毛发和污垢，皮肤范围为颈部至大腿上 1/3 胸腹、两侧至腋后线，术日晨更换清洁衣裤。

(6) 病室的准备　用 1000mg/L 的有效氯擦拭门窗、桌椅、床、地面，降低肝移植术后感染的发生。

(7) 术前遵医嘱给予抗生素，留置胃管、尿管及穿抗血栓压力带。

2. 术后护理

(1) 生命体征的监测　鼓励患者深呼吸，有效咳嗽，定时予以翻身拍背、雾化吸入，预防肺部感染，准确记录出入量。

(2) 保证各引流管道通畅，严密观察、记录各引流管的量和性质，按医嘱采集标本送检。

(3) 凝血功能的监测　防止腹腔内出血，注意尿色变化，防止膀胱出血。

(4) 并发症的观察及护理

① 出血：观察全身皮肤有无出血点及瘀血、瘀斑，防止颅内出血。

② 胆道并发症：观察有无皮肤巩膜黄染、胆红素升高、转氨酶升高等症状。胆瘘、胆

道梗阻患者常伴有发热、腹痛、腹引管引流出胆汁样液。

③排斥反应的观察：急性排斥反应多发生在术后 1 个月内，首次排斥反应多在移植后 5～10 日出现，主要表现为肝区胀痛、畏寒、发热、自觉不适、疲乏、黄疸和血胆红素及肝酶系急剧上升，最直接且反应最快的指标是胆汁量锐减，稀薄而色淡。慢性排斥反应表现为乏力、胆红素增高、AST 升至 200～300U/L。但上述症状并非都出现，因排斥程度的不同及个体差异而表现不一。

④注意观察患者神志精神变化：注意患者有无烦躁、嗜睡、不配合等现象，必要时使用约束带防止自我伤害。

(5) 感染的预防：严密地保护性隔离，严格无菌技术操作，加强基础护理，保持床单位整洁。

【健康指导】

(1) 心理护理　耐心向患者讲解术后注意事项，指定固定护理人员定期电话随访，加强双向沟通，及时提供和满足患者的心理需求。

(2) 术后 24 小时平卧位，病情稳定后可予以半卧位。

(3) 饮食　肠功能恢复后尽早进食，给予高蛋白、高碳水化合物、高维生素、低脂、富含维生素和钾的食物，减轻肝脏负担，指导患者少食多餐。

(4) 免疫抑制剂是肝移植患者术后需长期应用的抗排斥药物，如他克莫司、环孢素、雷帕霉素、吗替麦考酚酯等，使用时应做到剂量准确、准时，严格核对药名、剂量和用法。

(5) 注意劳逸结合，生活要有规律，保持良好的情绪，适当进行活动锻炼，6 个月内禁止剧烈体育活动。

十一、胆囊摘除、胆总管探查术围手术期护理

【护理评估】

1. 病史

既往饮食习惯，有无腹痛发作史、胆道蛔虫史、胆道手术史。

2. 身体评估

观察神志、生命体征的变化，有无寒战、高热，皮肤黏膜有无黄染、黄疸及其程度，有无瘙痒、茶色尿、陶土色大便及出血倾向等；评估腹痛诱因、程度、部位、性质、持续时间及墨菲(Murphy)征，有无恶心、呕吐、食欲不振、腹胀、腹部不适等消化道症状。

3. 辅助检查

B 超、CT，MRI，经皮肝穿胆道造影(PTC)，内镜逆行胰胆管造影(ERCP)，磁共振胰胆管造影(MRCP)。

4. 实验室检查

血电解质、胆红素等实验室检查。胆道肿瘤患者需完善癌胚抗原(CEA)、糖类抗原19-9(CA19-9)、癌抗原(CA125)等肿瘤标记物。

5. 社会心理评估

胆道肿瘤患者大多就诊晚、预后差，很难接受现实，常出现否认、悲哀、畏惧等情绪，对治疗缺乏信心。

【护理措施】

1. 术前护理

(1) 选用低脂肪、高蛋白、高碳水化合物、高维生素饮食。

(2)胆石症急性发作应监测生命体征、尿量及腹痛情况；注意皮肤有无黄染、粪便颜色变化，以确定有无胆道梗阻，遵医嘱使用镇痛剂。

(3)黄疸患者做好皮肤护理，可嘱患者每日温水擦拭皮肤，定期修剪指甲，防止抓伤，必要时遵医嘱使用药物外涂，以缓解瘙痒症状。

(4)若突然出现高热、寒战、腹痛加重、黄疸加重、神志变化等应及时报告医生。

(5)ERCP 前遵医嘱禁食、补液，做碘过敏试验。

(6)指导患者练习左侧俯卧位，便于 ERCP 检查中配合。

(7)ERCP、内镜十二指肠乳头括约肌切开术(EST)、经内镜鼻胆管引流(ENBD)后遵医嘱补液，应用抗生素、止血药及抑制胰液分泌的药物，并观察药物反应。

(8)ERCP 或 ERCP＋EST＋胆管取石后并发症的观察

①出血：观察患者生命体征、血红蛋白的变化，有无腹痛、黑便等。

②急性胰腺炎：监测淀粉酶的变化，有无腹痛、恶心、呕吐等。

③急性胆管炎：观察体温及白细胞的变化。

④穿孔：观察腹部体征，有无腹膜炎症状。

(9)行 ENBD 后妥善固定引流管，注意保持鼻胆管引流通畅，观察引流液颜色、性质及量。

(10)行腹腔镜手术者注意清洁脐部，避免感染。

(11)慢性呼吸道疾病和肺功能不全患者行腹腔镜胆囊切除术，因术中气腹影响，术后更易出现肺不张、呼吸困难等，术前指导患者戒烟、练习深呼吸、有效咳嗽等。

2. 术后护理

(1)定时观察生命体征变化，注意有无血压下降、体温升高及尿量减少等症状，及时补充液体，保持出入量平衡。

(2)观察伤口敷料是否清洁、干燥，黄疸消退情况。

(3)T 形管护理

①妥善固定，保持有效引流，防扭曲、打折、脱落。

②定期更换引流袋，平卧时引流管高度不高于腋中线，站立或活动时低于腹部切口。

③观察并记录每日胆汁引流量、颜色及性质，有无残余结石排出。

④拔管前遵医嘱夹闭或抬高 T 管、行 T 管造影，造影后开放引流。

⑤夹闭管道期间观察有无体温增高、腹痛、恶心、呕吐及黄疸等症状。

⑥拔管后继续观察病情，注意有无发热、腹痛等症状。

(4)腹腔镜胆囊切除术并发症的观察　除常规术后护理外，早期注意呼吸情况，如患者呼吸浅慢、血氧浓度升高，要警惕高碳酸血症。观察有无皮下气肿及肩背酸痛，注意生命体征及腹部体征，观察引流液的颜色及量，及早发现出血、胆瘘。

(5)腹腔镜胆囊切除术后保持腹部创可贴清洁干燥，观察有无出血。

【健康指导】

(1)饮食忌油腻，宜高维生素、低脂饮食，烹调方式以蒸、煮、焯为宜，少吃油炸类食物。

(2)适当体育锻炼，提高机体抵抗力。

(3)指导患者对异常现象的观察，若持续存在或有腹胀、恶心、呕吐、黄疸、白陶土大便、茶色尿液或伤口红肿热痛应及时就诊。

十二、胰腺手术围手术期护理

【护理评估】

1. 病史

吸烟、饮酒史，手术史，饮食习惯，有无胆道疾病、胰腺外伤等。

2. 身体评估

腹痛部位、性质、程度及止痛效果，黄疸程度，有无瘙痒、茶色尿、陶土色大便及出血倾向等，有无恶心、呕吐、腹胀、消化不良、腹泻、发热等症状，有无消瘦、乏力、体重下降。

3. 实验室检查

监测血糖、血尿淀粉酶、CEA、CA19-9 等肿瘤标记物。

4. 辅助检查

完善 B 超、X 线造影、CT、MRI、ERCP、MRCP 等影像学检查。

5. 社会心理评估

胰腺癌患者大多就诊晚，预后差，很难接受现实，常出现否认、悲哀、畏惧等情绪，对治疗缺乏信心。

【护理措施】

1. 术前护理

(1) 严密观察患者有无发热、腹膜刺激征、胆瘘、胆汁性腹膜炎、出血等，监测血淀粉酶情况。

(2) 纠正水、电解质和酸碱失衡　必要时输入白蛋白、氨基酸、新鲜全血、血小板等，纠正低蛋白血症、贫血、凝血机制障碍，防治休克。

(3) 出血坏死性胰腺炎注意观察有无 Grey-Turner 征。

(4) 重症胰腺炎应使用胰酶抑制剂有效抑制胰腺外分泌。

(5) 改善营养状态　鼓励进食高蛋白，高热量食物，对于摄入障碍患者，遵医嘱合理安排补液，补充营养物质或留置鼻饲管给予胃肠内营养。

(6) 控制血糖　对合并高血糖者给予胰岛素调节血糖，低血糖者遵医嘱及时补充葡萄糖。

(7) 疼痛的护理　协助患者采取半卧位，遵医嘱给予解痉止痛药物，缓解疼痛。

(8) 肠道准备　术前 1 日给予流食，清洁灌肠，术前 12 小时禁食、水。

(9) 皮肤黄疸伴瘙痒者，注意勤洗澡、更衣，不要搔抓。

2. 术后护理

(1) 平卧位，病情平稳后取半卧位，鼓励患者早期床上活动，预防压疮的发生。

(2) 并发症的观察与护理

①出血：监测生命体征，观察患者呕吐、便血、腹腔引流液的颜色、性质及量，患者有无剧烈腹痛。

②胰瘘：保持引流通畅，观察引流液及渗出液的颜色、性质，术后早期遵医嘱禁食、水，应用抑酸药物和生长抑制剂。

③感染：严密观察患者有无高热、腹痛、腹胀、白细胞计数升高等，合理使用抗生素，加强全身支持治疗，保证引流管通畅。

(3) 控制血糖，定时监测血糖，术后血糖高者遵医嘱给予胰岛素。

(4)改善营养状况 禁食期间给予肠外营养支持,随着病情恢复逐步增加肠内营养,拔除胃管后给予流食,再逐步过渡至正常饮食,注意少食多餐,进食低脂、高蛋白饮食。

(5)疼痛护理 评估疼痛程度,及时给予有效的镇痛。

【健康指导】

(1)指导患者合理饮食,食用高蛋白、高维生素、易消化、无刺激性饮食,忌烟酒,忌暴饮暴食。

(2)定时监测血糖变化,服用降糖药物,加强低血糖症状的自我观察,随身携带含糖食品。

第三节 血管外科疾病护理常规

血管外科以其疾病复杂、种类繁多著称,系统性动脉硬化症是血管外科的主要疾病。该疾病的特点是:可以累及包括脑血管、心血管、肾动脉、内脏动脉在内的众多重要动脉,在围手术期间(术前、术中和术后)均可以导致严重的并发症,如脑梗死、心肌梗死、心力衰竭等,严重影响患者的预后。血管疾病患者以中老年人居多,基础疾病合并症多,几乎每位血管疾病患者同时患有高血压、糖尿病、高脂血症、冠心病及脑血管等疾病,加大了血管外科护理工作的难度,内外科护理兼具,是血管外科护理的一大特色。患者病情复杂,术后并发症发生率较高,护士需要具备过硬的操作技能和掌握较为全面的专科知识,才能保证患者的安全,促进其疾病康复。

一、人工动脉血管移植术围手术期护理

【护理评估】

(一)疾病相关因素

人工血管移植术的选择用于动脉硬化闭塞性病变,如颈部动脉狭窄、下肢动脉的硬化性闭塞导致的狭窄及腹部其他部位引起的动脉狭窄。人工血管一般选择与动脉直径大小合适的 PTFE 人工血管。

(二)身体评估

人工血管术后可触及手术部位的动脉搏动。在颈部动脉狭窄病变患者行人工血管术后脑缺血症状可明显改善,在下肢动脉硬化闭塞术后的患者可触及下肢动脉的搏动及改善患者下肢缺血的表现。

(三)辅助检查

人工血管移植术后检查有血管 B 超、CT 血管造影(CTA)、磁共振成像及数字减影血管造影。目前临床上首选 CTA,重建后可看到人工血管血流通畅情况。

(四)围手术期护理

1. 术前评估

(1)健康史 询问患者既往病史、健康状况及治疗经过,此次就诊的原因、表现、诊疗经过、用药情况等。

(2)全身评估 有无相关原发病,评估患肢颜色、皮温、有无动脉搏动、皮肤有无破溃(下肢动脉硬化闭塞症),有无头晕、跌倒史(颈动脉狭窄)。

（3）生理功能　患者活动情况，有无间歇性跛行，日常生活能否自理，根据患者的实际情况，应用日常生活能力评定指数量表评估患者。

（4）心理社会功能　评估患者对疾病的认知能力，对住院治疗的合作态度，是否配合，家庭成员对患者的态度、关心程度，患者的经济状况等。

（5）实验室检查　心肝肾功能、血电解质、凝血等。

（五）术后评估

（1）评估患者神志、生命体征、伤口、引流、皮肤状况，患肢恢复情况，自主活动能力。

（2）评估患者对术后用药、安全的掌握情况。

【护理措施】

（一）下肢动脉硬化闭塞症

1. 术前护理

（1）同外科术前护理常规。

（2）指导患者戒烟，以免加重动脉硬化的程度。

（3）指导患者进行适度的行走锻炼，促进侧支循环的建立，改善缺血症状。其方法是：患者以普通步速行走直至症状出现后立即休息，待症状缓解后继续行走。如此反复运动。

（4）保护患肢，防止外伤及皮肤破损。用棉被或宽松棉鞋袜等保暖，禁止使用热水袋及热水烫脚，避免烫伤及增加组织耗氧量，加重组织缺氧坏死。对于强迫体位或消瘦患者骨突处给予减压敷料保护皮肤。

（5）患肢继发感染者，协助医生留取感染部位标本行培养及药敏试验检查，并遵医嘱及时给予敏感抗生素药物治疗。

（6）疼痛剧烈患者，给予镇痛剂缓解疼痛，保证睡眠，减轻心脏负担。

（7）做好心理护理，向患者讲解疾病相关的注意事项，鼓励患者进行肢体功能锻炼，增强战胜疾病的信心。

（8）为患者提供必要的生活护理。

2. 术后护理

（1）同外科术后护理常规。

（2）严密观察生命体征的变化，给予心电、血压、血氧监测。

（3）患肢血运的观察，包括皮肤温度、颜色、动脉搏动，疼痛是否减轻，可与术前相比较。

（4）皮肤保护，避免缺血肢体受压，骨隆凸处及患肢给予相应的减压保护，如使用水囊或减压敷料等。

（5）全麻清醒后可自主体位。人工血管搭桥侧肢体应避免相应关节过度弯曲，术后3～5日可下床活动，利于吻合口生长。指导患者床上行下肢踝泵运动，预防深静脉血栓的发生。

（6）保持有效引流。密切观察引流液量、颜色及性状，妥善固定引流管，定时观察伤口引流负压有效性，出现异常情况，及时通知医生处理。

（7）抗凝治疗期间监测凝血指标。遵医嘱定时抽血，监测凝血功能，根据结果及时遵医嘱调整抗凝药物应用剂量。

(8) 注意观察有无出血倾向。观察患者引流液颜色、量及其性状，有无切口、穿刺点渗血，牙龈出血，鼻出血，便血等出血症状，发现异常立即通知医生给予相应处理。

(9) 观察伤口敷料情况。密切观察伤口敷料有无渗血渗液，出现敷料渗湿，及时通知医生给予换药处理。

(二) 颈动脉狭窄

1. 术前护理

(1) 同外科护理常规。

(2) 协助患者完成动脉造影检查，利于明确诊断及制定手术方案。

(3) 应用抗血小板聚焦药物的患者注意观察全身有无出血倾向。

(4) 监测血压，避免发生高血压。发生高血压时，报告医师应用药物治疗，并注意观察，以防因高血压而发生意外。

(5) 加强生活护理，注意患者安全，避免患者剧烈地转动头部，安排家属陪伴，以防发生一过性脑缺血出现头晕、眼前黑矇等现象而发生摔倒等意外。

(6) 做好心理护理。讲解手术的方法及意义，消除患者的紧张、恐惧心理，取得患者的理解和配合。

(7) 完善术前准备。备皮、配血、指导患者禁食等，做好充分的术前准备，以利于手术顺利完成。

2. 术后护理

(1) 同外科全麻术后护理常规。

(2) 严密观察生命体征的变化，给予心电、血压、血氧监测。

(3) 观察患者神志及肢体活动情况，判断有无脑组织缺血而导致的脑梗死及脑组织灌注异常。

(4) 患者出现烦躁、头疼等脑组织灌注异常时遵医嘱应用甘油果糖、甘露醇等药物脱水治疗，并做好保护措施，防止发生外伤。

(5) 颈部手术后观察呼吸情况及有无声音嘶哑、伸舌偏斜等，以判断有无喉返神经和舌下神经损伤。

(6) 观察有无呼吸困难、切口有无皮下血肿。较大血肿可压迫呼吸道而产生窒息，术后床旁备气管切开包，怀疑有血肿压迫呼吸道时，应立即通知医生。呼吸困难严重并明确为呼吸道受压时，应拆除缝线，解除压迫。

(7) 全麻完全清醒后可饮水，水温偏凉，避免刺激伤口，同时观察是否有呛咳，若无呛咳可进温凉流食，之后过渡到普食。

(8) 注意有无出血倾向，如引流液量、颜色及其性状，有无切口渗血等，发现渗血立即通知医生给予止血处理。

(9) 监测血压变化，以防术后高血压或低血压的发生。术后血压升高者，应用静脉降压药物，常用药物有盐酸马拉地尔注射液和盐酸尼卡地平注射液，通过微量泵泵注药物，保证药物匀速恒定应用。发生低血压时观察患者出入量是否平衡，若入量不足，则应加快输液速度，增加输液量；若为术中刺激颈动脉窦引起反射性低血压，遵医嘱使用多巴胺通过微量注射泵泵入，静脉升压治疗。在应用血管活性药物过程中需严密监测患者血压变化。

(10) 指导患者咳嗽、咳痰时，按压颈部伤口，防止过度牵拉。

【健康指导】

（一）下肢动脉硬化闭塞症

（1）指导患者戒烟限酒。

（2）服用抗血小板聚集药物的注意事项。

①遵医嘱按时按量服用抗血小板聚集药物，不可随意停药或改变用药剂量。

②服药期间应观察有无牙龈、黏膜出血，伤口愈合情况，皮肤有无出血点，有无皮下血肿、胃肠道出血，女性患者还应注意月经量。

③因其他疾病就医时应告知接诊医生服药情况，避免药物相互作用。

（3）适当行走锻炼，促进侧支循环建立，防止久坐导致人工血管扭曲而引起再栓塞。

（二）颈动脉狭窄

（1）避免颈部剧烈活动、过度旋转头颈部。活动时应循序渐进，逐渐加大活动量。

（2）保持伤口部位的清洁干燥，防止发生伤口感染，一旦发生伤口红肿、疼痛等异常及时就诊。

（3）按时应用药物，定期复查。抗血小板聚集药物应用注意定时定量，并观察有无皮肤紫癜、牙龈出血、黑便等出血现象，定期监测凝血功能。

二、大隐静脉射频消融术围手术期护理

【护理评估】

（一）疾病相关因素

大隐静脉曲张是常见的血管疾病，是由于静脉壁薄弱、瓣膜功能不全而导致的静脉延长、弯曲、扩张。此外，长期站立、便秘、腹压增高也是诱发原因。治疗方法有保守治疗及手术治疗。保守治疗以压力治疗（即治疗型二级压力静脉曲张袜）为主。传统手术方式为大隐静脉高位截扎加剥脱术，但手术术后恢复时间较长；目前临床上主要采用大隐静脉射频消融术，其具有手术时间短、创伤少、恢复快等优点，在临床中应用广泛。

（二）身体评估与阳性体征

大隐静脉曲张主要可见下肢曲张明显的静脉，患者有肿胀感及皮肤营养性改变。体格检查表现为：大隐静脉瓣膜及大隐静脉与深静脉间交通支瓣膜功能试验（Trendelenburg 试验）阳性、深静脉通畅试验阴性及交通静脉瓣膜功能试验（Pratt 试验）可呈阴性或阳性。

（三）辅助检查

多普勒超声为大隐静脉曲张的主要检查，可见患者充盈、扩张的静脉，并且可以检测下肢深静脉通畅情况及瓣膜功能状态。

（四）围手术期护理

1. 术前评估

（1）健康史　询问患者既往病史、健康状况及治疗经过，此次就诊的原因、表现、诊疗经过、用药情况等。

（2）身体状况　评估有无相关原发病，患肢颜色、肿胀程度及有无蚓状突起的血管。

（3）心理社会功能　评估患者对疾病的认知能力，对住院治疗的合作态度、是否配合，家庭成员对患者的态度、关心程度，患者的经济状况等。

（4）实验室检查　心肝肾功能、血电解质、凝血等。

2. 术后评估

(1)评估患者神志、生命体征、伤口状况、患肢活动恢复情况。

(2)评估患者对术后用药、安全的掌握情况。

【护理措施】

1. 术前护理

(1)同外科护理常规。

(2)行保守治疗，患者下肢穿治疗型静脉曲张袜或使用弹力绷带缓解症状。

(3)避免长时间站立或下蹲，卧床时抬高患肢。

(4)伴有皮肤损伤或溃疡等应遵医嘱使用药物，直至炎症消退。

(5)术前1日除备皮外应协助医师将曲张静脉做好标记。

2. 术后护理

(1)术后患者即刻可进食，下地活动，行走锻炼30~40分钟，预防下肢深静脉血栓的发生。

(2)定时观察伤口敷料及绷带是否有渗血。

(3)做好患者疼痛评估，必要时给予药物镇痛。

【健康指导】

(1)建议长期穿治疗型静脉曲张袜，术后拆完绷带2周内全天佩戴，之后改为白天穿着，夜间可脱裤，至少维持3个月。如果发现腿部酸胀感或静脉怒张，应及时就诊。

(2)避免久站久坐、穿紧身衣，坐位时双膝勿交叉。

(3)卧床休息时抬高患肢。

(4)保持伤口部位的清洁干燥，防止发生伤口感染，一旦发生伤口红、肿、疼痛等异常应及时就诊。

(5)咳嗽患者应用止咳药；长期便秘患者多食蔬菜水果及富含纤维素食物；肥胖患者减肥。

三、下肢深静脉血栓围手术期护理

【护理评估】

(一)疾病相关因素

下肢深静脉血栓(DVT)是发生于深静脉内的血栓，发病原因与三个因素相关，即血流缓慢、血液高凝及血管内膜损伤。DVT的临床表现根据血栓部位、时间、侧支代偿情况、血栓进展程度、患者体位及治疗手段不同而呈现不同表现，甚至会出现肺栓塞，引起患者呼吸困难严重表现。DVT治疗以抗凝为主，在急性期DVT病情不超过14日的患者，可以进行导管溶栓治疗，急性DVT患者不建议常规放置腔静脉滤器，除非患者有抗凝禁忌证或严格抗凝基础上再发血栓。

(二)身体评估与阳性体征

患者主要表现为下肢肿胀疼痛，可延着深静脉血栓走形疼痛，皮肤可呈青紫色伴有皮温高，浅静脉怒张，腓肠肌挤压痛(Neuhof 征阳性)或患足背屈时腓肠肌牵拉疼痛(Homan征阳性)。

(三)辅助检查

DVT通过B超进行检查，准确率高。

(四) 围手术期护理

1. 术前评估

(1) 健康史　询问患者既往病史、健康状况及治疗经过，此次就诊的原因、表现、诊疗经过、用药情况等。

(2) 全身评估　有无相关原发病，评估患肢颜色、肿胀程度、皮肤完整性等。

(3) 生理功能　根据病情遵医嘱，嘱患者绝对卧床；评估患者日常生活自理能力及安全状况；根据患者的实际情况应用日常生活能力评定指数量表进行评估。

(4) 心理社会功能　评估患者对疾病的认知能力，对住院治疗的合作态度，是否配合，家庭成员对患者的态度、关心程度，患者的经济状况等。

(5) 实验室检查　生命体征、心肝肾功能、血电解质、凝血等，评估患者用药的安全性、有无副作用。

2. 术后评估

(1) 评估患者神志、生命体征、伤口状况、患肢活动恢复情况。

(2) 评估患者对术后用药、安全的掌握情况。

【护理措施】

1. 术前护理

(1) 急性发作者严格卧床休息，防止血栓脱落引起肺栓塞。

(2) 垫软枕抬高患肢，促进静脉回流，减轻肿胀。

(3) 禁止按摩、热敷患肢。

(4) 应用抗凝药物期间，定期监测凝血指标，同时注意观察有无出血倾向，如穿刺点渗血、牙龈出血、鼻出血、血尿及黑便等，发现异常立即通知医生给予相应处理。

(5) 倾听患者是否有憋气等不适主诉，谨防肺栓塞。

(6) 观察患者肢体肿胀是否加重或出现股青肿、股白肿，及时告知医生给予紧急处理。

(7) 加强生活护理，注意患者安全。

2. 术后护理

(1) 同外科术后护理常规。

(2) 卧床时抬高患肢。

(3) 使用抗凝或溶栓药物观察同术前。

(4) 行下腔静脉滤器植入术后无需绝对卧床，可如厕、短时间行走。

【健康指导】

(1) 饮食宜清淡，以缓解血液高凝状态。

(2) 保持排便通畅，以减少用力排便引起腹压增高，影响下肢静脉回流。

(3) 遵医嘱服用抗凝药物，定期检测凝血指标；并观察有无皮肤紫癜、牙龈或鼻出血、黑便等出血现象，必要时及时就诊。

四、腹主动脉瘤切除术围手术期护理

【护理评估】

(一) 疾病相关因素

吸烟、血压升高、高脂血症、性别、年龄、家族遗传史、创伤、感染、梅毒、结核、白塞综合征等。

（二）身体评估与阳性体征

（1）多无明显症状，多于影像学检查时发现，部分可因发现腹部搏动性肿块而就诊，少数可有较明显的腹痛，若腹痛加剧或突发腹部剧痛，提示瘤体破裂，严重者可出现休克，甚至猝死。动脉瘤破裂可出现皮肤瘀斑或发绀。瘤体增大可导致肠梗阻等胃肠道功能障碍，出现腹胀、腹痛等。瘤体附壁血栓脱落，可导致急性下肢缺血。

（2）体征　脐周尤其在左上腹，常可触及膨胀性、搏动性肿块，多无压痛，活动性差，偶伴震颤及收缩期杂音，瘤体上界在剑突下方，表明瘤体在肾动脉水平以下。

（三）辅助检查

1. 多普勒超声

多普勒超声用于筛查、随访，还可用于明确瘤体的部位和大小。

2. CTA

CTA 是明确腹主动脉瘤情况的首选方法，较敏感，能发现很小的腹主动脉瘤，对于动脉瘤大小的估计比 B 超更准确，明确瘤体与内脏动脉的关系，且能发现主动脉壁钙化和瘤内血栓，更好地判断是否有渗血及是否有破裂的可能，还能发现动脉瘤破裂形成的腹膜后血肿。

3. DSA

DSA 是确诊该病的金标准，能明确瘤体的腔内情况，瘤体与内脏动脉、髂动脉的关系及流出道的情况。

（四）围手术期护理

1. 术前评估

（1）健康史　询问患者既往病史、健康状况及治疗经过，此次就诊的原因、表现、诊疗经过、用药情况等。

（2）身体状况　全身评估，有无相关原发病，评估患者腹主动脉瘤的大小、危险程度。

（3）生理功能　患者活动情况，日常生活能否自理，根据患者的实际情况应用日常生活能力评定指数量表评估患者。

（4）心理社会功能　评估患者对疾病的认知能力，对住院治疗的合作态度，是否配合，家庭成员对患者的态度、关心程度，患者的经济状况等。

（5）实验室检查　生命体征，心、肝、肾功能，血电解质、凝血等，评估患者用药的安全性，有无副作用。

2. 术后评估

（1）评估患者神志、生命体征、伤口、引流、皮肤状况、自主活动能力。

（2）评估患者对术后用药、安全的掌握情况。

【护理措施】

（一）术前护理

（1）控制血压　为避免动脉瘤的破裂，保持患者血压平稳很重要，应遵医嘱服用降压药。血压收缩压控制在 $100\sim120$ mmHg。

（2）减少增加腹内压的因素，如咳嗽、打喷嚏、便秘，适量使用通便药物，保持大便通畅，避免用力排便。

（3）体位　入院后评估动脉瘤大小及破裂风险，判断是否需要严格卧床，防止由于剧烈活动或外伤引起瘤体的破裂。

（4）肢体远端血运的观察　腹主动脉瘤常常伴发肢体远端缺血，因为瘤腔内容易形成血栓，血栓脱落后会经血运到达下肢远端，堵塞末梢的细小动脉，造成缺血，因此要观察足部皮温、颜色、足背动脉是否能触及，为临床判断提供依据。

（5）心理护理　消除患者紧张情绪，防止由于情绪紧张而引起的血压升高。

（6）密切观察病情变化　若患者感到腰部或腹部疼痛剧烈范围扩大，并有心律加快、脉搏增速、血压降低等休克症状，应立即报告医师。

（二）术后护理

1. 腹主动脉瘤切除、人工血管置换术后护理

（1）按外科一般护理常规及麻醉后常规护理。

（2）密切观察病情，测定血压、脉搏、呼吸等生命体征，注意有无内出血。

（3）注意下肢供血情况，定时检查足背动脉搏动、皮肤颜色、皮温，有无肢体疼痛。若出现无脉、皮肤苍白、肢体发冷、疼痛、感觉障碍、运动障碍六大症状，应警惕下肢动脉急性栓塞，观察有无继发血栓形成。

（4）观察尿量，维持出入量的平衡，注意及预防急性肾功能衰竭。

（5）留置胃管期间，保持胃管通畅及固定良好，鼓励患者勤翻身，促进肠道功能恢复。

（6）观察伤口引流液的量、性质、颜色等，观察有无出血。妥善固定引流管，防止管路滑脱。

（7）腹部切口应用腹带加以保护，以减少切口的张力，有利于咳嗽及预防切口裂开。

（8）适当拍背促进咳痰，防止术后肺部感染的发生。

（9）严格无菌操作，防止人工血管感染。

（10）运动的护理　术后3周避免剧烈运动，有利于血管内、外膜生长。

2. 腹主动脉瘤腔内隔绝术的护理

（1）生命体征观察　同腹主动脉瘤切除、人工血管置换术后护理。

（2）穿刺点加压包扎，相应肢体制动24小时，观察穿刺点有无出血、血肿，制动肢体供血情况。

（3）观察是否有腹痛。

（4）观察尿量，注意肾功能情况。

（5）观察臀部感觉及排便情况，防止局部缺血。

（6）观察下肢供血情况。

【健康指导】

（1）每半年复查，经常自我检查有无搏动性肿块。

（2）积极治疗高血压等原发病，高血压患者应遵医嘱服药控制血压。

（3）注意有无下肢血栓形成。

（4）术后避免剧烈弯腰，定期体检，检查人工血管或支架是否有打折、是否有移位。

（5）若出现腰腹痛、发热等不适症状及时就诊。

五、布-伽综合征围手术期护理

【护理评估】

(一) 疾病相关因素

先天性发育异常、家族遗传史、局限性腹膜后炎症、血液高凝或高黏状态、血管炎、肝硬化等各种引起门静脉和(或)下腔静脉高压的原因。

(二) 身体评估与阳性体征

(1) 早期表现为食欲减退、易疲乏、双下肢行走乏力及活动后肿胀等,中后期出现门脉高压表现(脾脏肿大、肝脏肿大、食管-胃底静脉曲张、腹壁静脉曲张、腹水等),终末期表现为重度营养不良,肝功能衰竭和(或)消化道大出血。

(2) 部分患者可有双下肢静脉曲张,严重者出现双下肢色素沉着,甚至小腿皮肤溃疡。

(3) 少数出现阴囊水肿、精索静脉曲张、腹股沟疝。

(4) 累及肾静脉可表现为肾病综合征(大量蛋白尿、高度水肿、高脂血症、低蛋白血症)。

(5) 晚期呈恶病质,表现为骨瘦如柴,腹大如鼓,可称为"蜘蛛人"。

(三) 实验室检查

最早为胆红素升高,继续进展可出现血红蛋白降低、血小板降低、肝功能异常、血清总蛋白和清蛋白降低。可进行必要的肝脏穿刺活检,肝小叶中央区淤血、肝细胞萎陷、坏死和纤维化为特征性组织病理学变化。

(四) 辅助检查

1. 超声检查

肝脾大,肝后段下腔静脉狭窄或阻塞,伴(或不伴)肝静脉闭塞,阳性率达90%以上,可作为常规筛查方法。

2. CTV

下腔静脉、肝静脉、门静脉的血管重建,可明确肝静脉、下腔静脉有无狭窄或梗阻性病变,除外肿瘤、肝大等压迫因素,还可提示静脉内血栓及侧支循环建立情况。CTV是诊断本病的首选方法。

3. DSA

DSA是诊断该病的金标准,可明确病变血管的部位、程度、范围、侧支静脉的动态影像,可进行狭窄部位远近端的压力测定,亦可同时进行血管腔内治疗。方法包括经股静脉下腔静脉造影、经静脉下腔静脉造影、经皮肝穿刺肝静脉造影、经脾动脉和肠系膜上动脉及肝门静脉造影等。不推荐单纯诊断目的的下腔静脉造影。

(五) 围手术期护理

1. 术前评估

(1) 健康史　询问患者既往病史、健康状况及治疗经过,此次就诊的原因、表现、诊疗经过、用药情况等。

(2) 身体状况　全身评估,有无相关原发病,评估并测量患者的皮肤颜色、腹围、有无腹壁及下肢静脉曲张、体重、出入量。

(3) 心理社会功能　评估患者对疾病的认知能力,对住院治疗的合作态度,是否配合,家庭成员对患者的态度、关心程度,患者的经济状况等。

（4）实验室检查　生命体征，心、肝、肾功能，血电解质、凝血等，评估患者用药的安全性，有无副作用。

2. 术后评估

（1）评估患者神志、生命体征、伤口、引流、皮肤状况，自主活动能力。

（2）评估患者对术后用药、安全的掌握情况。

【护理措施】

1. 术前护理

（1）心理护理　帮助患者增强战胜疾病的信心，充分调动患者的主观能动性，使之积极配合治疗及护理工作。

（2）记录出入量　注意观察尿量和电解质的变化，防止低钾、低钠情况的发生。

（3）饮食的护理　高热量，适量蛋白，高维生素，少渣及无刺激性软食，腹水者给予低盐饮食，禁烟、禁酒。

（4）使用保肝药物　注意药物不良反应。

（5）指导患者注意休息，避免疲劳，尤其是出血后贫血、巨脾、低蛋白血症及腹水者。

（6）指导患者做深呼吸运动，以减少术后呼吸道并发症。

（7）指导患者避免腹腔内压增高的因素，如咳嗽、打喷嚏、用力排便、提重物等。

（8）下肢水肿患者应抬高下肢，以利于静脉回流。

（9）有腹水者定期测量腹围。

（10）营养较差、病程较长者给予营养支持。

2. 术后护理

（1）体位的护理　介入治疗术后，穿刺侧肢体制动 24 小时，观察穿刺点敷料及穿刺侧肢体颜色、温度、感觉、运动及动脉搏动情况。开胸手术者床头可抬高 15°～30°，有利于引流，胸带和腹带应松紧适宜，术后第二日可半卧位，3～5 日可床旁活动。

（2）术后要严密监测生命体征，特别是心脏功能，心功能不全为术后常见的并发症。在解除梗阻后，会导致大量血液回流心脏，使心脏前负荷突然增加，患者会出现心慌气短、心率快、口唇发绀、咳嗽，因此术后应给予强心利尿处理，包括去乙酰毛花苷注射液、呋塞米等静脉注射，有助于减少心力衰竭的发生。

（3）注意输液速度，不宜过快，量入为出，必要时记录每小时尿量，监测中心静脉压，准确记录 24 小时出入量。

（4）警惕肠系膜静脉血栓形成、下肢深静脉血栓形成及肺栓塞，遵医嘱正确使用抗凝药物，检测凝血功能，观察有无凝血功能障碍引起的出血症状。

（5）警惕有无肺部感染、膈下脓肿；患者痰多时，应给予雾化吸入，并协助患者排痰。

（6）密切注意患者意识状态　早期发现肝性脑病前期症状，如无意识的动作、答非所问、嗜睡及淡漠等。

（7）有腹水者注意腹围变化，每日测量腹围并记录。

（8）肝功能不良者，术后慎用吗啡、氨基酸和巴比妥类药物，减少肝功能损害。

【健康指导】

（1）宜少渣、高蛋白、易消化、富含维生素饮食，不吃过冷、过热或者硬质粗糙食物，不饮酒。

(2) 遵医嘱抗凝治疗，行 B 超或造影复查，定期复查凝血功能。

(3) 活动要循序渐进进行，避免剧烈活动和重体力劳动，防止外伤。

六、锁骨下动脉窃血综合征围手术期护理

【护理评估】

(一) 疾病相关因素

锁骨下动脉窃血综合征 (SSS) 最常见的病因是动脉粥样硬化，同时除了锁骨下动脉狭窄之外还伴有颈部其他部位动脉的狭窄改变。此外，头臂型大动脉炎患者会出现 SSS 表现，肌纤维发育不良及放射性动脉炎也会出现 SSS 表现，无论何种原因出现的锁骨下动脉狭窄都会引起患者上肢的供血障碍，如果在椎动脉开口处还会出现大脑后循环供血障碍的表现。SSS 手术有药物治疗及手术治疗。药物治疗以抗动脉粥样硬化为主；手术是治疗 SSS 的根本方法，包括颈动脉–锁骨下动脉人工血管搭桥术、腋–腋动脉人工血管搭桥术和颈动脉–锁骨下动脉转位术以及锁骨下动脉腔内治疗，目的是解除锁骨下动脉狭窄处，供应上肢血流量。

(二) 身体评估与阳性体征

SSS 患者肢体供血不足症状表现为：患侧上肢感觉发凉、疼痛，运动后加重，脉搏弱，血压患侧低于健侧 20mmHg 有临床意义；SSS 脑供血不足症状表现为：头晕、眼蒙、视力下降，短暂性脑缺血发作 (TIA)，构音不清；病理特征：共济失调和面瘫。

(三) 辅助检查

SSS 患者以彩色多普勒超声 (B 超)、磁共振血管造影 (MRA)、经颅多普勒超声 (TCD)、CT 血管造影 (CTA)、全脑血管造影 (DSA) 检查为主。

(1) B 超　无创、简单、方便，可检查 SSS 血管通畅、狭窄程度。

(2) MRA　无创、无辐射、敏感性高的血管检查，可显示颈动脉、椎基底动脉系统、Willis 环、锁骨下动脉供血情况，可测量动脉大小、直径，评估病变程度，了解与其他血管的关系。

(3) TCD　不仅可以反映颅内盗血情况，对盗血表现进行评估，也可以在术中监测脑血流改变。

(4) CTA　可以明确锁骨下动脉狭窄程度及部位。

(5) DSA　不仅能证实椎动脉血液逆流及相关锁骨下动脉狭窄闭塞程度、斑块性质，且能进一步了解颅内侧支循环建立程度，是诊断 SSS 的金标准，但具有创伤性且费用高。

(四) 围手术期护理

1. 术前评估

(1) 健康史　询问患者既往病史、健康状况及治疗经过及此次就诊的原因、表现、诊疗经过、用药情况等。

(2) 身体状况　全身评估、有无相关原发病、患肢有无动脉搏动，有无头晕、耳鸣、视物模糊等。

(3) 生理功能　评估患者日常生活能否自理，有无跌倒史；根据患者的实际情况，应用日常生活能力评定指数量表进行评估。

(4) 心理社会功能　评估患者对疾病的认知能力，对住院治疗的合作态度，是否配合，

家庭成员对患者的态度、关心程度，患者的经济状况等。

(5) 实验室检查　生命体征，心、肝、肾功能，血电解质，凝血等；评估患者用药的安全性，有无副作用。

2. 术后评估

(1) 评估患者神志、生命体征、伤口、引流、皮肤状况、患肢恢复情况、自主活动能力。

(2) 评估患者对术后用药安全的掌握情况。

【护理措施】

1. 术前护理

(1) 遵医嘱完善各项辅助检查，如胸片、心电图、肺功能以及化验凝血功能。

(2) 协助患者完成动脉造影检查，利于明确诊断及制定手术方案。

(3) 给予生活帮助，防止外伤发生，加强生活护理。

(4) 注意患者安全，告知患者不要剧烈地转动头部及活动，安排家属专人陪伴以防发生一过性脑缺血而出现头晕、眼前黑矇等现象导致摔倒等意外，患侧肢体避免提携重物等。

(5) 心理护理，给予患者心理护理，安慰患者，讲解手术的方法及意义，消除患者的紧张、恐惧心理，取得患者的理解和配合。

(6) 完善术前准备，如备皮、配血、指导患者禁食等，做好充分的术前准备，以利于手术顺利完成。

2. 术后护理

(1) 按外科术后一般护理常规执行。

(2) 严密观察生命体征的变化，给予心电、血压、血氧监测。

(3) 观察患者神志及肢体活动情况，询问患者有无头晕等症状，观察患者双上肢感觉、活动是否正常。

(4) 出现烦躁、头疼等脑组织灌注异常时遵医嘱应用甘露醇脱水等降颅压治疗，预防过度脑灌注综合征的发生并做好保护措施，防止外伤发生。

(5) 监测血压变化，观察患者患肢血压较术前的变化，以防术后高血压或低血压的发生，发生高血压时遵医嘱应用降压药物。

(6) 术后及时观察患侧肢体的桡动脉搏动，监测患肢力量是否较术前有所好转。

(7) 术后遵医嘱给予抗凝、抗血小板聚集治疗。

(8) 密切监测和及早发现各种感染征象，如体温、白细胞计数升高等。

(9) 疼痛的护理　如果出现伤口疼痛等，遵医嘱应用止痛药物止痛。

(10) 介入治疗(放支架)者术后穿刺肢体放置呈伸直位，伤口加压包扎或压沙袋包扎约24小时，观察伤口敷料有无渗血情况，发现渗血立即通知医生给予止血处理。

(11) 介入治疗(放支架)者术后避免颈部过度转动，防止支架移位、变形。

(12) 介入治疗(放支架)者术中使用造影剂，有肾毒性，排除心脏问题外，术后应鼓励患者多饮水，遵医嘱配合静脉输液，并观察24小时尿量，尽早排除造影剂，预防急性肾衰竭。同时，观察有无皮肤潮红、荨麻疹、恶心、呕吐、心律失常等造影剂过敏情况发生，如有异常，及时通知医生，遵医嘱给予抗过敏药物治疗。

(13) 手术治疗者应注意呼吸的监测；全麻插管引起呼吸道黏膜损伤及术后担心伤口出血患者不能用力咳嗽；若患者呼吸道分泌物不能正常有效排出、出现吸气性呼吸困难，应鼓励患者咳嗽、咳痰，翻身叩背，必要时可给予雾化吸入，及时清理呼吸道分泌物。

(14) 手术治疗者观察有无声音嘶哑、饮水呛咳、伸舌是否居中，以判断有无喉返/喉上神经和舌下神经损伤。

(15) 手术治疗者应重点观察伤口、引流、出血的观察，密切观察患者颈部有无肿胀、呼吸困难、发绀及切口渗出情况，尤其注意颈后，防止出血，观察引流的性质和量，保持伤口敷料清洁干燥，定时挤压引流管，保持引流通畅，妥善固定各引流管路，防止管路滑脱。

【健康指导】

(1) 患肢避免提重物，活动时应循序渐进，逐渐加大活动量。

(2) 术后 2 周内避免颈项剧烈运动，2 周后适当增加运动，以促进血液循环。

(3) 保持穿刺处伤口部位的清洁、干燥，防止穿刺处发生伤口感染及假性动脉瘤的发生，一旦出现肿胀、疼痛等异常及时就诊。

(4) 按时应用药物，定期复查。抗凝、抗血小板聚集药物，应注意定时定量，并观察有无皮肤紫癜、牙龈出血、黑便等出血现象，定期监测凝血功能。

(5) 饮食注意营养；禁食油腻食物，以免增加血脂引起血管壁硬化；多食富含维生素食物；忌食辛辣刺激性食物。

(6) 加强锻炼，保持良好的心态。

(7) 告知烟酒对血管的危害，劝其戒烟、戒酒。

(8) 术后遵医嘱门诊复查。

七、多发性大动脉炎围手术期护理

【护理评估】

(一) 疾病相关因素

女性、家族遗传史、雌激素水平异常、感染等。

(二) 身体评估与阳性体征

起病时可有全身不适、易疲劳、发热、食欲减退、多汗、体重下降等全身症状和血管狭窄或闭塞后导致的组织或器官缺血症状，根据受累动脉不同，临床表现如下所述。

1. 头臂动脉型(主动脉弓综合征)

(1) 头部不同程度的缺血症状，包括头晕、眩晕、头痛、视物昏花、咀嚼无力等，患者可反复晕厥、抽搐、失语、偏瘫。

(2) 上肢缺血可出现单侧或双侧上肢无力、发凉、酸痛、麻木，即锁骨下动脉窃血综合征表现。

(3) 查体可发现颈动脉、桡动脉、肱动脉搏动减弱或消失；颈部和锁骨上、下窝可闻及血管杂音。

(4) 双上肢为低血压表现，或患肢动脉血压低于健侧 10mmHg 以上。

2. 胸腹主动脉型

(1) 下肢缺血症状，包括双下肢无力、发凉、酸痛、易疲劳和间歇性跛行等。

(2) 累及肾动脉开口处，可出现高血压、头痛、头晕。

(3) 查体时可发现背部、腹部血管杂音，上肢高血压或下肢血压低于上肢血压。

3. 肾动脉型

多为双侧肾动脉受累，使得肾脏缺血，引起顽固性持续高血压。

4. 广泛型

包括上述 2 种类型的表现与相应体征。

5. 肺动脉型

上述 1～3 型约 50% 病例可同时合并肺动脉受累，表现为心悸、气短，肺动脉瓣区可闻及杂音和第二心音亢进晚期可并发肺动脉高压。

6. 其他

累及冠状动脉开口处，可出现心绞痛甚至心肌梗死，累及肠系膜动脉可有腹痛等腹部症状。

（三）实验室检查

血沉（ESR）对提示本病活动性有一定意义，同时还有 C 反应蛋白等炎性指标的升高，可有血常规、球蛋白升高等，血清、抗内皮细胞抗体（AECA）及抗主动脉抗体阳性对诊断有一定帮助，血浆肾素活性测定对肾动脉狭窄的处理具有指导意义。

（四）辅助检查

（1）CTA 可明确病变的类型、部位、范围、程度。

（2）数字减影动脉血管造影（DSA） 是诊断多发性大动脉炎的重要手段，早期可见主动脉管壁有多发局限性不规则改变；晚期可见管腔狭窄，主动脉病变多位于动脉的开口处，呈节段性。

（3）眼底镜检查 眼底改变为多发性大动脉炎的特异性表现，发生率约 14%，表现为视网膜脉络膜炎，视网膜、玻璃体积血，视神经乳头周围动静脉花冠状吻合。

（4）彩色多普勒超声 明确主动脉及其分支有无狭窄或闭塞及病变程度，了解肢体、颅内血管血流情况，对颈动脉病变的诊断率达 96%，可用于随诊。

（5）心电图、胸片、肺功能等 可用于了解心肺功能的情况，为治疗提供参考。

（五）围手术期护理

1. 术前评估

（1）健康史 询问患者既往病史、健康状况及治疗经过，此次就诊的原因、表现、诊疗经过、用药情况等。

（2）全身评估 有无相关原发病、患者专科检查结果、确定分型。

（3）生理功能 评估患者日常生活能否自理及安全状况、根据患者的实际情况应用日常生活能力评定指数量表评估患者。

（4）心理社会功能 评估患者对疾病的认知能力，对住院治疗的合作态度、是否配合，家庭成员对患者的态度、关心程度，患者的经济状况等。

（5）实验室检查 生命体征，心、肝、肾功能，血电解质、凝血等，评估患者用药的安全性、有无副作用。

2. 术后评估

（1）评估患者神志、生命体征、伤口、引流、皮肤状况、自主活动能力。

（2）评估患者对术后用药安全的掌握情况。

【护理措施】

1. 术前护理

(1) 心理护理　此病多见于育龄女性，男女比例为 1:(4~9)，长期激素治疗，导致年轻女性肥胖、身材变形，信心和人格伤害严重，进而抑郁、绝望，对治疗失去信心。除临床症状复杂外，手术危险大、难度大，患者心理负担重，经常会存在焦虑、恐惧的心理状态。因此护理人员应多关心患者，随时了解患者的心理状况，向患者适当讲解有关此病的知识，讲解手术方案及可能出现的状况和应对方法，做好手术前及手术后的宣教工作，以减轻或消除其紧张、恐惧心理，以良好的心理状态接受手术治疗。

(2) 做好生活护理　患者活动时需有人陪伴，防止视物不清或一过性黑矇引起突发晕厥、跌倒等意外伤害，做好安全防护措施和各种应急措施。

(3) 应用激素药物治疗期间的护理　在急性期需要较长时间应用激素治疗以控制炎症的发展，而激素类药物的使用会使患者内分泌系统发生改变，因此在应用药物治疗期间要向患者说明用药的必要性，注意观察用药后的反应，及时给予相应的处理。

(4) 根据临床分型观察患者症状　头臂型注意观察头部及双上肢血供情况，双上肢血压有差异者，应有标注及区分；头晕伴黑矇患者注意防止跌倒；胸腹主动脉、肾动脉型注意监测血压，嘱患者按时服用降压药物，以防止血压突然升高，引起脑血管破裂；累及下肢动脉，有缺血性跛行患者，应注意跛行距离，外出检查时使用轮椅。

(5) 动脉造影的护理　动脉造影检查是明确诊断和拟定手术方案的最佳医疗手段，造影前按手术前常规准备，如皮肤准备、禁食禁水、造影剂过敏试验等，造影后给予穿刺一侧肢体制动、卧床休息 24 小时，伤口压沙袋 8~12 小时，嘱患者多饮水，同时给予补液治疗，以利于造影剂的排出，认真听取患者主诉有无腰痛、恶心、呕吐等不适症状，预防造影剂性肾病及造影剂过敏情况发生。

2. 术后护理

(1) 一般护理同外科术后护理。

(2) 严密监测生命体征变化，给予持续心电、血压、血氧监测，头臂型患者测血压时应选择下肢，以免影响测量结果的准确性。

(3) 维持血压的稳定，避免低血压，预防继发性血栓的形成。

(4) 术后应注意患者神志及肢体的活动情况，以判断有无脑组织缺血而导致脑梗死。

(5) 手术治疗者应注意呼吸的监测；全麻插管引起呼吸道黏膜损伤及术后担心伤口出血患者不能用力咳嗽；若患者呼吸道分泌物不能正常有效排出、出现吸气性呼吸困难，应鼓励患者咳嗽、咳痰，翻身叩背，必要时可给予雾化吸入，及时清理呼吸道分泌物。

(6) 手术治疗者应重点观察伤口、引流、出血的观察，密切观察患者颈部有无肿胀、切口渗出情况，防止出血，观察引流的性质和量，保持伤口敷料清洁干燥，定时挤压引流管，保持引流通畅，妥善固定各引流管路，防止管路滑脱。

(7) 卧床时，鼓励患者做下肢踝泵运动，禁止按摩、热敷患肢。

(8) 术后遵照医嘱仍需积极抗血管炎症治疗，同时术后抗凝剂和抗血小板类药物的应用有延缓介入治疗后再狭窄发生的作用。

(9) 应用抗凝药物期间，定期监测凝血指标，同时注意观察有无出血倾向，如穿刺点渗血、牙龈出血、鼻出血、血尿及黑便等，发现异常立即通知医生给予相应处理。

第四节　神经外科疾病护理常规

一、一般护理

【护理措施】

1. 术前护理

(1) 常规测定出血常规、凝血、肝肾功能、感染、血型等有关实验室检查。

(2) 根据不同手术类型遵医嘱配血。

(3) 手术前 1 日或手术当天遵医嘱予以剃头、备皮、皮试、清洁皮肤。

(4) 遵医嘱术前禁食、禁水。

(5) 全麻患者术前 1 日晚给予灌肠，对于颅内压明显升高者可根据医嘱不予灌肠。

(6) 对有明显颅内压增高患者，术前或术中应用高渗性脱水药物降低颅内压力。

(7) 术前遵医嘱留置导尿管，防止术中膀胱过度充盈。

(8) 行脑室外引流者，送手术前应夹闭引流管。

(9) 昏迷患者送手术室前，应将呼吸道和口腔内分泌物彻底吸除，以防送手术室途中分泌物阻塞呼吸道。

(10) 根据麻醉方法的不同，遵医嘱术前给药。

2. 术后护理

(1) 监测生命体征、瞳孔、意识和肢体活动情况，必要时对颅内压、动脉压、中心静脉压及血氧饱和度进行动态监测。

(2) 观察神经系统体征有无变化，若出现躁动不安、意识障碍等，及时报告医师。

(3) 保持呼吸道通畅，鼓励并帮助患者深呼吸、咳嗽、咳痰。

(4) 观察伤口渗血、渗液情况，头枕无菌治疗巾定时更换，保持伤口的干燥、无菌。

(5) 保持各种引流管(胃管、尿管、静脉输液管等)的通畅。

(6) 保持正确卧位，如果没有特殊病情需要，一般取头高位(15°～30°)，体位更换时扶托头部，使头颈呈直线，避免扭转。椎管手术尤其是颈椎术后患者，予以轴线翻身。

(7) 准确记录出入量。

(8) 遵医嘱进食，给予高蛋白、高热量、高维生素、易消化饮食。禁食者遵医嘱给予鼻饲。

【健康指导】

1. 术前

(1) 心理护理　了解患者需求和心理状态，缓解患者紧张情绪。

(2) 体位练习　如腰椎、骶尾椎患者需练习俯卧位，垂体瘤患者术前需练习斜坡卧位。

(3) 饮食指导　术前禁食、水。

(4) 大小便练习　指导患者练习床上排便、排尿的方法。

(5) 指导患者学会有效咳痰法。

2. 术后

(1) 体位宣教　术后 6 小时去枕平卧后因病种遵医嘱调整体位。

(2) 用药宣教　讲解其用药的作用及副作用，让患者随时掌握诊疗的内容，并能积极配合。

(3) 功能锻炼　上肢肌肉功能的训练、踝泵训练、直抬腿训练等。

(4) 心理护理　讲解术后疼痛、麻醉等相关知识，缓解患者对疼痛或手术效果欠佳的担心。

二、颅脑损伤围手术期护理

【护理评估】

1. 病史

了解既往史、发病过程，有无头痛、恶心、呕吐等颅内压增高症状。

2. 身体评估

(1) 生命体征、意识、瞳孔及神经系统体征的变化。

(2) 有无口鼻、外耳道出血及脑脊液漏的发生。

(3) 有无身体其他部位受伤情况。

(4) 观察全身皮肤有无青紫、擦伤和破损，并且标记面积大小。

(5) 有无肢体活动、运动、感觉功能障碍等异常体征。

3. 辅助检查

头颅 MRI 或 CT。

4. 社会心理评估

清醒患者了解其心理需求及反应，意识障碍患者了解其家属需求。

【护理措施】

1. 术前护理

(1) 观察患者生命体征及意识、瞳孔、肢体活动情况。

(2) 建立静脉通路，对脑疝患者遵医嘱立即静脉快速滴注脱水药。

(3) 做好手术前各项准备工作，如剃头、清洁头部皮肤、配血等。

(4) 保持呼吸道通畅，意识障碍者采取侧卧位或半卧位，头偏向一侧；舌后坠阻塞呼吸道时，放置口咽通气道，必要时行气管插管或气管切开。

(5) 失血性休克患者保持平卧，注意保暖，遵医嘱补充血容量。

(6) 有脑脊液耳漏者，头偏向患侧，以便引流，防止脑脊液逆流造成颅内感染。

(7) 开放性颅脑损伤应及时清创和常规应用抗生素。

2. 术后护理

(1) 如果患者没有颈部损伤，予以抬高床头 15°～30°，以利于脑静脉回流，减轻脑水肿。

(2) 观察生命体征及意识、瞳孔、肢体活动的变化。

(3) 高热可采用药物或物理降温，中枢性高热多以物理降温为主，必要时行低温冬眠疗法。

(4) 保持呼吸道通畅，适时吸痰。

(5) 定时翻身、拍背，保持床单位清洁干燥，做好皮肤护理，防止压疮及感染的发生。

(6) 躁动患者必要时给予适当约束，防止坠床及意外发生。

(7) 保持各种引流通畅，观察颜色、量、性质、勿折、勿压。

(8) 脑脊液耳漏或鼻漏患者采取平卧或患侧卧位，避免清洁鼻腔或耳道，避免擤鼻、咳嗽及用力屏气，保持大便通畅，严禁填塞或用水冲洗耳、鼻及经鼻吸痰和留置胃管。

(9) 预防癫痫发作，按时服用抗癫痫药物，做好安全防护。

(10) 观察伤口敷料情况，如有渗血、渗液及时通知医师，保持敷料干燥、清洁。

【健康指导】

(1) 指导外伤后合并癫痫患者，遵医嘱按时按量服用抗癫痫药物。

(2) 指导家属观察患者有无头晕、头痛、呕吐、头颅畸形等症状，及时就诊。

(3) 注意安全，保护颅骨缺损部分。

(4) 预防下肢深静脉血栓形成，抬高双下肢。

(5) 指导患者功能锻炼，如主动训练和被动训练、上肢肌肉功能训练、踝泵训练、直抬腿训练。

三、脑出血围手术期护理

【护理评估】

1. 病史

有无剧烈头痛、恶心、呕吐等颅内压增高症状，有无高血压病史、动脉硬化、外伤史及情绪波动等情况。

2. 身体评估

(1) 生命体征、意识及瞳孔变化。

(2) 有无肢体活动、运动、感觉功能障碍等异常体征。

(3) 全身皮肤有无压红、青紫、破损情况。

3. 辅助检查

头颅 MRI 或 CT。

4. 社会心理评估

对清醒患者，了解其心理需求及反应；对意识障碍患者，了解其家属需求。

【护理措施】

(一) 术前护理

(1) 绝对卧床休息，保持安静，减少不必要的搬动。

(2) 观察生命体征、意识、瞳孔变化及肢体功能，出现异常及时通知医师。

(3) 建立静脉通路，对脑疝患者遵医嘱立即静脉快速滴注脱水药。

(4) 采取头高卧位，给予吸氧。

(5) 按时给予降压药物，保持血压稳定。

(6) 做好手术区皮肤准备工作，如剃头、清洁头部皮肤。

(7) 保持呼吸道通畅，意识障碍者，采取侧卧位或半卧位，头偏向一侧；舌后坠阻塞呼吸道时，放置口咽通气道，必要时给予气管插管。

(8) 昏迷患者禁食，必要时给予放置胃管。

(9) 定时翻身，保持皮肤清洁、干燥，预防压疮发生。

(10) 尿潴留及尿失禁者应留置尿管，给予会阴擦洗。

（11）保持大便通畅，预防便秘，必要时给予润肠药物。

（12）有误吸的患者应遵医嘱给予抗生素治疗，必要时给予吸痰。

2．术后护理

（1）清醒后抬高床头15°～30°，以利脑静脉回流，减轻脑水肿，降低颅内压。

（2）监测生命体征，注意意识、肢体活动及瞳孔的变化，术后24小时内易出现颅内再次出血，发现异常及时通知医师。

（3）保持各种引流通畅，观察颜色、量、性质，引流管勿折、勿压。

（4）准确记录出入量，保持出入量平衡。

（5）合并有高热、昏迷、颅内压增高、脑疝等护理参照相关章节内容。

（6）加强肢体功能锻炼和语言训练，协助患者进行肢体的被动活动，防止肌肉萎缩及足下垂，防止下肢静脉血栓形成。

（7）保持呼吸道通畅，适时吸痰。

（8）定时翻身、拍背，保持床单位清洁、干燥，做好皮肤护理，防止压疮及感染的发生。

（9）躁动患者必要时给予适当约束，防止坠床及意外发生。

（10）预防癫痫发作，按时服用抗癫痫药物，做好安全防护。

（11）观察伤口敷料情况，如有渗血、渗液及时更换，保持敷料干燥、清洁。

【健康指导】

（1）了解患者和家属的需求，建立医护人员与患者家属之间相互信任的关系，讲解疾病的相关知识，使其能够积极配合治疗。

（2）指导患者少食动物脂肪、内脏，鼓励患者进高蛋白饮食，多食蔬菜和水果。

（3）保持稳定的情绪。

（4）多食粗纤维食物，保持大便通畅，必要时服用缓泻剂。

（5）高血压患者控制高血压，按时服药。

（6）指导患者功能锻炼的方法，如主动训练和被动训练，上肢肌肉功能训练、踝泵训练及直抬腿训练。

（7）遵医嘱定期门诊复查。

四、颅内肿瘤围手术期护理

【护理评估】

1．病史

有无头痛、恶心、呕吐，有无肢体疼痛、麻木、无力、大小便异常，有无癫痫病史，是否用药物控制癫痫，有无精神症状。

2．身体评估

（1）生命体征、意识及瞳孔变化。

（2）有无肢体活动、运动、感觉功能障碍等异常体征。

3．辅助检查

头颅MRI或CT。

4．社会心理评估

对疾病防治的认识，对手术相关知识的了解情况，掌握患者及家属心理需求及反应。

【护理措施】

1. 术前护理

(1) 观察病情变化，出现意识障碍、瞳孔不等大、对光反应迟钝或消失、缓脉、血压升高、肢体活动障碍等症状时，应通知医生。

(2) 保持呼吸道通畅。

(3) 遵医嘱静脉滴注脱水剂，观察脱水效果，严重呕吐者需补充液体及电解质。

(4) 对视力障碍、听力下降、行走不稳者，协助生活护理。

(5) 做好术前特殊检查及手术准备，如剃头、皮试、配血、灌肠及宣教等。

(6) 合并癫痫患者给予抗癫痫药物。

2. 术后护理

(1) 清醒后抬高床头 15°～30°，以利于脑静脉回流，减轻脑水肿，降低颅内压。后颅窝手术后应予侧卧位，以防伤口受压不愈合，应轴线翻身。

(2) 观察生命体征、意识、瞳孔及肢体活动的变化，发现异常及时报告医师。

(3) 术后 48～72 小时内，严密观察有无脑水肿、脑疝的发生。

(4) 准确记录出入量，保持出入量平衡。

(5) 使用大剂量皮质激素治疗时，容易发生应激性溃疡，应观察大便颜色，可遵医嘱给予抑酸药。

(6) 观察伤口敷料有无渗血、渗液，有无脑脊液漏发生。

(7) 对颅咽管瘤或鞍区附近肿瘤，要观察有无尿崩症、电解质紊乱、垂体功能低下的发生。

(8) 中枢性高热患者给予物理降温。

【健康指导】

(1) 心理护理 缓解和稳定患者的情绪，增强战胜疾病的信心，使其配合医护治疗。

(2) 饮食 宜给予高蛋白、高热量、高维生素、易消化食物。

(3) 指导患者肢体功能锻炼和语言训练，主动训练和被动训练，上肢肌肉功能训练、踝泵训练、直抬腿训练。

(4) 有行走不稳等症状时，户外活动需有人陪伴，防止跌倒。

(5) 去骨瓣减压患者术后要注意予以保护骨瓣缺失部分，外出要戴帽，尽量少去公共场所，以防发生意外。

(6) 遵医嘱按时按量使用抗癫痫药物，预防癫痫发作。

(7) 遵医嘱定期门诊复查。

五、垂体腺瘤围手术期护理

【护理评估】

1. 病史

有无内分泌异常、视力视野障碍，有无头痛、呕吐等颅内压增高症状，有无精神异常。

2. 身体评估

有无视力、视野障碍及肢端肥大症，了解肺、心功能情况，有无呼吸睡眠暂停。

3. 辅助检查

蝶鞍区 CT、MRI。

4. 实验室检查

内分泌激素相关检查。

5. 社会心理评估

了解患者对疾病的认识程度、心理需求及反应。

【护理措施】

1. 术前护理

(1) 观察头痛、视力障碍等症状有无加重，意识状态有无变化。

(2) 有精神症状患者，遵医嘱按时服用药物，并专人守护。

(3) 如患者视力下降，嘱患者行走时，注意安全，防跌倒；有严重视力障碍患者应限制活动，生活上给予协助。

(4) 蝶窦垂体瘤切除患者术前准备

①口鼻腔准备：术前 1 日剪鼻毛，操作时要精神集中，动作轻稳，观察有无口鼻疾患，如牙龈炎、鼻腔疖肿。遵医嘱给予滴鼻剂预防感染及收缩鼻黏膜血管。

②取皮下脂肪填塞蝶鞍的手术：需行右股内侧备皮。

(5) 防止感冒。

(6) 学会张口呼吸。

(7) 练习斜坡体位。

(8) 遵医嘱做内分泌相关激素检查。

(9) 尿崩者，准确记录出入量，观察尿液颜色及量，监测电解质，必要时予药物治疗。

2. 术后护理

(1) 全麻患者取平卧位，头偏向一侧，患者清醒并给予拔除气管插管后根据有无脑脊液漏取去枕平卧位或头高位。

(2) 带有气管插管吸氧时可以使用"T"管持续给氧，及时清除口腔及气管插管内分泌物，保持呼吸道通畅。

(3) 观察生命体征、意识、瞳孔、肢体活动情况。

(4) 拔除气管插管时，应取平卧头偏向一侧，将口腔内分泌物吸除干净，抽出气囊中的空气，嘱患者做吐物动作的同时顺势将气管插管迅速拔除。

(5) 如患者没有脑脊液鼻漏，床头抬高 30° 或斜坡体位，以减轻头痛和蝶鞍压力，防止脑脊液漏。

(6) 术后 3 日拔除鼻腔引流管，如使用可吸收棉填塞鼻腔则不需要拔除，之后用 0.25% 氯霉素眼药水及新麻液滴鼻，每日 4 次，每次 2~3 滴，防止感染。

(7) 保持口腔清洁，口唇可涂润滑油。

(8) 观察呼吸及血氧饱和度。

(9) 观察视力、视野变化。

(10) 每周称体重 1 次。

(11) 并发症的观察及护理

①颅内出血：观察意识、瞳孔及生命体征变化，是否存在视物不清、视野缺损等，如

有异常及时通知医师。

②尿崩症：监测每小时尿量，严格记录出入量，必要时测尿比重，保持出入量平衡，观察是否有电解质紊乱症状。禁食利尿食物，多食富含钾、钠的食物。观察有无因低钠血症所引起的精神症状。

③脑脊液鼻漏：拔除鼻腔填塞纱条后，观察鼻腔中有无液体流出，有脑脊液漏患者应绝对卧床，去枕平卧2～3周。避免剧烈咳嗽、用力屏气、打喷嚏和擤鼻涕，保持大便通畅，禁止用棉球、纱条、卫生纸填塞鼻腔或用水冲洗耳、鼻，以及经鼻吸痰和插胃管，保持鼻部伤口敷料清洁、干燥，及时换药。

④垂体功能低下：观察有无头晕、乏力、全身无力、淡漠、恶心、呕吐及血压下降等症状，遵医嘱给予静脉及口服激素。

【健康指导】

(1) 如需服用激素应遵医嘱服用，逐渐减量，不可骤停。

(2) 如尿多需服用抗利尿剂，有药物依赖者停药后易反跳，多尿期间应复查血电解质观察有无电解质紊乱症状。

(3) 视力、视野障碍者，注意安全，防跌倒。

(4) 放疗患者应定期查血常规。

(5) 3个月后门诊复查，遵医嘱定期复查CT或MRI。

六、颅内动脉瘤围手术期护理

【护理评估】

1. 病史

了解既往史、头痛程度，有无引起颅内压增高的危险因素，有无跌倒史和外伤史，有无癫痫发作史。

2. 身体评估

有无生命体征、意识、瞳孔变化，有无肢体活动、运动、感觉功能障碍等异常体征。

3. 辅助检查

头颅MRI或CT。

4. 社会心理评估

了解患者对疾病的认识、心理需求及反应。

【护理措施】

1. 术前护理

(1) 绝对卧床，避免刺激，必要时遵医嘱给予药物镇静。

(2) 观察生命体征、意识、瞳孔变化，及早发现出血情况，尽早采取措施。

(3) 维持适当的血压水平，避免过高或过低，必要时给予降压药。

(4) 遵医嘱给予抗血管痉挛药物。

(5) 合理饮食，多食用含膳食纤维的食物。

(6) 防止便秘，适当给予缓泻剂。

(7) 避免激动及剧烈活动。

(8) 癫痫者要注意安全，防止发作时受伤，保持呼吸道通畅，记录抽搐时间，遵医嘱给药、吸氧。

(9) 昏迷者参照相关章节内容。

2. 术后护理

(1) 观察患者生命体征、意识、瞳孔的变化，观察神经系统体征。

(2) 给予氧气，保持呼吸道通畅。

(3) 定时翻身，防止肺部感染，预防压疮发生。

(4) 遵医嘱应用脱水剂，做好扩容治疗，保证液体摄入；记录出入量，维持出入量平衡。

(5) 防止癫痫发作，遵医嘱及时应用抗癫痫药物，床档保护，预防坠床。

【健康指导】

(1) 认识疾病的危险性。

(2) 指导患者少食动物脂肪、内脏，鼓励患者进高蛋白饮食，多食蔬菜和水果。

(3) 保持稳定的情绪。

(4) 多食粗纤维食物，保持大便通畅，必要时服用缓泻剂。

(5) 高血压患者控制高血压，按时服药。

(6) 保持周围环境安静整洁，避免强光刺激。

七、颅内动静脉畸形围手术期护理

【护理评估】

1. 病史

有无颅内出血，有无持续性或反复发作性头痛、精神症状、眼球突出及血管杂音，有无引起颅内压增高的危险因素，有无跌倒史和外伤史，有无癫痫发作史。

2. 身体评估

有无异常体征。

3. 辅助检查

头颅 CT 或 MRI、心电图、胸透。

4. 社会心理评估

了解患者对疾病的认识、心理需求及反应。

【护理措施】

1. 术前护理

(1) 卧床，避免情绪激动。

(2) 监测神志、生命体征变化，尤其注意瞳孔变化。

(3) 防止癫痫发作时受伤。

2. 术后护理

(1) 观察生命体征、意识及瞳孔变化，观察肢体活动和感觉变化，如有异常通知医师。

(2) 给予吸氧，保持呼吸道通畅。

(3) 患者清醒后保持头高位。

(4) 维持适当的血压水平，避免过高或过低，必要时给予降压药。

(5) 遵医嘱给予抗血管痉挛药物。

(6) 定时翻身，防止肺部感染，预防压疮发生。

（7）遵医嘱给予脱水及抗癫痫药物，并做好安全护理。

（8）鼓励患者高蛋白饮食，多食蔬菜和水果。

（9）准确记录出入量。

【健康指导】

（1）认识疾病的危险性。

（2）保持稳定的情绪。

（3）多食粗纤维食物，保持大便通畅，必要时服用缓泻剂。

（4）高血压患者控制高血压，按时服药。

（5）保持周围环境安静、整洁，避免强光刺激。

（6）遵医嘱定期门诊复查。

八、脑缺血性疾病围手术期护理

【护理评估】

1. 病史

有无反复发作性头晕、眩晕，有无严重的脑卒中症状（偏瘫、失语等），有无高血压史、跌倒史及外伤史。

2. 身体评估

有无生命体征、意识、瞳孔变化，有无肢体活动、运动、感觉功能障碍等异常体征。

3. 辅助检查

头颅 CT 或 MRI。

4. 社会心理评估

了解患者对疾病的认识、心理需求及反应。

【护理措施】

1. 术前护理

（1）保持情绪稳定，控制血压平稳，按时服用降压药。

（2）预防跌倒。

（3）抗凝治疗　血小板异常患者注意有无出血倾向，定期查出凝血时间。

2. 术后护理

（1）观察生命体征和意识、瞳孔、肢体活动变化及神经功能状态。

（2）行颅内外搭桥术后，取平卧位或健侧卧位。

（3）若有颅内压增高征象或手术区域有渗血，颞浅动脉搏动弱或消失，及时通知医师。

（4）定期监测凝血酶原时间和活动度，观察患者皮肤、黏膜、牙龈有无出血点及紫癜。

（5）预防便秘，防止腹压增高，以防伤口出血。

（6）准确记录出入量，维持出入量平衡，必要时给予抗血管痉挛药物。

【健康指导】

（1）指导患者做肢体功能锻炼，主动训练和被动训练，上肢肌肉功能训练、踝泵训练、直抬腿训练。

（2）遵医嘱按时服用药物，服用抗凝药物期间注意观察有无出血倾向。

（3）高血压患者控制血压，按时服药。

(4) 养成良好的饮食习惯和生活规律，膳食摄入平衡，避免高脂食物的摄入。

(5) 避免情绪激动或过度疲劳，禁止饮酒、吸烟。

(6) 定期复查，如有不适，及时到医院就诊。

(7) 有肢体运动障碍者，应坚持做功能锻炼。

九、脊髓肿瘤围手术期护理

【护理评估】

1. 病史

有无肢体疼痛、麻木、乏力，有无头痛、头晕、呕吐等症状，有无大小便功能障碍。

2. 身体评估

有无感觉、运动、大小便功能障碍等异常体征。

3. 辅助检查

头颅 CT 或 MRI。

4. 社会心理评估

了解患者对疾病的认识、心理需求及反应。

【护理措施】

1. 术前护理

(1) 加强皮肤护理，预防压疮。

(2) 肢体活动障碍者，应卧床休息，防止跌倒。

(3) 有感觉障碍者，严格掌握热水袋、冰袋使用指征，防止烫伤、冻伤。

(4) 教会患者用自我放松法和注意力转移法缓解疼痛，必要时遵医嘱给予止痛剂。

(5) 出现尿失禁应给予留置导尿；保持大便通畅，如有便秘遵医嘱给予缓泻剂；尿、便失禁后应及时清洁皮肤、更换被服。

(6) 练习俯卧位、小角度翻身方法。

2. 术后护理

(1) 根据病种采取俯卧位或侧卧位，采取轴线翻身。

(2) 病情观察

①监测生命体征变化，高颈段肿瘤者颈部围领固定，要注意呼吸变化，备好急救物品，必要时准备呼吸机。

②观察四肢活动、肌力、感觉平面。

③观察伤口有无渗血、渗液，有异常及时通知医生。

(3) 遵医嘱给予止痛药，减轻疼痛。

(4) 留置导尿管，2～4 小时开放 1 次。待夹闭导尿管膀胱内尿液充盈有排尿反射时，可拔除导尿管。

(5) 遵医嘱予以激素冲击治疗，以减轻伤口水肿。

(6) 鼓励进食高维生素、高蛋白、高纤维素食物。

(7) 保持大便通畅，如有便秘遵医嘱给予缓泻剂。

(8) 注意保温，应用热水袋要防止烫伤。

(9) 协助并指导患者进行功能锻炼，保持肢体的功能位置，防止肌肉萎缩，防止下肢静脉血栓形成。根据病情可下床活动，下地时需要根据部位佩戴支具，要有专人保护，防止跌倒，根据身体情况逐渐增加活动量。

【健康指导】

(1)心理护理，如保持稳定情绪，增强战胜疾病的信心，配合医护治疗。

(2)多食粗纤维食物，保持大便通畅，必要时服用缓泻剂。

(3)指导患者做肢体功能锻炼，主动训练和被动训练、上肢肌肉功能训练、踝泵训练、直抬腿训练。

(4)颈椎围领固定者佩戴 12 周，使用过程中应该注意保护皮肤，防止压疮，加强颈部功能锻炼。

(5)腰椎手术佩戴围腰 12 周，使用过程中应该注意保护皮肤，防止压疮，加强腰部肌肉功能锻炼。

(6)骶椎患者加强盆底肌功能锻炼，观察排泄情况。

(7)劳逸结合避免重体力劳动。

十、脑室引流术围手术期护理

【护理评估】

1. 病史

有无呕吐、头痛等颅内压增高引起的症状，评估脑室引流液的颜色、性质、量、波动情况及引流管的位置。

2. 身体评估

有无生命体征、意识及瞳孔的变化，有无肢体活动、运动、感觉功能障碍等异常体征。

3. 辅助检查

头颅 CT。

4. 社会心理评估

了解患者对疾病的认识程度，患者的心理需求及反应。

【护理措施】

1. 术前护理

(1)观察生命体征及意识、瞳孔的变化。

(2)做好剃头、备皮、皮试、禁食、灌肠等术前准备。

2. 术后护理

(1)观察意识、瞳孔、生命体征、肢体活动及头痛情况。

(2)脑室引流瓶(袋)入口处应高于侧脑室水平 10～15cm，妥善固定引流管。搬运患者时将引流管夹闭，并注意保护引流管，防止脱出。

(3)观察脑脊液引流量，每小时观察引流液的量，以每日不超出 500ml 为宜，并记录引流液的性质、量。

(4)按无菌操作倾倒引流液，随时观察伤口敷料情况，如发现有渗出，应及时请医师换药。

(5)神志不清、躁动或儿童患者可酌情予以约束，防止意外拔管和坠床。

(6)翻身时注意保护引流管，勿受压、折叠、扭曲，如果头痛剧烈，注意引流管内液面的波动情况，观察引流是否通畅。

(7) 脑室引流管拔管前 1 日先抬高引流管(袋)或夹闭引流管,观察患者有无头痛、呕吐等颅内高压症状。

【健康指导】

(1) 脑室引流瓶(袋)的高度不能随意调节。

(2) 告知引起颅内压增高的相关因素和症状。

(3) 观察有无颅内再出血表现。

(4) 指导患者做肢体功能锻炼,主动训练和被动训练,上肢肌肉功能训练、踝泵训练、直抬腿训练。

(5) 遵医嘱定期门诊复查。

第五节 胸心外科疾病护理常规

一、胸外科一般护理

【术前护理】

(1) 心理护理 加强与患者和家属的沟通交流,解除患者的顾虑,增强战胜疾病的信心。

(2) 呼吸道护理 指导患者练习有效的咳嗽、咳痰及深呼吸,以增强肺功能。

(3) 口腔卫生 积极治疗口腔疾病,注意保持口腔清洁。

(4) 做好各项特殊检查前后的指导和护理。

【术后护理】

(1) 麻醉清醒后给予半卧位。

(2) 监测血压、心率、心律、呼吸、血氧饱和度及体温。

(3) 鼻导管或面罩吸氧,氧流量适度,保持湿化。

(4) 呼吸道护理

①指导患者做深呼吸运动,如吹气球或使用呼吸功能锻炼仪。

②遵医嘱给予雾化吸入,雾化后协助拍背咳痰,咳痰过程中注意伤口的保护,观察并记录痰液的颜色、性质及量。

③当出现无效咳嗽时,用手指刺激胸骨上窝或环状软骨。

④痰多不易咳出时,鼻导管吸痰或支气管镜吸痰。

(5) 积极采取有效方法减轻疼痛。

(6) 观察四肢有无活动障碍,术后指导患者进行患侧肢体功能锻炼,鼓励早期活动,预防双下肢静脉血栓的形成及压疮的发生。

(7) 胸腔闭式引流管的护理

①引流装置要保持无菌密闭,注意引流管长管位置,引流液量、颜色及性状,水柱波动情况,有无气泡溢出,伤口敷料是否有渗血、渗液,保持通畅。

②拔管后注意观察有无呼吸困难、皮下气肿。引流口渗液时应及时更换敷料。

(8) 胃管的护理 遵医嘱进行负压引流或自然引流,负压适宜,保持通畅。冲管时若阻力明显,必须及时报告医师处理。观察胃液的颜色、性质、量,胃管固定牢固并且方便活动;胃肠功能恢复后遵医嘱拔除胃管。

(9)营养管的护理 妥善固定；保持通畅；患者鼻饲时床头应抬高30°，适当加温，腹胀、腹泻及不适时暂停鼻饲。

【健康指导】

(1)讲解术后进行呼吸功能恢复训练的方法及重要性，使患者掌握有效的咳嗽技巧和深呼吸运动，并取得患者和家属的配合。

(2)进食有营养、易消化、低脂食物，多食蔬菜、水果，保持大便通畅。

(3)早期下床活动，活动时保持引流管通畅，妥善固定，避免位置过高。

(4)保持室内空气清新，温度适宜；保证充足睡眠，加强身体锻炼，逐渐增加室外活动远离流感人群。

(5)术后伤口不适、疼痛可持续数月，遵医嘱服用止痛药。

(6)保持情绪稳定，心情愉快，戒烟酒。

(7)术后4周门诊复查，以后定期随诊。

二、胸腺瘤围手术期护理

【护理评估】

1. 病史

有无胸痛、胸闷、咳嗽等。

2. 身体评估

(1)有压迫症状的患者，评估有无上腔静脉阻塞综合征。

(2)有重症肌无力症状的患者，评估重症肌无力的分型及程度。

3. 辅助检查

胸部X线检查、CT检查。

4. 社会心理评估

评估患者对该病的认知程度，有无心理问题，家属对患者的关心程度及支持力度。

【护理措施】

(一)术前护理

(1)应用溴吡斯的明应准确、及时，观察患者用药反应。

(2)进食困难者可遵医嘱留置胃管，保障营养支持，或遵医嘱手术当天早上予以留置胃管。

(3)指导患者练习有效的咳嗽及深呼吸，以增强肺功能。

(二)术后护理

(1)观察病情变化、手的握力、吞咽情况、呼吸频率和幅度。

(2)备好气管切开包、气管插管、人工呼吸机及抢救用品。

(3)充分给氧，注意气管湿化，及时清除呼吸道分泌物，保持呼吸道通畅，预防肺部感染。

(4)术后继续服用溴吡斯的明的患者，注意观察用药反应。

(5)慎用中枢神经系统抑制剂。

(6)保持引流管通畅并防止脱出。

(7)观察重症肌无力危象及胆碱能危象的并发症

①肌无力危象：出现全身极度无力、呼吸困难和吞咽困难、瞳孔较大，应及时通知医生，给予吸氧，清除口腔及呼吸道中的分泌物，必要时行气管切开或使用呼吸机，并备好

新斯的明、阿托品等药物，配合抢救。

②胆碱能危象：出现全身无力、呼吸和吞咽困难、瞳孔缩小、全身肌束颤动、腹痛、腹泻、肠鸣音亢进及分泌物增多，抗胆碱酶药物注射后反而加重，应停药并通知医生，给予对症处理，可给予阿托品治疗，使用过程中应防止阿托品中毒。

③密切观察瞳孔、生命体征、意识变化，禁用中枢神经系统抑制剂，如吗啡、哌替啶、氯丙嗪等。

【健康指导】

(1) 服用抗胆碱酯酶药物时要准时、准确。

(2) 当出现重症肌无力危象、胆碱能危象相关表现时应及时就诊。

三、食管、贲门癌根治术围手术期护理

【护理评估】

1. 病史

评估患者的饮食习惯，有无进食粗糙、过热或被真菌污染的食物；有无进行性吞咽困难。

2. 身体评估

评估营养状况，有无触及锁骨上淋巴结和肝肿块。

3. 辅助检查

食管造影、胃镜检查、胸部 CT 检查、腹部 B 超、全身骨扫描。

4. 社会心理评估

评估患者对该病的认知程度，有无心理问题，评估家属对患者的关心程度、支持力度和家庭经济承受能力等。

【护理措施】

(一) 术前护理

(1) 合理安排饮食，提供高蛋白、高热量流食或半流食。对不能进食者给予胃肠外营养。

(2) 保持口腔清洁，口腔内有异味或溃疡者，注意漱口，必要时请口腔科会诊。

(3) 结肠代食管手术需要彻底清洁肠道。

(二) 术后护理

(1) 做好胃管护理。

(2) 做好营养管护理。

(3) 做好胸引管及其他引流管护理。

(4) 禁食、水期间加强口腔护理，给予静脉营养支持。

(5) 胃肠功能恢复后遵医嘱进行饮水试验。同时观察体温的变化及患者的反应。若出现体温升高或进食、水后腹痛，立即停止并通知医师。进食初期，药丸、药片类应研粉、化水后服用。

(6) 行颈部吻合术者

①伤口愈合前不可过度仰头，以免牵拉颈部伤口。注意检查颈部伤口，洗漱时注意保护。

②给予雾化吸入，加强痰液的稀释，鼓励咳痰。若出现痰液排不出、肺不张，可行支气管镜下吸痰。

(7) 吻合口瘘的观察　患者有无高热、呼吸困难、胸腔积液及全身中毒症状，有异常及时通知医生。

【健康指导】

(1) 食管手术后忌暴饮暴食，严格遵医嘱进食，少食多餐，细嚼慢咽，营养合理。

(2) 保证营养支持。

(3) 避免睡前、躺卧进食，进食后需站立、端坐、慢走。

(4) 贲门癌术后、饭后不宜卧床，睡眠时可将床头抬高。

(5) 术后 2 个月左右仍有下咽困难，应及时就诊，以排除吻合口狭窄。

(6) 遵医嘱定期复查。

四、肺叶切除术围手术期护理

【护理评估】

1. 病史

有无吸烟、被动吸烟或烟雾粉尘接触史；家族中有无肺部疾患、肺癌或其他肿瘤患者；既往有无其他部位肿瘤病史或手术治疗史，有无其他伴随疾病。

2. 身体评估

(1) 患者有无咳嗽、是否为刺激性；有无咳痰、痰量及性状；有无痰中带血、咯血，咯血的量、次数；有无疼痛，疼痛的部位和性质；有无呼吸困难。

(2) 有无发绀、杵状指（趾）等。

(3) 有无声音嘶哑、上腔静脉压迫综合征及 Horner 综合征等肿瘤转移征象。

(4) 评估全身营养状况。

3. 辅助检查

(1) 影像检查　胸部 X 线检查、胸部 CT 检查、MRI 检查等。

(2) 内窥镜检查　纤维气管镜检查、胸腔镜检查等。

(3) 其他检查技术　痰细胞学检查、经胸壁肺内肿物穿刺针吸活检术、胸腔穿刺术、肺功能等。

4. 社会心理评估

评估患者对该病的认知程度，有无心理问题；评估家属对患者的关心程度、支持力度和家庭经济承受能力等。

【护理措施】

(一) 术前护理

戒烟；合并肺部感染者雾化吸入后，给予体位排痰。

(二) 术后护理

(1) 半卧位为主。

(2) 加强呼吸道护理，预防肺部并发症。

(3) 做好胸腔闭式引流管的护理。

(4) 有效止痛，将疼痛控制在患者能耐受的范围。

(5) 全肺切除术后

①输液护理：应严格掌握输液的量和速度，准确记录出入量。

②体位：避免完全侧卧，取半坐位或 1/4 侧卧位，以免引起纵隔移位、大血管扭曲，导致呼吸、循环异常。

③胸腔闭式引流管的护理：胸引管常规夹闭，观察气管位置是否居中，发现异常及时通知医生。

④吸氧时间：相对延长。

(6) 术后 6 小时可遵医嘱少量饮水，术后第一日遵医嘱进食。

(7) 术后常见并发症的护理

①出血：术后如胸引量大于 200ml/h，呈鲜红色，有血凝块，同时出现脉搏增快等症状，应考虑为活动性出血，及时通知医生并配合治疗。

②肺炎、肺不张：患者常出现烦躁不安、体温升高、心动过速、发绀及呼吸困难等症状，应加强呼吸道的护理，必要时协助医生行支气管镜吸痰。

③支气管胸膜瘘：出现咳嗽、呼吸短促和发热，患者应取患侧卧位，以防漏出液流向健侧；遵医嘱给予抗感染治疗；必要时手术修补，做好术前准备。

④房颤：当患者出现心前区不适时，应及时行心电图检查，一旦出现房颤，遵医嘱给予药物治疗控制症状。

【健康指导】

(1) 术前指导患者掌握有效咳嗽及深呼吸的方法和技巧，并戒烟。

(2) 术后鼓励患者早期下床活动，逐渐增加活动量；进行患侧功能锻炼，如爬墙运动等。

(3) 坚持深呼吸运动，保持室内空气清新，远离流感人群。

(4) 进食有营养、易消化、低脂食物，多食蔬菜、水果，保持大便通畅。

(5) 若出现剧烈咳嗽、咳血等症状应及时就诊。

五、心脏大血管外科一般护理

【护理评估】

1. 病史

评估有无胸痛、心慌、气短、肢体疼痛等症状；评估既往有无高血压、糖尿病等与心脏相关疾病；评估有无肺、脑等与手术相关疾病。

2. 身体评估

身高、体重、体温、脉搏、心率(心律)、血压、呼吸，全身营养状况，意识状态，有无缺氧情况。

3. 辅助检查

胸片、心电图、超声心动图及血液化验结果，必要时需要进行 CT、冠脉造影。

4. 心理和社会

患者心理、情绪评估，患者和家属对疾病及手术的了解程度；费用承受能力。

【护理措施】

1. 术前护理

(1) 入院时测量身高、体重、血压；入院后测体温、脉搏、呼吸，每日四次，连续 3 天。心律不齐者测心率、脉搏，根据医嘱测量血压、记录 24 小时尿量；每周测体重一次。

(2) 心理护理　主动关心、鼓励患者，以增强战胜疾病的信心，积极配合治疗。

(3) 术前检查　执行医嘱，及时完成各项检查。

(4) 术前一日测体温、脉搏、呼吸、血压四次，异常者及时通知医生。严重缺氧和心功能衰竭者应卧床休息，记录 24 小时出入量，定时吸氧 4 次/日或者持续吸氧。

（5）术前指导　介绍手术方式、术前准备注意事项，术后气管插管及呼吸机辅助呼吸的注意事项及配合，训练深呼吸及床上排便。

（6）术前一日备皮、配血，执行各项术前医嘱。

2. 术后护理

（1）了解手术方式、体外循环阻断时间，术中有无特别事项。

（2）观察并记录血流动力学指标，维持血流动力学稳定，必要时使用正性肌力药物维护心功能，观察血管活性药物的作用及不良反应；必要时行心脏超声判断心脏功能。应用心脏辅助设备时评估并记录相关参数。

（3）机械辅助通气时，根据血气结果调整呼吸机参数，记录气管插管的深度，评估双肺呼吸音，保持呼吸道通畅。呼吸机辅助呼吸者，注意湿化气道，按需吸痰，吸痰时要注意无菌操作。自主呼吸恢复后，根据病情尽早拔除气管插管。定时肺部体疗，指导患者咳嗽、咳痰，促进肺复张及痰液排出。观察呼吸频率、幅度和呼吸音，血氧饱和度等，血气分析结果，X 线胸片，痰量、颜色及黏稠度。痰液黏稠不易咳出者给予雾化吸入。

（4）留置尿管者每小时观察并记录尿量及尿色，保持尿管通畅。透析或血滤者做好相关评估及记录，监测肾功能指标是否异常。

（5）神经系统　评估并记录意识恢复情况，以及瞳孔、肢体活动情况等。

（6）内环境　评估动脉血气结果并分析原因，及时纠正水、电解质紊乱和酸碱失衡。

（7）管路　评估管路种类、置管时间、部位，管路固定及畅通情况；引流液量、颜色及性状。定时挤压心包纵隔引流管，保持通畅：成人引流量＞4ml/（kg·h）时，连续 2h 或小儿引流量＞5ml/（kg·h），及时通知医生并做好开胸准备。

（8）疼痛　评估并记录伤口或其他部位疼痛发生的时间、诱因、部位及疼痛的性质、持续时间、加剧或减缓因素，区别伤口疼痛与心肌缺血引起的疼痛。及时报告医生并处理。

（9）连续监测体温，注意保暖。当体温超过 38℃时，给予物理降温。

（10）观察肢体运动情况，指导早期肢体康复运动，预防血栓发生；观察伤口情况，敷料保持干燥，使用胸带保护胸部。

（11）预防压力性损伤，保持皮肤清洁干燥，每两小时翻身 1 次，酌情应用减压贴或气垫床等。注意预防各类管路及监测设备引起的压力性损伤。

（12）排气后患者可从流质饮食逐渐过渡到半流质、普食，以高蛋白、高维生素、高热量、低脂、易消化食物为宜，少食多餐。术后患者 1～2 天大便一次，便秘者可给予药物或物理辅助排便。

【健康指导】

（1）休养环境舒适安静，保持心情愉快。

（2）注意合理饮食，心功能较差患者要限制食盐的摄入；使用利尿剂患者应保证摄入量与尿量的平衡；肥胖、高脂血症、冠心病患者应以低脂饮食为主，多食水果、蔬菜，不要过量进食。禁烟酒、咖啡及辛辣刺激性食物。

（3）保持大便通畅，必要时可服缓泻剂。

（4）劳逸结合，根据自身情况进行适当的体育锻炼，避免过度劳累。

（5）育龄期妇女应做好避孕，以免妊娠增加心脏负担。心功能正常后可在医生指导下怀孕。

（6）服用强心利尿剂者，应遵医嘱定时、定量、连续服用，注意观察心率及尿量；应定期复查电解质，防止低钾血症，避免发生恶性心律失常；不可随意停药、换药、增减药量。如有不适或疑问，及时与医师联系。

(7) 服用抗凝药者，定期复查 PT 和 INR。

(8) 正确使用胸带，穿戴 3 个月，以利于胸骨愈合。

六、心包剥脱术围手术期护理

执行"心脏大血管外科一般护理"。

【护理评估】

(1) 有无结核病史。

(2) 有无颈静脉怒张、肝肿大、腹水、胸水及全身水肿情况。

(3) 辅助检查：执行"心脏大血管外科一般护理"。

【护理措施】

(一) 术前护理

(1) 完成右心导管检查，评估右心房及右心室舒张压力、心排指数。

(2) 加强营养，补充蛋白质，纠正低蛋白血症，水肿严重者宜低盐饮食。

(3) 心功能不全者限制活动量、限制液体入量，遵医嘱给予洋地黄和利尿剂以控制心力衰竭，注意水、电解质平衡，记录 24 小时尿量。

(4) 控制活动性结核。

(5) 腹水者定期测量并记录腹围、体重，观察治疗效果。

(二) 术后护理

(1) 低心排综合征的观察与护理　密切监测血压、中心静脉压、心率(心律)、呼吸、末梢循环、尿量、血气及电解质水平，严格控制输液量及速度，使患者处于负平衡状态。

(2) 定时测量中心静脉压，适当应用利尿剂，注意补钾。

(3) 鼓励高热量、高蛋白、富含维生素饮食，以改善营养状况。

【健康指导】

(1) 保持心情愉快，避免情绪激动。

(2) 休养环境舒适安静，室内空气清新，温度、湿度适宜，避免感冒、着凉。

(3) 注意合理饮食　心功能较差患者要限制食盐的摄入，使用利尿剂患者应保持摄入量与尿量的平衡，禁烟酒、咖啡及辛辣刺激食物。

(4) 服用强心利尿剂者应遵医嘱定时、定量、连续服用。如有不适或疑问，及时与医师联系。

(5) 服用利尿剂者应定期复查电解质，防止低钾血症，避免发生恶性心律失常。

(6) 结核性或细菌性心包炎患者遵医嘱继续治疗 3～6 个月。

七、心脏瓣膜手术围手术期护理

【护理评估】

1. 病史

有无细菌性心内膜炎。

2. 身体评估

评估患者面容、营养状况，有无呼吸困难，有无咳嗽、咳痰、咯血、发绀及心功能不全症状。

3. 辅助检查

执行"心脏大血管外科一般护理"。大于 50 岁的患者需行冠脉造影检查。合并呼吸功能异常的患者，术前进行呼吸功能监测，了解呼吸功能各项指标。

【护理措施】

（一）术前护理

（1）长期应用强心利尿剂的患者注意补钾，防止心律紊乱及洋地黄中毒。

（2）防止猝死　夜间迷走神经兴奋，心功能差的患者易产生缓慢性心律失常致心跳骤停，应加强巡视观察。

（3）有呼吸困难时，给予吸氧，以供应脑部与心脏充足的氧气，预防组织缺氧。

（4）正确服用利尿剂和洋地黄，观察用药后的反应。

（5）呼吸功能锻炼　练习深呼吸及有效咳嗽，预防术后肺不张。

（二）术后护理

（1）术后心电监测　观察心律变化，是否出现术后常见的心律不齐，如传导阻滞、心房纤颤、心室率过速等。

（2）注意瓣膜功能　听诊瓣膜音，若患者心率快、血压高、中心静脉压高、末梢循环差，应考虑机械瓣功能障碍，立即行心脏超声检查判断瓣膜功能。

（3）定时监测血钾　防止低血钾的发生，大于 3‰ 浓度的补钾需经深静脉补充。

（4）抗凝护理　置换机械瓣需终身抗凝治疗，定期查 INR 比值，并根据数值进行调整抗凝药的用量，机械瓣需终生抗凝，生物瓣需要抗凝 6 个月。INR 值维持在 1.8~2.5 之间，当小于 1.8 时，需要增加抗凝药的用量，当大于 2.5 时需减少抗凝药物的用量。改变药物用量需查看 INR 值的变化，服用抗凝剂需每日定时服用。服药期间观察有无栓塞及出血倾向，注意患者的意识、瞳孔、呼吸、四肢活动情况，有无头痛、腹痛，皮肤瘀点、瘀斑，鼻、牙龈出血等。

【健康指导】

（1）抗凝治疗　植入机械瓣膜者，必须终身服用抗凝药物，以预防血栓栓塞。应注意遵医嘱按时按量服药，定期复诊，防止抗凝不足引起栓塞或抗凝过量导致出血。合并其他疾病时应向医生咨询，避免药物相互作用而致药效异常（如阿司匹林、磺胺类、甲氰咪胍等）。平时注意避免外伤，使用软毛刷刷牙；出现鼻、牙龈出血，皮肤青紫，女性月经增多时，应及时诊治。含维生素 K 较高的食物包括菠菜、芥菜、西兰花、青萝卜、海藻、紫菜、海带、绿茶等可能影响抗凝药物疗效，平时饮食中上述食物份量应保持固定；不宜饮酒，慎用中药补品。

（2）教会患者掌握所服药物的副作用，学会自我观察，如有不适，及时与医师联系。

（3）每天记录尿量，使每日尿量保持在 1000ml 以上。尿少时遵医嘱口服利尿药。

（4）遵医嘱复查血电解质、凝血功能指标，调整药物。

（5）指导患者做好口腔清洁卫生。

八、冠状动脉搭桥术围手术期护理

执行"心脏大血管外科一般护理"。

【护理评估】

1. 病史

有无心绞痛、心肌梗死、心功能不全及高血压、糖尿病、高脂血症、脑梗等病史。

2. 疼痛

疼痛的性质、部位、诱因、起始时间、持续时间、缓解因素，有无心慌、胸闷。

3. 辅助检查

心电图、超声心动图、冠脉造影、血清酶及血糖情况；合并高血压、高脂血症患者及老年患者需行颈动脉超声检查，排除颈动脉狭窄。

【护理措施】

(一) 术前护理

(1) 心理护理　积极主动关心患者，开展术前卫生宣教，使其消除恐惧感，增强战胜疾病的信心。保持情绪稳定，有效控制心绞痛的发作。

(2) 术前口服阿司匹林等抗血小板凝聚药物，术前一周改为皮下注射低分子肝素抗凝，防止术前狭窄的冠状动脉阻塞引起心肌缺血或梗死。

(3) 注意观察心绞痛发作次数及持续时间，以便及时用药处理；必要时给予硝酸甘油及镇静剂，防止围手术期心梗的发生，避免在供血管区行静脉穿刺。

(4) 积极控制血糖，给予清淡、易消化饮食；保持大便通畅，避免用力大便。

(二) 术后护理

(1) 严密观察心电图改变，特别是 ST 段明显抬高或降低；定时查心肌酶谱，注意术后心肌供血及心功能情况，必要时可用 IABP 等机械辅助，警惕围手术期心梗。遵医嘱应用适量的血管扩张剂和降压药。

(2) 抬高患肢 15°～30°，协助患者活动患肢，避免血栓形成。观察患肢远端的皮温、颜色、灵活度，有无肿胀及足背动脉搏动。观察伤口敷料，保持清洁干燥。遵医嘱应用抗凝药，观察有无出血倾向。

(3) 指导患者床上活动双下肢，术后早期下床活动，预防下肢深静脉血栓的形成。

(4) 老年患者术后严密观察胃肠道恢复情况，听诊肠鸣音，观察有无腹胀情况，及时给予药物及物理治疗，以免严重胃肠胀气引起呼吸困难，注意营养摄入。

(5) 术前合并脑梗史、焦虑及老龄患者术后容易发生谵妄，评估高危人群后及时给予心理疏导、家属支持，必要时给予药物治疗，避免安全隐患。

【健康指导】

(1) 生活规律，戒烟、限酒；选择维生素丰富、低脂、低胆固醇、高纤维素饮食；控制体重；禁止暴饮暴食，禁止饱餐和餐后剧烈运动。糖尿病患者术后仍需要限制糖量与每日摄入量，并积极治疗糖尿病。

(2) 锻炼　散步是一个很好而且有效的锻炼方法，可以改善血液循环，增加肌肉和骨骼的力量，开始行走的速度、步伐以感觉舒适为标准，不可过量。在运动和锻炼的过程中，如果出现心慌、胸疼、气短、哮喘，应立刻停止。

(3) 遵医嘱按时服用抗血小板药物，定期复查凝血酶原时间和活动度。

(4) 育龄妇女避免口服避孕药。

(5) 保持心情愉快，缓解精神压力，避免情绪激动和过度劳累。

九、房、室间隔缺损修补术围术期护理

执行"心脏大血管外科一般护理"。

【护理评估】

1. 病史

有无气促、心悸或反复呼吸道感染、心功能衰竭。

2. 身体评估

评估心前区有无隆起，听诊有无心脏杂音；评估有无发绀、杵状指(趾)等缺氧表现；评估身体发育情况。

3. 辅助检查

心电图、超声心动图、胸片。合并重度肺高压的患者，需行心导管或造影检查，了解心脏各部位的压力、分流量、肺动脉阻力等数据。

4. 社会心理评估

评估小儿患者环境、生长因素及家庭成员的支持程度。

【护理措施】

1. 术前护理

(1) 遵医嘱给予吸氧以改善缺氧状态。

(2) 加强小儿患者的肺功能锻炼，如吹气球。

(3) 预防感冒，防止呼吸道感染。

2. 术后护理

(1) 小儿患者麻醉清醒后，条件允许即可拔除气管插管，并严格控制使用镇静镇痛药物。

(2) 密切观察生命体征尤其是心率和心律的变化，有异常及时通知医生。

(3) 加强呼吸功能锻炼，拍背排痰，及时清除呼吸道分泌物，保持呼吸道通畅。

(4) 准确记录出入量，监测体温，酌情使用冰袋或电热毯，注意冻伤或低温烫伤。

【健康指导】

(1) 小儿患者无控制能力，需监护人限制其活动量，注意安全。术后 3 个月不可过度运动。

(2) 保持居室内环境卫生，温度、湿度合适。

(3) 增加抵抗力，预防感冒，防止呼吸道感，避免到公共场所游玩。

第六节　泌尿外科疾病护理常规

一、一般护理

【术前护理】

(1) 留取血、尿标本。

(2) 评估患者心理状况，给予相应的心理疏导。

(3) 健康宣教　包括术前各项检查的目的、方法和注意事项，术前常规准备内容，患者如何配合等；协助安排患者进行检查，评估患者健康状况，保障患者外出检查期间安全。

（4）对泌尿系感染患者，鼓励其多饮水。

（5）留置尿管或膀胱造瘘管时要保持引流通畅，勿打折、受压；给予患者安全宣教。若有血块或分泌物堵塞，遵医嘱给予膀胱冲洗。

（6）对有高血压、糖尿病、心脏病等伴发疾病的患者，监测血压、血糖、心率的变化，有异常及时通知医生。

（7）对肾功能异常患者，记录24小时出入量。

【术后护理】

（1）根据不同麻醉方式采取相应的护理措施，全麻腹腔镜手术术后常规给予心电监测及低流量吸氧。

（2）了解手术名称、术中出血和手术情况。

（3）定时监测生命体征并记录，有异常及时通知医生。

（4）管路安全护理　保持各种管路通畅、妥善固定，勿打折、勿受压、勿牵拉；观察引流液颜色、量和性质。

（5）观察伤口有无渗血和渗液。

（6）肾功能、心脏功能正常时鼓励患者多饮水，每日饮水2500～3000ml，泌尿系结石术后每日饮水3000ml以上。

（7）鼓励患者在床上多活动，在无手术禁忌证时早日下床活动，年老体弱及第一次下床者需专人陪同，防止患者跌倒。

（8）留置尿管患者预防泌尿系感染

①每日应用清水擦拭尿道口两次，漏尿严重、分泌物多的患者按需擦洗，并及时更换病服；每周更换抗反流引流袋1次。

②下床活动时引流袋固定应低于引流口的位置，以防止逆行感染。

（9）根据疾病特点遵医嘱记录患者24小时出入量或尿量。

（10）患者疼痛时给予疼痛评分并根据医嘱应用止痛药物治疗和减轻疼痛的护理措施。

【健康指导】

（1）养成多饮水的好习惯。

（2）均衡日常生活饮食，保持大便通畅。

（3）根据疾病特点适当运动。

（4）门诊定期复查。

二、膀胱癌围手术期护理

【护理评估】

1. 病史

有无血尿，有无尿频、尿急、尿痛等膀胱刺激症状；既往有无膀胱白斑、腺性膀胱炎等；家族中有无泌尿系统肿瘤。

2. 身体评估

有无消瘦、贫血等营养不良的表现，有无癌转移的表现及恶病质。

3. 辅助检查

B超、CT、膀胱镜检查。

4. 社会心理评估

了解患者对疾病的认识程度及依从性，有无焦虑、恐惧和悲伤等情绪变化。

【护理措施】

（一）术前护理

（1）观察每日尿量及颜色，有无排尿困难等症状，根据病情遵医嘱做膀胱冲洗。

（2）给予高热量、高蛋白和高维生素饮食。

（3）根据不同手术方式遵医嘱做好肠道备。

（二）术后护理

1. 经尿道膀胱肿瘤电切术

（1）术后留置尿管1根，观察尿色、尿量，出血多时遵医嘱给予膀胱冲洗。膀胱冲洗期间根据冲出液颜色调整冲洗速度，保持引流通畅，防止过多冲洗液留滞膀胱内引起膀胱破裂。

（2）术后6小时可以正常饮食，老年或肠功能较弱者可先进半流食，术后第一日进普食。

（3）术后6小时可以下床活动，防跌倒。

（4）遵医嘱给予患者膀胱灌注化疗。

2. 膀胱部分切除术

（1）观察生命体征　全麻腹腔镜手术后遵医嘱给予心电监测及低流量吸氧。

（2）注意观察伤口敷料情况，保持伤口敷料干燥、无渗出。

（3）引流管护理　留置盆腔引流管、膀胱造瘘或尿管各1根，注意观察引流液和尿液的颜色、量、性质，必要时记录24小时出入量。

（4）饮食、活动护理　观察肠道功能恢复情况，排气后指导患者逐渐恢复饮食。术后6小时内指导患者床上活动，术后1日可以下床活动。

（5）术后7～10日腹部拆线，伤口愈合良好后行膀胱灌注化疗。膀胱灌注后观察患者排尿时有无尿频、尿痛、尿急等症状。

3. 膀胱全切术

（1）观察生命体征　全麻腹腔镜手术后遵医嘱给予心电监测及低流量吸氧。

（2）留置胃管期间保持胃管通畅，妥善固定；观察胃液引流量、色，待胃肠功能恢复后拔除胃管，根据医嘱逐渐恢复饮食。

（3）观察左、右输尿管支架管引流情况，保持通畅，勿打折，分别记录尿量、尿色。如手术方式采用的是原位新膀胱术，注意保持尿管通畅，防止尿潴留致吻合口瘘。

（4）观察腹部伤口情况，保持干燥、无渗出，有渗出时及时通知医生。

（5）术后1日即可下地活动，活动时保持引流管通畅，固定良好、勿牵拉。

【健康指导】

（1）膀胱灌注前排空膀胱，膀胱灌注后宜采取平卧、左右侧位、俯卧位，以利于药物与膀胱黏膜充分接触，发挥药效。膀胱灌注化疗后多饮水、多排尿，以减少药物对膀胱的刺激。

（2）膀胱灌注化疗后若出现尿频、尿急、尿痛等症状，及时告知医生。

（3）指导患者术后多饮水。

（4）引导患者正视输尿管皮肤造口或回肠膀胱造口，并指导患者参与造口的护理，逐渐由患者独立完成。

（5）观察肠造口黏膜血运情况，黏膜颜色由鲜红色变为绛紫色或黑色时，应及时与医生联系。

（6）对于做原位膀胱手术的患者，应保证足够的饮水量，以产生足够的尿量，将新膀胱所分泌的黏液及时排出。新膀胱本身没有收缩力量，刚做完新膀胱手术的患者会觉得排尿困难，可以适当收缩腹肌用腹压帮助排尿，如果出现明显的排尿困难或者出现持续腰部酸胀不适或尿频、尿痛时，应及时到医院就诊。

（7）定期复查。

三、肾癌围手术期护理

【护理评估】

1. 病史

评估家族史，有无血尿及其程度，有无排尿型态的改变和经常性腰部疼痛。

2. 身体评估

腹部有无包块，有无触及痛，活动度情况；有无转移灶的表现及恶病质。

3. 辅助检查

B 超、CT、排泄性尿路造影（IVU）、MRI。

4. 社会心理评估

了解患者对疾病的认识程度及依从性，有无焦虑、恐惧和悲伤等情绪变化。

【护理措施】

1. 术前护理

（1）测量体温、血压，若有异常及时与医生沟通并对症处理。

（2）关心患者，倾听患者的主诉。

（3）疼痛　遵医嘱给予止痛药物。

2. 术后护理

（1）观察生命体征　全麻腹腔镜手术后遵医嘱给予心电监测及低流量吸氧。

（2）引流管护理　留置肾周引流管、尿管各 1 根，注意观察引流液和尿液的颜色、量、性质，指导患者翻身时保持引流管通畅，勿打折、勿牵拉。肾周引流量如大于 100ml/h 或颜色鲜红并有血块引出，及时通知医生，准确记录引流量。

（3）观察伤口敷料有无渗出，患侧腰部有无肿块。

（4）疼痛护理　进行疼痛评分，遵医嘱给予止痛药物，分散患者注意力，咳嗽时双手保护伤口等。

（5）腹腔镜手术皮下气肿的观察　评估腹部、前胸、颈部和四肢有无触摸皮肤握雪感或捻发音，定时观察并记录皮下气肿范围，必要时根据医嘱监测动脉血气变化。

（6）开腹手术患者留置胃管，保持胃管固定良好、通畅；观察引流液的颜色、量，肠道功能恢复情况；排气后指导患者逐渐恢复饮食。

（7）根据医嘱记录 24 小时出入量和引流量。

【健康指导】

（1）活动

①术后 6 小时内指导患者床上活动双下肢及进行足部背伸锻炼，防止下肢深静脉血栓

的发生。

②6小时后协助或指导患者床上翻身，预防压疮的发生。

③术后第一日协助患者下地活动，并给予活动时管路安全宣教。

④肾部分切除患者根据医嘱行床上坐起或床旁活动。

(2) 饮食护理　观察肠道功能恢复情况，排气后指导患者逐渐恢复饮食：流食–半流食–普食。

(3) 出院后注意观察24小时出入量变化，如尿量减少或出现血尿及时到医院就诊；保护肾功能，禁用对肾功能有损害的药物。

(4) 6个月内不要从事重体力劳动，不要剧烈活动，避免腰部受力。

(5) 遵医嘱注射免疫治疗药物，可减少肿瘤复发或转移的可能性。最初用药1个月内每2周复查1次血常规和肝功能，如血白细胞数低于正常值，应暂缓用药。

(6) 遵医嘱定期复诊。

四、肾移植围手术期护理

【护理评估】

1. 病史

高血压、糖尿病等疾病史，既往手术史。评估患者有无透析治疗，透析的方法、频率及效果，有无动静脉瘘或腹膜透析管；有无恶心、呕吐、腹泻，有无皮肤瘙痒等。

2. 身体评估

肾功能状态和营养状况，有无其他合并疾病的体征。

3. 辅助检查

血 HLA 配型、血淋巴毒试验、血群体反应性抗体(PRA)、髂血管 B 超、血生化。

4. 社会心理评估

了解患者对疾病的认识程度及依从性，有无焦虑、恐惧和悲伤等情绪变化。

【护理措施】

1. 术前护理

(1) 观察生命体征。

(2) 摄入高热量、高维生素、低钠、适量蛋白饮食。

(3) 测量身高和体重。

(4) 预防呼吸道感染。

2. 术后护理

(1) 观察生命体征变化。

(2) 准确记录每小时出入量，根据尿量调整输液量，量出为入。

(3) 引流管护理　术后留置肾周引流管、尿管各1根，保持引流通畅、勿打折。观察引流液的颜色、量、性质，准确记录引流量。肾周引流量如大于100ml/h或引流液颜色鲜红、有血块引出时，及时通知医生。

(4) 观察伤口敷料有无渗出。

(5) 做好保护性隔离，房间通风、空气消毒、控制探视、严格无菌操作，做好口腔护理和皮肤护理等。

（6）患者 3 日未排便遵医嘱给予缓泻剂或灌肠保持大便通畅。

（7）观察有无排斥反应发生，如患者体温、血压、尿量、肾功能等情况，肾区有无肿胀等；有异常及时通知医生。

（8）观察患者电解质、尿常规、血常规变化，保持水及电解质平衡。

（9）按时准确服用免疫抑制剂，观察药物作用及副作用。

（10）观察血糖变化，遵医嘱及时处理。

【健康指导】

1. 饮食护理

肠道功能恢复排气后指导患者进食半流食、普食或其他治疗性饮食如糖尿病餐等。

2. 活动

（1）术后 6 小时内患者床上活动双下肢。

（2）6 小时后协助或指导患者床上翻身。

（3）术后 1～2 日指导患者床上坐起或床旁活动，第一次下床活动需专人陪护，防止跌倒。

3. 出院指导

（1）自我监测体温、血压、体重变化，预防感染、及时发现排斥反应等并发症。

（2）饮食起居要有规律，避免过度疲劳，保证充足的睡眠和休息；禁止吸烟和酗酒，适当参加一些健身运动和社会活动，保持良好的心理状态；不要参加剧烈活动，如跳跃、举重；可参加一些小运动量的锻炼，如散步、游泳等。

（3）按照医嘱服用免疫抑制药物，不得擅自减药或停药。

（4）注意预防呼吸道感染，避免人多拥挤的环境；保持个人卫生，注意饮食卫生。

（5）饮食以低糖、低脂肪、高维生素和适量的优质蛋白(动物蛋白)为原则，避免高糖、高脂饮食及一次摄入大量蛋白质，减少发生糖尿病及心脏病的危险性。

（6）移植肾常规放在髂窝，比较表浅，因此要避免移植肾受挤压或撞击。

（7）每日记录 24 小时出入量。保持每日尿量 2000～2500ml 较好，饮水量比尿量增加 1000ml，气温高时饮水需适量增多，保证移植肾的血液灌注。

（8）血压　在服用降压药的情况下，收缩压＜140mmHg，舒张压＜90mmHg。

（9）终身门诊随访。

五、输尿管结石围手术期护理

【护理评估】

1. 病史

有无结石病史，有无小结石排出；疼痛的性质和部位，有无血尿、排尿困难、膀胱刺激症状和尿路感染症状。

2. 身体评估

肾区有无叩击痛，腹部输尿管走行区有无压痛。

3. 辅助检查

B 超、腹部泌尿系 X 线、CT、IVU。

4. 社会心理评估

了解患者对疾病的认识程度及依从性。

【护理措施】

1. 术前护理

(1) 疼痛发作时遵医嘱应用解痉止痛药。

(2) 观察有无结石排出。

(3) 每日饮水 3000ml 以上，以稀释尿液，利于小结石排出。

2. 术后护理

(1) 留置尿管期间保持尿管通畅，勿打折，避免牵拉引起疼痛，观察尿色、量、性质及有无小结石排出，尿色鲜红并有血块排出时及时通知医生。

(2) 腹腔镜输尿管切开取石术　保持引流管通畅，勿打折，观察引流液量及色，排气后恢复饮食，术后第一日可下床活动，观察患者伤口敷料有无渗血。

【健康指导】

(1) 有输尿管支架者，留置期间注意勿憋尿，腰部勿用力前弯后仰，避免突然扭腰、提重物等，防止支架管移位。

(2) 多饮水，每日液体摄入量在 3000ml 以上，保持每日尿量 2000ml 以上，观察尿液颜色。

(3) 均衡日常生活饮食，适当运动。结石标本进行结石成分分析，根据分析结果指导患者饮食。

(4) 根据排石情况，遵医嘱口服排石药物。

(5) 门诊定期复查。

六、尿道下裂围手术期护理

【护理评估】

1. 病史

评估有无排尿型态异常。

2. 身体评估

评估外生殖器有无畸形，尿道开口的位置。

3. 辅助检查

尿道造影。

4. 社会心理评估

了解患者家属对疾病的认识程度及依从性，有无焦虑、抑郁和性格改变。

【护理措施】

1. 术前护理

给予患者和家属讲解手术成功的病例，解除患者和家属顾虑，减轻其悲观情绪。

2. 术后护理

(1) 观察阴茎有无肿胀和发绀，防止伤口敷料包扎过紧引起皮肤坏死。

(2) 第二日开始自会阴部向尿道轻轻挤压，排出尿道内分泌物。

(3) 保持尿管通畅，勿打折受压和牵拉。

(4) 12 岁以上儿童口服乙烯雌酚，防止阴茎勃起导致继发出血和疼痛。

【健康指导】

(1) 防止便秘，多饮水，多食粗纤维食物。

(2) 术后 1～2 个月内限制剧烈运动。

七、良性前列腺增生围手术期护理

【护理评估】

1. 病史

评估排尿次数尤其是夜尿次数，是否有排尿不尽感和尿急症状；有无排尿困难，有无尿潴留发生；是否留置尿管或膀胱造瘘管及留置时间。

2. 身体评估

叩击耻骨上膀胱区有无尿潴留；了解前列腺大小、质地、表面是否光滑；是否有疝、痔、脱肛等现象。

3. 辅助检查

尿流率检查、B 超、尿动力学检查。

4. 实验室检查

血清前列腺特异抗原测定。

5. 社会心理评估

了解患者对疾病的认识程度及依从性。

【护理措施】

1. 术前护理

(1) 急性尿潴留患者给予留置尿管。

(2) 保留尿管或膀胱造瘘的患者，要保持尿管通畅，防止打折、扭曲和牵拉，每日擦拭会阴 2 次，预防泌尿系感染。

(3) 夜尿增多、高龄、高血压、行动不便者夜间床旁备便器，保障患者安全，防跌倒。

2. 术后护理

(1) 术后应用生理盐水持续膀胱冲洗，观察冲出液颜色及量，根据冲出液颜色调整冲洗速度，保持冲洗液的入量和出量平衡。

(2) 遵医嘱口服药物缓解膀胱痉挛。

(3) 尿管拔除后观察患者排尿情况，有尿失禁者及时给予更换衣裤，做好解释工作，减轻患者的思想顾虑。

(4) 观察患者血压有无升高，有无烦躁不安、头痛、恶心、呕吐等前列腺电切综合征的表现。

【健康指导】

(1) 术后 6 小时后可进普食。

(2) 膀胱冲洗期间床上活动，膀胱冲洗后可下地活动。

(3) 饮食荤素搭配，多吃蔬菜和水果，保持大便通畅，避免便秘，预防继发性出血；少吃辛辣刺激性食物，戒烟戒酒。

(4) 3 个月内避免久坐和骑车，避免提重物。

(5) 每日饮水 2000ml 以上，观察尿液颜色，不憋尿。如果尿色深红或不能排尿，立即到医院就诊。

(6) 术后如有明显排尿困难、尿线变细，应及时复诊。

八、皮质醇增多症围手术期护理

【护理评估】

1. 病史

评估患者有无高血压、糖尿病病史。

2. 身体评估

有无满月脸、水牛背、罗汉腹等向心性肥胖症状；有无皮肤色素沉着、紫纹，女性有无胡须、多毛现象；有无肌萎缩。

3. 实验室检查

24 小时尿游离皮质醇、大剂量地塞米松抑制试验、血生化、血浆 ACTH 测定。

4. 辅助检查

B 超、CT、MRI。

5. 社会心理评估

了解患者对疾病的认识程度及依从性，有无失眠、记忆力减退、忧郁、躁狂等症状。

【护理措施】

1. 术前护理

(1) 避免剧烈运动，防止碰撞和跌倒引起出血。

(2) 定时测量血压，观察血压变化。

(3) 记录出入量，限制食盐摄入量。

(4) 给予低热量、低糖、高蛋白、低钾饮食。

(5) 控制血糖。

2. 术后护理

(1) 观察有无肾上腺危象的发生，心率快、血压低、头痛、呕吐、无力等症状出现时，及时通知医生。

(2) 加强营养，维持水及电解质平衡；记录尿量。

(3) 预防感染。

【健康指导】

(1) 皮质醇症患者手术后往往存在不同程度的皮质醇不足，需要长期口服激素并逐渐减量。

(2) 患者如出现突发头晕、心悸、乏力、恶心等明显不适，与体内激素不足有关，立即与医师联系，调整用药剂量。

(3) 定期复查。

九、原发性醛固酮增多症围手术期护理

【护理评估】

1. 病史

有无肾上腺占位或增生，家族史；有无高血压、低钾血症、低钙血症、低镁血症。

2. 身体评估

有无高血压、低钾血症、低钙血症、低镁血症等引起的体征。

3. 实验室检查

血浆醛固酮/肾素浓度比值、血浆 18-羟皮质醇测定、血电解质、24 小时尿钾。

4. 辅助检查

体位试验、B 超、CT、MRI。

5. 社会心理评估

了解患者对疾病的认识程度及依从性。

【护理措施】

(一) 术前护理

(1) 遵医嘱口服或静脉补钾，服用补钾口服溶液、螺内酯等药物，钠盐摄入量控制在每日 5g 以下，观察血钾浓度。

(2) 定时测血压，注意观察血压变化。

(3) 记录日夜尿量。

(4) 注意安全，防止跌倒。

(二) 术后护理

(1) 严密观察生命体征，持续心电监测及吸氧。

(2) 观察血钾浓度，维持水及电解质平衡。

(3) 术后最初几周多摄入钠盐，避免高钾血症。

【健康指导】

(1) 观察血压、血钾变化。术后 4～6 周复查血压、血钾，如血压再次逐渐升高或仍有低钾血症，及时就诊。

(2) 手术后半年复查 B 超或 CT 等。

十、嗜铬细胞瘤围手术期护理

【护理评估】

1. 病史

有无肾上腺占位；有无阵发性或持续性高血压；有无血糖升高、消瘦。

2. 身体评估

血压、心率、呼吸、面色、四肢皮肤温度及湿度、视力等。

3. 实验室检查

测定血中去甲肾上腺素、肾上腺素、多巴胺；检测 24 小时尿液中儿茶酚胺含量。

4. 辅助检查

B 超或 CT。

5. 社会心理评估

有无悲观、恐惧情绪。

【护理措施】

1. 术前护理

(1) 观察血压变化，定时测量血压及脉搏。

(2) 术前遵医嘱给予舒张血管、降低血压、扩充血容量等药物治疗。

(3) 宜高糖、高蛋白、高纤维素饮食。

2. 术后护理

(1) 密切观察血压变化，持续心电监测及吸氧，注意有无心电图改变。

(2) 维持水及电解质平衡。

(3) 观察有无肾上腺危象的发生，心率快、血压低、头痛、呕吐、无力等症状出现时，及时通知医生。

(4) 注意观察有无心血管并发症发生。

【健康指导】

(1) 约有50%嗜铬细胞瘤患者手术后仍有一定程度的高血压，与术前长期高血压导致的周身血管壁硬化或合并有原发性高血压有关，遵医嘱调整口服降压药物治疗。

(2) 加强营养，避免暴饮暴食，减少肾脏负担。

(3) 适当进行户外活动及轻度体育锻炼，以增强体质，预防感冒，避免过度劳累及受凉。

(4) 手术后半年复查B超或CT等。

第七节　骨科疾病护理常规

一、一般护理

【术前护理】

1. 护理评估

(1) 既往史　了解患者一般情况、既往健康状况，尤其注意与现患疾病相关的病史，既往有无高血压、糖尿病、心脏病，有无骨质疏松、骨肿瘤病史等，初步判断其手术耐受性。

(2) 药物治疗史　了解患者近期有无服用激素类药物及药物过敏史等与手术或术后恢复有关的药物，尤其是阿司匹林等抗凝药物，至少停药一周方可手术，避免术中、术后出血量增加。

(3) 心理和社会支持情况　骨折患者因失去活动的独立性而焦虑不安，加上环境改变、伤后疼痛，造成情绪不稳定或情绪变化较大，担心得不到满意的医疗和护理，同时怕影响自己及家人的正常工作和生活，表现出恐惧、烦躁、悲观失望、易怒、消极等心理。护士应全面评估患者的心理状况及社会支持情况，正确地引导并及时纠正不良心理反应，从而促进手术顺利进行。

2. 身体状况评估

(1) 全面评估患者的营养状态和基础疾病情况　术前加强营养，指导合理饮食，进食易消化、无刺激、高热量、高蛋白、高维生素饮食。完善术前各项检查，若患者伴有糖尿病、冠心病、高血压或存在感染灶等疾病，需先进行治疗，平稳后再行手术治疗。

(2) 骨折部位评估　认真检查有无出血、肿胀、畸形等；评估患肢的活动及关节活动范围，有无异常活动、骨擦音等；检查局部皮肤完整性，有无挫伤或皮下气肿等；评估开放性损伤的范围、程度和污染情况；末梢感觉运动和循环情况。

(3) 了解患者受伤经过　评估患者是否存在其他并发症，如头部、胸部、腹部及泌尿系统的损伤；评估患者的意识、体温、脉搏、呼吸、血压等情况。

3. 术前宣教

(1) 相关知识宣教　根据患者年龄及文化程度，利用图片、宣传手册、视频等形式，结合患者的具体疾病，介绍疾病知识、手术方法、术后不适及吸烟危害等相关知识。

（2）饮食护理　鼓励患者多摄入营养丰富、易消化、无刺激、高热量、高蛋白、高维生素食物。

（3）术前适应性训练　指导患者床上练习使用便器；教会患者深呼吸，有效咳嗽、排痰法；指导患者正确进行功能锻炼，预防并发症。

4. 术前准备

（1）皮肤准备　根据手术部位的不同进行备皮，操作过程中勿损伤表皮，同时注意遮挡和保暖。

（2）清洁　备皮后，生活能自理者可自行洗浴，不能自理者应给予床上擦浴。男士要剃掉胡须，女士要把长发在脑后梳好，剪短指（趾）甲，并更换清洁病员服。

（3）肠道准备　根据麻醉方式要求，进行肠道准备。硬膜外麻醉或全麻患者，非肠道手术术前一日晚遵医嘱清洁肠道，若能自解大便，可不用灌肠；骶尾部肿瘤患者术前需清洁灌肠。

（4）饮食准备　术前一日晚进食易消化、少纤维素饮食，术前 6 小时禁食、4 小时禁水。

（5）其他准备　根据手术要求，进行配血，并遵医嘱做药物敏感试验。

（6）术晨准备　术晨测量生命体征，全麻患者术前 30 分钟给予肌内注射硫酸阿托品注射液 0.5mg。入手术室前排空膀胱，摘去义齿、眼镜、助听器及各种饰物。

【术后护理】

1. 病情观察

（1）生命体征　了解患者麻醉方式和术中情况，术后给予心电监护，监测血压、脉搏、呼吸及血氧饱和度。

（2）出血　观察手术伤口有无渗血、渗液，一旦发现活动性出血，立即报告医生进行处理。

（3）患肢血运、感觉及运动观察　密切观察患肢的末梢循环和感觉，如远端动脉搏动情况、皮温和色泽、有无感觉和运动障碍等，出现异常，立即报告医生。

（4）伤口引流管护理

①妥善固定，保持引流管通畅，防止引流管阻塞、扭曲、折叠和脱落等。

②准确记录引流液的性状、颜色和量，出现异常及时通知医生。

③按要求倾倒引流液，更换引流瓶。

2. 体位护理

术后根据手术部位不同采取不同的体位。

（1）四肢骨折术后　患肢应固定于功能位，并给予抬高，高于心脏水平，促进静脉回流和减轻水肿。

（2）髋关节置换术后　患者平卧，患肢保持外展中立位，髋关节屈曲小于60°，防止髋关节脱位。

（3）脊柱骨折术后　患者平卧 4～6 小时后可以轴线翻身。

3. 术后不适观察与护理

（1）伤口疼痛　护士应给予心理安慰，患者疼痛剧烈时，遵医嘱给予止痛药物治疗。

（2）恶心、呕吐　是麻醉后常见的不良反应，待麻醉作用消失后可停止。在患者呕吐时，护士应协助患者头偏向一侧，避免误吸。呕吐频繁时，遵医嘱给予应用止吐药物。

（3）腹胀　术后早期腹胀常是由于胃肠道蠕动受抑制，肠腔内积气无法排出所致。随着胃肠功能恢复、肛门排气后症状可缓解。

（4）发热　是手术后常见的不适之一，多为术后吸收热，正常情况下其变化幅度在 1℃ 左右，可给予物理降温等对症处理。体温超过 38.5℃ 时报告医生给予药物处理。

4. 功能锻炼

根据患者的手术情况给予不同的功能锻炼。

5. 预防并发症

（1）预防压疮　术后进行压疮危险因素评估，高危患者至少 2 小时翻身 1 次；应用防压疮气垫；保持床单平整、干燥；臀下可垫软垫等。

（2）预防坠积性肺炎　指导患者呼吸功能训练，定时翻身、叩背、雾化吸入等。

（3）预防下肢深静脉血栓　指导患者踝关节屈伸训练、肌肉收缩训练，给予血液循环促进仪及抗凝药物的治疗等。

【健康指导】

（1）局部麻醉术后即可进食，硬脊膜外麻醉及全麻术后 4～6 小时根据病情给予适当饮食。

（2）指导患者尽早行功能锻炼，恢复肢体功能，预防并发症。

（3）鼓励患者早期床上活动（患肢关节制动），可使用牵引床上拉手，抬高躯体，避免压疮。

（4）如需要卧床患者，应鼓励其床上自主活动或协助其床上翻身、叩背及活动肢体，必要时进行深呼吸、咳嗽、排痰练习，增加肺活量，促进循环，防止肺部感染及下肢深静脉血栓的发生。

（5）术后遵医嘱协助患者下床活动，要循序渐进，根据患者具体情况制定相应的活动计划。

（6）定期复查。

二、石膏固定术

【护理评估】

1. 健康史

患者年龄、体重，既往健康状况，有无骨质疏松、糖尿病、高血压、心脏病等合并症。

2. 身体评估

评估患者生命体征是否平稳，关节活动及功能状态，石膏固定效果；有无石膏固定后并发症即肌肉萎缩、关节僵硬、血液循环障碍、压疮等的发生。

3. 社会心理状况

评估患者及家属对石膏固定的了解程度、应对能力，家庭支持能力。有无因肢体或躯干石膏固定造成的各种不适、不便或生活质量降低，而发生焦虑、急躁、恐惧、厌倦等心理和情绪反映；家属对患者暂时丧失自理能力的认知和支持程度。

【护理措施】

（一）石膏包扎时护理

（1）向患者及家属解释石膏固定的目的及操作过程，并取得同意。

(2) 给予患者暴露骨折肢体，并清洁皮肤，不需备皮。若有伤口，则用消毒纱布覆盖。

(3) 固定前将肢体摆放在功能位。

(4) 骨突部加衬垫(常用棉织套、纸棉、毡、棉垫等物体)，保护骨突部的软组织，保护畸形纠正后固定的着力点，预防四肢末端发生血循环障碍，造成皮肤受损。

(5) 修整石膏边缘使其整齐、光滑，使患者舒适，避免卡压和摩擦肢体。

(二) 石膏包扎后护理

1. 石膏干固前护理

石膏未干时，不要搬动及按压，不可直接放置于硬板床，可置于盖有防水布的软枕上；不可在石膏上放置重物；为加速石膏干固，可适当提高室温，或用灯泡烘烤、红外线照射、吹风机吹干等，但烤灯的距离和温度应适宜，以免烫伤；待石膏干固后才能搬动患者，要用手掌托起石膏而不能用手指在关节部位施加压力，以免形成压迫点。石膏完全干固后，应按其凹凸的形状垫好枕头。

2. 体位护理

石膏固定后应让患肢高于心脏水平，有利于静脉血液及淋巴液的回流，预防或减轻肢体肿胀。

3. 皮肤护理

(1) 给予石膏固定的肢体保暖，防止冻伤。

(2) 清洁石膏末端暴露的手指(足趾)、指(趾)甲，便于观察。

(3) 观察有无皮肤受损，有无局部持续性疼痛、红肿、破溃等症状。

(4) 鼓励和协助患者翻身、更换体位，保持床单、被褥和患者衣裤的干燥、整洁，以防非石膏固定的骨隆突部位(如骶尾部、足跟及足踝部)发生压疮。

4. 感觉运动护理

检查石膏松紧度，以伸进1～2指为宜，认真听取患者主诉，若有固定肢端疼痛、跳痛、麻木感，需检查末端循环情况，有无发绀、肿胀、血液循环障碍，必要时做减压处理或拆除石膏。石膏内有局限性疼痛时应及时开窗观察，并经常检查石膏边缘及骨突处受压皮肤。

5. 伤口护理

石膏固定后，若发现石膏表面有血迹渗出，应在血迹边缘用笔划线标记，并注明日期和时间。若血迹边界不断扩大，则为出血征象，应通知医生紧急处理。

6. 石膏并发症护理

要警惕不在伤口或患处的压痛点，其可能是石膏包扎过紧对局部压迫所致；不能随意使用止痛剂，以免引起石膏压迫压疮，必要时做石膏开窗减压或更换石膏。

7. 石膏清洗护理

会阴及臀部附近的石膏易受大、小便污染；被污染后可用软毛巾蘸肥皂及清水擦洗干净，擦洗时水不可过多，以免石膏软化。

8. 功能锻炼指导

指导患者加强未固定部位的功能锻炼及固定部位的肌肉等长收缩活动；定时翻身，置患肢于功能位；病情允许时，坚持每日做肢体被动和主动活动，或适度下床活动，以防废用性骨质疏松、关节僵硬。

【健康指导】

（1）向患者说明石膏固定的过程、作用及重要性，以消除患者的疑虑，并积极配合。

（2）石膏固定后肢体应处于功能位。

（3）指导患者摄入高热量、高蛋白、易消化食物，多饮水，多食蔬菜和水果，防止便秘，必要时可服缓泻剂。

（4）保持石膏干燥、清洁，避免被大、小便污染；防止局部受压断裂、变形；保持有效固定，以达到治疗目的。

（5）正确指导功能锻炼，积极进行主动练习。

（6）拆除石膏后鼓励患者尽快恢复患肢各关节正常活动。

三、牵引术

【护理评估】

1. 健康史

既往健康状况，有无骨质疏松、糖尿病、高血压、心脏病等合并症。

2. 身体评估

（1）评估患者身高、体重、病情、意识状态、自理程度及合作程度等。

（2）评估患者骨折类型、关节活动及功能状态，从而确定选择牵引类型。

（3）使用皮牵引时评估牵引处皮肤有无破损、炎症，肌肉力量是否强大；选择骨牵引时，评估穿刺点皮肤有无破损及患肢肿胀程度。

3. 社会心理状况

评估患者及家属对牵引治疗的了解程度、应对能力及家庭支持程度。

【护理措施】

（1）操作前向患者及家属解释牵引的目的及过程，并取得同意。

（2）根据患者骨折类型、体重，选择大小合适的皮牵引或粗细合适的克氏针，以及重量合适的牵引锤。

（3）对牵引患者，应严格进行交接班，注意倾听患者主诉；每班观察患肢的血液循环、肢端皮肤颜色、温度，动脉搏动及指（趾）端活动情况。

（4）经常检查牵引是否松散或脱落；防止牵引锤接触地面、牵引绳断裂或滑落，保持患肢处于正常的牵引体位；牵引重量适度。

（5）骨牵引针孔处应用无菌纱条包绕，保持皮肤及床铺的清洁，不可左右移动克氏针。每日在牵引针孔处滴 75%乙醇 2~3 次。

（6）皮牵引时松紧度以能够伸进 1~2 指为宜，每日用清水擦洗肢体后再重新捆绑，注意观察皮肤有无红肿、摩擦伤等症状，以便早发现、早处理。

（7）牵引重量根据病情调整，不可随意加减。重量过小，不利于骨折复位或畸形矫正；重量过大，可导致过度牵引，造成骨折不愈合或神经损伤。当牵引患者叙述患处疼痛时，应认真分析原因，不可简单地减轻重量。

（8）颅骨牵引患者翻身时切勿放松牵引，应有专人保护头颈部，使头颈与躯干呈一直线，防止颈部扭曲加重脊髓损伤而引起窒息，同时密切观察生命体征尤其是呼吸状况，一旦出现呼吸困难或窒息，立即报告医生进行抢救。

(9) 预防并发症

①预防坠积性肺炎：指导患者深呼吸、有力咳嗽，定时翻身、叩背、雾化吸入，改善呼吸功能。

②预防压疮：保持床单位平整、清洁和干燥，定时翻身，使用气垫床、减压贴等，操作时避免拖、拉现象。

③预防下肢深静脉血栓　指导患者踝关节屈伸训练、肌肉收缩训练，给予血液循环促进仪及抗凝药物的应用等。

④防止便秘：鼓励患者多饮水，多食含丰富粗纤维的食物，按摩腹部等。

⑤功能指导：讲解功能锻炼的重要性，指导患者进行肌肉等长收缩运动及关节运动。牵引固定后早期进行功能锻炼可促进血液循环，减少肌肉萎缩、关节僵硬和下肢深静脉血栓等并发症的发生。

【健康指导】

(1) 向患者说明功能锻炼的重要性，取得合作。

(2) 早期主要进行肌肉的等长收缩练习及各关节的主动、被动活动，逐渐增加活动强度及范围，但要以活动后患者不感到疼痛、疲劳为度，告知患者及家属不能擅自改变体位或随便增减牵引重量。

(3) 告知患者牵引过程中应积极进行功能锻炼，防止肌肉萎缩、关节僵直、下肢深静脉血栓、压疮、坠积性肺炎等并发症的发生。

(4) 告知颅骨牵引患者宜进软食且缓慢进食，以防窒息。如有头晕、恶心、呕吐等不适，及时告知医务人员。

(5) 指导患者自我评估患肢感觉运动情况，出现四肢麻木，感觉、运动功能欠佳或障碍等症状时，及时告知医护人员。

四、膝关节骨性关节炎围手术期护理

【护理评估】

1. 健康史

评估患者性别、年龄，既往疾病史，有无骨质疏松、糖尿病、高血压、心脏病等合并症。

2. 身体评估

(1) 了解患者患肢疼痛特点，有无外伤史，病变的持续时间和严重程度，对日常活动和睡眠的影响。

(2) 评估病变关节是否反复肿胀、有无畸形，膝关节活动受限程度、步态障碍程度、疼痛程度等；此类患者可见股四头肌萎缩，膝关节粗大的体征；偶尔可触及滑膜肿胀及浮髌试验阳性。

(3) 评估患者是否曾口服抗凝药物，以免影响手术。

3. 辅助检查

(1) 完善 X 线、CT、MRI 等。

(2) 查看血液检查结果，是否有贫血、低钾血症、血糖过高等，对异常结果给予纠正。

4. 社会心理状况

由于患者和家属对手术、术后康复过程和相关并发症等情况不了解，易造成焦虑和恐惧心理，做好患者及家属解释工作，使之共同配合，并给予心理支持。

【护理措施】

（一）术前护理

1. 全面评估患者

包括健康史、相关因素、身体状况、生命体征、精神状态及患肢活动情况。

2. 心理护理

术前对患者及家属做好解释，讲解疾病的相关知识，并介绍成功病例帮助患者及家属对此种手术有所认识，消除疑虑，树立信心，帮助患者建立有利于治疗和康复的最佳心理状态。

3. 辅助用具使用

术前教会患者正确使用拐杖或助行器，防止术后使用时跌倒。

4. 局部皮肤情况护理

保持皮肤完整性，查看有无感染性。

5. 饮食护理

合理膳食，注意术前是否有贫血、低钾血症、低蛋白等症状，及时给予补充，使患者能够耐受手术。

6. 术前宣教

（1）戒烟　吸烟会引起痰量增加，增加术后肺部感染风险，尼古丁可导致微小血管痉挛，影响伤口愈合。

（2）停药　阿司匹林等抗凝药物可增加术中、术后出血的风险。因此术前至少停药一周方可手术。

（3）功能训练　进行深呼吸，有效咳嗽，床上大、小便，下肢肌肉收缩及床上抬起等训练，以便于预防术后并发症，促进关节功能的康复。

7. 手术准备

术前一日备皮、备血，做手术标记，根据医嘱使用抗生素，术前一日晚协助患者排便，术晨测量生命体征，如患者血压增高及时通知医师给予处理。入手术室前排尽尿液，去除所有饰品、义齿、眼镜等。

（二）术后护理

1. 生命体征观察

人工关节置换尤其是双膝关节置换术后，早期伤口引流量多，要严密观察血压、呼吸等变化。

2. 体位护理

回病房后取平卧位，踝关节下垫枕，使膝关节伸直。麻醉恢复后即可取半坐卧位。抬高患肢，以利于静脉血液和淋巴液的回流，减轻肿胀。保持患肢外展中立位，防止外旋，以免压迫腓总神经，引起下肢麻木。

3. 疼痛护理

评估患者术后疼痛情况，给予恰当止痛治疗，确保手术当日平稳度过。客观了解患者疼痛情况，给予相应止痛治疗并制定个性化康复计划。

4. 伤口护理

（1）膝关节置换术出血多，术后应密切观察伤口引流及敷料情况，保持引流管通畅，伤口敷料干燥，如伤口渗血、引流量异常，应及时通知医生处理。

（2）术后使用自体血回输装置时应仔细检查引流装置是否通畅，引流液在规定时间内及时回输。

（3）一般术后 24 小时内为出血高峰期，当 24 小时引流量小于 50ml 时可拔除引流管。

（4）拔除引流管加之早期的康复锻炼，伤口会有不同程度的渗血。应密切观察伤口敷料的渗血情况，及时更换敷料，以保持伤口清洁、干燥，减少感染的发生。

5. 感觉运动护理

（1）患肢感觉　评估触觉、温度觉等是否异常。

（2）患肢血运　双侧对比性观察，皮肤颜色、温度、足背动脉搏动情况。

（3）患肢运动　观察足趾活动及踝关节活动等。

（4）患肢肿胀　对比性观察，视诊、触诊有无肿胀，动态观察肿胀变化。

6. 功能锻炼

（1）麻醉作用消失后床上进行踝泵练习、压腿练习及股四头肌等长收缩练习，预防下肢深静脉血栓形成及肌肉萎缩。

（2）术后第 1 日开始进行膝关节主动及被动屈曲训练；术后第 3 日开始练习直腿抬高，同时要求尽量主动屈曲达到 90°。

（3）拔除引流管后下肢可垂于床边，进行弯腿练习。

（4）根据膝关节置换术后 X 线片表现，病情允许情况下借助辅助用具，尽早下床活动，患肢逐渐负重。

（5）持续被动活动器（CPM）练习，一般由 0°～40° 开始，每日 1 次，每次 20 分钟，逐渐增加角度，术后 2 周达到 120°。

7. 并发症预防护理

（1）继发性出血或休克的护理　膝关节置换的患者出血量较多，超过 1000ml 时，立即通知医生，密切观察引流量，建立静脉通路，急查血常规及生化，必要时给予输血治疗。

（2）贫血和低蛋白血症的护理　术后 1～3 天为贫血较重阶段密切观察患者面色、睑结膜的颜色，患者有无乏力、嗜睡、食欲下降等现象。定时血液检查，关注血红蛋白变化，告知患者多食含铁丰富及高蛋白、易消化食物。

（3）预防下肢深静脉血栓及肺栓塞的发生　下肢深静脉血栓是膝关节置换术后最常见并发症。术后遵医嘱使用抗血栓压力带，并注射抗凝药物，密切观察伤口出血情况、皮肤有无出血点、有无牙龈出血等情况，出现异常立即汇报医生，调整用药。

（4）基础护理　防止泌尿系感染、肺部感染及压疮的发生。

【健康指导】

（1）术前向患者讲解关节置换术后注意事项及康复锻炼的重要性，对康复锻炼所带来的疼痛的必然性给予理性对待。

（2）指导患者锻炼股四头肌的方法及使用如何正确使用拐杖或助行器。

（3）康复锻炼应每日坚持，要求每次角度要有所改善，避免反复屈伸，多次练习；每次锻炼后可给予冰敷 15～20 分钟。

（4）关节肿胀会伴随康复锻炼的整个过程，直至角度及肌力基本恢复正常，肿胀才会消退。如肿胀突然增加应调整训练计划，减少活动量。

（5）控制体重，减轻膝关节压力负担。

（6）卧床休息时保持膝关节伸直位，防止屈曲畸形，更要防止患肢外旋，以免造成腓总神经损伤。

（7）预防感染，术后应用抗生素至体温、血常规、血沉、C 反应蛋白正常后再停药。关节局部不适及时就诊。

五、股骨颈骨折围手术期护理

【护理评估】

1. 健康史

评估患者年龄，了解受伤过程和急救措施，是否有骨质疏松病史，是否有心脏、肺部及肾脏等重要器官的严重疾病史等。

2. 身体评估

（1）了解患者受伤的原因、部位和时间，受伤时的体位和环境，外力作用的方式、方向与性质，伤后患者功能障碍及伤情发展情况、急救处理经过等。

（2）评估患者全身情况，有无其他合并损伤及威胁生命的并发症，如有无头部、胸部、腹部及泌尿系统的损伤。

（3）观察患者有无脉搏加快、脉弱、皮肤湿冷、呼吸浅快、血压下降、尿少、意识障碍等低血容量性休克的症状。

（4）评估骨折部位有无出血、肿胀、触痛或被动伸趾疼痛、畸形、内旋或外旋、肢体短缩等；评估患肢的活动及关节活动范围，有无异常活动、骨擦音、活动障碍等；判断开放性损伤的范围、程度和污染情况，破损处是否与骨折处相通；观察患肢末梢感觉和循环情况，如骨折远端肢体的皮温、有无感觉异常、毛细血管再充盈时间异常、有无脉搏减弱或消失等。

3. 辅助检查

X 线检查，明确骨折的部位、类型、移位情况。

4. 社会心理状况

患者多为老年人，骨折后担心生活上无人照顾，需长期卧床者因生活型态改变而产生烦躁情绪。故应全面评估患者是否有充足的社会支持系统和经济能力，从而使手术顺利完成。

【护理措施】

（一）术前护理

1. 体位护理

首先患肢抬高，根据病情需要，给予皮牵引或防旋鞋固定。行皮牵引的患者，护理同"牵引的护理"。

2. 搬运护理

必要时牵引下搬运，防止移位。翻身时可向患侧翻身，若向健侧翻身时应防止骨折移位，两腿间可夹软枕，保持患肢外展中立位。

3. 评估有无威胁生命的并发症

如有无头痛、胸部、腹部及泌尿系统等并发症。

4. 观察骨折处情况

观察骨折处疼痛、肿胀、皮肤色泽、软组织损伤、伤口污染及出血情况等，判断是否为开放性骨折；观察足趾感觉、运动，了解有无神经损伤。

5. 做好术前指导

做好备皮、洗澡、更衣、胃肠道准备、抗生素皮试等。术前一日 6 小时禁食，4 小时禁水，术晨测量生命体征，取下义齿，贵重物品交家属保管等。患者保持情绪稳定，避免过度紧张、焦虑，必要时遵医嘱给予镇静药物，以保证充足的睡眠。

6. 预防并发症

预防压疮、坠积性肺炎、下肢深静脉血栓等并发症的发生。

7. 基础护理

协助患者洗漱、进食及排泄等，指导并鼓励患者做力所能及的活动。

8. 饮食护理

给予高蛋白、高维生素、高钙及粗纤维食物。

(二) 术后护理

1. 病情观察

严密观察患者生命体征的变化，包括体温、血压、脉搏、呼吸，并准确记录生命体征。

2. 体位护理

抬高患肢，保持患肢外展中立位。无论平卧还是侧卧均两腿间夹枕头，也可用皮牵引保持其位置或穿防旋鞋。

3. 伤口护理

保持引流管通畅，伤口敷料干燥，如伤口渗血、引流量或颜色异常时，应立即通知医生处理。

4. 感觉运动护理

(1) 患肢感觉　评估患肢触觉、温度觉等是否异常。

(2) 患肢血运　双侧对比性观察，皮肤颜色、温度、足背动脉搏动情况。

(3) 患肢运动　观察足趾活动及踝关节活动等。

(4) 患肢肿胀　对比性观察，视诊、触诊有无肿胀，动态观察肿胀变化。

5. 伤口疼痛护理

护士应给予心理疏导，疼痛剧烈时遵医嘱给予止痛药物治疗。

6. 功能锻炼

(1) 麻醉恢复后开始行踝泵练习及股四头肌等长收缩训练，即可摇床坐起 15°～30°。

(2) 拔除伤口引流管后，做髋、膝关节被动屈伸练习。同时可扶助行器下床活动，确保患肢不负重。

(3) 仰卧位患肢可进行水平运动。

7. 并发症的观察与护理

(1) 预防坠积性肺炎　教会患者正确的咳痰方法，鼓励自行咳痰。定时给予翻身、叩背、雾化吸入治疗。

(2) 预防深静脉血栓　密切观察肢体肿胀程度、肤色、温度、浅静脉充盈情况，即可反映下肢静脉回流情况，术后遵医嘱使用抗凝药物，并密切观察伤口出血情况、睑结膜的颜色、皮肤有无出血点、甲床颜色有无异常。询问患者是否有牙龈出血情况，出现异常立即处理。

（3）预防压疮　年老体弱、长期卧床患者，要特别注意受压部位皮肤，给予应用气垫床或垫海绵垫，同时教会患者引体向上的练习方法，预防压疮发生。

（4）预防泌尿系感染　鼓励患者多饮水，增加排泄，以达到预防感染的目的。

（5）预防意外伤害　老年患者创伤后，易出现精神障碍，护士应对每位患者进行评估，如有创伤性精神障碍发生者，应及时给予保护性措施，如加双侧床档和应用约束带等，防止坠床、意外拔管等；24 小时不间断看护；躁动严重者，遵医嘱给予药物治疗。

【健康指导】

（1）活动及功能训练　劳逸结合，根据自身情况，循序渐进。

（2）多食含钙质的食物，防止骨质疏松，但要控制体重增加。

（3）患肢保持外展中立位，防止患肢外旋和内收。

（4）指导患者不要将两腿在膝部交叉放置，不坐矮板凳，禁止蹲位、爬陡坡等。洗澡用淋浴；如厕用坐便器不用蹲式；患者翻身两腿间应夹软枕；取物、下床的动作应避免内收屈髋。

（5）根据假体的类型、患者身体状况、肢体的康复情况来决定弃辅助用具的时间。

（6）预防感染　关节局部出现红、肿、痛及不适，应及时复诊。

（7）遵医嘱定期复查，完全康复后，每年复诊 1 次。

六、脊柱畸形围手术期护理

脊柱畸形包括脊柱侧凸、脊柱后凸、脊柱裂、退变性脊柱畸形、病理性脊柱畸形。

【护理评估】

1. 健康史

详细询问患者的全身情况，明确畸形的类型，了解脊柱的平衡状态、起病年龄、进展速度，了解患者有无内脏压迫症状。

2. 身体评估

患者的营养状况、肺功能情况、畸形程度，有无压迫脊髓，是否伴有神经功能减退。

3. 辅助检查

X 线，CT，MRI 及心、肺功能检查，腹部超声，心电图。

4. 社会心理状况

患者由于身体畸形，产生自卑心理，影响心肺功能，缺乏自信心，迫切需要治疗，但对手术存在恐惧心理，担心手术效果不佳，从而造成巨大的心理压力，对术后外观畸形改善的期望值过高。基于上述问题，应全面评估患者和家属的心理承受能力。

【护理措施】

（一）术前护理

1. 全面评估患者

全面评估包括健康史及其相关因素、身体状况、生命体征，以及神志、精神状态、行动能力等。

2. 心理护理

脊柱畸形患者多数年龄小，自卑心理严重，护理人员给予相应的心理护理，缓解紧张情绪，更好地配合治疗和护理。

3. 饮食指导

向患者讲解增加营养的必要性和重要性，术前鼓励患者进食营养丰富、易消化食物，增强机体抵抗力，纠正贫血，改善一般状态，必要时遵医嘱输血、补液。

4. 床上生活训练

对患者及家长进行床上生活指导，对患者进行俯卧位及 45° 斜卧体位的训练；训练患者卧床大、小便；训练床上卧位进食。

5. 肺功能锻炼

进行呼吸功能训练，如吹气球、深呼吸训练、有效咳嗽；扩胸运动及自主伸展练习。

6. 术前准备

做好术前备皮、备血、肠道准备、抗生素过敏试验；术前 6 小时禁食、4 小时禁水；术晨测量生命体征，术前 30 分钟注射硫酸阿托品注射液 0.5mg，入手术室前排空膀胱，取下义齿、眼镜、饰品等。

（二）术后护理

1. 生命体征观察

应严密观察患者意识状态及生命体征，给予心电监护，准确记录体温、血压、心率、呼吸、血氧饱和度。

2. 常规护理

鼓励患者深呼吸、咳嗽排痰，保持呼吸道通畅，持续吸氧 6～24 小时，血氧饱和度维持在 95% 以上。加强术后神经系统的观察，患者可能出现双下肢肌无力、活动障碍、麻木等脊髓神经损伤表现，这是由于术中牵拉、术后脊髓水肿、椎管血肿压迫引起的。定时评估患者足趾及踝关节的运动情况、双下肢感觉运动情况和牵拉导尿管时会阴区的感觉功能。

3. 体位管理

术后搬运患者时，注意保持脊柱处于水平位，平移至病床上，防止扭转。麻醉清醒、平卧 6 小时后即可轴线 45° 翻身，脊柱保持在一条轴线上，不可扭曲。

4. 伤口及引流管护理

术后观察引流管是否通畅、引流量的变化及伤口敷料有无渗血。

5. 疼痛管理

矫形手术伤口长，剥离深，术后伤口疼痛较严重，翻身时动作宜轻柔，遵医嘱给予止痛药物治疗，并给予心理疏导。

6. 功能锻炼

根据患者病情、体质、手术方式及内固定的坚固程度制定锻炼计划。活动范围及活动强度应循序渐进，早期禁忌脊柱弯曲、扭转及提取重物等活动或劳动。

7. 预防并发症

预防患者出现脑脊液漏、肺部感染、压疮及泌尿系感染等并发症，可进行雾化吸入治疗、定时翻身、会阴冲洗等。

8. 专科护理

部分行截骨或胸廓成型术的患者，疼痛症状明显，并伴有咳痰困难，应给予胸带加压包扎，或咳嗽时用手护住伤口，并遵医嘱给予化痰药物治疗。

9. 饮食护理

患者术后暂时禁食，待胃肠道功能恢复后，如肛门排气、肠鸣音恢复，再进易消化的半流质饮食，少食多餐，以后逐渐恢复正常饮食。若出现腹胀、恶心、频繁剧烈呕吐，呕吐物混有胆汁，考虑肠系膜上动脉综合征可能，采取头低俯卧位、禁食、补液、胃肠减压。

【健康指导】

(1) 让患者了解手术的目的和术后会发生的并发症，做好思想准备，使其能在手术前后很好地配合治疗和护理。

(2) 介绍预防或减缓疾病发生的方法，指导家属督促患者重塑自我形象，纠正由于长期畸形而导致的不正确姿势。

(3) 出院患者穿戴石膏背心或支具至少半年，在此期间应避免剧烈体育运动、负重和脊柱过度弯曲、旋转等动作。

(4) 出院后半年复查。有异常情况，及时就诊。

七、脊柱骨折围手术期护理

【护理评估】

1. 健康史

了解患者有无外伤史，询问受伤原因、时间、部位及受伤时体位，了解患者是否有骨质疏松症、脊柱结核或脊柱肿瘤等原发脊柱病，有无心脏、肺部、肾脏等重要脏器疾病史等。

2. 身体评估

评估脊柱受伤部位及稳定性，脊髓受压情况，有无神经损伤及合并伤，四肢感觉、运动情况等；评估患者营养状况、疼痛程度及生活自理程度等。

3. 辅助检查

X 线、CT 和 MRI 等检查有助于确定损伤部位、类型和移位情况。

4. 社会心理状况

评估患者能否接受突如其来的病变，是否因担心遗留后遗症而产生焦虑情绪，能否配合治疗和康复训练。

【护理措施】

(一) 术前护理

1. 心理护理

患者突然受伤，肢体感觉、运动功能丧失，对预后不了解，常伴有焦虑，恐惧。要积极、主动地与患者沟通，加强对患者的心理疏导。给予心理支持，建立良好的护患关系，尤其对那些合并完全或不完全截瘫的患者，更要唤起他们战胜疾病的信心和勇气。

2. 呼吸训练

脊髓损伤患者呼吸型态改变，呼吸模式由胸式呼吸转变为腹式呼吸且频率加快。护士应指导并教会患者进行缩唇呼吸练习，以改善肺部情况。

3. 颅骨牵引或支具的护理

保持颅骨牵引弓与脊椎呈一条直线，翻身时保证轴线翻身。确保颅骨牵引、腰围及颈托固定的有效性。

4. 高热护理

颈髓损伤越严重，皮肤散热功能障碍越明显，患者易出现高热，护理人员应严密观察体温变化，此类患者药物降温效果欠佳，应遵医嘱给予物理降温，对于顽固性高热可以应用冰毯机降温。

5. 术前护理

做好术前备皮、备血、肠道准备、抗生素过敏试验；术前 6 小时禁食、4 小时禁水；术晨测量生命体征，术前 30 分钟注射硫酸阿托品注射液 0.5mg，入手术室前排空膀胱，取下义齿、眼镜、饰品等。

（二）术后护理

1. 生命体征观察

应严密观察患者意识状态及生命体征，给予心电监护，准确记录体温、血压、心率、呼吸、血氧饱和度变化。

2. 体位护理

术后患者平卧位，头下垫薄软枕；双下肢下分别垫软枕，双膝关节屈曲；双足用体位垫保持功能位，防止足下垂。

3. 伤口及引流管护理

密切观察伤口敷料有无渗出，引流管是否通畅，引流液颜色及量，防止继发性出血。颈椎经前路手术者，需观察颈部肿胀情况和患者有无呼吸困难，及早发现颈前血肿，避免患者窒息；颈椎后路手术者，防止脑脊液漏的发生。

4. 功能指导

指导患者床上轴线翻身。可自行活动患者，教会其踝泵练习、股四头肌等长收缩练习及直腿抬高练习等；四肢感觉运动受限患者，指导患者家属给予患者行肌肉、四肢关节被动按摩及活动，防止肌肉萎缩及关节僵直。

5. 肺部护理

脊髓损伤截瘫后，呼吸肌力差，咳痰无力，易造成痰液蓄积，因此，每班听诊、评估肺部情况，确定痰液位置后，进行针对性地叩拍，协助患者咳痰。对气管插管患者行深度吸痰，保持气管插管位置正确，保持气道湿化。注意患者呼吸频率、幅度、氧饱和度的变化，鼓励患者深呼吸运动，定时雾化吸入。

6. 预防并发症

防止患者出现肺部感染、压疮、便秘、深静脉血栓、泌尿系感染及废用综合征等并发症的发生。

（1）定时轴向翻身，防止压疮。

（2）协助患者做颈部活动、双上肢扩胸运动以及各关节的主动、被动活动；进行深呼吸练习。

（3）保留尿管者要保持会阴部清洁以及尿管通畅，防止泌尿系感染。

（4）多食粗纤维食物、多饮水、多吃水果，必要时使用缓泻剂。大便失禁患者及时擦洗干净。

（5）对瘫痪肢体做关节的被动活动和肌肉按摩，静止时关节置于功能位；对未瘫痪肢体，做肌肉主动锻炼，防止肌肉萎缩及废用综合征。

（6）适时进行轮椅、腋拐的训练。

【健康指导】

（1）鼓励患者做力所能及的活动，可使用牵引床上拉手活动上肢。指导并帮助患者在床上进行功能锻炼，由被动到主动，鼓励并帮助患者尽早下床活动。病情稳定后进行康复治疗。

（2）合理安排饮食，进食高蛋白、高营养膳食。

（3）遵医嘱按要求佩戴颈托或腰围，做到支具固定的有效性。

（4）当出现以下问题时应高度重视，如伤口红肿、渗液、体温增高、吞咽有异物感等，及时到医院进行处理。

（5）鼓励患者增强战胜疾病、战胜自我的信心。

八、腰椎间盘突出围手术期护理

【护理评估】

1. 健康史

了解患者年龄和工作性质，家族史，发病前是否有急性腰部扭伤、慢性损伤及腰部手术史，出现腰腿疼痛或感觉障碍时间等。

2. 身体评估

评估有无肢体麻木、疼痛、大小便功能障碍及强迫体位等。

3. 辅助检查

单纯 X 线检查不能直接作出诊断，CT 和 MRI 对本病有较大的诊断价值。

4. 社会心理状况

评估患者及家属对手术、术后康复过程和可能出现的并发症的了解程度，有无焦虑和恐惧心理，社会支持系统和对本病预防保健知识掌握程度等。

【护理措施】

（一）术前护理

1. 全面评估患者

包括健康史及其相关因素、身体状况、生命体征，以及神志、精神状态、行动能力等。

2. 肢体评估

了解患者腰痛及肢体疼痛情况，掌握患者疼痛、感觉异常的部位，以便与术后进行对比。

3. 心理护理

向患者解释手术的方法、目的，消除其焦虑和恐惧心理。

4. 饮食指导

指导患者多食营养丰富、易消化、口味清淡的食物，以加强营养，增进机体抵抗力，纠正贫血，改善一般状态。练习俯卧位，坚持约 3 小时为宜。

5. 支具佩戴

术前需选择大小合适的围腰或支具（围腰上至下肋弓，下至髂嵴下，后侧不宜过分前凸，前方不宜束扎过紧，以免引起腰部不适），学会佩戴方法，掌握注意事项。

6. 术前准备

备皮范围上至肩胛下缘，下至骶尾部，左右至两侧腋中线。

做好术前备皮、备血、肠道准备、抗生素过敏试验；术前 6 小时禁食、4 小时禁水；术晨测量生命体征，术前 30 分钟注射硫酸阿托品注射液 0.5mg，入手术室前排空膀胱，取下义齿、眼镜、饰品等。

（二）术后护理

1. 常规护理措施

术后对患者进行心电监护，对患者的呼吸、血压、脉搏、血氧饱和度等情况进行监控，为患者提供吸氧，清理患者的呼吸道分泌物，保持呼吸道通畅。对患者的病情进行观察，与患者进行沟通交流，了解患者的需求，倾听主诉，如有异常，及时汇报医生。术后遵医嘱进行抗生素治疗，适当使用镇痛泵和镇静剂。

2. 基础护理

术后患者平卧位，双下肢分别垫软枕，双膝关节屈曲，双足保持功能位，防止足下垂，定时协助患者轴线翻身。

3. 饮食护理

术后患者精神状态恢复后，为患者提供半流食，保持饮食清淡，术后第 2 天可以进食高蛋白、高纤维素食物。

4. 功能锻炼

麻醉完全清醒后即可指导患者进行轴线翻身、踝泵练习，逐渐进行直腿抬高练习，促进血液循环，预防血栓发生。同时严密观察双下肢感觉、运动、肌力及大小便情况，若症状加重或大小便功能出现障碍，应及时汇报医生。

5. 引流管护理

保持负压引流管通畅，不扭曲、不打折，妥善固定，密切观察引流液的颜色、性质和量。一般术后 48～72 小时，引流量＜50ml，即可拔除引流管。如引流量过多且液体呈淡血性液或清亮液，考虑为脑脊液漏可能，应立即汇报医生及时处理。

【健康指导】

（1）术后应平卧、侧卧交替。

（2）直腿抬高练习时严禁暴力动作，宜轻抬轻放，动作柔和，防止对神经根部刺激过强导致局部水肿，使症状加重。

（3）术后 1 个月内以卧床休息、床上练习为主，并尽量避免坐姿 20 分钟以上，下地活动必须佩戴腰围或支具。术后两个月后可完全恢复除体育运动外各种日常生活动作，术后 3 个月可去除腰围活动，半年后可逐渐尝试轻体力劳动，1 年后逐渐尝试较强体力活动。特殊情况按医嘱执行。

（4）由于神经的恢复需要较长时间，下肢串麻、串痛等较轻症状可能需要数月至 1 年的时间才能恢复。

（5）由于术后要求长期卧床，其间下肢肌肉易出现萎缩，下肢力量及稳定性下降。为保证患者术后尽快重返社会，应重视针对下肢的力量练习，防止由于下肢力量不足导致其他损伤出现。

（6）接受此项手术的老年患者，练习时应该时刻密切关注既往慢性病史，如果练习过程中出现头晕、乏力、恶心、血压升高、心悸、冷汗等不适症状，应立即终止练习，待身体状况稳定后再重新投入练习。

（7）出院后 3～6 个月复查，出现异常情况及时就诊。

九、颈椎病围手术期护理

【护理评估】

1. 健康史

评估颈肩部是否有急性、慢性损伤史，是否经常伏案工作，是否有颈部不良姿势习惯等。

2. 身体评估

评估患者颈部症状，如颈部痛、压痛、僵硬及活动受限；头部症状，如头痛、头晕、枕部痛及枕骨大孔压痛；四肢感觉、运动情况，如肢体麻木、疼痛及活动受限的程度；交感神经症状，如心律不齐、血压下降、视物模糊、皮肤瘙痒、多汗或少汗、恶心、呕吐等；肌力情况，如单侧或多侧肌力下降、行走困难、四肢瘫痪等；马尾神经损伤情况，有无会阴部感觉减弱，大、小便失禁。

3. 辅助检查

颈椎 X 线检查对诊断有重要参考价值，必要时可辅助 CT、MRI 等。

4. 社会心理状况

评估患者及家属对手术、术后康复过程和可能出现的并发症的了解程度，有无焦虑和恐惧心理，及社会支持情况。

【护理措施】

（一）术前护理

1. 手术适应性训练

（1）前路手术需要仰卧位练习　肩部垫枕，使颈部呈后伸位并制动，以坚持 2～3 小时为宜。

（2）前路手术需气管推拉练习　为减轻术中因牵拉引起的憋气、恶心、呕吐等反应，一般在术前 3～5 日即开始练习气管牵拉，注意勿伤及皮肤。

（3）后路手术需俯卧位练习　以坚持 3 小时为宜，一般在术前 1～2 日即开始练习。

2. 心理护理

颈椎病患者心理压力大，担心手术效果和预后。针对患者的心理特点，护理人员要结合患者的疾病特点，详细为其讲解颈椎病知识。此外，重视社会支持系统的影响，特别是家人的关怀和鼓励，为患者创造一个有利于康复的心理与物质环境。

3. 呼吸功能锻炼

呼吸功能锻炼主要包括深呼吸、有效咳嗽等，目的是提高肺活量，以减少术后发生肺部炎症。

4. 健康宣教

告知患者佩戴颈托的注意事项，上缘抵下颌，下缘达胸骨，保证颈部不能伸屈活动，检查围领是否合适（站立和平卧时）；给予讲解术前四肢功能锻炼，以利于患者接受、掌握。

上肢锻炼包括双手抓握及上举练习等，下肢锻炼包括直腿抬高练习和踝、足、趾、跖关节的屈曲、背伸活动等。

5. 皮肤准备

(1) 颈椎前路手术　剃胡须，下至锁骨下缘，两侧至腋中线。

(2) 颈椎后路手术　上至耳廓上缘平行线，下至肩胛下缘，两侧至腋中线。

(二) 术后护理

1. 体位护理

搬运患者时注意轻抬轻放，动作一致，保持头、颈、躯干水平位，注意伤口及引流管等各管路，将患者放在病床中央呈平卧位。患者颈部颈托固定，用沙袋或盐袋置于头颈部两侧，防止头颈旋转。平卧时枕后垫薄软毛巾，侧卧时头部垫枕与肩高一致。患者在床上翻动时应保持轴向翻身。

2. 生命体征观察

全麻术后进行脉搏、呼吸、血压、血氧饱和度监测，每小时 1 次至平稳。

3. 饮食护理

术后 4 小时患者就可以饮水，可进食流食或半流食，待咽部疼痛减轻后可改为普食。

4. 伤口及引流管护理

保持伤口引流管通畅，不扭曲、不打折，妥善固定，密切观察引流液的颜色、性质和量。一般术后 24～48 小时引流量＜50ml，即可拔除引流管。密切观察伤口有无渗血和颈部肿胀，如患者伤口局部隆起，张力增大，自诉胸闷气短，呼吸困难或不畅，血压下降，面色苍白，脉搏细数时，应考虑发生血肿的可能。如引流量过多且液体呈淡血性液或清亮液，考虑为脑脊液漏可能，应立即汇报医生及时处理。

5. 神经功能观察

术后要观察患者四肢肌力、感觉、运动功能和关节活动度。一旦原有瘫痪加重或出现新的阳性体征，应及时汇报医生。颈椎前路术后需观察声音有无嘶哑、饮水有无呛咳，确定是否有喉上、喉返神经损伤。

6. 健康宣教

根据患者病情，鼓励患者术后 2～7 日下床活动。离床活动时应佩戴颈托，限制颈部活动，保持手术后颈部的绝对固定。指导患者起卧时采取侧起侧卧方式，防止暴力牵拉双臂以免引起脊髓再次损伤。下床后活动量以不感疲劳为度，循序渐进。

7. 功能锻炼

(1) 全麻清醒后即可进行抓握、踝关节屈伸练习。

(2) 术后第 1 日进行上肢力量、股四头肌练习。

(3) 离床活动后逐渐进行静蹲、立位平衡练习。

(4) 去除颈托后遵医嘱进行颈椎活动度练习。

【健康指导】

(1) 解释神经功能的恢复需要时间，功能锻炼要循序渐进。

(2) 指导患者运动时做好自我保护，避免颈部剧烈运动。重视四肢力量练习，防止由于下肢力量不足导致其他损伤出现。

(3) 卧床休息时鼓励平卧，允许侧卧。无论何种卧姿，都应该保证将头部垫起适当的高度。

（4）术后 1 个月内下地活动时要随时佩戴颈托。术后 4～6 周内可逐渐恢复各种正常的生活动作，但仍应随时佩戴颈托。术后 2 个月后可完全恢复体育运动外的各种生活动作。如能保证力量练习的质量，手术半年后可逐渐尝试轻体力劳动，手术 1 年后可逐渐尝试较强的体力活动。

（5）接受此项手术的老年患者，练习时应该密切关注既往慢性病史，如果练习过程中出现头晕、乏力、恶心、血压升高、心悸及冷汗等不适症状，应立即终止练习，待身体状况稳定后再重新投入练习。

（6）按时复诊，如有异常及时就诊。

第八节　眼科疾病护理常规

眼科临床护理工作面对的是各种原因导致的视力障碍并因此出现生活自理困难和精神负担的患者。眼科护理特点是眼球结构精密，病种划分细致，故治疗、用药、手术种类繁杂、途径多样。

为了取得较满意的护理效果，要求护理人员不仅要保证专科治疗的有效性，恢复或保存患者视力，缓解患者身心痛苦，也要维持或提高患者生活质量，对患者进行健康教育，预防各类并发症的发生。

一、一般护理

（一）术前护理

眼科手术多为复明手术，包括角膜、虹膜、晶状体、玻璃体、视网膜等部位的多种手术。为保证手术的顺利进行，术前必须做好充分准备，术前护理则为重要环节。

1. 心理护理

重视患者的心理护理，患者希望手术改善视力，却又惧怕手术失败、意外等。所以医护人员应根据病情及拟行手术向患者及家属介绍术前、术中、术后的注意事项及愈合的一般情况，以取得患者的信任和对手术的配合。对有顾虑和思想过于紧张的患者应耐心解释、开导，不可嘲笑患者以免加重患者思想顾虑和负担而影响手术的顺利进行。确定手术日后应及时通知患者，以使患者及家属在心理和物质上都有良好的准备。

2. 术前注意事项

（1）手术成功与否与患者全身情况有一定关系，护理人员应协助医师观察和掌握患者全身情况，并采取必要的治疗和护理措施；特别是高血压、心脏病和糖尿病患者，精神紧张会使其症状加重，均需给予药物控制。

（2）发现患者有发热、高血压（舒张压＞100mmHg、收缩压＞170mmHg）、腹泻、感冒、精神异常、月经来潮、颜面疖疮及全身感染等情况，均应暂时推延手术。

（3）小儿全麻患者应了解有无蛔虫症，以免引起术后腹痛或呕吐进而影响手术效果。

3. 术前准备

（1）完善各项术前检查，如血、尿常规，肝、肾功能，凝血功能，APTT＋PT，HBsAg，HIV，HCV，梅毒抗体，心电图，胸部 X 线。

（2）对局麻手术患者，训练其在仰卧、头部不动的情况下，按要求向各方向转动眼球以便配合手术操作和术后观察效果。

（3）为防止咳嗽、喷嚏振动眼部，要教会患者有咳嗽、喷嚏冲动时张口呼吸，用舌尖顶住上腭，以缓解冲动，避免手术意外和术后出血。

（4）嘱患者做好个人清洁卫生，洗头、洗澡，换好干净内衣、内裤。

（5）术前按内眼常规备皮，并给予消炎眼药水滴眼，并嘱患者保持眼部卫生，避免用手和不洁手帕擦眼，以防污染，延误手术进行。

（6）术前做好术中、术后用药的过敏试验，需输血的患者做好交叉配血的准备。

（7）情绪紧张者可在术前晚遵医嘱给予镇静安眠药，以保证充足睡眠，确保手术顺利进行。

（8）全麻患者需在术前禁食、水 6～8 小时。局部麻醉患者术日晨可进少量易消化食物，不可过饱，以免术中发生呕吐。

（9）术日晨测体温、脉搏、血压，并记录于病例上，如有异常应及时通知医师处理。

（10）术日更换干净的住院服，摘掉义齿，取下饰物及手表，将贵重物品交予家属妥善保存，入手术室前排空大小便。

（11）术日晨以温度适宜的生理盐水洗眼，遮盖眼垫，并遵医嘱于术前 1 小时给予术前止血针、散瞳或缩瞳及降压药，并将病历及术中用物带入手术室。

（12）患者到手术室后，按手术种类要求更换病床床单、被罩、枕套。

（13）准备术后护理用品，等待患者术后回病房。

（二）术后护理

（1）全麻患者按全麻术后护理常规

①患者由麻醉医生护送至病房，主管护士协助将患者移至病床上，并为其整理好床单位注意保暖，术后去枕平卧 3～4 小时，头偏向一侧。清醒后可取平卧，4 小时以后可头下垫枕。嘱患者及家属术后禁食、水 4～6 小时。

②待麻醉医生为患者测得血压后，主管护士为其测量体温、脉搏、呼吸，并记录在护理记录单上。

③呼唤患者姓名，观察患者清醒程度，并与麻醉医生交接班，询问该患者的麻醉恢复情况，有无特殊注意事项，是否需要吸氧等护理。

④交接患者带液情况，注意液体名称、剩余量、滴速及穿刺部位固定情况等。

⑤观察患者何时排尿，是否为自主排尿及尿量，并记录在护理记录单上。

（2）术毕包扎术眼或双眼，以平车将患者推至床旁，避免震动，嘱患者头部保持不动，张口呼吸，腹部不可用力，同时托起患者头部和腰部，将患者轻轻移至床上。

（3）遵医嘱采取体位

①普通体位：青光眼手术、光学虹膜剪除术、板层角膜移植术等，通常卧床数小时后，即可自选体位。

②特殊体位：视网膜脱离手术后要严格执行特殊体位的要求。

（4）询问患者术后感觉，嘱患者安静休养，不得用力挤眼、咳嗽及大声说笑。

（5）术后呕吐是常见的术后反应，如因麻醉药反应或术中牵拉眼外肌而引起的呕吐，可遵医嘱肌内注射维生素 B_6 或口服其他止吐和镇静剂。

（6）如有疼痛可遵医嘱酌情给予镇静止痛剂，但术眼剧痛并伴有头痛、恶心、呕吐及其他情况应及时报告医师。

（7）术后注意事项

①眼部术后感染通常发生于 48 小时内，如能及早发现，往往可通过紧急有效的处理而得到挽救。所以护理人员要按时巡视患者，注意观察眼部情况及全身情况。注意敷料有无松动、移位和渗血等。

②嘱患者不要弄湿、污染和自行拆开敷料，眼部有痒感或不适时不要用力闭眼或用手搔痒。

（8）术后饮食

①术后卧床应进易消化或半流饮食，不可食带有骨刺、坚硬或刺激性强的食物，以免影响术眼休息。

②术后嘱患者多吃水果和蔬菜，以保持大、小便通畅。

③术后适当增加维生素及蛋白质对创口愈合有所帮助，但正常人都具有创口自然愈合的功能，眼部手术创口一般较小，不必迷信某些贵重药物或营养品；除避免坚硬食物外，可自由选择。

④术后便秘增加腹压，对伤口不利；若 3 日内无大便，应给缓泻剂。

⑤更改护理等级后，应嘱患者量力而行，逐步适应，不要剧烈运动，勿低头取物，避免碰撞。

（三）并发症的观察

（1）感染　观察眼部分泌物情况，观察体温变化。

（2）眼内出血　密切观察患者视功能，倾听患者主诉。

（3）眼压增高　注意观察患者视力有无改变，有无眼痛、眼胀、偏头痛、恶心、呕吐等眼内压增高的症状。

（四）出院宣教

（1）休养环境应安静、舒适，保持温度、湿度适宜，注意通风，使室内空气新鲜。

（2）保持良好的心理状态，避免紧张、激动的情绪，适当参加锻炼，增强自信心，愉快的心情有利于疾病的恢复。

（3）疾病恢复期应选择含丰富维生素、蛋白质的饮食(如瘦肉、鸡蛋、鱼类、新鲜蔬菜和水果)，还应注意粗细粮的搭配，以增强体质，促进疾病的恢复。

（4）出院后常规1周复诊，复诊时请携带门诊病历卡，挂号、取门诊病历后到门诊复查，若病情发生变化，应及时来院就诊，以免延误病情。

（5）坚持按时点药，按时服药，预防感染。

（6）适当休息，避免急、剧烈活动，避免高空作业、搬运重物，勿用力大便。

（7）如出现视力下降和恶心、呕吐，应及时到医院就诊。

二、眼外科围手术期护理

（一）白内障手术

【术前护理】

1. 评估和观察要点

（1）病情评估

①评估患者视力下降情况，包括视力下降的时间、程度、进展情况，有无单眼复视、

屈光改变等症状。

②评估患者的生命体征、原发病治疗用药情况、既往病史及全身有无合并症等。

③了解患者饮食、大小便及睡眠情况。

(2) 安全评估 评估患者有无视觉障碍、头晕等症状，评估患者年龄、精神状况及自理能力。

(3) 疾病认知 了解患者及家属对疾病和手术的认知程度，评估患者及家属的配合程度。

(4) 心理状况 了解患者和家属的心理状态。

2. 护理要点

(1) 术前检查

①常规检查：血、尿常规，肝、肾功能，APTT＋PT，HBsAg，HIV，HCV，梅毒抗体，心电图，胸部 X 线。

②专科检查：影像学检查，如眼科 B 超检查；眼专科检查，如视力、眼压测量，角膜内皮检查，人工晶状体(人工晶体)测量，验光。

③注意事项：向患者及家属讲解术前检查的目的、方法，积极协助其完成各项检查，告知患者静脉抽血前需要禁食、水 6 小时以上，留取尿标本时，应取晨起、空腹、首次、中段尿液。

(2) 术前准备

①呼吸道：保暖，预防感冒，必要时遵医嘱应用抗生素控制感染。

②胃肠道：全麻手术需禁食、水 6～8 小时，防止全身麻醉所导致的吸入性肺炎、窒息等；局部麻醉患者术日晨可进少量易消化食物，不可过饱，以免术中发生呕吐。

③术眼准备：术前 3 日点消炎滴眼液，术晨以温度适宜的生理盐水洗眼、遮盖眼垫，遵医嘱点散瞳眼药，充分散大瞳孔。

④个人卫生：术前 1 日沐浴，剪指(趾)甲，保持全身清洁，男性患者剃净胡须。

⑤睡眠：创造良好环境，保证充足的睡眠，必要时遵医嘱于术前晚给予口服镇静剂。

⑥术晨准备：嘱患者取下义齿、眼镜、角膜接触镜，将首饰及贵重物品交予家属妥善保存，入手术室前应排空大小便。

⑦床单位准备：全麻患者需备全麻床、血压表、听诊器等。

⑧心理护理：合理运用沟通技巧，与患者进行有效沟通，向患者进行健康宣教。讲解简要手术方法，告知患者白内障手术所需时间不长，但术中需要患者密切配合，这点非常重要。同时还要向患者讲解术后可能出现的不适及需要的医疗处置，使患者有充分的心理准备，解除顾虑，消除紧张情绪，增强信心，促进患者术后康复。

3. 宣教和指导要点

(1) 病种宣教 就所患疾病对患者及家属进行宣教，包括疾病的原因、临床表现、治疗原则、预后、预防等。

(2) 用药宣教 患者术前 3 日给予抗生素眼药水点眼，向患者讲解主要目的、方法及副作用，为手术做好准备。

(3) 饮食指导 告知患者术后进温凉、清淡、易消化饮食，避免进食酸、辣、硬、刺激性饮食，以免因进食不善引起出血。

(4) 体位指导 告知患者全麻术后回病房 3～4 小时内采取去枕平卧位，头偏向一侧，目的是避免呕吐物误吸入呼吸道发生窒息及促进分泌物引流；局部麻醉患者可采取自由体位，以不压迫术眼为宜。

4. 注意事项

(1) 手术禁忌　注意患者有无上呼吸道感染症状；术前监测生命体征，注意有无发热；若有异常，应及时通知医生予以处理；女性患者月经来潮时及时通知医生。

(2) 服药禁忌　入院后及时询问患者是否长期服用抗凝或麻醉禁忌的药物，服用者应及时通知医生，术前应停药1周，以免引起术中出血或麻醉意外。

(3) 效果评价　评价患者对青光眼疾病相关知识的了解程度及医患配合效果，评估责任护士对患者病情和精神状态的掌握程度。

【术后护理】

1. 评估和观察要点

(1) 手术交接　患者安返病房后，责任护士与麻醉护士严格交班，了解患者的麻醉方式、术中病情变化、生命体征、出血量、意识恢复状态及皮肤完整性。

(2) 病情评估　密切观察患者病情变化，如生命体征、意识、呼吸道通畅情况，观察伤口疼痛及敷料渗血、渗液情况。

(3) 并发症的观察　观察患者有无畏光、流泪等角膜水肿症状，观察有无人工晶体脱位、感染等症状。

(4) 术后不适症状评估　观察患者有无明显眼痛、恶心、呕吐、发热等常见术后反应。

2. 护理要点

(1) 体位护理　全麻术后回病房3～4小时内，应保持呼吸道通畅，采取去枕平卧位，头偏向一侧，以免呕吐物误吸入呼吸道发生窒息。局部麻醉患者可采取自由体位，以不压迫术眼为宜。

(2) 生命体征监测　术后严密监测患者生命体征，每日测量体温、脉搏、呼吸4次。

(3) 术眼护理　敷料打开后，观察术眼睑是否红肿、结膜是否充血及术眼分泌物情况，如分泌物较多者，可用无菌棉签蘸取生理盐水擦拭干净，部分患者术后仍有视物不清、轻度眼睑红肿、轻度结膜充血、轻度异物感、眼眶淤血属于正常现象，如有明显眼痛、恶心、呕吐症状，应及时通知主管医生予以处理。

(4) 并发症观察与护理

①感染：监测患者体温，若体温升高或患者主诉视力下降，应及时遵医嘱给予用药处理，嘱患者放松心情，适量多饮水，注意休息，术后2周内勿让不洁水及肥皂水进入眼内，保持局部清洁干燥。

②植入性人工晶体脱位：倾听患者主诉是否有视物模糊，如出现症状及时通知医生。嘱患者术后避免长时间弯腰低头，避免用力过度，避免剧烈活动。

③角膜水肿：观察患者有无畏光、流泪症状，轻度角膜水肿可不予特殊处理；若出现严重异物感、疼痛等症状，应通知医生。

(5) 疼痛护理　患者术后出现头部轻微疼痛或眼痛属正常现象，可让患者听音乐、聊天等转移注意力，疼痛较重或不可耐受患者，必要时遵医嘱使用止痛药。

(6) 基础护理　关注患者的需求，随时询问，积极提供相应的帮助，并按等级护理的要求及专科特点完成患者的基础护理内容。

3. 宣教和指导要点

(1) 用药宣教　告知患者术后给予抗炎治疗的目的是预防感染、减轻黏膜水肿、减少出血。

(2) 饮食指导　根据患者的身体状况，有个性化地、针对性地指导患者进食，以清淡、易消化饮食为主，避免进食酸、辣、硬、刺激性饮食，多进食高营养、高维生素饮食，多食新鲜蔬菜、水果，糖尿病患者应选择低糖、低脂、适量蛋白质、高纤维素、高维生素饮食。保持大便通畅，注意饮食卫生，以免发生腹泻、腹胀等不适。

(3) 安全指导　术后观察患者有无乏力、头晕等症状，指导患者首次下床时应渐进下床活动，防止虚脱、摔倒，教会患者使用床旁呼叫系统。老年人活动时应注意地面是否湿滑，防止摔倒；儿童患者注意不要随处跑动，以免撞伤。

4. 注意事项

(1) 活动指导　避免长时间弯腰低头，避免用力过度和剧烈活动。

(2) 效果评价　评价患者对手术及健康相关知识的掌握程度，患者住院期间医患配合程度。

【出院指导】

1. 眼部护理

适当避免剧烈活动，勿碰伤术眼，以免引起植入的人工晶体移位、出血，避免长时间弯腰低头，避免用力过度。术后 2 周勿让不洁水进入眼内，以免引起感染，保持眼局部清洁、干燥。

2. 治疗指导

嘱坚持按时点药，预防感染，点药前洁净双手，将下睑缘向下牵拉，眼药滴入下结膜囊内，轻轻闭合眼睑，缓慢转动眼球，使药液均匀分布，眼药瓶口距眼睛 1～2cm，用后将瓶盖拧紧。

3. 复查

出院后常规 1 周复诊，复诊时请携带门诊病历卡，挂号、取门诊病历后到白内障中心复查；若病情发生变化，应及时来院就诊，以免延误病情。

4. 饮食

疾病恢复期应选择含丰富维生素、蛋白质的饮食，如瘦肉、鸡蛋、鱼类、新鲜蔬菜和水果(糖尿病患者除外)，还应注意粗细粮的搭配，以增强体质和促进疾病的恢复。

5. 验光配镜

做白内障手术，未植入人工晶体者，可在术后 3 个月验光配镜。

6. 环境

环境应安静、舒适，保持温度、湿度适宜，注意通风，保持室内空气清新。

7. 心理

保持良好的心理状态，避免情绪激动，适当参加锻炼，增强自信心，愉快的心情有利于疾病的康复。

8. 其他

人工晶体植入术后视力下降，可能出现后囊浑浊，医生检查后可行激光治疗。

（二）复合式青光眼滤过手术

【术前护理】

1. 评估和观察要点

（1）病情评估

①评估患者发病的时间，起病的缓急，视功能改变情况，特别是视野缺损，以及眼底视盘改变情况。

②评估 24 小时眼压的波动范围及眼压高峰值，眼压升高的程度、进展情况等症状。

③评估患者的生命体征、原发病治疗用药情况、既往病史、外伤史、家族史及全身有无合并症等。

④了解患者饮食、大小便及睡眠情况。

（2）安全评估　评估患者有无视觉障碍、头晕等症状，患者年龄、精神状况及自理能力。

（3）疾病认知　了解患者及家属对疾病和手术的认知程度，患者及家属的配合程度。

（4）心理状况　了解患者和家属的心理状态。

2. 护理要点

（1）术前检查

①常规检查：血、尿常规，肝、肾功能，APTT＋PT，HBsAg，HIV，HCV，梅毒抗体，心电图，胸部 X 线。

②专科检查：房角镜检查、视野检查、眼部超声检查、超声生物显微镜检查。

③注意事项：向患者及家属讲解术前检查的目的、方法，积极协助其完成各项检查，告知患者静脉抽血前需要禁食、水 6 小时以上，留取尿标本时，应取晨起、空腹、首次、中段尿液。

（2）术前准备

①呼吸道：保暖，预防感冒，必要时遵医嘱应用抗生素控制感染。

②胃肠道：全麻手术需禁食、水 6～8 小时，防止全身麻醉所导致的吸入性肺炎、窒息等；局部麻醉患者术日晨可进少量易消化食物，不可过饱，以免术中发生呕吐。

③术眼准备：术前 3 日点消炎滴眼液，术晨以温度适宜的生理盐水洗眼、遮盖眼垫，眼压较高不稳定者，遵医嘱术前给予降眼压药物。

④个人卫生：术前 1 日沐浴，剪指（趾）甲，保持全身清洁，男性患者剃净胡须。

⑤睡眠：创造良好环境，保证充足的睡眠。

⑥术晨准备：嘱患者取下义齿、眼镜、角膜接触镜，将首饰及贵重物品交予家属妥善保存，入手术室前应排空大小便。

⑦床单位准备：全麻患者需备全麻床、血压表、听诊器等。

⑧心理护理：针对青光眼患者的性格特点，耐心讲解青光眼手术的治疗方法、目的及简要手术步骤；讲解各项检查的目的、意义，争取患者配合。

3. 宣教和指导要点

（1）病种宣教　就所患疾病对患者及家属进行宣教，包括疾病的原因、临床表现、治疗原则、预后及预防等。

（2）用药宣教　患者术前 3 日给予抗生素眼药水点眼，向患者讲解主要目的、方法及副作用，为手术做好准备。

（3）饮食指导　告知患者术后进温凉、清淡、易消化饮食，避免进食刺激性饮食，保持排便通畅。饮水以分次少量为宜，每次饮水量不超过 300ml，不饮用如浓茶、咖啡等有兴奋作用的饮品。

（4）体位指导　告知患者全麻术后回病房 3～4 小时内，采取去枕平卧位，头偏向一侧，目的是避免因呕吐物误吸入呼吸道导致窒息及促进分泌物引流；局部麻醉患者可采取自由体位，以不压迫术眼为宜。

4. 注意事项

（1）手术禁忌　注意患者有无上呼吸道感染症状；术前监测生命体征，注意有无发热；若有异常，应及时通知医生予以处理；女性患者月经来潮时及时通知医生。

（2）服药禁忌　入院后及时询问患者是否长期服用抗凝或麻醉禁忌的药物，服用者应及时通知医生，术前应停药 1 周，以免引起术中出血或麻醉意外。

（3）效果评价　评价患者对青光眼疾病相关知识的了解程度，医患配合效果，评估责任护士对患者病情和精神状态的掌握程度。

【术后护理】

1. 评估和观察要点

（1）手术交接　患者安返病房后，责任护士与麻醉护士严格交班，了解患者的麻醉方式、术中病情变化、生命体征、意识恢复状态及皮肤完整性。

（2）病情评估　密切观察患者眼压和病情变化如生命体征、意识、呼吸道通畅情况；观察伤口疼痛，敷料渗血、渗液及有无松脱情况，观察有无视力突然丧失等症状。

（3）并发症的观察　观察患者有无眼痛、眼胀、头痛、恶心、呕吐等高眼压症状，观察有无浅前房、脉络膜上腔出血等症状。

（4）术后不适症状评估　观察患者有无明显眼痛、眼胀、恶心、呕吐、发热等常见术后反应。

2. 护理要点

（1）体位护理　全麻术后回病房 3～4 小时内，应保持呼吸道通畅，采取去枕平卧位，头偏向一侧，以免呕吐物误吸入呼吸道发生窒息，局部麻醉患者可采取自由体位，以不压迫术眼为宜。

（2）生命体征监测　术后严密监测患者生命体征，每日测量体温、脉搏、呼吸 4 次。

（3）术眼护理　敷料打开后，观察术眼睑是否红肿、结膜是否充血及术眼分泌物情况。如分泌物较多，可用无菌棉签蘸取生理盐水擦拭干净；如患者有明显眼痛、眼胀、恶心、呕吐症状，应及时通知主管医生予以处理。

（4）并发症观察与护理

①高眼压：密切观察患者眼压的变化，倾听患者主诉，告知患者如出现眼痛、眼胀、头痛、恶心症状，应立即通知医护人员，遵医嘱应用降眼压药物，并嘱患者饮水，注意分次少量，每次饮水量不超过 300ml。

②浅前房：注意观察患者视力有无明显下降，角膜有无水肿或角膜刺激症状，如有此类症状应通知主管医师。对于伴有低眼压的Ⅰ度浅前房，可加强病情观察，不需要特殊治疗；对于伴有低眼压的Ⅱ度浅前房，采取药物保守治疗，局部加压包扎。

③脉络膜上腔出血：密切观察患者可有剧烈的眼痛、视力突然丧失、头痛等症状。若

出现上述症状，应立即通知医生，遵医嘱给予镇静剂、止血剂、高渗脱水剂治疗，控制出血和眼压。

④感染：监测患者体温，若体温升高或患者主诉视力下降，应及时遵医嘱给予用药处理。嘱患者放松心情，适量多饮水，注意休息，术后2周内勿让不洁水及肥皂水进入眼内，保持局部清洁干燥。

（5）疼痛护理　患者术后出现头部轻微疼痛或眼痛属于正常现象，可让患者听音乐、聊天等转移注意力；疼痛较重或不可耐受患者，必要时遵医嘱使用止痛药。

（6）基础护理　关注患者的需求，随时询问，积极提供相应的帮助，并按等级护理的要求及专科特点完成患者的基础护理内容。

3. 宣教和指导要点

（1）用药宣教　告知患者术后给予抗炎治疗的目的是预防感染、减轻黏膜水肿、减少出血，给予散瞳剂的目的是预防炎症发生和促进前房形成。

（2）饮食指导　根据患者的身体状况，个性化地、有针对性地指导患者进食，以清淡、易消化饮食为主，避免进食刺激性食物，保持大便通畅，注意饮食卫生，以免发生腹泻、腹胀等不适。饮水宜分次少量，每次饮水量不超过300ml，避免饮用兴奋性饮品。

（3）安全指导　术后观察患者有无乏力、头晕等症状，指导患者首次下床时应渐进活动，防止虚脱摔倒，教会患者使用床旁呼叫系统；对视觉障碍患者，应保持病室整洁、无障碍物，以防止磕碰；老年人活动时应注意地面是否湿滑，防止摔倒；儿童患者注意不要随处跑动，以免撞伤。

（4）按摩眼球指导　协助和指导患者按摩眼球，并按医嘱监督患者按摩，具体方法为嘱其闭眼，示指和中指适当用力，一放一压，压迫眼球10～15秒，以促进视网膜动脉扩张，加速眼内血液流通，降低眼压。

4. 注意事项

（1）眼压控制　密切观察眼压的变化，嘱患者避免一些升高眼压的诱因，如术后不大声说话等；若出现头痛、眼痛、恶心、呕吐，应遵医嘱给予降眼压药物治疗。

（2）效果评价　评价患者对手术及健康相关知识掌握程度，评价患者住院期间医患配合程度。

【出院指导】

1. 眼部护理

做滤过手术的患者应遵照医生的要求，定时按摩眼球，保证房水的正常流通，维持正常眼压；嘱患者不要在阴暗处久留，看电视时要开一小瓦数的照明灯；术后2周勿让不洁水进入眼内，以免引起感染，保持眼局部清洁、干燥。

2. 治疗指导

嘱坚持按时点药，预防感染，防止眼压升高，点药前洁净双手，将下睑缘向下牵拉，眼药滴入下结膜囊内，轻轻闭合眼睑，缓慢转动眼球，使药液均匀分布，眼药瓶口距眼睛1～2cm，用后将瓶盖拧紧。

3. 复查

出院后常规1周复诊，若病情发生变化，应及时来院就诊，以免延误病情。

4. 饮食

疾病恢复期应选择含丰富维生素、蛋白质的饮食，如瘦肉、鸡蛋、鱼类、新鲜蔬菜和水果(糖尿病患者除外)，还应注意粗细粮的搭配；少吃或不吃刺激性较强的食物(如辣椒、酒类)；饮水宜分次少量，每次饮水量不超过 300ml；避免饮用兴奋性饮品；以增强体质，促进疾病的恢复。

5. 环境

环境应安静、舒适，保持温、湿度适宜，注意通风，保持室内空气清新。

6. 心理

保持良好的心理状态，避免情绪激动，适当参加锻炼，增强自信心，愉快的心情有利于疾病的康复。

(三) 非穿透性小梁手术

【术前护理】

1. 评估和观察要点

(1) 病情评估

①评估患者发病的时间、起病的缓急、视功能改变情况，特别是视野缺损，以及眼底视盘改变情况。

②评估 24 小时眼压的波动范围及眼压高峰值，眼压升高的程度、进展情况等症状。

③评估患者的生命体征、原发病治疗用药情况、既往病史、外伤史、家族史及全身有无合并症等。

④了解患者饮食、大小便及睡眠情况。

(2) 安全评估　评估患者有无视觉障碍、头晕等症状，评估患者年龄、精神状况及自理能力。

(3) 疾病认知　了解患者及家属对疾病和手术的认知程度，评估患者及家属的配合程度。

(4) 心理状况　了解患者和家属的心理状态。

2. 护理要点

(1) 术前检查

①常规检查：血、尿常规，肝、肾功能，APTT＋PT，HBsAg，HIV，HCV，梅毒抗体，心电图，胸部 X 线。

②专科检查：房角镜检查、视野检查、眼部超声检查、超声生物显微镜检查、眼底立体像检查。

③注意事项：向患者及家属讲解术前检查的目的、方法，积极协助其完成各项检查，告知患者静脉抽血前需要禁食、水 6 小时以上。留取尿标本时，应取晨起、空腹、首次、中段尿液。

(2) 术前准备

①呼吸道：保暖，预防感冒，必要时遵医嘱应用抗生素控制感染。

②胃肠道：全麻手术需禁食、水 6~8 小时，防止全身麻醉所导致的吸入性肺炎、窒息等；局部麻醉患者术日晨可进少量易消化食物，不可过饱，以免术中发生呕吐。

③术眼准备：术前 3 日点消炎滴眼液，术晨以温度适宜的生理盐水洗眼、遮盖眼垫；眼压较高不稳定者，遵医嘱术前给予降眼压药物。

④个人卫生：术前 1 日沐浴，剪指(趾)甲，保持全身清洁，男性患者剃净胡须。

⑤睡眠：创造良好环境，保证充足的睡眠。

⑥术晨准备：嘱患者取下义齿、眼镜、角膜接触镜，将首饰及贵重物品交予家属妥善保存，入手术室前应排空大、小便。

⑦床单位准备：全麻患者需备全麻床、血压表、听诊器等。

⑧心理护理：针对青光眼患者的性格特点，耐心讲解青光眼手术的治疗方法、目的及简要手术步骤；讲解各项检查的目的、意义，争取患者配合。

3. 宣教和指导要点

(1) 病种宣教　就所患疾病对患者及家属进行宣教，包括疾病的原因、临床表现、治疗原则、预后及预防等。

(2) 用药宣教　患者术前 3 日给予抗生素眼药水点眼，向患者讲解主要目的、方法及副作用，为手术做好准备。

(3) 饮食指导　告知患者术后进温凉、清淡、易消化饮食，避免进食刺激性饮食，保持排便通畅。饮水以分次少量为宜，每次饮水量不超过 300ml，不饮用如浓茶、咖啡等有兴奋作用的饮品。

(4) 体位指导　告知患者全麻术后回病房 3～4 小时内，采取去枕平卧位，头偏向一侧，目的是避免因呕吐物误吸入呼吸道导致窒息及促进分泌物引流；局部麻醉患者可采取自由体位，以不压迫术眼为宜。

4. 注意事项

(1) 手术禁忌　注意患者有无上呼吸道感染症状；术前监测生命体征，注意有无发热；若有异常，应及时通知医生予以处理；女性患者月经来潮时及时通知医生。

(2) 服药禁忌　入院后及时询问患者是否长期服用抗凝或麻醉禁忌药物，服用者应及时通知医生，术前应停药 1 周，以免引起术中出血或麻醉意外。

(3) 效果评价　评价患者对青光眼疾病相关知识的了解程度及医患配合效果，评估责任护士对患者病情和精神状态的掌握程度。

【术后护理】

1. 评估和观察要点

(1) 手术交接　患者安返病房后，责任护士与麻醉护士严格交班，了解患者的麻醉方式、术中病情变化、生命体征、意识恢复状态及皮肤完整性。

(2) 病情评估　密切观察患者眼压和病情变化，如生命体征、意识、呼吸道通畅情况；观察伤口疼痛，敷料渗血、渗液及有无松脱情况；观察有无视力突然丧失等症状。

(3) 并发症的观察　观察患者有无眼痛、眼胀、头痛、恶心、呕吐等高眼压症状，观察有无浅前房、脉络膜上腔出血等症状。

(4) 术后不适症状评估　观察患者有无明显眼痛、眼胀、恶心、呕吐、发热等常见术后反应。

2. 护理要点

(1) 体位护理　全麻术后回病房 3～4 小时内，应保持呼吸道通畅，取去枕平卧位，头偏向一侧，以免呕吐物误吸入呼吸道发生窒息；局部麻醉患者可采取自由体位，以不压迫术眼为宜。

（2）生命体征监测 术后严密监测患者生命体征，每日测量体温、脉搏、呼吸4次。

（3）术眼护理 敷料打开后，观察术眼睑是否红肿、结膜是否充血及术眼分泌物情况，如分泌物较多，可用无菌棉签蘸取生理盐水擦拭干净；如患者有明显眼痛、眼胀、恶心、呕吐症状，应及时通知主管医生予以处理。

（4）并发症观察与护理

①高眼压：密切观察患者眼压的变化，倾听患者主诉，告知患者如出现眼痛、眼胀、头痛、恶心症状，应立即通知医护人员，遵医嘱应用降眼压药物，并嘱患者饮水注意分次少量，每次饮水量不超过300ml。

②浅前房：注意观察患者视力有无明显下降，角膜有无水肿或角膜刺激症状，如有此类症状应通知主管医师。对于伴有低眼压的Ⅰ度浅前房，可加强病情观察，不需要特殊治疗；对于伴有低眼压的Ⅱ度浅前房，采取药物保守治疗，局部加压包扎。

③脉络膜上腔出血：密切观察患者是否有剧烈的眼痛、视力突然丧失、头痛等症状。若出现上述症状，应立即通知医生，遵医嘱给予镇静剂、止血剂、高渗脱水剂治疗，控制出血和眼压。

④感染：监测患者体温，若体温升高或患者主诉视力下降，应及时遵医嘱给予处理及用药，嘱患者放松心情，适量多饮水，注意休息，术后2周内勿让不洁水及肥皂水进入眼内，保持局部清洁干燥。

（5）疼痛护理 评估患者疼痛情况，患者术后出现头部轻微疼痛或眼痛属正常现象，可让患者听音乐、聊天等转移注意力；疼痛较重或不可耐受患者，必要时遵医嘱使用止痛药。

（6）基础护理 关注患者的需求，随时询问，积极提供相应的帮助，并按等级护理的要求及专科特点完成患者的基础护理内容。

3. 宣教和指导要点

（1）用药宣教 告知患者术后给予抗炎治疗的目的是预防感染、减轻黏膜水肿、减少出血；给予散瞳剂的目的是预防炎症发生和促进前房形成。

（2）饮食指导 根据患者的身体状况，个性化地、有针对性地指导患者进食，以清淡、易消化饮食为主，避免刺激性饮食，保持大便通畅，注意饮食卫生，以免发生腹泻、腹胀等不适。饮水宜分次少量，每次饮水量不超过300ml，避免饮用兴奋性饮品。

（3）安全指导 术后观察患者有无乏力、头晕等症状，指导患者首次下床时应渐进活动，防止虚脱摔倒，教会患者使用床旁呼叫系统。对视觉障碍患者，应保持病室整洁、无障碍物，防止磕碰；老年人活动时应注意地面是否湿滑，防止摔倒；儿童患者注意不要随处跑动，以免撞伤。

（4）按摩眼球指导 协助和指导患者按摩眼球，并按医嘱监督患者按摩，具体方法为嘱其闭眼，示指和中指适当用力，一放一压，压迫眼球10～15秒，以促进视网膜动脉扩张，加速眼内血液流通，降低眼压。

4. 注意事项

（1）眼压控制 密切观察眼压的变化，嘱患者避免一些升高眼压的诱因，如术后勿大声说话等。如出现头痛、眼痛、恶心、呕吐，应遵医嘱给予降眼压药物治疗。

（2）非穿透性小梁切除手术 因为术中未进入前房，所以术后炎症反应轻，并发症少，患者不适感小，因此更应提醒患者注意休息，避免过分低头、弯腰的动作及大声说话、打喷嚏、擤鼻涕等。

（3）效果评价　评价患者对手术及健康相关知识的掌握程度，评价患者住院期间医患配合程度。

【出院指导】

1. 眼部护理

做滤过手术的患者遵照医生要求，定时按摩眼球，保证房水正常流通，维持正常眼压。嘱患者不要在阴暗处久留，看电视时要开一小瓦数的照明灯。术后 2 周勿让不洁水进入眼内，以免引起感染，保持眼局部清洁、干燥。

2. 治疗指导

嘱坚持按时点药，预防感染，防止眼压升高，点药前洁净双手，将下睑缘向下牵拉，眼药滴入下结膜囊内，轻轻闭合眼睑，缓慢转动眼球，使药液均匀分布，眼药瓶口距眼睛 1～2cm，用后将瓶盖拧紧。

3. 复查

出院后常规 1 周复诊，若病情发生变化，如眼红、畏光、流泪，应及时来院就诊，以免延误病情。

4. 饮食

疾病恢复期应选择含丰富维生素、蛋白质的饮食，如瘦肉、鸡蛋、鱼类、新鲜蔬菜和水果（糖尿病患者除外），还应注意粗细粮的搭配；少吃或不吃刺激性较强的食物，如辣椒、酒类；饮水宜分次少量，每次饮水量不超过 300ml；避免饮用兴奋性饮品；以增强体质，促进身体康复。

5. 环境

环境应安静、舒适，保持温度、湿度适宜，注意通风，保持室内空气清新。

6. 心理

保持良好的心理状态，避免情绪激动，适当参加锻炼，增强自信心，愉快的心情有利于疾病的康复。

（四）微导管辅助的 360° 小梁切开术

【术前护理】

1. 评估和观察要点

（1）病情评估

①评估患者发病的时间、起病的缓急、视功能改变情况，特别是视野缺损，以及眼底视盘改变情况。

②评估 24 小时眼压的波动范围及眼压高峰值，眼压升高的程度、进展情况等症状。

③评估患者的生命体征、原发病治疗用药情况、既往病史、外伤史、家族史及全身有无合并症等。

④了解患者饮食、大小便及睡眠情况。

（2）安全评估　评估患者有无视觉障碍、头晕等症状，评估患者年龄、精神状况及自理能力。

（3）疾病认知　了解患者及家属对疾病和手术的认知程度，评估患者及家属的配合程度。

（4）心理状况　了解患者和家属的心理状态。

2．护理要点

（1）术前检查

①常规检查：血、尿常规，肝、肾功能，APTT＋PT，HBsAg，HIV，HCV，梅毒抗体，心电图，胸部 X 线。

②专科检查：房角镜检查、视野检查、眼部超声检查、超声生物显微镜检查、眼底立体像检查。

③注意事项：向患者及家属讲解术前检查的目的、方法，积极协助其完成各项检查，告知患者静脉抽血前需要禁食、水 6 小时以上，留取尿标本时，应取晨起、空腹、首次、中段尿液。

（2）术前准备

①呼吸道：保暖，预防感冒，必要时遵医嘱应用抗生素控制感染。

②胃肠道：全麻手术需禁食、水 6～8 小时，防止全身麻醉所导致的吸入性肺炎、窒息等；局部麻醉患者术日晨可进少量易消化食物，不可过饱，以免术中发生呕吐。

③术眼准备：术前 3 日点消炎滴眼液，术晨以温度适宜的生理盐水洗眼、遮盖眼垫，眼压较高不稳定者，遵医嘱术前给予降眼压药物。因术中需要长时间保持一个眼位，局麻手术者术前应指导患者做注视训练，以便在术中与医生更好地配合。

④个人卫生：术前 1 日沐浴，剪指（趾）甲，保持全身清洁，男性患者剃净胡须。

⑤睡眠：创造良好环境，保证充足的睡眠。

⑥术晨准备：嘱患者取下义齿、眼镜、角膜接触镜，将首饰及贵重物品交予家属妥善保存，入手术室前应排空大、小便。

⑦床单位准备：全麻患者需备全麻床、血压表、听诊器等。

⑧心理护理：针对青光眼患者的性格特点，耐心讲解青光眼手术的治疗方法、目的及简要手术步骤，讲解各项检查的目的、意义争取患者配合。

3．宣教和指导要点

（1）病种宣教　就所患疾病对患者及家属进行宣教，包括疾病的原因、临床表现、治疗原则、预后及预防等。

（2）用药宣教　患者术前 3 日给予抗生素眼药水点眼，向患者讲解主要目的、方法及副作用，为手术做好准备。

（3）饮食指导　告知患者术后进温凉、清淡、易消化饮食，避免刺激性饮食，保持排便通畅，饮水以分次少量为宜，每次饮水量不超过 300ml，不饮用如浓茶、咖啡等有兴奋作用的饮品。

（4）体位指导　告知患者全麻术后回病房 3～4 小时内，采取去枕平卧位，头偏向一侧，目的是避免因呕吐物误吸入呼吸道导致窒息及促进分泌物引流；局部麻醉患者可采取自由体位，以不压迫术眼为宜。

4．注意事项

（1）手术禁忌　注意患者有无上呼吸道感染症状；术前监测生命体征，注意有无发热；若有异常，应及时通知医生予以处理；女性患者月经来潮时及时通知医生。

（2）服药禁忌　入院后及时询问患者是否长期服用抗凝或麻醉禁忌药物，服用者应及时通知医生，术前应停药 1 周，以免引起术中出血或麻醉意外。

（3）效果评价　评价患者对青光眼疾病相关知识的了解程度及医患配合效果,评估责任护士对患者病情和精神状态的掌握程度。

【术后护理】

1. 评估和观察要点

（1）手术交接　患者安返病房后,责任护士与麻醉护士严格交班,了解患者的麻醉方式、术中病情变化、生命体征、意识恢复状态及皮肤完整性。

（2）病情评估　密切观察患者眼压和病情变化如生命体征、意识、呼吸道通畅情况;观察伤口疼痛,敷料渗血、渗液及有无松脱情况,观察有无视力突然丧失等症状。

（3）并发症的观察　观察患者有无眼痛、眼胀、头痛、恶心、呕吐等高眼压症状;观察有无浅前房、脉络膜上腔出血等症状。

（4）术后不适症状评估　观察患者有无明显眼痛、眼胀、恶心、呕吐、发热等常见术后反应。

2. 护理要点

（1）体位护理　全麻术后回病房 3～4 小时内,应保持呼吸道通畅,采取去枕平卧位,头偏向一侧,以免呕吐物误吸入呼吸道发生窒息;局部麻醉患者可采取自由体位,以不压迫术眼为宜。

（2）生命体征监测　术后严密监测患者生命体征,每日测量体温、脉搏、呼吸 4 次。

（3）术眼护理　敷料打开后,观察术眼睑是否红肿、结膜是否充血及术眼分泌物情况,分泌物较多者可用无菌棉签蘸取生理盐水擦拭干净;如患者有明显眼痛、眼胀、恶心、呕吐症状,应及时通知主管医生予以处理。

（4）并发症观察与护理

①高眼压:密切观察患者眼压的变化,倾听患者主诉,告知患者如出现眼痛、眼胀、头痛、恶心症状,应立即通知医护人员,遵医嘱应用降眼压药物,并嘱患者饮水注意分次少量,每次饮水量不超过 300ml。

②浅前房:注意观察患者视力有无明显下降,角膜有无水肿或角膜刺激症状,如有此类症状应通知主管医师。对于伴有低眼压的Ⅰ度浅前房,可加强病情观察,不需要特殊治疗;对于伴有低眼压的Ⅱ度浅前房,采取药物保守治疗,局部加压包扎。

③脉络膜上腔出血:密切观察患者是否有剧烈的眼痛、视力突然丧失、头痛等症状;若出现上述症状,应立即通知医生,遵医嘱给予镇静剂、止血剂、高渗脱水剂治疗,控制出血和眼压。

④感染:监测患者体温,若体温升高或患者主诉视力下降,应及时遵医嘱给予处理及用药。嘱患者放松心情,适量多饮水,注意休息,术后 2 周内勿让不洁水及肥皂水进入眼内,保持局部清洁干燥。

（5）疼痛护理　评估患者疼痛情况,患者术后出现头部轻微疼痛或眼痛属于正常现象,可让患者听音乐、聊天等转移注意力;疼痛较重或不可耐受患者,必要时遵医嘱使用止痛药。

（6）基础护理　关注患者的需求,随时询问,积极提供相应的帮助,并按等级护理的要求及专科特点完成患者的基础护理内容。

3. 宣教和指导要点

（1）用药宣教　告知患者术后给予抗炎治疗的目的是预防感染、减轻黏膜水肿、减少出血；给予散瞳剂的目的是预防炎症发生和促进前房形成。

（2）饮食指导　根据患者的身体状况，个性化地、有针对性地指导患者进食，以清淡、易消化饮食为主，避免刺激性饮食，保持大便通畅，注意饮食卫生，以免发生腹泻、腹胀等不适。饮水宜分次少量，每次饮水量不超过 300ml，避免饮用兴奋性饮品。

（3）安全指导　术后观察患者有无乏力、头晕等症状，指导患者首次下床时应渐进活动，防止虚脱摔倒，教会患者使用床旁呼叫系统。对视觉障碍患者，应保持病室整洁、无障碍物，防止磕碰；儿童患者注意不要随处跑动，以免撞伤。

4. 注意事项

（1）眼压控制　密切观察眼压的变化，嘱患者避免一些升高眼压的诱因，如术后勿大声说话等；若出现头痛、眼痛、恶心、呕吐、应遵医嘱给予降眼压药物治疗。

（2）效果评价　评价患者对手术及健康相关知识的掌握程度，评价患者住院期间医患配合程度。

【出院指导】

1. 眼部护理

嘱患者不要在阴暗处久留，看电视时要开一小瓦数的照明灯。术后 2 周勿让不洁水进入眼内，以免引起感染，保持眼局部清洁、干燥。

2. 治疗指导

嘱坚持按时点药，预防感染，防止眼压升高，点药前洁净双手，将下睑缘向下牵拉，眼药滴入下结膜囊内，轻轻闭合眼睑，缓慢转动眼球，使药液均匀分布。眼药瓶口距眼睛1～2cm；用后将瓶盖拧紧。

3. 复查

出院后常规 1 周复诊；若病情发生变化，应及时来院就诊，以免延误病情。

4. 饮食

疾病恢复期应选择含丰富维生素、蛋白质的饮食，如瘦肉、鸡蛋、鱼类、新鲜蔬菜和水果(糖尿病患者除外)，还应注意粗细粮的搭配；少吃或不吃刺激性较强的食物，如辣椒、酒类；饮水宜分次少量，每次饮水量不超过 300ml，避免饮用兴奋性饮品；以增强体质，促进身体康复。

5. 环境

环境应安静、舒适，保持温度、湿度适宜，注意通风，保持室内空气清新。

6. 心理

保持良好的心理状态，避免情绪激动，适当参加锻炼，增强自信心，愉快的心情有利于疾病的康复。

（五）板层角膜移植手术

【术前护理】

1. 评估和观察要点

（1）病情评估

①评估患眼疼痛、畏光、流泪、异物感、视力下降情况及起病的缓急。

②评估患者眼睑肿胀、球结膜充血、水肿、角膜溃疡情况，原发病治疗用药情况、既往病史、外伤史、家族史以及全身有无合并症等。

③了解患者饮食、大小便及睡眠情况。

(2) 安全评估　评估患者有无视觉障碍，评估患者年龄、精神状况及自理能力。

(3) 疾病认知　了解患者及家属对疾病和手术的认知程度，评估患者及家属的配合程度。

(4) 心理状况　了解患者和家属的心理状态。

2. 护理要点

(1) 术前检查

①常规检查：血、尿常规，肝、肾功能，APTT＋PT，HBsAg，HIV，HCV，梅毒抗体，心电图，胸部X线。

②专科检查：泪液分泌试验、眼科超声检查。

③注意事项：向患者及家属讲解术前检查的目的、方法，积极协助其完成各项检查，告知患者静脉抽血前需要禁食、水6小时以上，留取尿标本时应取晨起、空腹、首次、中段尿液。

(2) 术前准备

①呼吸道：保暖，预防感冒，必要时遵医嘱应用抗生素控制感染。

②胃肠道：全麻手术需禁食、水6～8小时，防止全身麻醉所导致的吸入性肺炎、窒息等；局部麻醉患者术日晨可进少量易消化食物，不可过饱，以免术中发生呕吐。

③术眼准备：冲洗泪道，术日晨以温度适宜的生理盐水冲洗结膜囊（角膜穿孔严禁冲洗），遮盖眼垫。

④术前用药：术前1小时滴用2%毛果芸香碱眼药水，10分钟1次，共3次。术前30分钟给予20%甘露醇250ml静脉快速输入（全麻患者禁止）。

⑤个人卫生：术前1日沐浴，剪指（趾）甲，保持全身清洁，男性患者剃净胡须。

⑥睡眠：创造良好环境，保证充足的睡眠。

⑦术晨准备：嘱患者取下义齿、眼镜、角膜接触镜，将首饰及贵重物品交予家属妥善保存，入手术室前应排空大小便。

⑧床单位准备：全麻患者需备全麻床、血压表、听诊器等。

⑨心理护理：向患者讲述手术前注意事项和用药目的；讲解放松技巧，以减轻疼痛，提高睡眠质量；介绍麻醉方式及手术医生，术前晚保证充足睡眠，防止感冒。

3. 宣教和指导要点

(1) 病种宣教　就所患疾病对患者及家属进行宣教，包括疾病的原因、临床表现、治疗原则、预后及预防等。

(2) 用药宣教　患者术前给予抗生素眼药水、缩瞳剂点眼，降眼压药物输入，向患者讲解主要目的、方法及副作用，为手术做好准备。

(3) 饮食指导　告知患者术后宜进温凉、清淡、易消化饮食，鼓励患者多食富含维生素A的食物以促进溃疡面的愈合，禁食刺激性食物。

(4) 体位指导　告知患者全麻术后回病房3～4小时内，采取去枕平卧位，头偏向一侧，目的是避免因呕吐物误吸入呼吸道导致窒息及促进分泌物引流；局部麻醉患者可采取自由体位，以不压迫术眼为宜。

4. 注意事项

(1) 手术禁忌

①注意患者有无全身手术禁忌证，如严重高血压、糖尿病、心脏病、精神障碍等。

②注意有无眼部禁忌证，如青光眼、眼内活动性炎症、麻痹性角膜炎等。

③注意患者有无上呼吸道感染症状；术前监测生命体征，注意有无发热；若有异常，应及时通知医生予以处理。

④女性患者月经来潮时及时通知医生。

(2) 服药禁忌　入院后及时询问患者是否长期服用抗凝或麻醉禁忌药物，服用者应及时通知医生，术前应停药 1 周，以免引起术中出血或麻醉意外。

(3) 效果评价　评价患者对白内障疾病相关知识的了解程度和医患配合效果，评估责任护士对患者病情和精神状态的掌握程度。

【术后护理】

1. 评估和观察要点

(1) 手术交接　患者安返病房后，责任护士与麻醉护士严格交班，了解患者的麻醉方式、术中病情变化、生命体征、意识恢复状态及皮肤完整性。

(2) 病情评估　密切观察患者眼压的变化，观察病情变化如生命体征、意识、呼吸道通畅情况；观察伤口疼痛，敷料渗血、渗液及有无松脱情况；观察有无疼痛、流泪、畏光等症状。

(3) 并发症的观察　观察患者有无高眼压、疼痛及角膜穿孔等症状。

(4) 术后不适症状评估　观察患者有无视力改变、眼磨、流泪、眼痛、眼胀、恶心、呕吐及发热等常见术后反应。

2. 护理要点

(1) 体位护理　全麻术后回病房 3～4 小时内，应保持呼吸道通畅，采取去枕平卧位，头偏向一侧，以免呕吐物误吸入呼吸道发生窒息；局部麻醉患者可采取自由体位，以不压迫术眼为宜；有前房积血者取半卧位，以利于血液沉积于前房下部。

(2) 生命体征监测　术后严密监测患者生命体征，每日测量体温、脉搏、呼吸 4 次。

(3) 术眼护理　术后佩戴硬性眼罩，保护术眼，患者主诉眼磨、流泪等不适均属于术后正常反应，应向患者做好解释工作。敷料打开后，观察术眼睑是否红肿、结膜是否充血及术眼分泌物情况，如分泌物较多，可用无菌棉签蘸取生理盐水擦拭干净；如患者有视力改变、明显眼痛、眼胀、恶心、呕吐等症状，应及时通知主管医生予以处理。

(4) 并发症观察与护理

①高眼压：密切观察患者眼压的变化，倾听患者主诉，告知患者如出现眼痛、眼胀、头痛、恶心等症状，应立即通知医护人员，遵医嘱应用降眼压药物，并嘱患者饮水注意分次少量，每次饮水量不超过 300ml。

②角膜穿孔的危险：注意患者有无视力改变，患眼有无疼痛、流热泪等不适症状。对患者进行眼部操作时动作要轻柔，避免对眼球施压，嘱患者勿用力打喷嚏、咳嗽，患眼遮盖眼垫，嘱患者勿用手揉眼，遵医嘱使用散瞳剂，防止虹膜后粘连，防止眼压升高。

③疼痛：注意观察患者的面部表情及患者主诉。患者术后出现轻微疼痛属正常现象，可让患者听音乐、聊天等转移注意力；疼痛较重或不可耐受患者，必要时遵医嘱使用止痛药。

④感染：监测患者体温，若体温升高或患者主诉视力下降，应及时遵医嘱给予用药处

理，嘱患者放松心情，适量多饮水，注意休息，术后 2 周内勿让不洁水及肥皂水进入眼内，保持局部清洁干燥。

（5）保护隔离　术后实行保护性隔离，眼药专用，操作前消毒双手。

（6）基础护理　关注患者需求，随时询问，积极提供相应的帮助，并按等级护理的要求及专科特点完成患者的基础护理内容。

3. 宣教和指导要点

（1）用药宣教　告知患者术后遵医嘱应用糖皮质类固醇及免疫抑制剂者，注意观察有无药物副作用。糖皮质类固醇有抗排斥作用，要坚持足量、规则用药和缓慢停药的原则，并注意观察有无眼压升高等副作用。

（2）饮食指导　根据患者的身体状况，个性化地、有针对性地指导患者进食，以清淡、易消化饮食为主，避免刺激性饮食，鼓励患者多食富含维生素 A 的食物，以促进溃疡面的愈合，保持大便通畅。

（3）安全指导　术后观察患者有无乏力、头晕等症状，指导患者首次下床时应渐进下床活动，防止虚脱、摔倒，教会患者使用床旁呼叫系统。对视觉障碍患者，应保持病室整洁、无障碍物，防止磕碰；老年人活动时应注意地面是否湿滑，防止摔倒；儿童患者注意不要随处跑动，以免撞伤。

4. 注意事项

（1）培养良好卫生习惯　嘱患者不随意用脏手或脏手帕揉擦眼睛，洗脸用具定期煮沸消毒，预防感染。

（2）动作轻柔　对患者实施眼部操作时，动作要轻柔，严防对眼球施压而致移植片移位、创口裂开、创口渗漏等并发症。

（3）效果评价　评价患者对手术及健康相关知识掌握程度，评价患者住院期间医患配合程度。

【出院指导】

1. 眼部护理

（1）培养良好卫生习惯，嘱患者不随意用脏手或脏手帕揉擦眼睛，洗脸用具定期煮沸消毒，预防感染。

（2）术后 2 周勿让不洁水进入眼内，以免引起感染，保持眼局部清洁干燥。

（3）避免长时间低头及俯卧，避免用力咳嗽等动作。

2. 治疗指导

（1）讲解家庭用药的注意事项，遵医嘱坚持按时用药，不可随意停用激素类药物，停药时应遵医嘱逐渐减量。

（2）滴眼液用药前洁净双手，将下睑缘向下牵拉，眼药滴入下结膜囊内，轻轻闭合眼睑，缓慢转动眼球，使药液均匀分布，眼药瓶口距眼睛 1～2cm，用后将瓶盖拧紧。

3. 复查

出院后常规 1 周复诊；若病情发生变化，如出现移植片浑浊、结膜充血，应及时来院复诊，以免延误病情。

4. 拆线

角膜移植缝线一般于术后 6 个月～1 年拆线。

5. 饮食

疾病恢复期应选择含丰富维生素、蛋白质的饮食，如瘦肉、鸡蛋、鱼类、新鲜蔬菜和水果（糖尿病患者除外），还应注意粗细粮的搭配，以增强体质，促进身体康复。

6. 环境

环境应安静舒适，保持温度、湿度适宜，注意通风，保持室内空气清新。

7. 心理

保持良好的心理状态，避免情绪激动，适当参加锻炼，增强自信心，愉快的心情有利于疾病的康复。

(六) 穿透性角膜移植术

【术前护理】

1. 评估和观察要点

(1) 病情评估

①评估患眼疼痛、畏光、流泪、异物感、视力下降情况，起病的缓急。

②评估患者眼睑肿胀、球结膜充血、水肿、角膜情况等，原发病治疗用药情况、既往病史、外伤史、家族史及全身有无合并症等。

③了解患者饮食、大小便及睡眠情况。

(2) 安全评估　评估患者有无视觉障碍，评估患者年龄、精神状况及自理能力。

(3) 疾病认知　了解患者及家属对疾病和手术的认知程度，评估患者及家属的配合程度。

(4) 心理状况　了解患者和家属的心理状态。

2. 护理要点

①常规检查：血、尿常规，肝、肾功能，APTT＋PT，HBsAg，HIV，HCV，梅毒抗体，心电图，胸部 X 线。

②专科检查：泪液分泌试验、眼科超声检查。

③注意事项：向患者及家属讲解术前检查的目的、方法，积极协助其完成各项检查，告知患者静脉抽血前需要禁食、水 6 小时以上，留取尿标本时应取晨起、空腹、首次、中段尿液。

(2) 术前准备

①呼吸道：保暖，预防感冒，必要时遵医嘱应用抗生素控制感染。

②胃肠道：全麻手术需禁食、水 6～8 小时，防止全身麻醉所导致的吸入性肺炎、窒息等；局部麻醉患者术日晨可进少量易消化食物，不可过饱，以免术中发生呕吐。

③术眼准备：冲洗泪道，术日晨以温度适宜的生理盐水冲洗结膜囊（角膜穿孔严禁冲洗），遮盖眼垫。

④术前用药：术前 1 小时滴用 2%毛果芸香碱眼药水，10 分钟 1 次，共 3 次。术前 30 分钟给予 20%甘露醇 250ml 静脉快速输入（全麻患者禁止）。

⑤个人卫生：术前 1 日沐浴，剪指（趾）甲，保持全身清洁，男性患者剃净胡须。

⑥睡眠：创造良好环境，保证充足的睡眠。

⑦术晨准备：嘱患者取下义齿、眼镜、角膜接触镜，将首饰及贵重物品交予家属妥善保存，入手术室前应排空大小便。

⑧床单位准备：全麻患者需备全麻床、血压表、听诊器等。

⑨心理护理：向患者讲述手术前注意事项和用药目的；讲解放松技巧，以减轻疼痛，提高睡眠质量；介绍麻醉方式及手术医生，术前晚保证充足睡眠，防止感冒。

3. 宣教和指导要点

(1) 病种宣教　就所患疾病对患者及家属进行宣教，包括疾病的原因、临床表现、治疗原则、预后、预防等。

(2) 用药宣教　患者术前给予抗生素眼药水、缩瞳剂点眼，降眼压药物输入，向患者讲解主要目的、方法及副作用，为手术做好准备。

(3) 饮食指导　告知患者术后进温凉、清淡、易消化饮食，鼓励患者多食富含维生素 A 的食物，以促进溃疡面的愈合，禁食刺激性食物。

(4) 体位指导　告知患者全麻术后回病房 3～4 小时内，采取去枕平卧位，头偏向一侧，目的是避免因呕吐物误吸入呼吸道导致窒息及促进分泌物引流；局部麻醉患者可采取自由体位，以不压迫术眼为宜。

4. 注意事项

(1) 手术禁忌　注意患者有无全身手术禁忌证，如严重高血压、糖尿病、心脏病、精神障碍等；注意有无眼部禁忌证，如青光眼、眼内活动性炎症、麻痹性角膜炎等；注意患者有无上呼吸道感染症状；术前监测生命体征，注意有无发热；若有异常，应及时通知医生予以处理；女性患者月经来潮时及时通知医生。

(2) 服药禁忌　入院后及时询问患者是否长期服用抗凝或麻醉禁忌药物，服用者应及时通知医生，术前应停药 1 周，以免引起术中出血或麻醉意外。

(3) 效果评价　评价患者对白内障疾病相关知识的了解程度和医患配合效果，评估责任护士对患者病情和精神状态的掌握程度。

【术后护理】

1. 评估和观察要点

(1) 手术交接　患者安返病房后，责任护士与麻醉护士严格交班，了解患者的麻醉方式、术中病情变化、生命体征、意识恢复状态及皮肤完整性。

(2) 病情评估　密切观察患者眼压和病情变化，如生命体征、意识、呼吸道通畅情况；观察伤口疼痛，敷料渗血、渗液及有无松脱情况；观察有无疼痛、流泪、畏光等症状。

(3) 并发症的观察　观察患者有无高眼压、疼痛及排斥反应等症状。

(4) 术后不适症状评估　观察患者有无视力改变、眼磨、流泪、眼痛、眼胀、恶心、呕吐及发热等常见术后反应。

2. 护理要点

(1) 体位护理　全麻术后回病房 3～4 小时内，应保持呼吸道通畅，采取去枕平卧位，头偏向一侧，以免呕吐物误吸入呼吸道发生窒息；局部麻醉患者可采取自由体位，以不压迫术眼为宜。有前房积血者取半卧位，以利于血液沉积于前房下部。

(2) 生命体征监测　术后严密监测患者生命体征，每日测量体温、脉搏、呼吸 4 次。

(3) 术眼护理　术后佩戴硬性眼罩，保护术眼，患者主诉眼磨、流泪等不适均属于术后正常反应，应向患者做好解释工作。敷料打开后，观察术眼睑是否红肿、结膜是否充血及术眼分泌物情况，如分泌物较多，可用无菌棉签蘸取生理盐水擦拭干净；如患者有视力改变、明显眼痛、眼胀、恶心、呕吐等症状，应及时通知主管医生予以处理。

（4）并发症观察与护理

①高眼压：密切观察患者眼压的变化，倾听患者主诉，告知患者若出现眼痛、眼胀、头痛、恶心症状，应立即通知医护人员，遵医嘱应用降眼压药物，并嘱患者饮水注意分次少量，每次饮水量不超过 300ml。

②排斥反应：注意患者有无视力改变，患眼有无疼痛，观察角膜植片的透明度及有无水肿、浑浊等现象。如出现上述症状，立即通知医生，遵医嘱用药。

③疼痛：注意观察患者的面部表情及患者主诉。患者术后出现轻微疼痛属正常现象，可让患者听音乐、聊天等转移注意力；疼痛较重或不可耐受患者，必要时遵医嘱使用止痛药。

④感染：监测患者体温，若体温升高或患者主诉视力下降，应及时遵医嘱给予处理及用药，嘱患者放松心情，适量多饮水，注意休息，术后 2 周内勿让不洁水及肥皂水进入眼内，保持局部清洁干燥。

（5）保护隔离　术后实行保护性隔离，眼药专用，操作前消毒双手。

（6）基础护理　关注患者需求，随时询问，积极提供相应的帮助，并按等级护理的要求及专科特点完成患者的基础护理内容。

3. 宣教和指导要点

（1）用药宣教　告知患者术后遵医嘱应用糖皮质类固醇及免疫抑制剂，并注意观察有无药物副作用。糖皮质类固醇有抗排斥作用，要坚持足量、规则用药和缓慢停药的原则，并注意观察有无眼压升高等副作用。

（2）饮食指导　根据患者的身体状况，个性化地、有针对性地指导患者进食，以清淡、易消化饮食为主，避免进食刺激性饮食，鼓励患者多食富含维生素 A 的食物，以促进溃疡面的愈合，保持大便通畅。

（3）安全指导　术后观察患者有无乏力、头晕等症状，指导患者首次下床时应渐进下床活动，防止虚脱、摔倒，教会患者使用床旁呼叫系统。对视觉障碍患者，应保持病室整洁、无障碍物，防止磕碰；老年人活动时应注意地面是否湿滑，防止摔倒；儿童患者注意不要随处跑动，以免撞伤。

4. 注意事项

（1）培养良好卫生习惯　嘱患者不随意用脏手或脏手帕揉拭眼睛，洗脸用具定期煮沸消毒，预防感染。

（2）动作轻柔　对患者实施眼部操作时，动作要轻柔，严防对眼球施压而致移植片移位、创口裂开、创口渗漏等并发症。

（3）效果评价　评价患者对手术及健康相关知识的掌握程度，患者住院期间医患配合程度。

【出院指导】

1. 眼部护理

（1）培养良好卫生习惯，嘱患者不随意用脏手或脏手帕揉拭眼睛，洗脸用具定期煮沸消毒，预防感染。

（2）术后 2 周勿让不洁水进入眼内，以免引起感染，保持眼局部清洁、干燥。

（3）避免长时间低头及俯卧，避免用力咳嗽等动作。

2. 治疗指导

（1）讲解家庭用药的注意事项，遵医嘱坚持按时用药，不可随意停用激素类药物，停药时应遵医嘱逐渐减量。

（2）滴眼液用药前洁净双手，将下睑缘向下牵拉，眼药滴入下结膜囊内，轻轻闭合眼睑，缓慢转动眼球，使药液均匀分布，眼药瓶口距眼睛 1～2cm，用后将瓶盖拧紧。

3. 复查

（1）出院后常规 1 周复诊；若病情发生变化，如出现移植片浑浊、结膜充血，可随时来院复诊，以免延误病情。

（2）排斥反应多发生在术后数周到术后 2 年，即使手术成功也不能掉以轻心，凡出现视力下降、眼部红痛、畏光、流泪等症状，应及时就诊。

4. 拆线

角膜移植缝线一般于术后 6 个月至 1 年拆线。

5. 饮食

疾病恢复期应选择含丰富维生素、蛋白质饮食，如瘦肉、鸡蛋、鱼类、新鲜蔬菜和水果（糖尿病患者除外），还应注意粗细粮的搭配，以增强体质，促进身体康复。

6. 环境

环境应安静、舒适，保持温度、湿度适宜，注意通风，保持室内空气清新。

7. 心理

保持良好的心理状态，避免情绪激动，适当参加锻炼，增强自信心，愉快的心情有利于疾病的康复。

（七）巩膜扣带手术

【术前护理】

1. 评估和观察要点

（1）病情评估

①评估患者视力下降情况及有无视物变形、视野缺损情况。

②评估有无眼部前驱症状，如飞蚊症、雾尘样浑浊、闪光感等症状。

③评估既往病史，有无高度近视、眼部外伤或眼部手术史。

④评估患者的生命体征、原发病治疗用药情况，以及全身有无合并症等。

⑤了解患者饮食，大、小便及睡眠情况。

（2）安全评估　评估患者有无视觉障碍、头晕等症状，评估患者年龄、精神状况及自理能力。

（3）疾病认知　了解患者及家属对疾病和手术的认知程度，患者及家属的配合程度。

（4）心理状况　了解患者和家属的心理状态。

2. 护理要点

（1）术前检查

①常规检查：血、尿常规，肝、肾功能，APTT＋PT，HBsAg，HIV，HCV，梅毒抗体，心电图，胸部 X 线。

②专科检查：间接检眼镜检查、眼底血管造影、视觉电生理、光学相干断层成像及眼科超声检查。

③注意事项：向患者及家属讲解术前检查的目的、方法，积极协助其完成各项检查，告知患者静脉抽血前需要禁食、水 6 小时以上；留取尿标本时应取晨起、空腹、首次、中段尿液。

（2）术前准备

①呼吸道：保暖，预防感冒，必要时遵医嘱应用抗生素控制感染。

②胃肠道：全麻手术需禁食、水 6～8 小时，防止全身麻醉所导致的吸入性肺炎、窒息等；局部麻醉患者术日晨可进少量易消化食物，不可过饱，以免术中发生呕吐。

③术眼准备：术前 3 日点消炎滴眼液，术晨以温度适宜的生理盐水洗眼、遮盖眼垫，遵医嘱点散瞳眼药，充分散大瞳孔。

④个人卫生：术前 1 日沐浴，剪指（趾）甲，保持全身清洁，男性患者剃净胡须。

⑤睡眠：创造良好环境，保证充足的睡眠，必要时遵医嘱于术前晚给予口服镇静剂。

⑥术晨准备：嘱患者取下义齿、眼镜、角膜接触镜，将首饰及贵重物品交予家属妥善保存，入手术室前应排空大小便。

⑦床单位准备：全麻患者需备全麻床、血压表、听诊器等。

⑧心理护理：讲解视网膜脱离病因及简要手术方法，告知患者由于手术中需要牵拉肌肉，可能会有恶心感，需要患者配合，使患者有足够的思想准备，为手术的顺利进行奠定基础。

3. 宣教和指导要点

（1）病种宣教　就所患疾病对患者及家属进行宣教，包括疾病的原因、临床表现、治疗原则、预后、预防等。

（2）用药宣教　患者术前 3 日给予抗生素眼药水点眼，向患者讲解主要目的、方法及副作用，为手术做好准备。

（3）体位护理　嘱患者术前调整好心情，多休息，限制头部过度活动，保持裂孔处于最低位，以免视网膜脱离范围增大。对拟行惰性气体注入或硅油填充术的患者进行术后体位的训练，告知患者只有充分发挥气体或硅油的顶压作用，才最利于视网膜的复位及裂孔的粘闭。

（4）生活、饮食指导　告知患者术后进温凉、清淡、易消化饮食，避免进食酸、辣、硬、刺激性饮食，以免因进食不善引起出血。患者保证充足的睡眠，糖尿病、高血压患者要保持血糖、血压的平稳。

（5）体位指导　告知患者全麻术后回病房 3～4 小时内，采取去枕平卧位，头偏向一侧，目的是避免因呕吐物误吸入呼吸道导致窒息及促进分泌物引流；局部麻醉患者可采取自由体位，以不压迫术眼为宜。

4. 注意事项

（1）手术禁忌　注意患者有无全身手术禁忌证，如严重高血压、糖尿病、心脏病、精神障碍等；注意有无眼部禁忌证，如青光眼、眼内活动性炎症、麻痹性角膜炎等；注意患者有无上呼吸道感染症状；术前监测生命体征，注意有无发热；若有异常，应及时通知医生予以处理；女性患者月经来潮时及时通知医生。

（2）服药禁忌　入院后及时询问患者是否长期服用抗凝或麻醉禁忌药物，服用者应及时通知医生，术前应停药 1 周，以免引起术中出血或麻醉意外。

（3）效果评价　评价患者对视网膜疾病相关知识的了解程度和医患配合效果,责任护士对患者病情和精神状态的掌握程度。

【术后护理】

1. 评估和观察要点

（1）手术交接　患者安返病房后,责任护士与麻醉护士严格交班,了解患者的麻醉方式、术中病情变化、生命体征、出血量、意识恢复状态及皮肤完整性。

（2）病情评估　密切观察患者视力变化情况及病情变化,如生命体征、意识情况;观察伤口疼痛,敷料渗血、渗液情况,眼睑有无肿胀、流泪等眼部刺激症状。

（3）并发症的观察　观察患者有无恶心、呕吐等高眼压症状,有无脉络膜脱离、感染等症状。

（4）术后不适症状评估　观察患者有无眼磨、眼痛、恶心、呕吐、发热等常见术后反应。

2. 护理要点

（1）体位护理　全麻术后回病房 3～4 小时内,应保持呼吸道通畅,采取去枕平卧位,头偏向一侧,以免呕吐物误吸入呼吸道发生窒息;局部麻醉患者可采取自由体位。一般情况下,单纯视网膜复位术后,患者可采取自由体位,以不压迫术眼为宜;硅油及气体填充术后,需保持裂孔位于最高点(相反,重硅油填充术后,患者需保持裂孔处于最低点),充分发挥其顶压作用,以利于视网膜的复位及裂孔的粘闭。

（2）生命体征监测　术后严密监测患者生命体征,每日测量体温、脉搏、呼吸 4 次。

（3）术眼护理　手术当日严密观察敷料有无渗血、渗液,包扎带有无松脱。敷料打开后,观察术眼睑是否红肿、结膜是否充血及术眼分泌物情况,如分泌物较多,可用无菌棉签蘸取生理盐水擦拭干净;部分患者术后仍有视物不清、轻度眼睑红肿、轻度结膜充血、轻度异物感,属于正常现象;如有明显眼痛、恶心、呕吐等症状,应及时通知主管医生予以处理。

（4）皮肤护理　由于术后长期保持同一体位,需密切观察受压局部组织的血液循环情况,尤其是枕后、肩胛骨、肘部、尾骨、臀部、足跟、内踝及外踝部位;指导并协助患者按摩颈肩、背部及肢体,2 次/日,20～30 分/次,以缓解肌肉疲劳和酸痛,增加舒适程度,臀部及肢体部位可以垫软枕或气圈,避免易受损部位因长期受压而发红,甚至引起压疮。

（5）生活护理　指导患者避免头部和眼部过度活动,勿用力憋气、咳嗽或打喷嚏,勿用力挤眼、大声谈话。有咳嗽或呕吐者,要服用镇咳或止吐药。指导患者保持大便通畅,不可用力大便,有便秘者通知医生,可给予缓泻剂。

（6）并发症观察与护理

①高眼压:密切观察患者眼压的变化,倾听患者主诉,告知患者如出现眼痛、眼胀、头痛、恶心症状,应立即通知医护人员,遵医嘱应用降眼压药物,并嘱患者饮水注意分次少量,每次饮水量不超过 300ml。

②脉络膜脱离:注意患者主诉,询问患者有无视力改变、视物变形等视觉功能改变症状,如有发生及时通知医师处理。

③感染:监测患者体温,若体温升高或患者在术后反应减轻又突然主诉眼痛、眼睑结膜水肿且有脓性分泌物,应立即通知主管医师,及时遵医嘱给予处理及用药,嘱患者放松心情,适量多饮水,注意休息,术后 2 周内勿让不洁水及肥皂水进入眼内,保持局部清洁、

干燥。

(7) 疼痛护理　一般情况下，患者 24 小时内可有轻微的疼痛，不需要用止痛药，可让患者听音乐、聊天等转移注意力，如有疼痛剧烈、头痛、眼胀、恶心、呕吐等症状及时通知医生，以免延误病情，必要时遵医嘱使用止痛药。

(8) 基础护理　关注患者的需求，随时询问，积极提供相应的帮助，并按等级护理的要求及专科特点完成患者的基础护理内容。

3. 宣教和指导要点

(1) 用药宣教　根据医嘱选择药物：术后眼部用消炎药水，预防术后感染发生；口服抗生素和止血药，起到抗感染和预防术后出血的作用；如有其他用药，遵医嘱执行。

(2) 饮食指导　根据患者的身体状况，个性化地、有针对性地指导患者进食，以清淡、易消化饮食为主，避免进食酸、辣、硬、刺激性饮食，多进食高营养、高维生素饮食，多食新鲜蔬菜、水果，糖尿病患者应选择低糖、低脂、适量蛋白质、高纤维素、高维生素饮食。保持大便通畅，注意饮食卫生，以免发生腹泻、腹胀等不适。

(3) 安全指导　术后观察患者有无乏力、头晕等症状，指导患者首次下床时应渐进下床活动，防止虚脱、摔倒，教会患者使用床旁呼叫系统。视觉障碍患者，应加强巡视，避免摔伤或坠床等意外情况发生；老年人活动时应注意地面是否湿滑，防止摔倒；儿童患者注意不要随处跑动，以免撞伤。

4. 注意事项

(1) 体位指导　术后眼内注入硅油或气体的患者，一定要保持医嘱体位，即裂孔最高位（重硅油患者为裂孔最低位），教会患者各种体位方式，并 1～2 小时更换体位，以减少疲劳，防止受压部位皮肤压红或压疮的发生。

(2) 效果评价　评价患者对手术及健康相关知识掌握程度，患者住院期间医患配合程度。

【出院指导】

1. 眼部护理

(1) 适当避免剧烈活动，避免高空作业，避免搬运重物用力过度。

(2) 眼内注入气体的患者，气体未完全吸收前禁止坐飞机。

(3) 术后 2 周勿让不洁水进入眼内，以免引起感染，保持眼局部清洁、干燥。

2. 治疗指导

(1) 嘱坚持按时点药，预防感染，点药前洁净双手，将下睑缘向下牵拉，眼药滴入下结膜囊内，轻轻闭合眼睑，缓慢转动眼球，使药液均匀分布，眼药瓶口距眼睛 1～2cm，用后将瓶盖拧紧，立即恢复体位。

(2) 先滴刺激性弱的药物，后滴刺激性强的药物，毒性药物滴后压迫泪囊 2～3 分钟，混悬液摇匀后滴，两种及以上眼药水间隔 5～10 分钟。

3. 复查

出院后常规 1 周复诊；若病情发生变化，如出现眼前闪光、视物变形、暗视、眼胀、眼疼、视力忽然下降等情况，立即到医院就诊，以免延误病情。

4. 定期检查眼底

检查眼底对视网膜患者至关重要。通过检查眼底，可以了解患者视网膜脱离情况，包括黄斑受累的程度、视网膜裂孔的位置、周边视网膜变性区、视网膜下液的深度和流动性、脱离视网膜的活动性，以便采取有效的治疗方案。

5. 饮食

疾病恢复期应选择含丰富维生素、蛋白质的饮食，如瘦肉、鸡蛋、鱼类、新鲜蔬菜和水果（糖尿病患者除外），还应注意粗细粮的搭配，以增强体质，促进身体康复。

6. 环境

环境应安静、舒适，保持温度、湿度适宜，注意通风，保持室内空气清新。

7. 心理

保持良好的心理状态，避免情绪激动，适当参加锻炼，增强自信心，愉快的心情有利于疾病的康复。

8. 避免诱发因素

老年人、高度近视者、白内障术后无晶体眼者、有眼外伤病史者、视网膜变性者是视网膜脱离的高危人群，此类人群应尽量避免其诱发因素。

（八）玻璃体切除手术

【术前护理】

1. 评估和观察要点

(1) 病情评估

①评估患者视力下降情况及有无视物变形、视野缺损情况。

②评估有无眼部前驱症状，如飞蚊症、闪光感等症状。

③评估既往病史，有无高度近视，眼部外伤或眼部手术史，有无自身免疫性疾病，身体其他部位是否有感染病灶及治疗情况。

④评估患者的生命体征、原发病治疗用药情况，以及全身有无合并症等。

⑤了解患者饮食、大小便及睡眠情况。

(2) 安全评估 评估患者有无视觉障碍、头晕等症状，评估患者年龄、精神状况及自理能力。

(3) 疾病认知 了解患者及家属对疾病和手术的认知程度，评估患者及家属的配合程度。

(4) 心理状况 了解患者和家属的心理状态。

2. 护理要点

(1) 术前检查

①常规检查：血、尿常规，肝、肾功能，APTT＋PT，HBsAg，HIV，HCV，梅毒抗体，心电图，胸部 X 线。

②专科检查：间接检眼镜检查、眼底血管造影、视觉电生理、光学相干断层成像、彩色多普勒超声检查。

③注意事项：向患者及家属讲解术前检查的目的、方法，积极协助其完成各项检查，告知患者静脉抽血前需要禁食水 6 小时以上，留取尿标本时应取晨起、空腹、首次、中段尿液。

(2) 术前准备

①呼吸道：保暖，预防感冒，必要时遵医嘱应用抗生素控制感染。

②胃肠道：全麻手术需禁食、水 6～8 小时，防止全身麻醉所导致的吸入性肺炎、窒息等，局部麻醉患者术日晨可进少量易消化食物，不可过饱，以免术中发生呕吐。

③术眼准备：术前 3 日点消炎滴眼液，术前 1 日备皮、剪眼睫毛，术晨用 20%肥皂水充分擦洗备皮范围，以温度适宜的生理盐水冲洗结膜囊，遮盖眼垫，遵医嘱点散瞳眼药，充分散大瞳孔。

④个人卫生：术前 1 日沐浴，剪指(趾)甲，保持全身清洁，男性患者剃净胡须。

⑤睡眠：创造良好环境，保证充足的睡眠，必要时遵医嘱于术前晚给予口服镇静剂。

⑥术晨准备：嘱患者取下义齿、眼镜、角膜接触镜，将首饰及贵重物品交予家属妥善保存，入手术室前应排空大小便。

⑦床单位准备：全麻患者需备全麻床、血压表、听诊器等。

⑧心理护理：讲解玻璃体浑浊病因及简要手术方法，告知患者手术时间一般较长，让患者做好心理准备，以减轻不必要的恐惧、紧张心理。取得患者术中、术后配合，使患者得到预期的康复。

3. 宣教和指导要点

(1) 病种宣教　就所患疾病对患者及家属进行宣教，包括疾病的原因、临床表现、治疗原则、预后、预防等。

(2) 用药宣教　患者术前 3 日给予抗生素眼药水点眼，向患者讲解主要目的、方法及副作用，为手术做好准备。

(3) 生活护理　嘱患者术前调整好心情，多休息，保证充足的睡眠，糖尿病、高血压患者要保持血糖、血压的平稳。

(4) 饮食指导　告知患者术后进温凉、清淡、易消化食物，避免酸、辣、硬、刺激性饮食。

(5) 体位指导　告知患者全麻术后回病房 3～4 小时内，采取去枕平卧位，头偏向一侧，目的是避免因呕吐物误吸入呼吸道导致窒息及促进分泌物引流；局部麻醉患者可采取自由体位，以不压迫术眼为宜。

4. 注意事项

(1) 手术禁忌　注意患者有无全身手术禁忌证，如严重高血压、糖尿病、心脏病、精神障碍等；注意有无眼部禁忌证，如青光眼、眼内活动性炎症、麻痹性角膜炎等；注意患者有无上呼吸道感染症状；术前监测生命体征，注意有无发热；若有异常，应及时通知医生予以处理；女性患者月经来潮时及时通知医生。

(2) 服药禁忌　入院后及时询问患者是否长期服用抗凝或麻醉禁忌药物，服用者应及时通知医生，术前应停药 1 周，以免引起术中出血或麻醉意外。

(3) 效果评价　评价患者对视网膜疾病相关知识的了解程度，医患配合效果，责任护士对患者病情和精神状态的掌握程度。

【术后护理】

1. 评估和观察要点

(1) 手术交接　患者安返病房后，责任护士与麻醉护士严格交班，了解患者的麻醉方式、术中病情变化、生命体征、出血量、意识恢复状态及皮肤完整性。

(2) 病情评估　密切观察患者视力及病情变化，如生命体征、意识、呼吸道通畅情况；观察伤口疼痛，敷料渗血、渗液情况，眼睑有无肿胀、流泪等眼部刺激症状。

(3) 并发症的观察　观察患者有无恶心、呕吐等高眼压症状，有无角膜水肿、白内障、青光眼、玻璃体出血等症状。

（4）术后不适症状评估　观察患者有无眼磨、眼痛、恶心、呕吐、发热等常见术后反应。

2. 护理要点

（1）体位护理　全麻术后回病房3～4小时内，应保持呼吸道通畅，采取去枕平卧位，头偏向一侧，以免呕吐物误吸入呼吸道发生窒息；局部麻醉患者可采取自由体位。一般情况，单纯玻璃体切除术后，患者可取自由体位，以不压迫术眼为宜。硅油及气体填充术后，需保持裂孔位于最高点(相反，重硅油填充术后，患者需保持裂孔处于最低点)，充分发挥其顶压作用，以利于视网膜的复位及裂孔的粘闭。

（2）生命体征监测　术后严密监测患者生命体征，每日测量体温、脉搏、呼吸4次。

（3）术眼护理　手术当日严密观察敷料有无渗血、渗液，包扎带有无松脱。敷料打开后，观察术眼睑是否红肿、结膜是否充血及术眼分泌物情况，如分泌物较多，可用无菌棉签蘸取生理盐水擦拭干净；部分患者术后仍有视物不清、轻度眼睑红肿、轻度结膜充血、轻度异物感，属于正常现象，如有明显眼痛、恶心、呕吐症状，应及时通知主管医生予以处理。

（4）皮肤护理　由于术后长期保持同一体位，需密切观察受压局部组织的血液循环情况，尤其枕后、肩胛骨、肘部、尾骨、臀部、足跟、内踝、外踝部位；指导并协助患者按摩颈肩、背部及肢体，2次/日，20～30分/次，以缓解肌肉疲劳和酸痛，增加舒适程度，臀部及肢体部位可以垫软枕或气圈，避免易受损部位因长期受压而发红甚至引起压疮。

（5）生活护理　指导患者避免头部和眼部过度活动，勿用力憋气、咳嗽或打喷嚏，勿用力挤眼、大声谈话；有咳嗽或呕吐者，要服用镇咳或止吐药；指导患者保持大便通畅，不可用力大便，有便秘者通知医生，可给予缓泻剂。

（6）并发症观察与护理

①高眼压：密切观察患者眼压的变化，倾听患者主诉，告知患者如出现眼痛、眼胀、头痛、恶心等症状，应立即通知医护人员，遵医嘱应用降眼压药物，必要时前房穿刺，并嘱患者饮水注意分次少量，每次饮水量不超过300ml。

②角膜水肿：注意患者主诉，有无眼痛症状，询问患者有无视力改变、视物变形等视觉功能改变症状，观察角膜透明程度，如有发生及时通知医师处理、遵医嘱用药。嘱患者勿揉眼，避免损伤角膜，注意休息。

③白内障：注意观察患者视力是否改变，向患者强调体位的重要性，避免因体位不当、填充物影响晶状体代谢造成白内障。

④青光眼：密切观察患者眼压变化，如出现眼压高的症状及时通知医生给予处理。

⑤玻璃体出血：护士应密切观察患者视功能，倾听患者主诉，如出现视力突然下降或仅有光感、眼前有飞蚊症或大片黑影出现，及时通知医生，遵医嘱给予止血、加压、绷带包扎治疗。

⑥感染：监测患者体温，若体温升高，或患者在术后反应减轻又突然主诉眼痛、眼睑结膜水肿且有脓性分泌物，应立即通知主管医师，及时遵医嘱给予处理及用药，嘱患者放松心情，适量多饮水，注意休息，术后2周内勿让不洁水及肥皂水进入眼内，保持局部清洁、干燥。

（7）疼痛护理　一般情况下，患者24小时内可有轻微的疼痛，不需要用止痛药，可让患者听音乐、聊天等转移注意力；若有疼痛剧烈、头痛、眼胀、恶心、呕吐等症状，应及时通知医生，以免延误病情，必要时遵医嘱使用止痛药，眼压高者使用降眼压药物。

（8）基础护理　关注患者的需求，随时询问，积极提供相应的帮助，并按等级护理的要求及专科特点完成患者的基础护理内容。

3. 宣教和指导要点

（1）用药宣教　根据医嘱选择药物：术后眼部用消炎药水，预防术后感染；口服抗生素和止血药，起到抗感染和预防术后出血的作用；使用降眼压药物起到降低眼压的作用。

（2）饮食指导　根据患者的身体状况，个性化地、有针对性地指导患者进食，以清淡、易消化饮食为主，避免进食酸、辣、硬、刺激性食物，多进食高营养、高维生素饮食，多食新鲜蔬菜、水果，糖尿病患者应选择低糖、低脂、适量蛋白质、高纤维素及高维生素饮食。保持大便通畅，注意饮食卫生，以免发生腹泻、腹胀等不适。

（3）安全指导　术后观察患者有无乏力、头晕等症状，指导患者首次下床时应渐进下床活动，防止虚脱、摔倒，教会患者使用床旁呼叫系统。对视觉障碍患者，应加强巡视，避免摔伤或坠床等意外情况发生；老年人活动时应注意地面是否湿滑，防止摔倒；儿童患者注意不要随处跑动，以免撞伤。

4. 注意事项

（1）体位指导　术后眼内注入硅油或气体的患者，一定要保持医嘱体位，即裂孔最高位（重硅油患者为裂孔最低位），教会患者各种体位姿势，并1～2小时更换体位，以减少疲劳，防止受压部位皮肤压红或压疮的发生。

（2）效果评价　评价患者对手术及健康相关知识的掌握程度，患者住院期间医患配合程度。

【出院指导】

1. 眼部护理

（1）适当避免剧烈活动，避免高空作业，避免搬运重物用力过度。

（2）眼内注入气体的患者，气体未完全吸收前禁止乘坐飞机。

（3）术后2周勿让不洁水进入眼内，以免引起感染，保持眼局部清洁干燥。

2. 治疗指导

（1）遵医嘱坚持按时点药，预防感染，点药前洁净双手，将下睑缘向下牵拉，眼药滴入下结膜囊内，轻轻闭合眼睑，缓慢转动眼球，使药液均匀分布，眼药瓶口距眼睛1～2cm，用后将瓶盖拧紧，立即恢复体位。

（2）先滴刺激性弱的药物，后滴刺激性强的药物，毒性药物滴后压迫泪囊2～3分钟，混悬液摇匀后滴，2种及2种以上眼药水间隔5～10分钟。

3. 复查

出院后常规1周复诊；若病情发生变化，如出现眼前闪光、视物变形、暗视、眼胀、眼疼、视力忽然下降等情况，立即到医院就诊，以免延误病情。

4. 硅油取出时间

眼内注入硅油，复查时医生将根据眼底情况及硅油的反应决定取出时间，一般为术后3～6个月取出。

5. 活动指导

注入硅油者，出院后注意休息、卧位、减少活动。

6. 饮食

疾病恢复期应选择含丰富维生素、蛋白质的饮食，如瘦肉、鸡蛋、鱼类、新鲜蔬菜和水果(糖尿病患者除外)，还应注意粗细粮的搭配，以增强体质，促进身体康复。

7. 环境

环境应安静、舒适，保持温度、湿度适宜，注意通风，保持室内空气清新。

8. 心理

保持良好的心理状态，避免情绪激动，适当参加锻炼，增强自信心，愉快的心情有利于疾病的康复。

9. 验光配镜

术中晶状体摘除，注入硅油患者待硅油取出 3 个月后再验光配镜。

10. 监测血糖

糖尿病患者定期内科复查，严格控制饮食，遵医嘱按时服药；可随时查尿糖，定期查血糖。

(九) 斜视矫正术

【术前护理】

1. 评估和观察要点

(1) 病情评估

①评估患者发病的时间、年龄、诱因及斜视的变化和发展情况，有无治疗及家族史。

②评估患者的视力及屈光度、眼球偏斜的方向、眼球运动、生命体征，原发病治疗用药情况，以及全身有无合并症等。

③了解患者饮食、大小便及睡眠情况。

(2) 安全评估

①评估患者有无视觉障碍。

②评估患者年龄、精神状况及自理能力。

(3) 疾病认知　了解患者及家属对疾病和手术的认知程度，患者及家属的配合程度。

(4) 心理状况　了解患者和家属的心理状态。

2. 护理要点

(1) 术前检查

①常规检查：血、尿常规，肝、肾功能，APTT＋PT，HBsAg，HIV，HCV，梅毒抗体，心电图，胸部 X 线。

②专科检查：同视机检查、斜视度检查、立体视检查、Hess 屏检查、验光。

③注意事项：向患者及家属讲解术前检查的目的、方法，积极协助其完成各项检查，告知患者静脉抽血前需要禁食、水 6 小时以上，留取尿标本时应取晨起、空腹、首次、中段尿液。

(2) 术前准备

①呼吸道：保暖，预防感冒，必要时遵医嘱应用抗生素控制感染。

②胃肠道：全麻手术需禁食、水 6～8 小时，防止全身麻醉所导致的吸入性肺炎、窒息等，局部麻醉患者术日晨可进少量易消化食物，不可过饱，以免术中发生呕吐。

③术眼准备：术前 3 日点消炎滴眼液，术前 1 日备皮，术日晨以 20％的肥皂水充分擦

洗备皮范围，用 0.9% 的生理盐水洗眼、遮盖眼垫，遵医嘱注射术前针。

④个人卫生：术前 1 日沐浴，剪指(趾)甲，保持全身清洁，男性患者剃净胡须。

⑤睡眠 创造良好环境，保证充足的睡眠，必要时遵医嘱于术前晚给予口服镇静剂。

⑥术晨准备：嘱患者取下义齿、眼镜、角膜接触镜，将首饰及贵重物品交予家属妥善保存，入手术室前应排空大小便。

⑦床单位准备：全麻患者需备全麻床、血压表、听诊器等。

⑧心理护理：讲解斜视手术的简要方法，以减轻患者的恐惧、紧张心理，取得患者术中、术后的配合；做好患儿家属的心理护理，术前预防感冒。

3. 宣教和指导要点

(1) 病种宣教 就所患疾病对患者及家属进行宣教，包括疾病的原因、临床表现、治疗原则、预后、预防等。

(2) 用药宣教 患者术前 3 日给予抗生素眼药水点眼，向患者讲解主要目的、方法及副作用，为手术做好准备。

(3) 饮食指导 告知患者术后进温凉、清淡、易消化食物，避免进食酸、辣、硬、刺激性食物。

(4) 体位指导 告知患者全麻术后回病房 3～4 小时内，采取去枕平卧位，头偏向一侧，目的是避免因呕吐物误吸入呼吸道导致窒息及促进分泌物引流；局部麻醉患者可采取自由体位，以不压迫术眼为宜。

4. 注意事项

(1) 手术禁忌 注意患者有无全身手术禁忌证；注意有无眼部禁忌证；注意患者有无上呼吸道感染症状；术前监测生命体征，注意有无发热；若有异常，应及时通知医生予以处理；女性患者月经来潮时及时通知医生。

(2) 服药禁忌 入院后及时询问患者是否长期服用抗凝或麻醉禁忌药物，服用者应及时通知医生，术前应停药 1 周，以免引起术中出血或麻醉意外。

(3) 效果评价 评价患者对疾病相关知识的了解程度及医患配合效果，责任护士对患者病情和精神状态的掌握程度。

【术后护理】

1. 评估和观察要点

(1) 手术交接 患者安返病房后，责任护士与麻醉护士严格交班，了解患者的麻醉方式、术中病情变化、生命体征、出血量、意识恢复状态及皮肤完整性。

(2) 病情评估 密切观察患者病情变化，如生命体征、意识情况，观察伤口疼痛，敷料渗血、渗液及有无松脱情况。

(3) 并发症的观察 观察患者有无恶心、呕吐等症状，观察有无矫正不足、矫正过度、复视等症状。

(4) 术后不适症状评估 观察患者有无恶心、呕吐、发热、疼痛等常见术后反应。

2. 护理要点

(1) 体位护理 全麻术后回病房 3～4 小时内，应保持呼吸道通畅，采取去枕平卧位，头偏向一侧，以免呕吐物误吸入呼吸道发生窒息；局部麻醉患者可采取自由体位，以不压迫术眼为宜。

（2）生命体征监测　术后严密监测患者生命体征，每日测量体温、脉搏、呼吸4次。

（3）术眼护理　手术当日严密观察敷料有无渗血、渗液，包扎带有无松脱。敷料打开后，观察术眼睑是否红肿及术眼分泌物情况，如有明显眼痛、恶心、呕吐症状，应及时通知主管医师予以处理。

（4）生活护理　指导患者安静休息，避免头部和眼部过度活动，勿用力憋气、咳嗽或打喷嚏，勿用力挤眼、大声说话。有咳嗽或呕吐者，要服用镇咳或止吐药。

（5）并发症观察与护理

①矫正不足：若明显矫正不足，6周左右后行第二次手术。

②矫正过度：对轻度外斜，可嘱患者做集合训练。

③复视：术前必须向患者及家属交待清楚，以使其有充分思想准备。

（6）疼痛护理　一般情况下，患者24小时内可有轻微的疼痛，不需要用止痛药，可让患者听音乐、聊天等转移注意力；如有疼痛剧烈、恶心、呕吐等症状及时通知医生，以免延误病情，必要时遵医嘱使用止痛药。

（7）基础护理　关注患者的需求，随时询问，积极提供相应帮助，并按等级护理的要求及专科特点完成患者的基础护理内容。

3. 宣教和指导要点

（1）用药宣教　根据医嘱选择药物：术后眼部用消炎药水，预防术后感染发生；口服抗生素和止血药，起到抗感染和预防术后出血的作用；注意观察患者用药后反应。

（2）饮食指导　以清淡、易消化饮食为主，避免进食酸、辣、硬、刺激性食物，多食新鲜蔬菜、水果，保持大便通畅，注意饮食卫生，以免发生腹泻、腹胀等不适。

（3）安全指导　斜视患者多为学龄前儿童，因此嘱家长注意患儿日常活动安全，防止意外发生。术后观察患者有无乏力、头晕等症状，指导患者首次下床时应渐进下床活动，防止虚脱、摔倒，教会患者使用床旁呼叫系统；对视觉障碍患者，应加强巡视，避免摔伤或坠床等意外情况发生。

4. 注意事项

（1）安全指导　斜视患者多为学龄前儿童，因此嘱家长注意患儿日常活动安全，防止意外发生。

（2）效果评价　评价患者对手术及健康相关知识掌握程度，患者住院期间医患配合程度。

【出院指导】

1. 眼部护理

适当避免剧烈活动，术后2周勿让不洁水进入眼内，以免引起感染，保持眼局部清洁、干燥。

2. 治疗指导

嘱坚持按时点药，预防感染，点药前洁净双手，将下睑缘向下牵拉，眼药滴入下结膜囊内，轻轻闭合眼睑，缓慢转动眼球，使药液均匀分布，眼药瓶口距眼睛1～2cm，用后将瓶盖拧紧。先滴刺激性弱的药物，后滴刺激性强的药物，混悬液摇匀后滴，2种及以上眼药水间隔5～10分钟。

3. 复查

出院后常规1周复诊，可选择术后2周或1个月门诊复查，斜视患者术后定期(3～6个月)

复查眼位，必要时行二次手术。若病情发生变化，立即到医院就诊，以免延误病情。

4. 饮食

疾病恢复期应选择含丰富维生素、蛋白质的饮食，如瘦肉、鸡蛋、鱼类、新鲜蔬菜和水果(糖尿病患者除外)，还应注意粗细粮的搭配，以增强体质，促进身体康复。

5. 环境

环境应安静、舒适，保持温度、湿度适宜，注意通风，保持室内空气清新。

6. 心理

保持良好的心理状态，避免情绪激动，适当参加锻炼，增强自信心，愉快的心情有利于疾病的康复。

7. 其他

对于部分调节性内斜视患儿，术后应该继续戴镜矫正眼位；有弱视的患儿术后应至弱视门诊继续治疗弱视，如需更换眼镜，应于术后 6 周进行验光配镜。

(十) 眼球摘除联合羟基磷灰石植入术

【术前护理】

1. 评估和观察要点

(1) 病情评估

①评估患者发病的时间、年龄、诱因及病情发展情况，有无治疗及家族史。

②评估患者的视力。

③评估患者的生命体征、原发病治疗用药情况，以及全身有无合并症等。

④了解患者饮食、大小便及睡眠情况。

(2) 安全评估

①评估患者有无视觉障碍。

②评估患者年龄、精神状况及自理能力。

(3) 疾病认知　了解患者及家属对疾病和手术的认知程度，评估患者及家属的配合程度。

(4) 心理状况　了解患者和家属的心理状态。

2. 护理要点

(1) 术前检查

①常规检查：血、尿常规，肝、肾功能，APTT+PT，HBsAg，HIV，HCV，梅毒抗体，心电图，胸部 X 线。

②专科检查：CT 检查。

③注意事项：向患者及家属讲解术前检查的目的、方法，积极协助其完成各项检查，告知患者静脉抽血前需要禁食、水 6 小时以上，留取尿标本时应取晨起、空腹、首次、中段尿液。

(2) 术前准备

①呼吸道：保暖，预防感冒，必要时遵医嘱应用抗生素控制感染。

②胃肠道：全麻手术需禁食、水 6~8 小时，防止全身麻醉所导致的吸入性肺炎、窒息等；局部麻醉患者术日晨可进少量易消化食物，不可过饱，以免术中发生呕吐。

③术眼准备：术前 3 日点消炎滴眼液，术前 1 日备皮，术日晨以 20% 的肥皂水充分擦洗备皮范围，用 0.9%的生理盐水洗眼、遮盖眼垫，遵医嘱注射术前针。

④义眼台的准备：术前根据患者的年龄、眼窝大小及经济情况选择直径合适的义眼台。

⑤个人卫生：术前 1 日沐浴，剪指(趾)甲，保持全身清洁，男性患者剃净胡须。

⑥睡眠：创造良好环境，保证充足的睡眠，必要时遵医嘱于术前晚给予口服镇静剂。

⑦术晨准备：将术中用物如羟基磷灰石眼台及异体巩膜，连同患者病历一并带入手术室。嘱患者取下义齿、眼镜、角膜接触镜，将首饰及贵重物品交予家属妥善保存，入手术室前应排空大小便。

⑧床单位准备：全麻患者需备全麻床、血压表、听诊器等。

⑨心理护理：眼球摘除术患者常非常自卑，由于他们求治心切，既对手术效果寄予过高期望，又对手术并发症思虑较多，担心手术不成功，心理负担很重，应对患者及家属表示同情，劝慰他们理智面对现实，并根据患者的具体情况介绍相关的医学知识，告之术中的配合要点及注意事项，使他们充分了解情况，减轻焦虑及自卑心理，增强信心，调动其主观能动性，积极配合治疗。

3. 宣教和指导要点

(1)病种宣教　就所患疾病对患者及家属进行宣教，包括疾病的原因、临床表现、治疗原则、预后、预防等。

(2)用药宣教　患者术前 3 日给予抗生素眼药水点眼，向患者讲解主要目的、方法及副作用，为手术做好准备。

(3)饮食指导　告知患者术后进温凉、清淡、易消化食物，避免进酸、辣、硬、刺激性食物。

(4)体位指导　告知患者全麻术后回病房3～4 小时内，采取去枕平卧位，头偏向一侧，目的是避免因呕吐物误吸入呼吸道导致窒息及促进分泌物引流；局部麻醉患者可采取自由体位，以不压迫术眼为宜。

4. 注意事项

(1)手术禁忌　注意患者有无全身手术禁忌证，如严重高血压、糖尿病、心脏病、精神障碍等；注意有无眼部禁忌证，如青光眼、眼内活动性炎症、麻痹性角膜炎等；注意患者有无上呼吸道感染症状；术前监测生命体征，注意有无发热；若有异常，应及时通知医生予以处理；女性患者月经来潮时及时通知医生。

(2)服药禁忌　入院后及时询问患者是否长期服用抗凝或麻醉禁忌药物，服用者应及时通知医生，术前应停药 1 周，以免引起术中出血或麻醉意外。

(3)效果评价　评价患者对疾病相关知识的了解程度和医患配合效果，责任护士对患者病情和精神状态的掌握程度。

257

【术后护理】

1. 评估和观察要点

(1)手术交接　患者安返病房后，责任护士与麻醉护士严格交班，了解患者的麻醉方式、术中病情变化、生命体征、出血量、意识恢复状态及皮肤完整性。

(2)病情评估　密切观察患者病情变化，如生命体征、意识情况、呼吸道通畅情况，观察伤口疼痛，敷料渗血、渗液及有无松脱情况。

(3)并发症的观察　观察患者有无恶心、呕吐等症状；观察有无结膜水肿、球后出血、结膜及 Tenon 膜切口裂开、疼痛，义眼台暴露、移位、脱出，结膜囊狭窄等症状。

（4）术后不适症状评估　观察患者有无恶心、呕吐、发热、疼痛等常见术后反应。

2. 护理要点

（1）体位护理　全麻术后回病房 3～4 小时内，应保持呼吸道通畅，采取去枕平卧位，头偏向一侧，以免呕吐物误吸入呼吸道发生窒息；局部麻醉患者可采取自由体位，以不压迫术眼为宜。

（2）生命体征监测　术后严密监测患者生命体征，每日测量体温、脉搏、呼吸 4 次。

（3）术眼护理　手术当日严密观察敷料有无渗血、渗液，包扎带有无松脱。敷料打开后，观察结膜水肿情况，如有明显眼痛、恶心、呕吐症状，应及时通知主管医生予以处理。若呕吐频繁，可遵医嘱肌内注射维生素 B_6，疼痛不耐受者应用止痛剂。

（4）生活护理　指导患者安静休息，不可剧烈活动，避免抬头、低头、咳嗽，防止缝线脱落、脱出，防止出血。

（5）并发症观察与护理

①疼痛：对于轻微疼痛，不需要用止痛药，可让患者听音乐、聊天等转移注意力；如疼痛剧烈或不耐受应及时通知医生，以免延误病情，必要时遵医嘱使用止痛药。

②义眼台暴露、移位、脱出：注意患者主诉，换药时注意义眼台的位置；如出现上述现象，及时通知医生给予处理。

③结膜囊狭窄：注意观察有无眼窝缩窄、上下穹窿有无消失、义眼片容易脱落等情况，如出现上述情况，立即通知医生，进行穹窿重定或眼窝再造术。

（6）基础护理　关注患者的需求，随时询问，积极提供相应的帮助，并按等级护理的要求及专科特点完成患者的基础护理内容。

3. 宣教和指导要点

（1）用药宣教　根据医嘱选择药物：术后眼部用消炎药水，预防术后感染发生；口服抗生素和止血药，起到抗感染和预防术后出血的作用；注意观察患者用药后反应。

（2）饮食指导　以清淡、易消化饮食为主，避免进酸、辣、硬、刺激性食物，多食新鲜蔬菜、水果，保持大便通畅，注意饮食卫生，以免发生腹泻、腹胀等不适。

（3）安全指导　术后观察患者有无乏力、头晕等症状，指导患者首次下床时应渐进下床活动，防止虚脱、摔倒，教会患者使用床旁呼叫系统。对视觉障碍患者，应加强巡视，避免摔伤或坠床等意外情况发生；老年人活动时应注意地面是否湿滑，防止摔倒；儿童患者注意不要随处跑动，以免撞伤。

4. 注意事项

（1）心理护理　眼球摘除术后患者开始时很难接受失去一只眼睛的事实，应密切关注患者的心理状态，加强与其沟通，鼓励患者多与其他病友交流，解除顾虑，勇敢面对事实。

（2）效果评价　评价患者对手术及健康相关知识的掌握程度，患者住院期间医患配合程度。

【出院指导】

1. 心理护理

指导患者自我心理调试，使患者克服心理障碍，增强生活信心；保持良好的心理状态，避免情绪激动，适当参加锻炼，增强自信心；愉快的心情有利于疾病的康复。

2. 义眼片的护理

教会患者装卸义眼，义眼片应于术后 3 周安装；义眼片要及时清水冲洗，不可用汽油、酒精清洗。

3. 眼部护理

适当避免剧烈活动，术后 2 周勿让不洁水进入眼内，以免引起感染，保持眼局部清洁、干燥。

4. 治疗指导

遵医嘱坚持按时点药，预防感染，点药前洁净双手，将下睑缘向下牵拉，眼药滴入下结膜囊内，轻轻闭合眼睑，缓慢转动眼球，使药液均匀分布，眼药瓶口距眼睛 1～2cm，用后将瓶盖拧紧。先滴刺激性弱的药物，后滴刺激性强的药物，混悬液摇匀后滴，2 种及 2 种以上眼药水间隔 5～10 分钟。

5. 复查

出院后常规 1 周复诊，如有异常情况，如眼部分泌物增多，健眼视力下降应及时到医院复诊。

6. 饮食

疾病恢复期应选择含丰富维生素、蛋白质的饮食，如瘦肉、鸡蛋、鱼类、新鲜蔬菜和水果(糖尿病患者除外)，还应注意粗细粮的搭配，以增强体质，促进身体康复。

7. 环境

环境应安静、舒适，保持温度、湿度适宜，注意通风，保持室内空气清新。

(十一) 眼睑整形手术

【术前护理】

1. 评估和观察要点

(1) 病情评估

①评估患者有无眼部外伤史，如眼部创伤、烧伤、化学伤等，有无眼睑手术史。

②评估有无神经系统疾病，发病的时间、年龄、诱因及病情发展情况和特点。

③评估视力情况。

④评估患者的生命体征、原发病治疗用药情况，以及全身有无合并症等。

⑤了解患者饮食、大小便及睡眠情况。

(2) 安全评估

①评估患者有无视觉障碍。

②评估患者年龄、精神状况及自理能力。

(3) 疾病认知　了解患者及家属对疾病和手术的认知程度，评估患者及家属的配合程度。

(4) 心理状况　了解患者和家属的心理状态。

2. 护理要点

(1) 术前检查

①常规检查：血、尿常规，肝、肾功能，APTT＋PT，HBsAg，HIV，HCV，梅毒抗体，心电图，胸部 X 线。

②注意事项：向患者及家属讲解术前检查的目的、方法，积极协助其完成各项检查，告知患者静脉抽血前需要禁食、水 6 小时以上，留取尿标本时应取晨起、空腹、首次、中段尿液。

（2）术前准备

①呼吸道：保暖，预防感冒，必要时遵医嘱应用抗生素控制感染。

②胃肠道：全麻手术需禁食、水6～8小时，防止全身麻醉所导致的吸入性肺炎、窒息等；局部麻醉患者术日晨可进少量易消化食物，不可过饱，以免术中发生呕吐。

③术眼准备：术前3日点消炎滴眼液，术前1日备皮，术日晨以20%的肥皂水充分擦洗备皮范围，用0.9%的生理盐水洗眼、遮盖眼垫，遵医嘱注射术前针。

④保护角膜：眼睑畸形患者多伴有眼睑闭合不全，应注意保护好患者的角膜，防止暴露性角膜炎的发生。

⑤个人卫生：术前1日沐浴，剪指（趾）甲，保持全身清洁，男性患者剃净胡须。

⑥睡眠：创造良好环境，保证充足的睡眠，必要时遵医嘱于术前晚给予口服镇静剂。

⑦术晨准备：嘱患者取下义齿、眼镜、角膜接触镜，将首饰及贵重物品交予家属妥善保存，入手术室前应排空大小便。

⑧床单位准备：全麻患者需备全麻床、血压表、听诊器等。

⑨心理护理：患者多伴有自卑心理，心理负担较重，对手术期望较高，应多关心患者，向患者讲述手术前注意事项及用药目的；讲解放松技巧，以减轻疼痛，提高睡眠质量；介绍麻醉方式及手术医生，术前晚保证充足睡眠。

3. 宣教和指导要点

（1）病种宣教　就所患疾病对患者及家属进行宣教，包括疾病的原因、临床表现、治疗原则、预后、预防等。

（2）用药宣教　患者术前3日给予抗生素眼药水点眼，向患者讲解主要目的、方法及副作用，为手术做好准备。

（3）饮食指导　告知患者术后进温凉、清淡、易消化饮食，避免进食酸、辣、硬、刺激性饮食。

（4）体位指导　告知患者全麻术后回病房3～4小时内，采取去枕平卧位，头偏向一侧，目的是避免因呕吐物误吸入呼吸道导致窒息及促进分泌物引流；局部麻醉患者可采取自由体位，以不压迫术眼为宜。

4. 注意事项

（1）手术禁忌　注意患者有无全身手术禁忌证，如严重高血压、糖尿病、心脏病、精神障碍等；注意有无眼部禁忌证，如青光眼、眼内活动性炎症、麻痹性角膜炎等；注意患者有无上呼吸道感染症状；术前监测生命体征，注意有无发热；若有异常，应及时通知医生予以处理；女性患者月经来潮时及时通知医生。

（2）服药禁忌　入院后及时询问患者是否长期服用抗凝或麻醉禁忌药物，服用者应及时通知医生。术前应停药1周，以免引起术中出血或麻醉意外。

（3）效果评价　评价患者对疾病相关知识的了解程度和医患配合效果，责任护士对患者病情和精神状态的掌握程度。

【术后护理】

1. 评估和观察要点

（1）手术交接　患者安返病房后，责任护士与麻醉护士严格交班，了解患者的麻醉方式、术中病情变化、生命体征、出血量、意识恢复状态及皮肤完整性。

（2）病情评估　密切观察患者病情变化，如生命体征、意识情况、呼吸道通畅情况；观察伤口疼痛，敷料渗血、渗液及有无松脱情况。

（3）并发症的观察　观察患者有无恶心、呕吐等全麻反应症状；有无疼痛、出血、感染等症状。

（4）术后不适症状评估　观察患者有无恶心、呕吐、发热、疼痛等常见术后反应。

2. 护理要点

（1）体位护理　全麻术后回病房 3～4 小时内，应保持呼吸道通畅，采取去枕平卧位，头偏向一侧，以免呕吐物误吸入呼吸道发生窒息；局部麻醉患者可采取自由体位，以不压迫术眼为宜。

（2）生命体征监测　术后严密监测患者生命体征，每日测量体温、脉搏、呼吸 4 次。

（3）术眼护理　手术当日严密观察敷料有无渗血、渗液，包扎带有无松脱，如渗血较多应及时更换敷料，重新包扎。敷料打开后，观察眼睑情况，如有眼痛、恶心、呕吐症状，应及时通知主管医生予以处理。若呕吐频繁，可遵医嘱肌内注射维生素 B_6，疼痛不耐受者应用止痛剂。

（4）清洁换药　每日清洁换药，常规绷带包扎两日，嘱患者不要自行解开，以防伤口水肿、出血；对于供区伤口也应每日清洁换药；皮肤缝线应在 5～7 日后拆除。

（5）保护角膜　眼睑整形术后患者仍多伴有眼睑闭合不全，应遵医嘱用药，保护好患者的角膜，防止暴露性角膜炎的发生。

（6）并发症观察与护理

①疼痛：对于轻微疼痛，不需要用止痛药，可让患者听音乐、聊天等转移注意力，如疼痛剧烈或不耐受应及时通知医生，以免延误病情，必要时遵医嘱使用止痛药。

②出血：注意观察伤口敷料有无渗血，如渗血较多，通知医生重新包扎，必要时给予止血剂。

③感染：观察眼部分泌物情况，观察体温变化。如出现异常情况，应及时遵医嘱给予处理及用药，嘱患者放松心情，适量多饮水，注意休息，保持局部清洁、干燥。

（7）基础护理　关注患者需求，随时询问，积极提供相应的帮助，并按等级护理的要求及专科特点完成患者的基础护理内容。

3. 宣教和指导要点

（1）用药宣教　根据医嘱选择药物：术后眼部用消炎药水，预防术后感染的发生；口服抗生素和止血药，起到抗感染和预防术后出血的作用；注意观察患者用药后反应。

（2）饮食指导　以清淡、易消化饮食为主，避免进酸、辣、硬、刺激性食物，多食新鲜蔬菜、水果，保持大便通畅，注意饮食卫生，以免发生腹泻、腹胀等不适。

（3）安全指导　术后观察患者有无乏力、头晕等症状，指导患者首次下床时应渐进下床活动，防止虚脱、摔倒，教会患者使用床旁呼叫系统。对视觉障碍患者，应加强巡视，避免摔伤或坠床等意外情况发生；老年人活动时应注意地面是否湿滑，防止摔倒；儿童患者注意不要随处跑动，以免撞伤。

4. 注意事项

（1）保护角膜　眼睑整形术后患者仍多伴有眼睑闭合不全，应遵医嘱用药，保护好患者的角膜，防止暴露性角膜炎的发生。

(2) 效果评价　评价患者对手术及健康相关知识的掌握程度，患者住院期间医患配合程度。

【出院指导】

1. 眼部护理

适当避免剧烈活动，勿用不洁手或脏手帕擦眼睛，保持眼局部清洁、干燥。

2. 治疗指导

遵医嘱坚持按时点药，预防感染，点药前洁净双手，将下睑缘向下牵拉，眼药滴入下结膜囊内，轻轻闭合眼睑，缓慢转动眼球，使药液均匀分布，眼药瓶口距眼睛 1～2cm，用后将瓶盖拧紧。先滴刺激性弱的药物，后滴刺激性强的药物，混悬液摇匀后再滴，2 种及 2 种以上眼药水间隔 5～10 分钟。

3. 拆线

遵医嘱按时拆除皮肤缝线。

4. 复查

出院后常规 1 周复诊；如有异常情况，如眼部分泌物增多等，应及时到医院复诊。

5. 饮食

疾病恢复期应选择含丰富维生素、蛋白质的饮食，如瘦肉、鸡蛋、鱼类、新鲜蔬菜及水果(糖尿病患者除外)，还应注意粗细粮的搭配，以增强体质，促进身体康复。

6. 环境

环境应安静、舒适，保持温度、湿度适宜，注意通风，保持室内空气清新。

(十二) 眼外伤手术

【术前护理】

1. 评估和观察要点

(1) 病情评估

①评估患者眼局部情况，有无眼痛、头痛、视力下降或复视、视物变形等症状。

②评估患者眼压、瞳孔、眼底、伤口大小、出血及视力状况。

③评估患者受伤时间、经过、受伤时的环境、致伤物质、磁性或非磁性、是否有昏迷、伤后处理诊治过程等。

④评估患者全身状况，意识状况及有无全身出血。

⑤评估患者的生命体征、原发病治疗用药情况，以及全身有无合并症等。

⑥了解患者饮食、大小便及睡眠情况。

(2) 安全评估

①评估患者有无视觉障碍、昏迷。

②评估患者年龄、精神状况及自理能力。

(3) 疾病认知　了解患者及家属对疾病和手术的认知程度，患者及家属的配合程度。

(4) 心理状况　了解患者和家属的心理状态。

2. 护理要点

(1) 术前检查

①常规检查：血、尿常规，肝、肾功能，APTT＋PT，HBsAg，HIV，HCV，梅毒抗体，心电图，胸部 X 线。

②专科检查：X 线检查、眼科超声检查，必要时行 CT 检查。

③注意事项：向患者及家属讲解术前检查的目的、方法，积极协助其完成各项检查，告知患者静脉抽血前需要禁食、水6小时以上，留取尿标本时，应取晨起、空腹、首次、中段尿液。

(2) 术前准备

①呼吸道：保暖，预防感冒，必要时遵医嘱应用抗生素控制感染。

②胃肠道：全麻手术需禁食、水6～8小时，防止全身麻醉所导致的吸入性肺炎、窒息等；局部麻醉患者术日晨可进少量易消化食物，不可过饱，以免术中发生呕吐。

③术眼准备：术前1小时备皮，以20%的肥皂水充分擦洗备皮范围，用0.9%的生理盐水洗眼、遮盖眼垫，遵医嘱注射术前针。

④个人卫生：术前1日沐浴。剪指(趾)甲，保持全身清洁，男性患者剃净胡须。

⑤睡眠：创造良好环境，保证充足睡眠，必要时遵医嘱于术前晚给予口服镇静剂。

⑥术晨准备：嘱患者取下义齿、眼镜、角膜接触镜，将首饰及贵重物品交予家属妥善保存，入手术室前应排空大小便。

⑦床单位准备：全麻患者需备全麻床、血压表、听诊器等。

⑧心理护理：眼外伤多为意外伤害，患者多伴有紧张、焦虑、悲观情绪，难以接受事实，应多关心、鼓励患者，讲解手术注意事项，取得患者的积极配合。

3. 宣教和指导要点

(1) 病种宣教　就所患疾病对患者及家属进行宣教，包括疾病的原因、临床表现、治疗原则、预后、预防等。

(2) 用药宣教　患者术前3日给予抗生素眼药水点眼，向患者讲解主要目的、方法及副作用，为手术做好准备。

(3) 饮食指导　告知患者术后进温凉、清淡、易消化食物，避免进酸、辣、硬、刺激性食物。

(4) 体位指导　告知患者全麻术后回病房3～4小时内，采取去枕平卧位，头偏向一侧，目的是避免因呕吐物误吸入呼吸道导致窒息及促进分泌物引流；局部麻醉患者可采取自由体位，以不压迫术眼为宜。

4. 注意事项

(1) 手术禁忌　注意患者有无全身手术禁忌证，如严重高血压、糖尿病、心脏病、精神障碍等；注意有无眼部禁忌证，如青光眼、眼内活动性炎症、麻痹性角膜炎等；注意患者有无上呼吸道感染症状；术前监测生命体征，注意有无发热；若有异常，应及时通知医生予以处理；女性患者月经来潮时及时通知医生。

(2) 服药禁忌　入院后及时询问患者是否长期服用抗凝或麻醉禁忌药物，服用者应及时通知医生，术前应停药1周，以免引起术中出血或麻醉意外。

(3) 效果评价　评价患者对疾病相关知识的了解程度和医患配合效果，责任护士对患者病情和精神状态的掌握程度。

【术后护理】

1. 评估和观察要点

(1) 手术交接　患者安返病房后，责任护士与麻醉护士严格交班，了解患者的麻醉方式、术中病情变化、生命体征、出血量、意识恢复状态及皮肤完整性。

(2) 病情评估　密切观察患者病情变化，如生命体征、意识情况、呼吸道通畅情况；观察伤口疼痛，敷料渗血、渗液及有无松脱情况。

(3) 并发症的观察　观察患者有无恶心、呕吐等全麻反应症状，有无疼痛、出血、感染等症状。

(4) 术后不适症状评估　观察患者有无恶心、呕吐、发热、疼痛等常见术后反应。

2. 护理要点

(1) 体位护理　全麻术后回病房 3～4 小时内，应保持呼吸道通畅，采取去枕平卧位，头偏向一侧，以免呕吐物误吸入呼吸道发生窒息；局部麻醉患者可采取自由体位，以不压迫术眼为宜。

(2) 生命体征监测　术后严密监测患者生命体征，每日测量体温、脉搏、呼吸 4 次。

(3) 术眼护理　手术当日严密观察敷料有无渗血、渗液，包扎带有无松脱，如渗血较多应及时更换敷料，重新包扎。敷料打开后，观察结膜充血及分泌物、视力情况，如有眼痛、恶心、呕吐症状，应及时通知主管医生予以处理。若呕吐频繁，可遵医嘱肌内注射维生素 B_6，疼痛不耐受者应用止痛剂，眼压高者应用降眼压药物。

(4) 并发症观察与护理

①疼痛：对于轻微疼痛，不需要用止痛药，可让患者听音乐、聊天等转移注意力；如疼痛剧烈或不耐受应及时通知医生，以免延误病情，必要时遵医嘱使用止痛药。

②出血：注意观察伤口敷料有无渗血，如渗血较多，通知医生重新包扎，必要时给予止血剂。

③感染：观察眼部分泌物情况和体温变化。如出现异常情况，应及时遵医嘱给予处理及用药，嘱患者放松心情，适量多饮水，注意休息，保持局部清洁、干燥。

(5) 基础护理　关注患者的需求，随时询问，积极提供相应的帮助，并按等级护理的要求及专科特点完成患者的基础护理内容。

3. 宣教和指导要点

(1) 用药宣教　根据医嘱选择药物：术后眼部用消炎药水，预防术后感染的发生；口服抗生素和止血药，起到抗感染和预防术后出血的作用；注意观察患者用药后反应。

(2) 饮食指导　以清淡、易消化饮食为主，避免进食酸、辣、硬、刺激性食物，多食新鲜蔬菜、水果，保持大便通畅，注意饮食卫生，以免发生腹泻、腹胀等不适。

(3) 安全指导　术后观察患者有无乏力、头晕等症状，指导患者首次下床时应渐进下床活动，防止虚脱、摔倒，教会患者使用床旁呼叫系统。对视觉障碍患者，应加强巡视，避免摔伤或坠床等意外情况发生；老年人活动时应注意地面是否湿滑，防止摔倒；儿童患者注意不要随处跑动，以免撞伤。

4. 注意事项

(1) 心理护理　告知患者急诊手术往往只能做前期缝合，后期可能仍需多次手术，让患者做好足够的思想准备。

(2) 效果评价　评价患者对手术及健康相关知识的掌握程度，患者住院期间医患配合程度。

【出院指导】

1. 眼部护理

适当避免剧烈活动；勿用不洁手或脏手帕擦眼睛，保持眼局部清洁、干燥；不得用力挤眼及大声说笑；勿碰伤术眼，以免引起出血感染。

2. 治疗指导

遵医嘱坚持按时点药，预防感染，点药前洁净双手，将下睑缘向下牵拉，眼药滴入下结膜囊内，轻轻闭合眼睑，缓慢转动眼球，使药液均匀分布，眼药瓶口距眼睛 1～2cm，用后将瓶盖拧紧。先滴刺激性弱的药物，后滴刺激性强的药物，混悬液摇匀后再滴，2 种及 2 种以上眼药水间隔 5～10 分钟。

3. 复查

出院后常规 1 周复诊；如有异常情况，如出现视力改变、疼痛、分泌物增多等症状，应及时到医院复诊。

4. 饮食

疾病恢复期应选择含丰富维生素、蛋白质的饮食，如瘦肉、鸡蛋、鱼类、新鲜蔬菜和水果(糖尿病患者除外)，还应注意粗细粮的搭配，以增强体质，促进身体康复。

5. 环境

环境应安静、舒适，保持温度、湿度适宜，注意通风，保持室内空气清新。

6. 心理

保持良好的心理状态，避免紧张、激动的情绪，适当参加锻炼，增强自信心，愉快的心情有利于疾病的恢复。

(十三) 眶壁骨折整复术

【术前护理】

1. 评估和观察要点

(1) 病情评估

①评估患者视功能情况、眼内出血及眼压情况。

②评估是否有眼球运动障碍或复视、眼球内陷程度等。

③评估患者全身状况、意识状态。

④评估患者的生命体征及全身有无合并症等。

⑤了解患者饮食、大小便及睡眠情况。

(2) 安全评估

①评估患者有无视觉障碍、昏迷。

②评估患者年龄、精神状况及自理能力。

(3) 疾病认知　了解患者及家属对疾病和手术的认知程度，患者及家属的配合程度。

(4) 心理状况　了解患者和家属的心理状态。

2. 护理要点

(1) 术前检查

①常规检查：血、尿常规，肝、肾功能，APTT＋PT，HBsAg，HIV，HCV，梅毒抗体，心电图，胸部 X 线。

②专科检查：眼眶 CT 检查、眼部 MRI 检查。

③注意事项：向患者及家属讲解术前检查的目的、方法，积极协助其完成各项检查，告知患者静脉抽血前需要禁食、水 6 小时以上，留取尿标本时应取晨起、空腹、首次、中段尿液。

（2）术前准备

①呼吸道：保暖，预防感冒，必要时遵医嘱应用抗生素控制感染。

②胃肠道：全麻手术需禁食、水 6～8 小时，防止全身麻醉所导致的吸入性肺炎、窒息等。

③术眼准备：术前 1 小时备皮，以 20% 的肥皂水充分擦洗备皮范围，用 0.9% 的生理盐水洗眼、遮盖眼垫，遵医嘱注射术前针。

④个人卫生：术前 1 日沐浴，剪指（趾）甲，保持全身清洁，男性患者剃净胡须。

⑤睡眠：创造良好环境，保证充足睡眠，必要时遵医嘱于术前晚给予口服镇静剂。

⑥术晨准备：嘱患者取下义齿、眼镜、角膜接触镜，将首饰及贵重物品交予家属妥善保存，入手术室前应排空大小便。

⑦床单位准备：全麻患者需备全麻床、血压表、听诊器等。

⑧心理护理：眼外伤多为意外伤害，患者多伴有紧张、焦虑、悲观情绪，难以接受事实，应多关心、鼓励患者，讲解手术注意事项，取得患者的积极配合。

3. 宣教和指导要点

（1）病种宣教　就所患疾病对患者及家属进行宣教，包括疾病的原因、临床表现、治疗原则、预后、预防等。

（2）用药宣教　患者术前 3 日给予抗生素眼药水点眼，向患者讲解主要目的、方法及副作用，为手术做好准备。

（3）饮食指导　告知患者术后进温凉、清淡、易消化食物，避免进酸、辣、硬、刺激性食物。

（4）体位指导　告知患者全麻术后回病房 3～4 小时内，采取去枕平卧位，头偏向一侧，目的是避免因呕吐物误吸入呼吸道导致窒息及促进分泌物引流。

4. 注意事项

（1）手术禁忌　注意患者有无全身手术禁忌证，如严重高血压、糖尿病、心脏病、精神障碍等；注意有无眼部禁忌证，如青光眼、眼内活动性炎症、麻痹性角膜炎等；注意患者有无上呼吸道感染症状；术前监测生命体征，注意有无发热；若有异常，应及时通知医生予以处理；女性患者月经来潮时及时通知医生。

（2）服药禁忌　入院后及时询问患者是否长期服用抗凝或麻醉禁忌药物，服用者应及时通知医生，术前应停药 1 周，以免引起术中出血或麻醉意外。

（3）效果评价　评价患者对疾病相关知识的了解程度和医患配合效果，责任护士对患者病情和精神状态的掌握程度。

【术后护理】

1. 评估和观察要点

（1）手术交接　患者安返病房后，责任护士与麻醉护士严格交班，了解患者的麻醉方式、术中病情变化、生命体征、出血量、意识恢复状态及皮肤完整性。

（2）病情评估　密切观察患者病情变化，如生命体征、意识情况、呼吸道通畅情况；观察伤口疼痛，敷料渗血、渗液及有无松脱情况。

（3）并发症的观察　观察患者有无恶心、呕吐等症状；观察有无疼痛、出血、感染、眼球位置上移、眶尖综合征等症状。

（4）术后不适症状评估　观察患者有无恶心、呕吐、发热、疼痛等常见术后反应。

2. 护理要点

（1）体位护理　全麻术后回病房 3~4 小时内，应保持呼吸道通畅，采取去枕平卧位，头偏向一侧，以免呕吐物误吸入呼吸道发生窒息。

（2）生命体征监测　术后严密监测患者生命体征，每日测量体温、脉搏、呼吸 4 次。

（3）术眼护理　手术当日严密观察敷料有无渗血、渗液，包扎带有无松脱，如渗血较多应及时更换敷料，重新包扎。敷料打开后，观察视力情况，如有眼痛、恶心、呕吐症状，应及时通知主管医生予以处理。若呕吐频繁，可遵医嘱肌内注射维生素 B_6，疼痛不耐受者应用止痛剂，眼压高者应用降眼压药物。

（4）眼球运动训练　指导于术后第一日开始进行眼球运动训练。

（5）并发症观察与护理

①疼痛：评估患者疼痛情况，对于轻微疼痛，不需要用止痛药，可让患者听音乐、聊天等转移注意力；如疼痛剧烈或不耐受应及时通知医生，以免延误病情，必要时遵医嘱使用止痛药。

②出血：注意观察伤口敷料有无渗血，如渗血较多，通知医生重新包扎，必要时给予止血剂。

③感染：观察眼部分泌物情况和体温变化。如出现异常情况，应及时遵医嘱给予处理及用药。嘱患者放松心情，适量多饮水，注意休息，保持局部清洁、干燥。

④眼球位置上移：平视时双眼眼位不一致。

⑤眶尖综合征：注意观察患者视力变化，有无上睑下垂症状出现等。

（6）基础护理　关注患者的需求，随时询问，积极提供相应的帮助，并按等级护理的要求及专科特点完成患者的基础护理内容。

3. 宣教和指导要点

（1）用药宣教　根据医嘱选择药物：术后眼部用消炎药水，预防术后感染的发生；口服抗生素和止血药，起到抗感染和预防术后出血的作用；注意观察患者用药后的反应。

（2）饮食指导　以清淡、易消化饮食为主，避免进酸、辣、硬、刺激性食物，多食新鲜蔬菜、水果，保持大便通畅，注意饮食卫生，以免发生腹泻、腹胀等不适。

（3）安全指导　术后观察患者有无乏力、头晕等症状，指导患者首次下床时应渐进下床活动，防止虚脱、摔倒，教会患者使用床旁呼叫系统。对视觉障碍患者，应加强巡视，避免摔伤或坠床等意外情况发生；老年人活动时应注意地面是否湿滑，防止摔倒；儿童患者注意不要随处跑动，以免撞伤。

4. 注意事项

（1）病情观察　观察病情，询问患者感受，注意区别术后伤口痛与眼压增高、眶压增高引起的疼痛，通知医生及时给予相应处理。

（2）效果评价　评价患者对手术及健康相关知识的掌握程度，患者住院期间医患配合程度。

【出院指导】

1. 眼部护理

适当避免剧烈活动；勿用不洁手或脏手帕擦眼睛，保持眼局部清洁干燥；不得用力挤眼及大声说笑；出院半年内勿碰伤术眼，以免引起出血感染。

2. 治疗指导

遵医嘱坚持按时点药，预防感染，点药前洁净双手，将下睑缘向下牵拉，眼药滴入下结膜囊内，轻轻闭合眼睑，缓慢转动眼球，使药液均匀分布，眼药瓶口距眼睛 1~2cm，用后将瓶盖拧紧。先滴刺激性弱的药物，后滴刺激性强的药物，混悬液摇匀后滴，2 种及 2 种以上眼药水间隔 5~10 分钟。

3. 复查

出院后常规 1 周复诊，如有异常情况应及时到医院复诊。

4. 眼球运动训练

告知患者坚持做眼球运动训练。

5. 缝线拆除

眼睑缝线将于术后 5~7 日拆除。

6. 饮食

疾病恢复期应选择含丰富维生素、蛋白质的饮食，如瘦肉、鸡蛋、鱼类、新鲜蔬菜和水果(糖尿病患者除外)，还应注意粗细粮的搭配，以增强体质，促进身体康复。

7. 环境

环境应安静、舒适，保持温度、湿度适宜，注意通风，保持室内空气清新。

8. 心理

保持良好的心理状态，避免紧张、激动情绪，适当参加锻炼，增强自信心，愉快的心情有利于疾病的恢复。

(十四) LASIK 手术

【术前护理】

1. 评估和观察要点

(1) 病情评估

①评估患者年龄是否满 18 周岁，近两年近视屈光是否稳定，双眼近视度及散光度，是否佩戴隐形眼镜等。

②评估有无眼部疾患、全身状况。

③评估患者的生命体征以及全身有无合并症等。

④了解患者饮食、大小便及睡眠情况。

(2) 安全评估

①评估患者有无视觉障碍。

②评估患者年龄、精神状况及自理能力。

(3) 疾病认知　了解患者及家属对疾病和手术的认知程度，患者及家属的配合程度。

(4) 心理状况　了解患者和家属的心理状态。

2. 护理要点

(1) 术前检查

①常规检查：血、尿常规，肝、肾功能，APTT＋PT，HBsAg，HIV，HCV，梅毒抗体，心电图，胸部 X 线。

②专科检查：眼底检查、角膜地形图、角膜内皮镜、视功能。

③注意事项　向患者及家属讲解术前检查的目的、方法，积极协助其完成各项检查，告知患者静脉抽血前需要禁食、水 6 小时以上，留取尿标本时应取晨起、空腹、首次、中段尿液。

(2) 术前准备

①呼吸道：保暖，预防感冒，必要时遵医嘱应用抗生素控制感染。

②胃肠道：LASIK 手术为局部麻醉手术，术日不可进食过饱。

③术眼准备：手术当日洗脸，眼部不化妆，以免影响术前眼部消毒效果。

④注视训练：术前应做注视训练，以便在术中与医生更好的配合。

⑤个人卫生：术前 1 日沐浴，剪指(趾)甲，保持全身清洁，男性患者剃净胡须。

⑥睡眠：创造良好环境，术前 1 晚保证充足的睡眠，必要时遵医嘱于术前晚给予口服镇静剂。

⑦术晨准备：嘱患者取下眼镜、角膜接触镜，将首饰及贵重物品交予家属妥善保存，入手术室前应排空大小便。

⑧心理护理：因为准分子激光屈光性角膜手术是目前矫正近视最有效、最安全的手术方法，但这是在健康眼睛上进行的手术，所以患者往往期望值较高，对手术医生的要求更高。因此要求我们术前必须完善各种检查，耐心回答患者的各项疑问，消除其紧张情绪，使之以最好的精神状态迎接手术。

3. 宣教和指导要点

(1) 用药宣教　患者术前3日给予抗生素眼药水点眼，向患者讲解主要目的、方法及副作用，为手术做好准备。

(2) 饮食指导　告知患者术后进温凉、清淡、易消化食物，避免进酸、辣、硬、刺激性食物。

4. 注意事项

(1) 手术禁忌　注意患者有无全身手术禁忌证；注意有无眼部禁忌证，如青光眼、眼内活动性炎症、麻痹性角膜炎等；注意有无佩戴隐形眼镜，应停戴 1 周后检查、2 周后手术；注意患者有无上呼吸道感染症状；术前监测生命体征，注意有无发热；若有异常，应及时通知医生予以处理；女性患者月经来潮时及时通知医生。

(2) 服药禁忌　入院后及时询问患者是否长期服用抗凝或麻醉禁忌药物，服用者应及时通知医生，术前应停药 1 周，以免引起术中出血或麻醉意外。

(3) 效果评价　评价患者对手术相关知识的了解程度和医患配合效果，护士对患者病情和精神状态的掌握程度。

【术后护理】

1. 评估和观察要点

(1) 病情评估　密切观察患者病情，如生命体征变化；观察伤口疼痛，敷料渗血、渗液情况。

(2) 并发症的观察　观察患者有无疼痛、出血、感染等症状。

(3) 术后不适症状评估　观察患者有无发热、疼痛等常见术后反应。

2. 护理要点

(1) 生命体征监测　术后严密监测患者生命体征，每日测量体温、脉搏、呼吸4次。

(2) 术眼护理　手术当日严密观察敷料有无渗血、渗液。敷料打开后，观察视力情况，刺痛缓解后，应保持正常睁闭双眼，不可用力挤眼、揉眼，以免角膜瓣移位或发生皱褶。

(3) 眼部刺痛护理　术后明显的不适感就是眼部刺痛，一般持续 3～4 小时，必要时遵医嘱给予口服止痛药。

3. 宣教和指导要点

因准分子激光屈光性角膜手术不需住院，因此应详细交待术后注意事项。

(1) 复诊　要保证按时复诊，术后第一日、第三日、第七日，以后术后 1 个月、3 个月、半年、1 年均应复诊。外地患者可于 1 周后在当地复诊。

(2) 治疗指导　遵医嘱按时用药，用药不当会影响手术效果。

(3) 注意用眼　伤口愈合需要 1 周，所以 2 周内尽量避免近距离用眼，如阅读、电脑操作等；强烈建议 1 个月之内不要开车；用药期间不要到公共游泳池内游泳。

(4) 避免剧烈活动及头部和眼部的撞击。

(5) 避免接触刺激性气体和尘埃，早期禁辛辣食物及烟、酒。

4. 效果评价

评价患者对手术及健康相关知识的掌握程度。

(十五) SMLIE 手术

【术前护理】

1. 评估和观察要点

(1) 病情评估

①评估患者年龄是否满 18 周岁，近两年近视屈光是否稳定，双眼近视度及散光度，是否佩戴隐形眼镜等。

②评估有无眼部疾患、全身状况。

③评估患者的生命体征以及全身有无合并症等。

④了解患者饮食、大小便及睡眠情况。

(2) 安全评估

①评估患者有无视觉障碍。

②评估患者年龄、精神状况及自理能力。

(3) 疾病认知　了解患者及家属对疾病和手术的认知程度，患者及家属的配合程度。

(4) 心理状况　了解患者和家属的心理状态。

2. 护理要点

(1) 术前检查

①常规检查：血、尿常规，肝、肾功能，APTT＋PT，HBsAg，HIV，HCV，梅毒抗体，心电图，胸部 X 线。

②专科检查：眼底检查、角膜地形图、角膜内皮镜、视功能。

③注意事项：向患者及家属讲解术前检查的目的、方法，积极协助其完成各项检查；告知患者静脉抽血前需要禁食、水 6 小时以上；留取尿标本时应取晨起、空腹、首次、中段尿液。

(2) 术前准备

①呼吸道：保暖，预防感冒，必要时遵医嘱应用抗生素控制感染。

②胃肠道：SMLIE 手术为局部麻醉手术，术日不可进食过饱。

③术眼准备：手术当日洗脸，眼部不化妆，以免影响术前眼部消毒效果。

④注视训练：术前应做注视训练，以便在术中与医生更好地配合。

⑤个人卫生：术前 1 日沐浴，剪指（趾）甲，保持全身清洁，男性患者剃净胡须。

⑥睡眠：创造良好环境，术前 1 晚保证充足的睡眠，必要时遵医嘱于术前晚给予口服镇静剂。

⑦术晨准备：嘱患者取下眼镜、角膜接触镜，将首饰及贵重物品交予家属妥善保存，入手术室前应排空大小便。

⑧心理护理：SMILE 手术摆脱了传统激光手术对准分子激光的依赖，采用更加精准的全飞秒激光进行屈光不正的矫治，是目前国际的主流术式；但这毕竟是在健康眼睛上进行的手术，所以患者往往期望值较高，对手术医生的要求更高。因此要求我们术前必须完善各种检查，耐心回答患者的各项疑问，消除其紧张情绪，使之以最好的精神状态迎接手术。

3. 宣教和指导要点

（1）用药宣教　患者术前 3 日给予抗生素眼药水点眼，向患者讲解主要目的、方法及副作用，为手术做好准备。

（2）饮食指导　告知患者术后进温凉、清淡、易消化食物，避免进酸、辣、硬、刺激性食物。

4. 注意事项

（1）手术禁忌　注意患者有无全身手术禁忌证；注意有无眼部禁忌证，如青光眼、眼内活动性炎症、麻痹性角膜炎等；注意有无佩戴隐形眼镜，应停戴 1 周后检查、2 周后手术；注意患者有无上呼吸道感染症状；术前监测生命体征，注意有无发热；若有异常，应及时通知医生予以处理；女性患者月经来潮时及时通知医生。

（2）服药禁忌　入院后及时询问患者是否长期服用抗凝或麻醉禁忌药物，服用者应及时通知医生，术前应停药 1 周，以免引起术中出血或麻醉意外。

（3）效果评价　评价患者对手术相关知识的了解程度和医患配合效果；护士对患者病情和精神状态的掌握程度。

【术后护理】

1. 评估和观察要点

（1）病情评估　密切观察患者病情变化，如生命体征，伤口疼痛，敷料渗血、渗液情况。

（2）并发症的观察　观察患者有无疼痛、出血、感染等症状。

（3）术后不适症状评估　观察患者有无发热、疼痛等常见术后反应。

2. 护理要点

（1）生命体征监测　术后严密监测患者生命体征，每日测量体温、脉搏、呼吸 4 次。

（2）术眼护理　手术当日严密观察敷料有无渗血、渗液。敷料打开后，观察视力情况，刺痛缓解后，应保持正常睁闭双眼，不可用力挤眼、揉眼。

（3）眼部刺痛护理　术后明显的不适感就是眼部刺痛，一般持续 3～4 小时，必要时遵医嘱给予口服止痛药。

3. 宣教和指导要点

因全飞秒激光小切口角膜基质透镜取出手术不需住院，因此应详细交待术后注意事项。

(1) 复诊　要保证按时复诊，术后第一日、第三日、第七日，以后术后 1 个月、3 个月、半年、1 年均应复诊，外地患者可于 1 周后在当地复诊。

(2) 治疗指导　遵医嘱按时用药，用药不当会影响手术效果。

(3) 注意用眼　伤口愈合需要 1 周，所以 2 周内尽量避免近距离用眼，如阅读、电脑操作等。强烈建议 1 个月内不要开车，用药期间不要到公共游泳池内游泳。

(4) 避免剧烈活动及头部和眼部的撞击。

(5) 避免接触刺激性气体和尘埃，早期禁辛辣食物及烟、酒。

4. 效果评价

评价患者对手术及健康相关知识的掌握程度。

(十六) 眼科门诊外眼手术

【术前护理】

1. 评估和观察要点

(1) 病情评估

①评估患者视力下降情况及有无畏光、流泪、红肿热痛、脓性分泌物情况；

②评估病情发展史、治疗经过、治疗结果；

③评估有无既往眼部疾病史、不良卫生习惯及不良嗜好；

④评估既往全身病史、眼部外伤或眼部手术史；

⑤评估患者的生命体征、原发病治疗用药情况，以及全身有无合并症等；

⑥了解患者饮食、大小便及睡眠情况。

(2) 安全评估

①评估患者有无视觉障碍症状；

②评估患者年龄、精神状况及自理能力。

(3) 疾病认知　了解患者及家属对疾病和手术的认知程度，评估患者及家属的配合程度。

(4) 心理状况　了解患者和家属的心理状态。

2. 护理要点

(1) 术前准备　外眼手术一般在门诊手术室进行，因此术前很多护理工作是由患者或家属自行完成的。预约手术时，应将护理内容和注意事项向患者及其家属详细交待，或把护理内容和注意事项印在手术预约单的背面，以便参阅。

①时间：首先告知患者何月、何日手术，在可行的条件下，应尽可能满足患者在时间上的要求。

②点眼药：为防止术后感染，术前 3 日必须滴用消炎药。要把滴药的方法和注意事项向患者交待清楚，必要时可给予示范表演，以保证手术如期施行。

③心理护理：外眼手术为小手术，但有的患者仍很紧张。为消除患者的紧张情绪，可讲解手术简要过程及手术所需时间。

④术眼准备：手术当日，检查患眼有无炎症，确定可行手术后，认真核对手术眼别，洗眼。协助患者躺上手术床后以治疗巾包裹头部并再次核对眼别，以 75%酒精消毒术眼皮肤。

⑤个人卫生：术前 1 日沐浴，剪指(趾)甲，保持全身清洁，男性患者剃净胡须。

⑥睡眠：创造良好环境，保证充足的睡眠，必要时遵医嘱于术前晚给予口服镇静剂。

⑦术晨准备：嘱患者取下义齿、眼镜、角膜接触镜，将首饰及贵重物品交予家属妥善保存，入手术室前应排空大小便。

3. 宣教和指导要点

(1) 病种宣教　就所患疾病对患者及家属进行宣教，包括疾病的原因、临床表现、治疗原则、预后、预防等。

(2) 用药宣教　患者术前3日给予抗生素眼药水点眼，向患者讲解主要目的、方法及副作用，为手术做好准备。

(3) 生活护理　嘱患者术前调整好心情，多休息，保证充足的睡眠，糖尿病、高血压患者要保持血糖、血压的平稳。

(4) 饮食指导　告知患者术后进温凉、清淡、易消化食物，避免进酸、辣、硬、刺激性食物。

(5) 体位指导　患者术后可采取自由体位，以不压迫术眼为宜。

4. 注意事项

(1) 手术禁忌　注意患者有无全身手术禁忌证，如严重高血压、糖尿病、心脏病、精神障碍等；注意有无眼部禁忌证，如青光眼、眼内活动性炎症、麻痹性角膜炎等；注意患者有无上呼吸道感染症状；术前监测生命体征，注意有无发热；若有异常，应及时通知医生予以处理；女性患者月经来潮时及时通知医生。

(2) 服药禁忌　入院后及时询问患者是否长期服用抗凝或麻醉禁忌药物，服用者应及时通知医生，术前应停药1周，以免引起术中出血或麻醉意外。

(3) 效果评价　评价患者对疾病相关知识的了解程度和医患配合效果，护士对患者病情和精神状态的掌握程度。

【术后护理】

1. 宣教和指导要点

(1) 病情评估　术后请患者到观察室稍行观察，如无出血或其他不适，即可离院。

(2) 嘱患者按医嘱服药、换药和检查，并嘱其在拆线前避免着水，以免引起眼部感染。

(3) 睑腺炎(霰粒肿)切除无缝线患者，术后覆盖双层眼垫，嘱其用手掌稍用力按压手术部位，10分钟后观察有无出血，如无出血即可更换眼垫离院。嘱患者翌日揭去眼垫，自用消炎药膏和药水，无需换药及再检查。如有缝线，则按外眼手术换药要求常规换药。

(4) 泪囊摘除患者手术毕须单眼加压包扎，其目的在于止血，观察10分钟后，无出血方可离去。如10分钟内绷带有渗血，应立即应报告医师，给予必要的处理并重新包扎术眼。

(5) 肿物切除术毕一般常规送病理检查，尤其怀疑有恶性病理改变的患者，须等待切片检查结果再做最后诊断。如患者有家属陪同，应嘱患者家属数日后到病案室取病理报告；如患者无家属陪伴，医护人员应注意保护性医疗，切勿直言告知患者自取病理结果，以免加重患者思想负担，而应婉转地嘱其复查日由家属陪同前来会诊，先取病理报告再复查。此外，还要注意避免病理结果对患者的直接刺激而引起其他问题。

2. 效果评价

评价患者对手术及健康相关知识的掌握程度。

三、常见眼内科疾病护理

(一) 急性闭角性青光眼

【护理常规】

1. 评估和观察要点

(1) 病情评估

①评估患者发病的时间，发病前有无情绪激动或暗室停留时间过长、过度疲劳和疼痛等。

②评估发病前有无局部或全身应用抗胆碱类药物。

③评估有无眼部外伤或眼部手术史，有无青光眼家族史、特殊生活习惯及嗜好。

④评估患者的生命体征、原发病治疗用药情况，以及全身有无合并症等。

⑤了解患者饮食、大小便及睡眠情况。

(2) 安全评估

①评估患者有无视觉障碍、头晕等症状。

②评估患者年龄、精神状况及自理能力。

(3) 疾病认知　了解患者及家属对疾病的认知程度，评估患者及家属的配合程度。

(4) 心理状况　了解患者和家属的心理状态。

2. 护理要点

(1) 专科检查　眼压、视野检查，房角镜、眼科超声检查，眼科超声生物显微镜检查。

(2) 注意事项　向患者及家属讲解各项检查的目的、方法，积极协助其完成各项检查。

3. 宣教和指导要点

(1) 病种宣教　就所患疾病对患者及家属进行宣教，包括疾病的原因、临床表现、治疗原则、预后、预防等。

(2) 用药宣教　严格遵医嘱用药，注意观察患者用药后的反应。

(3) 生活护理　嘱患者调整好心情，多休息，保证充足的睡眠，糖尿病、高血压患者要保持血糖、血压的平稳。

(4) 饮食指导　告知患者进清淡、易消化食物，避免进酸、辣、硬、刺激性食物，戒烟、酒。

(5) 控制眼压　讲解定期测量眼压的重要性，指导患者避免一些引起眼压升高的诱因。

①避免一次性饮水超过300ml；

②慎用浓茶、咖啡、烟、酒；

③不宜在光线过暗、过亮处停留过久；

④保持大便通畅，避免用力排便；

⑤保证充分睡眠，保持情绪稳定；

⑥避免暴饮、暴食，少食辛辣刺激性食物。

(6) 定期监测　定期监测患者的眼压、视力及视野的变化。

(二) 视网膜中央静脉阻塞

【护理常规】

1. 评估和观察要点

(1) 病情评估

①评估患者病史及发病原因，询问有无全身疾病。

②评估患者的视力情况，常为无痛性视力下降，通常单侧。

③评估有无眼部疾病史。

④评估患者的生命体征、原发病治疗用药情况，以及全身有无合并症等。

⑤了解患者饮食、大小便及睡眠情况。

(2) 安全评估

①评估患者有无视觉障碍、头晕等症状。

②评估患者年龄、精神状况及自理能力。

(3) 疾病认知　了解患者及家属对疾病的认知程度，患者及家属的配合程度。

(4) 心理状况　了解患者和家属的心理状态。

2. 护理要点

①常规检查：血压、血常规、尿常规、血小板计数、红细胞沉降率、血糖等。

②专科检查：眼压、视力、裂隙灯、房角镜、眼底检查、荧光素眼底血管造影。

③注意事项：向患者及家属讲解各项检查的目的、方法，积极协助其完成各项检查。告知患者静脉抽血前需要禁食、水 6 小时以上，留取尿标本时应取晨起、空腹、首次、中段尿液。

3. 宣教和指导要点

(1) 病种宣教　就所患疾病对患者及家属进行宣教，包括疾病的原因、临床表现、治疗原则、预后、预防等。

(2) 用药宣教　严格遵医嘱用药，注意观察患者用药后的反应；如激素类药物，坚持足量、规则用药和缓慢停药的原则。

(3) 生活护理　嘱患者调整好心情，多休息，保证充足的睡眠，避免疲劳、精神紧张及各种不良刺激，保持心情平和，保持生活规律。糖尿病、高血压患者要保持血糖、血压的平稳。

(4) 饮食指导　告知患者进清淡、易消化食物，避免进酸、辣、刺激性食物，戒烟、酒。

(5) 定期复查　嘱患者定期复查，一般每 4 周复查 1 次；如有异常情况，如视力下降，及时来院就诊。

(三) 视网膜中央动脉阻塞

【护理常规】

1. 评估和观察要点

(1) 病情评估

①评估患者病史及发病原因。

②评估患者的视力情况、瞳孔，患者眼底情况，有无眼部疾病史。

③评估患者的生命体征、原发病治疗用药情况，以及全身有无合并症等。

④了解患者饮食、大小便及睡眠情况。

(2) 安全评估

①评估患者有无视觉障碍、头晕等症状。

②评估患者年龄、精神状况及自理能力。

(3) 疾病认知　了解患者及家属对疾病的认知程度，患者及家属的配合程度。

(4) 心理状况　了解患者和家属的心理状态。

2．护理要点

（1）常规检查　55 岁以上眼底无栓子的患者应查红细胞沉降率，年轻患者应做抗凝血学检查，常规检查 C 蛋白、S 蛋白及抗凝血酶Ⅲ、超声心动图。

（2）专科检查　视野、荧光素眼底血管造影、视网膜电流图。

（3）注意事项　向患者及家属讲解各项检查的目的、方法，积极协助其完成各项检查。告知患者静脉抽血前需要禁食、水 6 小时以上。

3．宣教和指导要点

（1）病种宣教　就所患疾病对患者及家属进行宣教，包括疾病的原因、临床表现、治疗原则、预后、预防等；尤其注意告知患者如出现阵发性黑矇，要随时就诊，切勿失去治疗时机。

（2）急救护理　一经确诊必须争分夺秒抢救，医护人员密切配合，采取及时、有效的急救与护理措施，尽快恢复视网膜血液循环；立即为患者采取平卧位，氧气吸入，遵医嘱给予硝酸甘油舌下含服，烟酸和 50%葡萄糖溶液配伍静脉推注，推注的速度要缓慢，以促进视网膜动脉血管扩张，缓解视网膜动脉缺氧状态。

（3）降低眼压　遵医嘱给予口服醋甲唑胺抑制房水生成。用药期间观察药物不良反应，如恶心、感觉异常等，并做好解释工作，以消除患者疑虑、紧张，告之停药后此症状可自行消失。必要时配合医生行前房穿刺，迅速降低眼压。

（4）用药宣教　严格遵医嘱用药，注意观察患者用药后的反应，密切观察病情变化。使用扩血管药物过程中，监测患者生命体征，发现异常及时通知医生进行处理。

①硝酸甘油片舌下含服的护理：嘱患者将药片置于舌下，舌下保留少量唾液。此类药物的不良反应继发于血管扩张作用，会发生面部潮红、直立性晕厥等，嘱患者用此药期间卧床休息。

②50%葡萄糖溶液和烟酸配伍静脉推注的护理：静脉推注的速度要缓慢，同时要观察患者皮肤潮红、发痒等用药不良反应，询问患者患眼视力恢复情况。有青光眼、糖尿病、溃疡病及肝功能不全的患者慎用烟酸。

（5）心理护理　视网膜动脉阻塞患者因视力突发性骤降或丧失，给其身心造成巨大压力，导致紧张、恐惧、焦虑等不良心理应激反应，致使血管活性物质增加，小动脉痉挛使血压升高，从而进一步加重视网膜缺血，因此做好心理疏导尤为重要。故在进行紧急救治的同时，适时做好安慰解释工作，使患者了解发病的原因，治疗的目的、方法及预后，以消除紧张、焦虑等负面心理，保持情绪稳定，增强信心，积极配合治疗与护理，以取得最佳的治疗效果。

（6）按摩眼球　为患者做间歇性按摩眼球，方法为嘱其闭眼，示指和中指适当用力，一放一压，压迫眼球 10～15 秒，以促进视网膜动脉扩张，加速眼内血液流通，降低眼压。

（7）生活护理　嘱患者调整好心情，多休息，保证充足的睡眠，避免疲劳、精神紧张及各种不良刺激，保持心情平和，保持生活规律。糖尿病、高血压患者要保持血糖、血压的平稳。

（8）饮食指导　告知患者进清淡、易消化食物，避免进酸、辣、刺激性食物，戒烟、酒。

（9）定期复查　嘱患者定期复查，如有异常情况，及时来院就诊。

（10）早期预防　视网膜动脉阻塞多见于中老年人，而心血管疾病、高脂血症、动脉硬化及糖尿病是视网膜动脉阻塞的诱发因素，与发病有着密切关系。因此，告知患者应积极控制和治疗原发病；指导患者通过定期查眼底和控制全身系统疾病，加强随诊，早发现、早治疗。

（四）中心性浆液性脉络膜视网膜病变

【护理常规】

1. 评估和观察要点

（1）病情评估

①评估患者发病的时间。

②评估患者视力下降、视野情况。

③评估患者的生命体征、原发病治疗用药情况，以及全身有无合并症等。

④了解患者饮食、大小便及睡眠情况。

（2）安全评估

①评估患者有无视觉障碍症状。

②评估患者年龄、精神状况及自理能力。

（3）疾病认知　了解患者及家属对疾病的认知程度，患者及家属的配合程度。

（4）心理状况　了解患者和家属的心理状态。

2. 护理要点

（1）专科检查　视力、视野检查，眼底荧光造影及光学相干断层扫描检查。

（2）注意事项　向患者及家属讲解各项检查的目的、方法、重要性，积极协助其完成各项检查。

3. 宣教和指导要点

（1）病种宣教　向患者介绍本病的特点：有较大程度的自限性，一般在数月内痊愈，也有病例迁延数年，据统计50%病例复发期在1年左右。多数患者视力可自行恢复至0.7以上，预后良好，少数复发性，多病灶或病情迁延病例预后较差。

（2）用药宣教　本病无特殊药物治疗，禁用糖皮质激素和血管扩张剂。

（3）生活护理　嘱患者调整好心情，多休息，保证充足的睡眠。

（4）饮食指导　建议患者戒烟、酒。

（5）定期复查　告知患者定期复查的重要意义。

（五）视神经炎

【护理常规】

1. 评估和观察要点

（1）病情评估

①评估患者病史及发病原因，近期是否患有流行性感冒、麻疹、伤寒、结核等疾病，是否接触过有毒物质，有无家族史。

②评估患者视力状况、眼痛部位及性质，瞳孔的变化。

③评估患者的生命体征、原发病治疗用药情况，以及全身有无合并症等。

④了解患者饮食、大小便及睡眠情况。

（2）安全评估

①评估患者有无视觉障碍症状。

②评估患者年龄、精神状况及自理能力。

（3）疾病认知　了解患者及家属对疾病的认知程度，患者及家属的配合程度。

（4）心理状况　了解患者和家属的心理状态。

2. 护理要点

（1）常规检查　血压、血细胞计数、RPR、FTA-ABS、ANA、红细胞沉降率等。

（2）专科检查　视力、视野检查，色觉检查，视觉诱发电位检查，眼底检查。

（3）注意事项　向患者及家属讲解各项检查的目的、方法、重要性，积极协助其完成各项检查，告知患者静脉抽血前需要禁食、水6小时以上。

3. 宣教和指导要点

（1）病种宣教　就所患疾病对患者及家属进行宣教，包括疾病的原因、临床表现、治疗原则、预后、预防等。视神经炎多与全身疾病有关，治疗一般需眼部与全身同时进行，需患者积极配合。

（2）用药宣教　严格遵医嘱用药，注意观察患者用药后的反应。激素类药物，坚持足量、规则用药和缓慢停药的原则，应用血管扩张剂时注意生命体征的监测。如患者是哺乳期妇女，应告知患者立即停止哺乳，并加大量服用维生素B类药物。

（3）生活护理　嘱患者调整好心情，多休息，保证充足的睡眠。

（4）心理护理　视神经炎一般起病急骤，视力高度减退。患者情况不稳，多焦虑、急躁，需进行疾病知识的讲解。

（5）饮食指导　合理配餐，注意营养均衡，建议患者戒烟、酒。

（6）定期复查　1周后门诊复查，注意视力及视野变化，如有异常及时就诊。恢复期需做全面检查。

（六）视神经萎缩

【护理常规】

1. 评估和观察要点

（1）病情评估

①评估患者病史及发病原因。

②评估患者视力状况。

③评估患者的生命体征、原发病治疗用药情况，以及全身有无合并症等。

④了解患者饮食、大小便及睡眠情况。

（2）安全评估

①评估患者有无视觉障碍症状。

②评估患者年龄、精神状况及自理能力。

（3）疾病认知　了解患者及家属对疾病的认知程度，患者及家属的配合程度。

（4）心理状况　了解患者和家属的心理状态。

2. 护理要点

（1）常规检查　定期抽血检查生化和肝功能，预防水及电解质紊乱。

（2）专科检查　视力、眼底、视野、VEP、色觉、眼底血管荧光造影及CT等。

（3）注意事项　向患者及家属讲解各项检查的目的、方法、重要性，积极协助其完成各项检查，告知患者静脉抽血前需要禁食、水6小时以上。

3. 宣教和指导要点

(1) 病种宣教　就所患疾病对患者及家属进行宣教，包括疾病的原因、临床表现、治疗原则、预后、预防等。

(2) 用药宣教　严格遵医嘱用药，注意观察患者用药后的反应。本病除应用激素外，遵医嘱早期给予大量维生素 B 族、血管扩张剂、碘剂、能量合剂及激素类药物，坚持足量、规则用药和缓慢停药的原则，应用血管扩张剂时注意生命体征的监测。如患者是哺乳期妇女，应告知患者立即停止哺乳，并加大量服用维生素 B 类药物。

(3) 生活护理　嘱患者调整好心情，避免疲劳、精神紧张及各种不良刺激，注意休息，保证充足的睡眠。

(4) 心理护理　视神经萎缩是不可逆的，所以会引起患者及家属心理上的忧虑，需进行疾病知识的讲解，说明疾病治疗愈后情况。

(5) 饮食指导　合理配餐，注意营养均衡，建议患者戒烟、酒。

(6) 定期复查　定期门诊复查，注意视力、视野及眼底变化，如有异常及时就诊。

(七) 糖尿病视网膜病变

【护理常规】

1. 评估和观察要点

(1) 病情评估

①评估患者病史及发病原因。

②评估患者视力下降程度。

③评估糖尿病进程及治疗情况。

④评估糖尿病眼病并发症发生情况。

⑤评估患者的生命体征、全身有无合并症等。

⑥了解患者饮食、大小便及睡眠情况。

(2) 安全评估

①评估患者有无视觉障碍、头晕等症状。

②评估患者年龄、精神状况及自理能力。

(3) 疾病认知　了解患者及家属对疾病的认知程度，患者及家属的配合程度。

(4) 心理状况　了解患者和家属的心理状态。

2. 护理要点

(1) 常规检查　定期监测血糖变化。

(2) 专科检查　视力、眼底、视野、眼底血管荧光造影。

(3) 注意事项　向患者及家属讲解各项检查的目的、方法、重要性，积极协助其完成各项检查。告知患者静脉抽血前需要禁食、水 6 小时以上。

3. 宣教和指导要点

(1) 病种宣教　就所患疾病对患者及家属进行宣教，包括疾病的原因、临床表现、治疗原则、预后、预防等。详细讲解该病的控制方法和防治知识。

(2) 用药宣教　严格遵医嘱用药，注意观察患者用药后的反应。糖尿病患者应禁用激素类药物。

(3) 治疗并发症　视网膜激光光凝或冷冻术可预防新生血管性青光眼和玻璃体大出血

的发生，药物或手术可治疗玻璃体出血、浑浊。对已发生玻璃体积血长时间不吸收、牵拉性视网膜脱离，特别是黄斑受累时，应行玻璃体切除术。

（4）生活护理　嘱患者调整好心情，避免疲劳、精神紧张及各种不良刺激，注意休息，保证充足的睡眠。

（5）心理护理　糖尿病视网膜病变患者由于视觉障碍，尤其是严重病变视力较差者，生活自理能力受到影响，出现心情压抑、忧郁等情绪，并且对病情能否控制、严重程度、视力预后情况等表示焦虑、担忧。糖尿病视网膜病变病程长，患者容易产生悲观、失望心理，特别是老年患者，因反复治疗，病情无明显好转，治疗费用增多，丧失了坚持治疗的信心，产生极度消沉的情绪。因此，应针对患者的病情特点、年龄层次，进行心理疏导，耐心讲解本病治疗的知识，明确治疗的目的和效果，积极坚持治疗的重要性和必要性，增强患者战胜疾病的自信心，积极配合治疗。

（6）控制血糖　血糖的良好控制对视网膜病变患者起到至关重要的作用。

①用药护理：随着病情的进展，绝大多数糖尿病患者使用口服降糖药或胰岛素治疗，因此了解药物的作用、副作用和服用方法就显得尤为重要。要向患者及家属详细讲解降糖药的种类、作用、副作用和服用方法，如阿卡波糖要与第一口主食一起嚼服才能更好地发挥药物的作用。对注射胰岛素的患者，还要教会患者或家属胰岛素的注射技术、低血糖的防治。对所有采用药物治疗的患者要强调按时进餐，妥善保管药物，勿自行停药。

②饮食护理：饮食控制是糖尿病患者一项非常重要的治疗措施。食物选择要多样化，并进行合理烹饪，尽量选择炖、煮、蒸、卤、凉拌等方法，避免煎、炸、烧烤、熏等，同时督促患者戒烟、酒。通过合理饮食，控制血糖在理想范围内，对视网膜病变患者的病情控制产生积极作用。

③运动指导：建议患者在餐后 1～1.5 小时进行运动，对视网膜病变患者宜选择低强度的运动，如散步、打太极拳等运动方式，避免跳跃、潜水、头部低垂等运动，每次 30～60 分钟，每周至少 3 次以上。运动时要选择大小适宜的运动鞋，随身携带糖果和急救卡。

（7）定期复查　定期门诊复查，注意视力、视野及眼底变化，半年散瞳检查 1 次眼底，遵医嘱检查眼底荧光血管造影；如有异常，如突然出现视物模糊或眼前大面积黑影飘动，及时就诊。

（8）监测血糖　教会患者在家监测血糖的方法，定期监测血糖及内分泌科治疗。

（八）高血压视网膜病变

【护理常规】

1. 评估和观察要点

（1）病情评估

①评估患者病史及发病原因。

②评估患者视力下降程度。

③评估高血压进程及治疗情况。

④评估高血压眼病并发症发生情况。

⑤评估患者的生命体征、既往病史、全身有无合并症等。

⑥了解患者饮食、大小便及睡眠情况。

（2）安全评估

①评估患者有无视觉障碍、症状。

②评估患者年龄、精神状况及自理能力。

（3）疾病认知　了解患者及家属对疾病的认知程度，患者及家属的配合程度。

（4）心理状况　了解患者和家属的心理状态。

2. 护理要点

（1）常规检查　血压、血液生化检查，血小板及血黏稠度检查。

（2）专科检查　视力、眼底、眼底血管荧光造影。

（3）注意事项　向患者及家属讲解各项检查的目的、方法、重要性，积极协助其完成各项检查，告知患者静脉抽血前需要禁食、水6小时以上。

3. 宣教和指导要点

（1）病种宣教　就所患疾病对患者及家属进行宣教，包括疾病的原因、临床表现、治疗原则、预后、预防等。

（2）用药宣教　遵医嘱用药，使血压稳定在正常范围，注意观察用药后的反应，监测血压变化，及时调整药物剂量，合理用药。应用维生素C、碘剂及血管扩张剂，促进视网膜水肿、渗出和出血的吸收。

（3）生活护理　嘱患者调整好心情，避免疲劳、精神紧张及各种不良刺激，注意休息，保证充足的睡眠。

（4）心理护理　由于高血压为终身性和全身性疾病，高血压视网膜病变也无法治愈，患者易出现情绪不稳定，尤其对于病程长和年龄大的患者，因反复治疗，病情无明显好转，再次手术也无明显效果，容易出现心情抑郁和悲观心理。因此，应详细讲解疾病相关知识，预防和治疗疾病的目的和重要性，使患者积极配合治疗，同时做好自我管理和自我保健。

（5）血压控制　对高血压性视网膜病变患者可起到至关重要的作用。

①饮食护理：宜选择低盐、低脂、清淡、富含营养的饮食，多食新鲜蔬菜、水果（合并糖尿病患者除外），禁辛辣刺激性食物，戒烟、酒。

②用药护理：指导患者必须坚持长期遵医嘱用药，并了解药物作用和副作用。应用降压药物过程中，避免突然改变体位，以免体位性低血压，引起晕厥。

③监测血压：指导患者经常监测血压，有不适症状，立即就医。指导自我监测血压的患者，做到"四定"，即"定时间、定体位、定部位、定血压计"。

④运动指导：指导患者适量活动，勿剧烈运动，选择有氧、低强度运动，如散步、打太极等。

⑤充足睡眠：指导患者保持充足的睡眠，指导促进睡眠的方法，如热水泡脚、睡前喝热牛奶、听轻音乐等。

（6）定期复查　指导患者最初每2～3个月复查眼底，血压平稳后可6～12个月复查1次。定期门诊复查，注意视力、视野及眼底变化，如有异常及时就诊。定期监测血压及内科治疗。

（九）虹膜睫状体炎

【护理常规】

1. 评估和观察要点

（1）病情评估

①评估患者病史及发病原因，近期是否患有流行性感冒、麻疹、伤寒、结核等疾病，

是否接触过致敏物质，有无家族史。

②评估患者视力状况、眼痛部位及性质，结膜的变化等。

③评估患者的生命体征、原发病治疗用药情况，以及全身有无合并症等。

④了解患者饮食、大小便及睡眠情况。

(2) 安全评估

①评估患者有无视觉障碍症状。

②评估患者年龄、精神状况及自理能力。

(3) 疾病认知　了解患者及家属对疾病的认知程度，患者及家属的配合程度。

(4) 心理状况　了解患者和家属的心理状态。

2. 护理要点

(1) 常规检查　血压、血细胞计数、RPR、FTA-ABS、ANA、红细胞沉降率等。

(2) 专科检查　视力、眼压、眼底检查。

(3) 注意事项　向患者及家属讲解各项检查的目的、方法、重要性，积极协助其完成各项检查，告知患者静脉抽血前需要禁食、水 6 小时以上。

3. 宣教和指导要点

(1) 病种宣教　就所患疾病对患者及家属进行宣教，包括疾病的原因、临床表现、治疗原则、预后、预防等。

(2) 用药宣教　严格遵医嘱用药，注意观察患者用药后的反应。激素类药物是虹膜睫状体炎的首选用药，坚持足量、规则用药和缓慢停药的原则。长期用药需要警惕激素的不良反应，如骨质疏松、向心性肥胖、应激性溃疡等。

(3) 生活护理　嘱患者调整好心情，多休息，保证充足的睡眠。

(4) 心理护理　虹膜睫状体炎的病因较复杂，病情容易反复，患者容易产生焦虑、急躁等情绪，需对疾病知识进行详细讲解，做好心理护理。

(5) 饮食指导　合理配餐，注意营养均衡，建议患者戒烟、酒。

(6) 定期门诊复查，注意视力及眼底变化，如有异常及时就诊。

第九节　口腔颌面外科疾病护理常规

口腔颌面外科是以治疗口腔器官(牙、牙槽骨、唇、颊等)、面部软组织、颌面骨(上颌骨、下颌骨、颧骨等)、颞下颌关节、唾液腺等疾病的学科。

口腔颌面外科常见疾病有口腔颌面部感染、口腔颌面部损伤、口腔颌面部肿瘤、唾液腺疾病、牙颌面畸形、颞下颌关节疾病、先天性唇腭裂与面裂、口腔颌面部后天畸形和缺损的重建等。

口腔颌面外科常见的护理问题如下所述。

①疼痛：与手术创伤有关，要及时评估患者疼痛情况，遵医嘱给予止痛措施。

②低效型呼吸型态：全麻手术后要注意保持呼吸道通畅。

③自我形象紊乱：肿瘤引起颜面部改变；手术及放化疗反应也可引起患者外观改变。

④营养失调——低于机体需要量：肿瘤导致患者进食困难、食欲减退、消耗大；术后患者营养摄入不足等导致。

⑤潜在的感染风险：手术创伤后护理不当可以导致感染。

⑥焦虑和恐惧：患者对手术预期后果的不确定性可能产生顾虑和恐惧。

一、一般护理

【护理评估】

1. 术前评估

(1) 患者入院的原因、方式、专科检查、药物过敏史、家族史、手术史。

(2) 患者及家属对疾病的认知情况。

(3) 患者体重、营养、心肺功能、肝肾功能等身体状况和社会心理状况。

2. 术后评估

(1) 患者意识、生命体征、呼吸道通畅情况、伤口情况、并发症情况。

(2) 自理能力、皮肤情况、治疗用药情况及是否存在不良反应。

(3) 各种管路安全情况。

(4) 饮食、睡眠情况、口腔卫生情况等。

3. 患者的心理状态

【护理措施】

1. 术前护理

(1) 病室环境　安静、整洁，温、湿度适宜，床单位整洁；入院介绍。

(2) 安全护理　对老、幼及残疾患者设安全防护标识，加强与患者及家属的沟通，必要时有专人护理。

(3) 饮食护理　遵医嘱指导患者进流食、半流食及普食。

(4) 术前常规检查　血常规、尿常规、血生化、免疫、心电图、胸部X线及B超等。

(5) 心理护理　向患者介绍手术相关知识及术后注意事项，减轻患者焦虑，教会患者咳痰、深呼吸，床上肢体活动及术后交流方式。

(6) 皮肤准备　备皮范围大于手术区5～10cm。供皮区术前1日用肥皂水清洗干净并保持无破损，剃胡须、剪鼻毛。

(7) 口腔准备　去除口腔牙石及病灶，根据患者口腔情况行牙周洁治术。

(8) 胃肠道准备　全麻患者成人术前8～12小时，小儿4～8小时禁食、水。

(9) 做好抗生素过敏试验并记录，全麻术患者遵医嘱在手术室行导尿术。

2. 术晨准备

取下义齿、眼镜、发卡、饰物，贵重物品交家属保管，排空大、小便，遵医嘱术前30分钟给予术前用药并观察用药后反应。

3. 术后护理

(1) 全麻手术后进麻醉恢复室，待麻醉清醒后回病房(见麻醉恢复护理)。

(2) 回病房后让患者保持舒适体位，与麻醉恢复室护士做好交接记录。

(3) 保持呼吸道通畅，监测患者生命体征。

(4) 安全护理　制动患者注意局部皮肤受压情况，老幼患者加好床档。

(5) 管路护理　固定好各种管路，保持其通畅，观察引流液的色、质、量，告知患者相关注意事项，取得患者配合。

(6) 饮食护理 按照饮食医嘱，护士指导并协助患者进食，可选择流食(肉汤、牛奶、混合奶、匀浆、蔬菜汤等)或半流食(粥、面汤、蛋羹等)。

(7) 口腔清洁 用清水或漱口液漱口，每日 3 次；不能自行漱口者做口腔冲洗。

(8) 术区观察 观察伤口敷料包扎的松紧度，有无伤口渗出及肿胀情况，有异常随时告知医师并做好护理记录。

二、颌面外科手术后全麻恢复的护理

(1) 全麻手术患者术后进入麻醉恢复室。

(2) 麻醉恢复室常规准备 全麻床、手术患者特护记录单，心电监护仪、全麻盘(开口器、舌钳、止血钳、压舌板、镊子、棉球)、吸痰用物、吸氧用物、输液用具、导尿包、尿袋、气管切开包、急救药品等。

(3) 患者回麻醉恢复室后立即连接心电监护设备并设有专人护理，取去枕平卧位，头偏向健侧，以防分泌物或呕吐物吸入气管内或浸湿伤口，引起感染。

(4) 密切观察患者病情变化，随时观察血压、脉搏、呼吸、血氧情况，面部及口唇颜色，如有异常及时通知医师给予相应处理。

(5) 保持呼吸道通畅，防止窒息；及时吸出口、鼻腔分泌物、呕吐物及口内伤口渗血；如患者留有气管插管或鼻咽通气道，应标记管道深度，待患者完全清醒后协助麻醉医师拔出导管，并注意观察患者呼吸情况。

(6) 预防水肿 遵医嘱在伤口局部及口底、颈部放置冰袋。观察有无血肿、舌后坠、下颌骨移位、喉头水肿、呼吸困难等情况发生，如有异常及时报告医师处理。

(7) 注意伤口的部位及肿胀程度，有无出血及出血的性质、出血量。

(8) 患者未完全清醒时，要注意有无规律性的吞咽动作，防止将血咽下；使用通气道的患者，待麻醉完全清醒后由麻醉师或护士拔出通气道。

(9) 对于全麻未完全清醒的躁动患者，应给予保护性约束，防止坠床或撕抓伤口。

(一) 间隙感染切开引流术

【护理评估】

(1) 颌面外科手术患者一般护理评估。

(2) 全身情况及营养状况，感染部位及来源。

(3) 关注血液指标，有无其他合并症。

(4) 评估间隙感染部位(多见于眶下间隙、下颌下间隙、口底蜂窝织炎及多间隙感染)。

【护理措施】

1. 术前护理

(1) 颌面外科手术患者术前一般护理。

(2) 密切观察体温、脉搏、呼吸变化，是否有张口受限。

(3) 遵医嘱给予抗生素，保持静脉输液通畅。

(4) 伴有糖尿病患者加强血糖的检测。

2. 术后护理

(1) 颌面外科手术患者术后一般护理。

(2) 严密观察患者全身情况，注意体温、脉搏、呼吸的变化，如有异常及时报告医师。

（3）遵医嘱应用镇静药物，给予抗生素治疗原发病灶，并观察有无不良反应。全身抵抗力低的患者行引流术后，应观察患者是否出现寒战、体温升高，发现异常即刻通知医师，协助对症治疗。

（4）根据间隙感染的部位，采取有利于引流通畅的体位。观察引流物的色、量、性质，并做好记录。

（5）保持口腔清洁，指导患者每日三餐后用漱口水漱口，不能自行漱口者每日给予口腔冲洗2次。

（6）合理饮食，给予高热量、易消化的半流食或全流食（粥、面汤、蛋羹、肉汤、牛奶、蔬菜汤等）。必要时遵医嘱补液，保持电解质平衡。

（7）呼吸困难行气管切开患者，应参照气管切开护理常规。

【健康指导】

（1）介绍疾病相关知识；要及早治疗，以免引起感染病灶，如龋坏牙、阻生齿；不能保留的患牙尽早拔除。

（2）病程初期要及时治疗，不得延误。

（3）张口受限、影响进食者要采取积极方法进食，用吸管进流食，合理搭配高营养、高维生素饮食，尽早恢复体力。

（4）注意劳逸结合，适当休息，按时换药及复诊。

（二）颌骨骨折固定术

【护理评估】

（1）颌面外科手术患者一般护理评估。

（2）全身状况　明确骨折类型、病史、部位，是否影响进食，张口受限或愈后造成畸形。

（3）精神状态　是否伴有轻微脑震荡及潜在出血。

（4）生命体征。

【护理措施】

1. 术前护理

（1）颌面外科手术患者术前一般护理。

（2）尽量减少颌骨活动，避免骨折线出血。

（3）关注患者进食情况，注意口腔清洁。

2. 术后护理

（1）颌面外科手术患者术后一般护理。

（2）根据骨折部位，采取半卧位或侧卧位，易于伤口引流，减少局部肿胀，避免伤口受压。

（3）保持呼吸道通畅，及时吸除口鼻腔分泌物；带舌牵引线患者，应注意观察牵引线是否妥善固定；颌间结扎患者，床旁备钢丝剪。

（4）遵医嘱用药，并观察用药后不良反应。

（5）观察耳、鼻是否有带血色水样液或清凉的液体流出，发现异常及时报告医师。

（6）口腔内有夹板、结扎丝者，要注意有无脱落、断开、移位。

（7）给予高营养、高维生素、易于消化吸收的流食、半流食。

（8）保持口腔清洁，能自行漱口的患者指导其每日三餐后用漱口液漱口；不能自行漱口者，给予口腔冲洗或口腔擦拭。

285

【健康指导】

(1) 介绍疾病的相关知识及手术前后注意事项，取得患者及家属的积极配合。

(2) 指导患者进行功能训练，上颌颌间固定一般在4～6周，下颌在3～4周后开始训练；根据伤口愈合情况，训练应循序渐进。

(3) 对自我形象改变的患者加强心理指导，鼓励患者正确对待疾病造成的损伤，建立重新面对社会的信心。

(4) 按时复诊。

(三) 肿瘤切除术

【护理评估】

(1) 颌面外科手术患者一般护理评估。

(2) 肿瘤部位、性质，患者家族史及自我形象改变。

(3) 进食和营养情况，沟通是否障碍。

(4) 疼痛、感染、营养状况及潜在并发症。

【护理措施】

1. 术前护理

(1) 颌面外科手术患者术前一般护理。

(2) 根据手术要求进行术区皮肤准备。

(3) 根据手术方式给患者可能带来的变化，从气道、进食方式、咳嗽等方面进行个性化术前健康指导。

(4) 教会患者表达基本需要的沟通方式。

2. 术后护理

全麻术后患者按全麻术后复苏护理。

(1) 颌面外科手术患者术后一般护理。

(2) 麻醉期过后给予床头抬高或半卧位(游离骨组织瓣修复术除外)，以利于头颈部伤口引流，减轻面部水肿。

(3) 注意观察呼吸情况，及时吸出口、鼻腔分泌物，保持呼吸道通畅，气管切开患者执行气管切开护理常规。

(4) 观察伤口敷料渗血和引流情况，发现异常及时报告医师。

(5) 指导口内手术患者使用漱口液清洁口腔，创伤较大不易清洁者给予口腔擦洗或口腔冲洗。

(6) 做好各类管路标识，妥善固定管路并保持通畅。

(7) 饮食宜给予高热量、高蛋白、高维生素、易消化流食；禁食刺激性、过热食物；创伤较大或术后影响吞咽功能的患者给予鼻饲流食。

(8) 遵医嘱给予抗菌药物和止痛药物治疗，治疗中严密观察用药后的反应。

(9) 加强基础护理，定期翻身、拍背，防止肺炎、压疮等并发症的发生。

(10) 与患者保持有效沟通，减轻患者术后心理压力。

【健康指导】

(1) 介绍手术方法及术前、术后注意事项，取得患者和家属的积极合作。

(2) 保持口腔卫生，每次进食后使用漱口液漱口，避免伤口感染。

(3) 术后一周可以进半流食，选择高营养、高蛋白、高维生素、易消化食物。

（4）适当地床旁活动，术后及早进行功能锻炼，避免出现肢体静脉血栓和失用性萎缩，直至完全恢复。

（5）遵医嘱按时复诊，不适随诊。

（四）颈淋巴清扫术

【护理评估】

（1）患者对疾病的认知情况。

（2）自理能力、生活习惯。

（3）有无焦虑、紧张心理。

【护理措施】

1. 术前护理

（1）向患者讲解手术治疗的基本方法，取得患者的积极配合。

（2）做好患者手术区域的皮肤准备。

（3）术前根据病情做好口腔清洁，用漱口液漱口，保持口腔、鼻腔清洁。

（4）遵医嘱术前做好交叉配血、输血准备。

（5）遵医嘱给患者术前应用抗生素。

2. 术后护理

（1）全麻术后患者按全麻术后常规护理。

（2）患者取平卧或半卧位。

（3）保持呼吸道通畅，及时吸出口、鼻腔分泌物。如有舌后坠，应将舌牵出口外固定。

（4）注意伤口出血情况，有负压引流者保持其通畅，注意观察引流物的变化。

（5）留置导尿者按常规护理，遵医嘱记录出入量。

（6）保持口腔清洁，每日口腔冲洗 2～3 次。

（7）注意患者营养情况，术后鼻饲高营养流质饮食，以后可使用吸管进流质饮食。

（8）手术后 1 日遵医嘱做口腔或气管套管口(气管切开)者行超声雾化吸入，以减轻呼吸道黏膜水肿，稀释分泌物，有利于改善呼吸状况。

（9）遵医嘱应用抗生素、补液、维持水及电解质平衡。

（10）同时行气管切开术者，按气管切开常规护理。

【健康指导】

（1）介绍手术方法及术前、术后注意事项，取得患者和家属的积极配合。

（2）做好患者的心理护理，保持乐观的生活态度。

（3）术后可进高营养、高蛋白、高维生素、易消化食物。

（4）适当地床旁活动，术后及早进行上臂及肩部的功能锻炼，减少肩部的肌肉萎缩。

（5）出院后，劳逸结合，适当锻炼，按时复诊。

（五）颌骨囊肿摘除术

【护理评估】

颌面外科手术患者一般护理评估。

【护理措施】

1. 术前护理

（1）颌面外科手术患者术前一般护理。

(2) 备手术区 X 线片。

(3) 合并感染时遵医嘱给药，保持静脉输液通畅。

2. 术后护理

(1) 颌面外科手术患者术后一般护理。

(2) 麻醉期过后给予半卧位，有利于头颈部引流，减轻伤口肿胀。

(3) 指导口内手术患者使用漱口液漱口，创伤较大不易清洁及行颌间结扎的患者协助给予口腔冲洗。

(4) 行开窗减压术患者，注意观察充填物存在情况、引流状况；有异常及时向医师汇报。

【健康指导】

(1) 告诉患者保持口腔清洁的重要性，坚持餐后漱口，预防感染。

(2) 术后进流食、半流食，3 周后改为普通饮食，避免吃过硬食物及挤压、碰撞患部颌骨，以免造成病理性骨折。

(3) 嘱患者术后半年拍 X 线片复查。

(六) 腮腺肿物切除术

【护理评估】

颌面外科手术患者一般护理评估。

【护理措施】

1. 术前护理

颌面外科手术患者术前一般护理。

2. 术后护理

(1) 颌面外科手术患者术后一般护理。

(2) 麻醉期后取半卧位或头高脚低位，利于伤口引流，减轻头面肿胀。

(3) 伤口引流护理 留置橡皮引流条的患者，术后观察包扎敷料渗出情况；如留置负压引流管，应妥善固定管路，保证引流管通畅并记录引流液的量、性质等。

(4) 严密观察有无涎瘘发生 如负压引流管内流出大量清亮液体，提示可能有涎瘘发生，及时通知医师；如已发生涎瘘，协助医师拔除负压引流管，局部加压包扎 2 周。

(5) 观察有无眼睑不能闭合、口角下垂等面神经损伤的表现。遵医嘱应用营养神经药物，并指导患者进行面肌功能训练。

(6) 饮食 给予患者流食和半流食，嘱患者禁食酸、辣、刺激性食物，以减少唾液分泌，防止涎瘘并发症的发生。

(7) 遵医嘱使用抗生素，保持静脉通道畅通。

(8) 医师拔除负压引流管后局部加压包扎，防止手术区出现积液或涎瘘；加压包扎会影响张口，指导患者进流食和半流食；注意观察患侧腮腺区肿胀、疼痛情况，有异常情况及时汇报给医师。

【健康指导】

(1) 腮腺术后可能出现暂时性面神经损伤或需行面神经重建术时，应向患者及家属耐心说明，一般 3 个月或半年左右就能恢复。因肿瘤部位手术而造成永久性面瘫患者，要鼓励其树立战胜疾病的信心。

(2) 术后 3 个月应禁食刺激性食物特别是酸性食物，避免涎腺分泌影响伤口愈合。

(3) 对恶性肿瘤患者，嘱其要定期复查，注意颈部及肺、肝、脑等是否有转移迹象。

(4) 出院后指导患者继续进行面肌功能训练。

(5) 术区加压包扎应持续到伤口拆线后 2～3 周，防止瘘道形成。

(6) 遵医嘱定期复诊，不适随诊。

（七）唇裂修复术

【护理评估】

(1) 颌面外科手术患者一般护理评估。

(2) 患儿全身情况　生长发育、体重、营养、心肺功能、肝肾功能、上呼吸道情况。

(3) 患儿及父母的心理状况。

【护理措施】

1. 术前护理

(1) 颌面外科手术患者术前一般护理。

(2) 饮食　指导患儿父母改变喂养方式，术前数日停止吸吮母乳或奶瓶，改用汤匙或唇腭裂专用奶瓶喂养，以便术后患儿适应这种进食方式。

(3) 完善术前检查，患儿一般情况多应达到"三个十"标准。

(4) 注意患儿保暖　预防感冒、咳嗽及呼吸道感染。

(5) 皮肤的准备　术前 1 日清洁上下唇、口周及鼻部，可用棉签蘸清水清洁鼻腔。

(6) 胃肠道准备　1 岁以内婴儿可术前 4 小时禁奶、水；1 岁以上患儿术前 6 小时禁食、水。特别强调家长在患儿禁食时间前喂饱患儿，以免患儿禁食、水时间过长引起哭闹。

(7) 心理护理　介绍先天性唇裂的相关知识，如治疗程序，避免患者及家属过分担忧疾病治疗情况。

2. 术后护理

(1) 颌面外科手术患者术后一般护理。

(2) 采取去枕平卧位，头偏向一侧，严密监测患儿呼吸等生命体征变化。

(3) 观察伤口出血情况，如术区肿胀，呈青紫色，提示有明显渗血，观察患儿有无明显吞咽动作。

(4) 裂隙较宽患儿或双侧完全性唇裂患儿可应用减张胶条，保持减张胶条清洁，污染后要及时更换，同时观察有无皮肤过敏现象。

(5) 术后 24～48 小时应用生理盐水进行唇部伤口清洁，擦拭时从上向下，避免反复擦拭。

(6) 为避免患儿搔抓唇部伤口，可适当限制双上肢的活动，必要时给予约束。

(7) 如有鼻塞，应密切观察固位情况，防止鼻塞吸入鼻腔，误入气管。

(8) 患儿醒后 6 小时，可给予少量清水，若无呛咳、呕吐，可开始喂流食，指导患儿家属用汤匙或唇腭裂专用奶瓶喂食。

(9) 窒息　腭裂术后患儿的腭咽腔明显缩小，加上局部肿胀，使患儿的吞咽功能下降。所以患儿完全清醒后，可适当给予少量清水，观察半小时；若无异常，方可喂流食，速度不宜过快，指导患儿家属用汤匙或唇腭裂专用奶瓶喂饲。

(10)感染　极少见。术后应保持口腔清洁，鼓励患儿进食后多饮清水，以利于保持口腔卫生和创口清洁。

【健康指导】

(1) 指导患者及教会患儿家属进食方法，术后进流食、半流食，2～3 周后进软食。

(2) 告知患者及家属语音训练的重要性，术后 2 个月遵医嘱进行语音训练。

(3) 术后 3 个月建议患儿吹口琴、吹气球等，加强腭咽闭合功能。

(4) 定期复诊，不适随诊。

(九) 正颌外科手术

【护理评估】

(1) 颌面外科手术患者一般护理评估。

(2) 患者的心理状况。

【护理措施】

1. 术前护理

(1) 颌面外科手术患者术前一般护理。

(2) 必要时做好交叉配血试验、备血。

(3) 完成正颌外科手术所需要的各种模型记录。

(4) 术前完成正畸科所需的各项特殊治疗的准备工作。

2. 术后护理

(1) 颌面外科手术患者术后一般护理。

(2) 抬高床头 30°～40°，使患者取半卧位，减轻面部出血和肿胀。床旁备负压吸引装置。

(3) 密切监测患者的生命体征，注意呼吸情况，防止呼吸道梗阻，及时吸出口腔及鼻腔内的分泌物。床旁备钢丝剪。

(4) 观察术区有无出血倾向，术后 24 小时内可使用面部冰袋冷敷，防止术后水肿，减少术后伤口渗血。

(5) 遵医嘱合理使用抗生素，保持静脉通畅，预防术后感染。

(6) 根据患者情况，合理配备高营养、高蛋白的流质饮食。

(7) 保持口腔清洁，每日 2 次口腔冲洗或用漱口液漱口，预防感染。

(8) 鼓励患者下床活动或在床上活动，以利于恢复。

【健康指导】

(1) 告知手术前后的注意事项，如鼻饲、导尿等需取得患者及家属的积极配合。

(2) 了解患者的心理动态及对手术的期望值，做好患者的心理指导。

(3) 术后 1 月避免剧烈运动，避免面部外伤；如出现疼痛肿胀、创口出血等需要及时复查。

(4) 术后仍需要继续进行口腔正畸治疗的患者叮嘱复诊时间。

(十) 游离组织瓣(前臂瓣、腓骨瓣)移植修复术

【护理评估】

(1) 颌面外科手术患者一般护理评估。

(2) 评估患者局部手术区及供区皮肤完整性，有无感染、疖肿和皮疹。

【护理措施】

1. 术前护理

(1) 颌面外科手术患者术前一般护理。

（2）术前 1～2 日练习去枕平卧位，以适应术后卧床需要；练习床上排尿、排便，以防术后发生尿潴留、便秘。

（3）由于气管切开、口腔内舌体部分切除等原因，患者术后存在暂时性语言交流障碍，护士教会患者使用手势表达意愿。

（4）术前皮肤准备　备皮（供区备皮时，注意勿损伤皮肤），供区应禁止各种穿刺注射。

（5）心理护理　针对患者对手术风险的恐惧心理及担心术后卧位、生活不便等原因，耐心地向患者介绍疾病相关知识，说明术后制动的不适及重要性，提高患者术后适应能力和合作程度，以减轻其烦躁和恐惧心理。

2. 术后护理

（1）颌面外科手术患者术后一般护理。

（2）体位　应取平卧位，严格头部制动 5 天，前 3 天取去枕平卧位，避免血管蒂、组织瓣过度牵拉，以利于组织瓣的血液循环。血管条件较好的患者，可根据手术情况与医师沟通，在术后第一日垫枕或床头抬高 15°～30°。供区患肢垫枕抬高 15°～30°，以维持功能位、保证动脉血供及利于静脉回流。

（3）保持呼吸道通畅，观察患者口腔组织的肿胀程度、吞咽功能、痰液性质及痰量、痰鸣音。遵医嘱给予雾化吸入，每日两次，减轻呼吸道黏膜水肿，有利于痰液排出。

（4）因病情需要行气管切开术的患者，护士重点观察气管套管是否通畅、有无皮下气肿、有无低氧症状等。按需吸痰，及时清除口、鼻腔、气管内分泌物，防止引起呼吸困难。

（5）严密监测患者的生命体征，遵医嘱给予持续低流量吸氧。

（6）遵医嘱应用抗生素、补液，维持水及电解质平衡，维持有效循环血容量，防止感染。

（7）组织瓣观察

①手术当日每 30 分钟后观察并记录，术后 1～3 天每 1 小时观察并记录，术后 4～5 天每 2 小时观察并记录，术后第 6 天停止观察。

②组织瓣颜色：观察组织瓣颜色是判断血运是否正常的重要指标。正常时组织瓣颜色粉红，与供区皮肤颜色相一致，如组织瓣颜色变浅或变白、皮纹增加、肿胀不明显，则提示有动脉血供不足的可能；如组织瓣颜色变暗、发花、有瘀斑、皮纹消失、水肿明显，则提示有静脉回流障碍的可能。

③组织瓣温度：组织瓣的皮肤温度应稍低于邻近组织皮温，温度相差 0.5～2℃，可以对组织瓣表面覆盖棉垫或多层纱布进行保温；如组织瓣温度低于邻近正常组织，提示可能发生血液循环障碍，应加强观察。

④皮纹与组织瓣肿胀监测：正常组织瓣有皮纹皱褶、柔软或稍有水肿。如组织瓣塌陷皮纹增多，多提示动脉供血不足；如皮纹变浅或消失，组织瓣肿胀、质硬，张力增大或组织瓣伤口缝线处渗血，多提示静脉回流受阻；如静脉同时栓塞，肿胀程度多不发生变化。

⑤毛细血管充盈试验：用棉签轻压组织瓣，皮肤变白后移去棉签，皮肤颜色即转为粉红色，毛细血管正常充盈时间为 3 秒左右。如果毛细血管充盈时间缩短或延长，则可能出现动脉血管危象。

⑥针刺出血试验：对颜色发生改变的组织瓣，无法马上判断是否有血管危象时，可协助医生用针刺组织瓣方法判断移植组织瓣血供情况。组织瓣表面皮肤消毒后，用无菌针头刺入组织瓣深度约为 0.5cm，针头拔出后如见鲜红色血液渗出，提示动脉血供正常；若反复针刺后

不见血液渗出，说明可能存在动脉危象；如血液暗红且出现较快则提示有静脉栓塞的可能。

(8) 安全护理 术后皮肤的痛觉和温度觉在短期内都是缺失的，在此阶段要注意防止创伤特别是烫伤与冻伤。

(9) 加强基础护理 定期翻身按摩，预防压力性损伤的发生。

(10) 加强沟通 患者术后多存在语言交流障碍，护士应加强巡视，及时了解患者的需要及主诉，鼓励患者使用手势或提供纸、笔，方便患者沟通。

【健康指导】

1. 前臂瓣供区患肢功能训练

术后除拇指外四指握拳活动，减轻手部水肿。术后 2 周内拇指避免活动，以避免影响供区植皮的成活。

2. 腓骨瓣供区患肢功能训练

术后第 6 日起逐日完成床边双下肢下垂坐立，健侧下肢支撑身体，以患侧脚部轻踩地站立，扶床行走，拄拐行走等活动，5～10 分/次，4～5 次/日，直至患者可以完成独立行走。功能训练要循序渐进，训练后将患侧下肢抬高，促进静脉回流，减轻腿部伤口肿胀。

(十一) 上颌骨部分切除术

【护理评估】

颌面外科手术患者一般护理评估。

【护理措施】

1. 术前护理

(1) 颌面外科手术患者术前一般护理。

(2) 手术前 1 日做好术区皮肤准备及个人卫生清洁处理。根据手术情况做好腭护板。

(3) 指导患者进行口腔清洁，必要时进行口腔洁治术。

(4) 术前做好交叉配血，做好输血准备。

2. 术后护理

(1) 颌面外科手术患者术后一般护理常规。

(2) 严密观察生命体征的变化并记录。

(3) 保持呼吸道通畅，遵医嘱每日给予雾化吸入 2 次，稀释分泌物并及时吸出。

(4) 做好腭护板、斜面导板的固定及护理指导。

(5) 指导患者进高热量、高蛋白质、易消化食物。

(6) 指导患者使用漱口液漱口或口腔冲洗，每日 2 次，保持口腔清洁。

(7) 遵医嘱应用抗生素和补液，维持水及电解质平衡，预防感染发生。

【健康指导】

(1) 上颌骨切除术后使用腭护导板维持半年以上。

(2) 颌骨切除伤口初步愈合后，应早期进行功能训练(练习张口)，防止瘢痕挛缩，早期恢复语言和进食功能。

(3) 给予心理护理，鼓励患者正确对待手术后面部发生的改变，战胜心理障碍，保持心情愉快。

(4) 合理饮食，食用高营养、高维生素、易消化的流质、半流质饮食，少食多餐。

(5) 保持口腔清洁，进食后可用漱口水或清水漱口。

（十二）下颌骨节段性切除术

【护理评估】

颌面外科手术患者一般护理评估。

【护理措施】

1. 术前护理

（1）颌面外科手术患者术前一般护理。

（2）手术前1日做好术区皮肤准备及个人卫生清洁，根据手术情况做好斜面导板。

（3）指导患者进行口腔清洁，必要时进行口腔洁治术。

2. 术后护理

（1）颌面外科手术患者术后一般护理。

（2）严密监测患者的生命体征变化并记录。

（3）保持呼吸道通畅，及时吸出口、鼻腔分泌物；严密观察呼吸情况，如有舌后坠，应将舌牵出口外固定；颌间结扎患者床旁备钢丝剪。

（4）遵医嘱给予口腔冲洗每日两次，保持口腔清洁。

（5）气管切开患者按照气管切开护理常规进行护理。

（6）注意患者营养状况，指导患者进高热量、高蛋白质、温凉流食。鼻饲患者按照相应护理程序进行护理。

（7）超声雾化吸入每日2次，以减轻呼吸道黏膜水肿，稀释分泌物，有利于痰液排出。

（8）遵医嘱应用抗生素，给予补液，维持水及电解质平衡，预防感染发生。

【健康指导】

（1）下颌骨切除术后使用斜面导板维持半年以上，颌间结扎一般维持4～6周，以后更换使用斜面导板。

（2）颌骨切除伤口初步愈合后，应早期进行功能训练(练习张口)，防止瘢痕挛缩，早期恢复语言和进食功能。

（3）正确对待手术后面部发生的改变，战胜心理障碍，保持心情愉快。

（4）合理饮食，宜用高营养、高维生素、易消化的流质、半流质饮食。

（5）保持口腔清洁，进食后可用漱口液或清水漱口。

第十节 耳鼻咽喉头颈外科护理常规

一、一般护理

耳鼻咽喉头颈外科护理工作采用新技术、新业务等理论知识，结合延续护理、循证护理学，分析、总结疾病护理相关内容，包括围手术期动态评估、专科护理宣教、并发症观察及处理、个性化健康教育、出院指导等，建立完善的围手术期护理体系。现总结常见护理问题及相应护理对策，具体内容如下所述。

（一）评估疾病相关的护理问题

1. 疼痛

疼痛与创伤、外伤、炎症、肿瘤等有关。

（1）依据疼痛评价工具，评估患者疼痛的程度，包括疼痛的部位、性质、持续时间与强度，以及诱发疼痛或加重疼痛的因素。

（2）观察疼痛有无伴随症状，如疼痛部位有无红、肿、热及血液循环障碍等，发现异常及时联系医生。

（3）与患者建立良好的护患关系，尊重患者对疼痛的反应，以倾听、陪伴等方式提供情感上的支持。

（4）向患者讲解疼痛的原因、机制，介绍减轻疼痛的方法，有助于减轻患者焦虑、恐惧等负性情绪，使其缓解疼痛压力。

（5）告知患者可通过自我调节或情境暗示来分散注意力，可采用听音乐、与家人交流、深呼吸、放松按摩等方法。

（6）指导患者物理止痛方法　局部可冷敷化学冰袋、进食冷流食等。

（7）尽可能满足患者对舒适的需求，如帮助患者变换体位、减少压迫及牵拉，做好各项清洁卫生护理；保持室内安静、整洁；夜间护理操作集中进行，减少对患者的干扰。

（8）遵医嘱给予患者使用止痛药缓解疼痛，观察用药后疗效。

2. 体温过高

体温过高与手术创伤、感染等有关。

（1）评估患者体温变化范围及体温升高的原因。

（2）告知患者术后 3 日内体温偏高（37～38℃）与手术后吸收热有关。

（3）关注患者体温变化，每日监测体温 4 次，若高于 38℃则每隔 4 小时测量体温，遵医嘱监测患者化验的报告值，如白细胞、电解质等。

（4）若体温≥38.5℃，给予患者 30%～50%的酒精进行擦拭（小儿患者给予温水擦拭）或给予化学冰袋冷敷物理降温，并遵医嘱给予药物降温治疗，30 分钟后复测体温，并做好记录。

（5）关注患者饮水量、食物摄入量、尿量及体重的变化。向患者讲解摄入充足液体的重要性，鼓励患者适当多饮水；鼓励患者增加液体与热量的摄入，以维持新陈代谢。

（6）嘱患者保持口腔清洁，每日使用漱口水漱口 4～5 次，减少口腔感染的机会。

（7）为患者及时更换被汗液浸湿的衣服和床单位，避免受凉。

（8）嘱患者适当休息，减少活动量，有出汗、头晕、虚脱等症状时应加强患者安全管理。

3. 清理呼吸道无效

清理呼吸道无效与痰液黏稠、咳嗽无力等有关。

（1）保持室内空气清新，每日开窗通风两次，每次 15～20 分钟，并注意保暖；保持室内温度 18～22℃，湿度 50%～60%。

（2）行气管切开的患者，评估患者痰液黏稠程度，做好气道管理，每日用 0.45%的氯化钠溶液点滴套管数次，痰液过于黏稠者，可遵医嘱给予雾化吸入，湿纱布覆盖套管口，保持套管内湿度。

（3）指导患者有效咳痰，排痰前协助患者翻身、拍背，拍背时由下向上，由外向内。

（4）咳嗽无效时，给予患者吸痰，吸痰前嘱患者深呼吸，吸痰时遵守无菌操作，避免吸痰时间过长，引起低氧血症。

4. 睡眠型态紊乱

睡眠型态紊乱与环境改变、术后呼吸不畅、疼痛等有关。

(1) 评估患者睡眠紊乱的原因、程度及以往睡眠习惯。

(2) 为患者创造良好的睡眠环境，病室安静、整洁，空气清新，避免强光刺激。

(3) 了解患者病情，采取有效措施，减轻疾病引起的不适，减少影响睡眠的不良因素。

(4) 尽量建立与以前类似的比较规律的活动和休息时间表。

(5) 加强宣教，嘱患者睡前避免做剧烈运动；勿饮用咖啡、茶等兴奋性饮料；限制晚饭后饮水量，睡前排尿。

(6) 指导患者睡前诱导睡眠　可听轻音乐、温水泡脚、全身放松等。

(7) 必要时遵医嘱给予促睡眠药物，并评价效果。

5. 部分生活自理能力缺陷

部分生活自理能力缺陷与患者术后卧床、静脉输液时等有关。

(1) 评估患者的自理程度及缺陷的原因、程度等。

(2) 与患者沟通，了解患者的基本生活需求，提供合理帮助。对如厕缺陷患者，及时向患者提供便器，必要时协助患者更换衣物；对鼻饲饮食者，每日遵医嘱给予鼻饲营养液、奶间喂水、蔬菜汁等；对卫生自理缺陷者，协助患者漱口、洗脸、刮胡须等，必要时给予患者口腔护理。

(3) 关注患者安全　使用床档、扶手等，避免患者跌倒、坠床；提供充足的照明度，保持环境明亮；保持地面干燥、干净、不能有水渍、杂物；为患者提供轻便合身的病号服，避免提供宽松肥大的衣服。

(4) 加强巡视病房，观察患者的生命体征及输液情况，随时询问患者需要。

(5) 告知患者呼叫器的使用方法，放于易触及的地方，并及时应答。

(6) 提供患者有关疾病、治疗及预后的正确信息，恢复期鼓励患者独立完成生活自理活动，以增进其自我照顾的能力和信心。

6. 特定的知识缺乏

特定的知识缺乏与不了解疾病相关知识有关。

(1) 评估患者的文化程度、知识缺乏的程度及接受理解能力。

(2) 建立良好的护患关系，尊重和允许患者提问。

(3) 使用各种方法向患者提供信息，如解释、讨论、书面材料等。用通俗易懂的语言告知患者疾病围手术期相关健康宣教及指导、注意事项等。

(4) 对于全喉切除及部分喉切除患者，告知其出院后自我护理方法，需有家属陪同，便于保持信息的准确性及连续性。

7. 营养失调(低于机体需要)

营养失调(低于机体需要)与鼾症、扁桃体切除等术后机体摄入不足，癌症晚期机体消耗过多等有关。

(1) 评估患者的营养状况及缺乏营养的原因。

(2) 了解患者饮食习惯，根据患者病情，遵医嘱给予合理饮食结构。

(3) 监测患者的出入量，作为供给食物的依据。

(4) 鼓励患者适当活动，以增加营养物质的代谢，增加食欲。

(5) 向患者讲解合理均衡营养对疾病恢复的重要性，取得患者配合。

8. 自我形象紊乱

自我形象紊乱与气管切开术后、耳畸形、鼻部塌陷、鼻侧切术后、上颌骨切除术后等所致的外形改变有关。

(1) 评估患者自我形象改变的程度以及对患者的影响程度。

(2) 以尊重和关心的态度与患者多交谈，鼓励患者以各种方式表达外形改变所致的心理感受。接受、理解患者的焦虑、失落情绪，使患者在表达感受的同时获得情感上的支持。

(3) 提高患者适应能力，事先告知疾病的相关知识，交待清楚注意事项，治疗后及出院后给予必要的生活指导，帮助患者及家属正确认识疾病所致的形体外观改变，提高对形体改变的认识和适应能力。

(4) 鼓励患者正视自身的改变，重新设计自我形象及生活方式。对于气管切开患者，术前要与患者沟通，使其做好心理准备，术后住院期间颈部可覆盖单层纱布，出院后可穿着高领上衣遮盖；耳畸形患者可戴帽子装饰；面部有改变的患者，可佩戴口罩。

(5) 评估患者心理状态，对有举止异常或有自杀倾向的患者，加强巡视，防止意外发生。

9. 便秘

便秘与术后卧床、活动量减少、鼻饲饮食等有关。

(1) 评估患者排便情况及便秘的原因。

(2) 观察患者排便的状况及伴随症状，如下腹饱胀感等。

(3) 为患者提供隐蔽的排便环境。

(4) 指导患者促进排便的方法

①指导患者于腹部进行顺时针方向轻轻按摩，每日 2 次，每次 15～20 分钟，以刺激肠蠕动，帮助排便。

②鼓励患者适当下床活动。

③嘱患者每日晨起空腹喝 1 杯温白开水或蜂蜜水，增加饮水量，每日至少 2000ml。

④鼓励患者多进高纤维素食物，如芹菜、韭菜、香蕉等。

(5) 必要时遵医嘱给予患者使用开塞露或口服麻仁润肠剂，并观察使用效果；对于老年患者或有心脏病史患者，使用开塞露后，注意观察患者有无不适。

(6) 记录患者排便的次数、颜色和性状。

(7) 嘱患者出院后安排好工作、休息时间，避免有便意识时抑制排便，养成定时排便的习惯。

10. 言语沟通障碍

言语沟通障碍与耳聋、全喉切除和气管切开手术有关。

(1) 评估患者沟通能力及影响沟通的因素。

(2) 事先告知疾病的相关知识，交待清楚注意事项。全喉切除者，做好其心理护理，使患者接受不能用喉发音的事实，并告知患者半年后可练习经食管发音与人交流，增强患者信心。

(3) 术前与患者建立新的沟通方式，为患者准备纸、笔、写字板等，以便患者使用书写的方式进行交流。

(4) 对于不识字的患者或语言不通者，可鼓励家属陪伴，借助家属做翻译。

（5）注意沟通技巧，不可在其面前说其不能说话，以免挫伤其自尊心。

（6）与患者交流时要有耐心，说话时要注视患者，说话应慢且清楚，重复关键词，必要时用手势。

11. 吞咽障碍

吞咽障碍与咽喉部肿瘤、部分或全喉切除术后等疾病有关。

（1）评估患者吞咽障碍的原因及吞咽能力。

（2）告知患者部分喉或全喉切除后，开始经口进食时都会出现呛咳，鼓励患者加强锻炼，才能保证进食顺利进行。

（3）指导部分喉、全喉切除患者经口进食的正确方法

①进食体位：一般取半坐卧位，头偏向健侧，有助于吞咽，也可取患者自感误咽少、舒适的体位。

②全喉切除患者先从饮水开始，如无异常可逐渐练习软食；部分喉切除患者按照"固体团状软食–半流质–流质–普食"的顺序经口进食。

③嘱患者进食速度应缓慢，小口慢咽，少食多餐，勿急于进食，避免辛辣刺激性食物。

④嘱患者进食要集中精力，不可讲话。

（4）备好负压吸引装置，患者练习经口进食前，给予患者吸痰；患者进食时出现呛咳或误吸，应嘱其立即停止进食，并及时吸出分泌物，预防发生肺部感染。

（5）患者进食应循序渐进，不能完全替代每日入量；练习期间，仍由鼻饲管补充流质饮食，保证每日所需营养及水分。

（二）心理护理

常见于鼻出血、窒息、外观改变等疾病对患者的影响及肿瘤患者担心预后等。

（1）评估患者的焦虑、抑郁、恐惧的程度及原因。

（2）主动与患者沟通，耐心倾听患者的表述，理解和接受患者的感受，同时鼓励患者积极面对疾病和生活，建立良好的护患关系。

（3）用通俗易懂的语言，简明扼要地向患者讲解疾病的相关知识、治疗效果、术后注意事项，说话语速要慢，语调要平静，耐心解答患者提出的问题。

（4）勤巡视病房，为喉癌术后患者吸痰、鼻饲、换药、拍背等操作时要轻柔、准确，增加患者安全感。

（5）鼓励患者与相同疾病的患者多沟通，增强战胜疾病的信心。

（6）告知家属给予患者精神上的鼓励、支持和安慰。

（三）潜在并发症的护理

1. 有感染的危险

与鼻及鼻窦引流不畅、外伤、异物、肿瘤、手术创伤等有关。

（1）评估患者的生命体征和现有危险因素，如外伤、手术创伤、气管切开术等。

（2）监测患者有无潜在感染的迹象　①新入院或术后 3 日内，每日监测患者体温 4 次；②观察局部伤口有无红、肿、热等症状；③倾听患者有无伤口异常疼痛的主诉。

（3）给予患者输液、更换敷料、伤口护理、气管切开套管清洗消毒护理、鼻导管护理时严格执行无菌操作技术。

（4）患者留置负压引流时，保持引流瓶的位置低于伤口位置，防止逆行感染。

(5) 对患者进行保护性隔离，限制探视人数，严格限制任何有感染的人员探视。

(6) 遵医嘱给予抗生素，注意观察用药疗效和不良反应。

(7) 嘱患者保持口腔清洁，每日用漱口水漱口 4～5 次。

(8) 保持室内空气清新，每日开窗通风两次，每次 15～30 分钟。

(9) 嘱患者进高热量、高蛋白、高维生素、易消化饮食，提高患者抵抗力。

2. 有出血的危险

与手术创伤、术后继发性出血等有关。

(1) 评估患者出血原因、出血部位、生命体征及相关的血液检查。

(2) 止血包、负压吸引装置、血压计(心电监护)、止血药物等处于备用状态。

(3) 定时巡视病房，密切观察伤口渗血情况　①行耳部手术的患者，注意观察耳部敷料的渗血情况；②行鼻内窥镜手术的患者，观察鼻腔及口腔内分泌物的颜色、性质和量；③行咽喉部手术患者，嘱其将口腔内分泌物吐出，便于观察出血的程度；④行气管切开的患者，注意观察套管内分泌物和负压吸引的引流液的颜色、性质和量；⑤行甲状腺手术患者，观察其短时间内有无出现进行性呼吸困难、烦躁、发绀，甚至窒息，颈部肿胀，并伴有切口渗出大量鲜血等。

(4) 夜间加强巡视病房，观察患者有无频繁的吞咽动作；如有异常，及时告知患者将口腔内分泌物吐出。

(5) 若有大量出血，嘱患者取半卧位，勿紧张，立即报告医生，快速测量生命体征，建立静脉通路，准备紧急抢救，遵医嘱给予止血药物及氧气，必要时遵医嘱输血。

(6) 嘱患者术后 24 小时内适当休息，避免剧烈活动。

(7) 嘱患者避免引起出血的行为　行咽喉部手术患者，嘱其勿用力咳嗽；扁桃体切除术后患者，应严格按照要求进食；鼻内窥镜术后患者，勿用力擤鼻涕、打喷嚏。

(8) 为患者及时更换有血渍的衣服和床单位。

3. 有窒息的危险

与喉部炎症、外伤、肿瘤、异物和手术创伤及气管切开术后等有关。

(1) 评估可能引起窒息的因素，如喉头水肿、痰液黏稠、吸入异物、肿瘤压迫等。

(2) 为患者提供安静的环境，保持开窗通风。

(3) 病区备好舌钳、开口器、牙垫、吸氧装置、负压吸引器、气管切开包等抢救设备。

(4) 严密观察患者呼吸的频率、节律、深浅度，痰液的颜色及黏稠度，有无面色发绀、大汗、喉鸣音、呼吸困难等症状；如有异常，即刻报告医生，并协助给予处理。

(5) 患者全麻术后 2～4 小时去枕平卧，头偏向一侧；术后 4 小时禁食、水，防止吸入性或异物阻塞呼吸道引起窒息。

(6) 行气管切开患者，做好气道管理，每日用 0.45% 的氯化钠溶液点滴套管数次。痰液过于黏稠者，可遵医嘱给予雾化吸入，湿纱布覆盖套管口，保持套管内湿度，同时防止异物吸入。颈部佩戴套管期间，嘱其夜间睡眠时勿将被子覆盖于套管口。

(7) 嘱患者保持口腔清洁，预防感染，避免加重呼吸困难症状。

4. 有尿潴留的危险

与全麻术后、既往有前列腺增生病史、老年男性患者有关。

(1) 评估患者尿潴留的原因、下腹部膀胱区充盈情况及排尿的量和次数。

（2）倾听患者主诉，给予患者心理疏导，消除其紧张情绪。

（3）为患者提供隐蔽的排尿环境。

（4）指导患者利于排尿的方法　①在病情允许范围内，协助患者采取适当的排尿体位；②鼓励患者适当饮水，但不能一次性摄入过多水分，防止诱发或加重尿潴留，但也不能因为尿潴留而限制饮水，否则可能加重尿路感染、尿路结石等并发症；③嘱患者可通过听流水声、刺激肛门及股内侧、轻叩下腹部靠会阴处、热敷下腹部等方法诱导排尿；④以上方法均无效时，立即报告医生，给予患者导尿，以免膀胱极度膨胀后成为无张力膀胱。

（5）给予患者导尿时，注意控制尿液放出的速度，第一次放出尿液不得超过 1000ml，避免一次性放出大量尿液后出现冷汗、面色苍白、低血压、膀胱出血等表现。

（6）留置导尿管患者，加强导尿管的护理，防止泌尿系感染。

（7）必要时遵医嘱给予药物治疗，注意观察用药效果及不良反应。

5. 有皮肤完整性受损的危险

与长期卧床、手术时间长等有关。

（1）应用压疮危险因素评估量表评估患者皮肤情况。

（2）对长期卧床患者，协助患者轴位翻身，每 2 小时一次，避免着力点部位长期受压。

（3）出现压疮风险较大的部位时，使用减压贴。

（4）保持床单位整洁、干燥、平整；患者衣物有汗液时，及时更换衣物，保持皮肤干燥。

（5）加强患者营养，提高机体抵抗力。

二、耳科手术一般护理

【护理评估】

1. 术前评估

（1）评估患者耳部情况，包括听力、耳鸣、流脓、头晕、头痛、耳部畸形等症状。

（2）评估患者既往病史、用药史、外伤史、家族史及术前检查结果等。

（3）评估患者安全情况，评估患者既往有无头晕、跌倒史，以及年龄、听力和自理能力。

（4）疾病认知　了解患者及家属对疾病和手术的认知程度。

（5）了解患者饮食、睡眠及大小便情况。

（6）心理状况　了解患者和家属的心理状态。

2. 术后评估

（1）手术交接　患者安返病房后，应与麻醉护士严格交班并记录。了解患者麻醉方式、术中病情变化、生命体征、出血量、意识恢复状态及皮肤完整性。

（2）病情评估　评估患者生命体征、意识、呼吸道通畅情况，有无伤口疼痛、渗血及渗液情况。

（3）并发症观察　评估患者有无面瘫、眩晕、出血、感染、颅内并发症等。

【护理措施】

1. 术前护理

（1）术前检查

①常规检查：血、尿常规，生化全项，凝血六项，免疫八项，心电图及胸部 X 片（60

岁以上患者检查超声心动、B超等)。

②专科检查：听力学检查及中耳共振、面肌电图、颞骨CT、MRI等。

（2）术前准备

①呼吸道准备：嘱患者注意保暖，预防上呼吸道感染。

②胃肠道准备：术前禁食、水6～8小时，防止全身麻醉所导致的吸入性肺炎、窒息等。

③过敏试验：询问过敏史、饮酒史，遵医嘱行抗生素皮肤过敏试验，记录结果。阳性结果者，应做好标识，告知患者，并及时通知医生。

④皮肤准备：术前一日遵医嘱为患者备皮，常规备皮范围为术侧耳周四指，特殊需要时备全头，耳道植皮者首选左侧大腿皮肤，范围上起腹股沟，下至膝关节。

⑤个人卫生：保持口腔清洁，术前1日给予漱口水漱口、沐浴、剪指（趾）甲，保持全身清洁，男性患者剃净胡须，女性患者勿化妆，及时清除指甲油。

⑥睡眠：创造良好环境，保证充足睡眠，必要时遵医嘱于术前晚口服镇静剂。

⑦术晨准备：术晨嘱患者取下义齿、眼镜、角膜接触镜及其他饰品，入手术室前排空大小便，遵医嘱术前用药，并将病历、术中用药等带入手术室，检查患者腕带信息是否清楚、准确，以便进行患者身份识别，备好麻醉床、输液架、血压计、听诊器、污物袋等。

（3）心理护理　了解患者心理状态，给予心理支持。

2. 术后护理

（1）体位护理　全麻术后回病房2～4小时内，取去枕平卧位，头偏向一侧，患耳朝上，保持呼吸道通畅，以免呕吐物误吸入呼吸道发生窒息，4小时后常规给予自由体位。

（2）伤口观察　观察耳部敷料包扎是否牢固、清洁、干燥，并注意观察有无渗血。

（3）疼痛护理　应用疼痛评估量表评估患者疼痛程度，告知患者术后头部轻微疼痛或耳部胀痛属于正常现象，必要时遵医嘱用药。

（4）口腔护理　保持口腔清洁，预防口腔感染。

（5）基础护理　关注患者需求，随时询问，积极提供相应的帮助，并按等级护理要求及专科特点完成患者的基础护理。

（6）心理护理　倾听患者主诉，了解其心理状态，针对存在的心理问题及时给予解释和帮助。

（7）并发症观察与护理

①周围性面瘫：术后让患者做抬眉、龇牙、闭眼动作，观察患者有无口角歪斜、眼睑闭合不全，发现异常通知医生，遵医嘱给予改善微循环及营养神经等药物治疗，并进行眼部保护，给予滴眼液、涂抗生素眼药膏、睡眠时加盖眼罩等护理措施。

②眩晕：询问患者有无眩晕、头痛，有无感到物体旋转等症状。如出现眩晕可适当延长卧床时间，减少下床活动，活动时必须有护士或家属陪伴，防止患者跌倒，遵医嘱给予止晕药物。

③出血：术后密切观察患者耳部敷料情况，当耳部敷料渗血面积持续扩大且为新鲜渗血时，提示可能有出血，给予患者半卧位，并立即通知医生处理。

④感染：监测患者体温变化，若体温升至38.5℃，或患者主诉伤口突然异常疼痛，或切口周围皮肤出现红肿或渗出，应及时通知医生予以处理。

⑤颅内并发症：包括颅内血肿、脑脊液耳漏或鼻漏、脑膜膨出及脑实质损伤等。严密

观察患者有无脑膜刺激征、颅内压增高症、体温变化、耳部及鼻腔渗出物性状，观察患者意识，瞳孔是否等大、等圆，对光反射是否存在，如有异常及时通知医生，做相应化验，如脑脊液糖定量、CT、MRI。

【健康指导】

1. 用药指导

遵医嘱使用抗炎、改善循环、抗水肿、营养神经及黏膜促排剂等。告知患者药物名称、作用、使用方法和时间及遵医嘱用药的重要性。

2. 耳部护理

保持外耳道清洁干燥，耳道内填塞物禁止自行取出，禁止擤鼻、打喷嚏，必要时张口呼吸，以免影响鼓膜成活，避免挤压、碰撞耳部，改掉挖耳的不良习惯。

3. 饮食指导

根据患者身体状况，个性化、有针对性地指导进食，以清淡、易消化软食为主，保证维生素、蛋白质、纤维素的摄入量，以增强抵抗力，促进伤口愈合，避免进食硬、酸、辣及刺激性饮食。

4. 安全指导

全麻术后观察患者有无乏力、头晕等症状，指导其首次下床时应逐渐下床活动，防止摔倒。患者如出现胸闷、头晕、心慌等不适症状时应及时按呼叫器通知医务人员；老年人活动时应避免地面湿滑，防止摔倒，患儿注意不要随处跑动，以免撞伤。

5. 出院指导

(1) 耳部护理　耳道内填塞物不要自行取出，避免上呼吸道感染，嘱患者注意保暖，禁止擤鼻、打喷嚏，必要时张口呼吸，以免影响鼓膜成活，避免挤压、碰撞耳部，改掉挖耳的不良习惯。

(2) 治疗指导　遵医嘱按时服用抗炎、促分泌物排出药物等，告知其药物名称、方法和药物副作用，并告知患者遵医嘱使用药物的重要性；门诊复查换药时携带滴耳剂。

(3) 禁忌项目　患者半年内禁止游泳，鼓膜及中耳、内耳手术患者半年内避免乘坐飞机。听骨链重建患者应避免剧烈运动。

(4) 复查　出院一周后到门诊复查，以后根据恢复情况由医生告知复查时间，以便医生了解中耳恢复情况，并及时对术腔进行处置。如出现听力下降、耳痛、耳部流脓、面瘫等症状，应及时就诊。

(5) 饮食　恢复期应禁烟、酒及辛辣刺激性食物，选择含有丰富维生素、蛋白质饮食，如新鲜水果、蔬菜、鱼、瘦肉，以增强机体抵抗力，促进疾病康复。

(6) 环境　安静、舒适，保持温、湿度适宜，注意通风，保持室内空气清新。

(7) 心理　保持良好的心理状态，有利于疾病康复。

三、慢性化脓性中耳炎围手术期护理

【护理评估】

1. 术前评估

(1) 评估患者耳部情况，包括听力、耳鸣、流脓或流水、头晕、头痛等症状。

(2) 评估患者既往病史、用药史、外伤史、家族史及术前检查结果等。

（3）评估患者安全，患者既往有无头晕、跌倒史，以及年龄、听力和自理能力。

（4）疾病认知　了解患者及家属对疾病和手术的认知程度。

（5）了解患者饮食、睡眠及大小便情况。

（6）心理状况　了解患者和家属的心理状态。

2. 术后评估

（1）手术交接　患者安返病房后，应与麻醉护士严格交班并记录。了解患者麻醉方式、术中病情变化、生命体征、出血量、意识恢复状态及皮肤完整性。

（2）病情评估　评估患者生命体征、意识、呼吸道通畅情况，有无伤口疼痛、渗血及渗液情况。

（3）并发症观察　评估患者有无面瘫、眩晕、出血、感染、颅内并发症等。

（4）评估卧床患者有无排便困难。

【护理措施】

1. 术前护理

（1）参见耳部手术一般护理常规术前护理。

（2）排便训练　嘱患者练习床上排便，防止术后卧床期间出现排便困难。

2. 术后护理

（1）参见耳部手术一般护理常规术后护理。

（2）伤口观察与护理　观察耳部敷料松紧度、固定情况及有无渗血。如有少量陈旧性渗血，嘱患者勿紧张；如为新鲜渗血且面积进行性扩大，应立即通知医生处理。

（3）基础护理　定时巡视病房，保持床单位清洁，根据护理等级及专科特点给予患者相应护理措施。

（4）并发症观察与护理

①周围性面瘫：术后嘱患者做抬眉、龇牙、闭眼等动作，观察患者有无口角歪斜、眼睑闭合不全，发现异常及时通知医生，并遵医嘱用药，周围性面瘫者做好患者眼部护理，给予滴眼液、涂抗生素眼药膏、睡眠时佩戴眼罩覆盖等护理措施；注意饮食温度，防止烫伤，每次进食后漱口，以防食物残留发生口腔炎。

②眩晕：询问患者有无眩晕、自觉物体旋转或平衡失调等症状。如出现上述症状，及时通知医生，遵医嘱使用止晕药物，同时嘱患者卧床休息，减少活动；如需活动，由护士或家属陪伴，防止患者跌倒。

③伤口感染：严密监测患者体温变化，观察伤口敷料有无渗液，如有渗液，观察渗出物的颜色、性质和渗出面积，观察耳部有无异常疼痛、流水等症状，有异常及时通知医生，并配合处理。

④颅内并发症：包括颅内血肿、脑脊液耳漏或鼻漏、脑膜膨出及脑实质损伤等。护士应严密观察患者的意识情况，双侧瞳孔是否等大、等圆，对光反射是否存在。患者有无脑膜刺激征、颅内压增高的表现，以及耳部、鼻腔渗出物的性状等。如有异常及时通知医生，并协助处理。

【健康指导】

1. 体位指导

（1）告知患者全麻术后回病房2～4小时内，取去枕平卧位，头偏向一侧，患耳朝上。

(2) 无需绝对卧床者，清醒后取自由体位；卧床患者，头部避免加速活动，防止植入体移位。

2. 活动指导

(1) 对卧床患者，协助其床上翻身，避免发生压疮。

(2) 告知患者头部避免加速活动，以免听骨移位，影响术后听力效果。

(3) 起床初期，给予患者半卧位休息，可适当床旁活动，无头晕等不适后，可于病区内活动。

3. 安全指导

全麻术后观察患者有无乏力、头晕等症状。首次下床时，应指导其行渐进活动，防止虚脱摔倒，并教会患者使用床旁呼叫系统。老年人活动时应注意地面是否湿滑，防止摔倒；患儿注意不要随处跑动，以免撞伤。

4. 出院指导

(1) 参见耳科手术一般护理常规出院指导。

(2) 听小骨植入的患者，3个月内避免头部剧烈活动；禁擤鼻、打喷嚏，必要时张口呼吸，以免影响鼓膜成活及气流导致未长好的听骨链脱位。

四、人工耳蜗植入术围手术期护理

【护理评估】

1. 术前评估

(1) 评估患者耳部情况，包括听力损伤程度、发病时间等。

(2) 了解患者语言能力。

(3) 了解患者饮食及大、小便情况。

(4) 了解患者现病史、既往病史、用药史、外伤史、家族史及术前检查结果等。

(5) 评估患者是否存在安全问题及患者年龄、自理能力，小儿患者预防跌倒、坠床。

2. 术后评估

(1) 评估患者的生命体征、呼吸道通畅情况。

(2) 评估有无伤口疼痛、渗血及渗液情况。

(3) 评估患者有无感染、头皮水肿或血肿、面瘫、皮瓣坏死、脑脊液耳漏等并发症发生。

3. 疾病认知、心理状况及社会支持

(1) 评估患者及家属对人工耳蜗植入手术的认知程度及心理状况，介绍疾病知识，消除其焦虑。

(2) 评估患者的社会支持情况，包括亲属支持及经济状况等。

【护理措施】

1. 术前护理

(1) 参见耳部手术一般护理常规术前护理。

(2) 专科检查 纯音测听、小儿行为测听、听觉脑干诱发电位、畸变耳声发射、助听听阈、40Hz 相关电位、前庭功能检查及颞骨 CT、MRI 等。

(3) 皮肤准备 术前一日遵医嘱为患者备全头。

(4) 心理护理 介绍人工耳蜗相关知识，使患者和(或)家属建立适宜的期望值，并强调术后听力、语言康复训练的重要性和长期性，做好患者和(或)家属的心理护理。

（5）安全护理 小儿患者留家属陪住，防止患者跌倒坠床，勿食坚果类食品，远离热水瓶，活动时需家属陪伴；成人患者可用书写、唇语、肢体语言等方式与其交流，保证其安全。

2. 术后护理

（1）参见耳部手术一般护理常规术后护理。

（2）体位护理 为防止患者埋植部件移位，嘱患者头部勿剧烈活动；患儿哭闹时，家属可水平抱起患儿。

（3）小儿安全管理 生活上协助家长，避免患儿打逗，以防电极移位；患儿年龄小，血管细，妥善固定留置针，减少穿刺次数。

（4）并发症观察与护理

①伤口感染：观察患者耳部敷料渗血、渗液情况，并关注患者体温变化，有异常及时通知医生。

②头皮水肿、血肿：观察患者头皮有无肿胀，少量皮下血肿可自行吸收，无需特殊处理，较大血肿可行血肿穿刺抽吸，并加压包扎，防止进一步发展，造成皮瓣坏死。

③面神经损伤及麻痹/面瘫：术后嘱患者做龇牙、闭眼等动作。观察患者有无口角歪斜、眼睑闭合不全。如有面瘫，做好患者眼部护理，给予滴眼液、涂抗生素眼药膏、睡眠时佩戴眼罩覆盖等护理措施，注意饮食温度，防止烫伤。

④皮瓣坏死：密切观察伤口敷料渗血及皮瓣情况。患者出现头部血肿，会进一步发展为皮瓣坏死，如有渗血应及时通知医生，保持耳部伤口敷料清洁、干燥。拆线时观察皮瓣的颜色、质地、温度及周围有无渗出。

⑤脑脊液耳漏：观察患者耳部敷料有无淡黄色液体渗出。及时通知医生，必要时进行脑脊液常规检查，卧床期间保持患者床头抬高 30°，严禁打喷嚏、剧烈咳嗽、擤鼻、过度低头或用力排便等。遵医嘱给予降颅压及抗感染治疗，输入甘露醇期间定期监测离子全项，防止水及电解质平衡紊乱。一般 2 周可自行痊愈，严重者可行脑脊液耳漏修补术。

（5）小儿哭闹的护理 小儿患者因其不能表述不舒服症状，多通过哭闹等表现，临床护理时不可忽视小儿哭闹的情况，应分析原因及时处理。

【健康指导】

1. 用药指导

遵医嘱使用抗生素、抗水肿等药物，告知患者药物名称、作用、使用时间及用法。

2. 饮食指导

术后给予患者软食，避免过酸、过硬及刺激性强的食物。患者需加强营养，保证维生素、蛋白质、纤维素摄入，以增强抵抗力，利于伤口愈合；多饮水，保持大便通畅，防止引起颅内压增高。注意饮食温度，以防烫伤。

3. 体位指导

告知患者勿磕碰头部，避免用力摇头，防止电极移位。

4. 出院指导

（1）参见耳科手术一般护理常规出院指导。

（2）术后随访 术后 4 周开机，由听力师配备外部装置，开启言语处理器，调试言语处理程序，开机后第一个月来院，调机并反馈语言训练进展，每周 1 次；第二个月，每 2 周 1

次；第三至五个月，每月 1 次；以后每半年调试 1 次，最终每年调试 1 次。语前聋患者，开机时第一次感受到明确的声刺激，易表现惊恐状态，应对患儿进行安抚，以便调机顺利进行。

（3）人工耳蜗内植部件保护　嘱家属保护患者手术区的皮肤，避免手术部位剧烈撞击或挤压、头部剧烈活动等，防止内植部件移位。

（4）人工耳蜗外植部件保养　对于外植部件，注意保持清洁，避免潮湿和淋雨，远离高电压、强磁场，防止静电及粗暴操作等外力损坏，人工耳蜗电池应及时更换。

（5）预防感染　保持术区清洁，患者应勤剪指甲，勤洗手，勿用力抓挠手术区域，防止感染；如伤口红肿、流脓，及时就诊，以免耽误病情。

五、先天性耳前瘘管围手术期护理

【护理评估】

1. 术前评估

（1）评估患者瘘孔的部位、大小，局部有无红肿、疼痛及脓液的颜色、气味、性质等，是否处于感染期，有无反复感染。

（2）了解患者饮食、睡眠及大小便情况。

（3）了解患者现病史、既往病史、用药史、外伤史、家族史及术前检查结果等。

2. 术后评估

（1）评估患者的生命体征、呼吸道通畅情况。

（2）评估患者伤口疼痛、渗血及渗液情况。

（3）评估有无感染等。

3. 疾病认知、心理状况及社会支持

（1）评估患者对耳前瘘管切除术的认知程度及心理状况，介绍疾病相关知识，消除其焦虑。

（2）评估患者的社会支持情况，包括亲属支持及经济状况等。

【护理措施】

1. 术前护理

（1）参见耳科手术一般护理常规术前护理。

（2）皮肤准备　术前一日遵医嘱为患者备皮，备皮范围为术侧耳后三指。

（3）心理护理　与患者沟通交流，解释瘘管形成的原因及特点，并告知其术后复发情况很少，消除患者紧张情绪。

2. 术后护理

（1）参见耳科手术一般护理常规术后护理。

（2）感染的观察与护理　观察患者伤口敷料有无渗出，有无耳部异常疼痛、流水症状等，并严密监测患者体温，发现异常及时通知医生，减少家属探视，避免交叉感染。

【健康指导】

1. 用药指导

遵医嘱给予抗生素、抗水肿、改善循环的药物进行治疗，告知患者药物名称、作用、注意事项及不良反应。

2．饮食指导

（1）术后给予患者普通软食，嘱其勿食过硬及刺激性强的食物，避免过度咀嚼牵拉伤口，影响伤口愈合。

（2）同时保证高热量、高蛋白、高维生素、易消化食物的摄入量，以增强抵抗力，利于伤口愈合。

3．出院指导

（1）参见耳科手术一般护理常规出院指导。

（2）避免搔抓伤口，洗脸时避免伤口敷料被水浸湿，以防感染。

六、全耳廓再造术围手术期护理

【护理评估】

1．术前评估

（1）评估患者耳部情况，包括听力、耳部畸形等。

（2）了解患者饮食、睡眠及大小便情况。

（3）了解患者现病史、既往病史、用药史、外伤史、家族史及术前检查结果等。

2．术后评估

（1）评估患者的生命体征、呼吸道通畅情况。

（2）评估伤口敷料包扎、胸带固定及渗血、渗液情况。

（3）评估患者有无伤口疼痛、气胸或血胸、出血、感染等。

（4）Ⅰ期全耳廓再造术后患者，评估耳部负压引流装置的位置、固定情况、通畅情况及引流液的颜色、性质、量。

3．疾病认知、心理状况及社会支持

（1）评估患者对全耳廓再造手术的认知程度及心理状况。

（2）评估患者的社会支持情况，包括亲属支持及经济状况等。

【护理措施】

1．术前护理

（1）参见耳科手术一般护理常规术前护理。

（2）术前准备

①皮肤准备：术前一日备全头及胸部、腿部。备皮范围：右胸廓：上至锁骨，下至髂前上棘连线水平，左起对侧腋前线至右侧腋中线；左腿部（Ⅰ期患者需准备）：左腿内侧，上至腹股沟，下至膝关节。

②物品准备：备胸带一副，术日晨带入手术室。

（3）心理护理　患者大多为儿童及青少年，表现为不同程度的孤僻、内向、自卑、胆小、情绪低落、低头不语、不愿与他人交流。要耐心与患儿沟通，避免伤害其自尊心。对手术期望值过高的家长和患儿，要给予解释和疏导，帮助其建立合理的期望值，取得家长和患儿的理解，达成医患之间的共识。

2．术后护理

（1）参见耳科手术一般护理常规术后护理。

（2）伤口观察与护理　观察耳部、胸部、腿部（Ⅰ期手术）伤口敷料松紧度、固定情况及有无渗血。若有少量陈旧性渗血，嘱患者勿紧张；如为新鲜渗血且面积进行性扩大，应立即通知医生给予处理。

(3) 全耳再造Ⅰ期术后耳部负压引流的护理　耳部负压装置应密闭，引流管引流通畅，勿受压、扭曲、堵塞、脱出，观察并记录引流液的颜色、性质、量，术后遵医嘱每日更换4次，术日引流液较多时，可适当增加更换次数，以后逐渐减少，颜色一般由红色转为粉红色、淡黄色，术后负压引流装置一般保持7日。

(4) 伤口疼痛的护理　患者全麻清醒后取半卧位，以减轻胸部伤口张力，减轻胸部伤口疼痛，定时观察胸部伤口及胸带包扎情况，勿挤压胸廓。Ⅰ期患儿术后痛苦较大，术区有3处伤口：耳部、胸部、腿部；Ⅱ期患儿术区有两处伤口：耳部、胸部。伤口1周内疼痛明显，尤以胸部疼痛为甚，患儿在呼吸、活动时可引起胸部疼痛，用胸带加压包扎胸部伤口，可减轻胸部疼痛，遵医嘱给予镇痛剂。患儿咳嗽时用双手按压胸部伤口，用腹部轻轻震动痰液上移，最后排出，减少伤口疼痛。

(5) 心理护理　Ⅱ期立耳术后14日拆除敷料时，告知患者及家属再造耳3个月内会有组织肿胀，使患者及家属建立合理的期望值。

(6) 并发症观察与护理

①气胸或血胸：Ⅰ期术后密观察患者呼吸情况，若出现呼吸困难或气促时，首先查看是否为胸带包扎过紧所致，过紧者调整胸带、抬高床头即可缓解，同时应排除气胸的可能。

②出血：耳部负压引流液颜色持续鲜红且量较多时，提示有出血的可能，应及时通知医生。

③感染：密切观察患者体温的变化，耳部、胸部、腿部伤口有无异常疼痛，耳部负压引流有无突然增多等表现，以及早发现感染征象，注意保暖，预防上呼吸道感染，减少家属探视，避免交叉感染。

【健康指导】

1. 用药指导

遵医嘱给予抗生素、营养神经、抗水肿、止痛等药物进行治疗，告知患者及家属各种药物的作用、目的、不良反应和注意事项。

2. 负压引流的指导

告知患者睡眠时患耳朝上，避免耳部伤口受压，保持引流通畅，嘱患者勿搔抓伤口，避免引流管脱出。

3. 饮食指导

术后给予患者普通饮食，避免硬、酸、甜、辛辣刺激性饮食，保证维生素、蛋白质、果汁及水果的摄入量，以增强抵抗力，利于伤口愈合，保证患者饮水量，注意饮食温度，以防烫伤。

4. 活动指导

Ⅰ期患儿腿部有伤口，活动不便，告知活动时要小心，需有护士或家长陪同，避免摔倒。

5. 出院指导

(1) 参见耳科手术一般护理常规出院指导。

(2) 再造耳廓的保护　耳部皮肤要防止受压、破损、冻伤及暴晒。术后半年内睡眠时不宜压迫术耳，注意耳部清洁卫生，避免因局部瘙痒而抓破术区造成继发感染，创面完全愈合后方可洗澡，如出现再造耳廓感染或支架外露要及时就诊。

（3）预防外耳道瘢痕形成　定期复查，外耳道瘢痕过度增生常发生于术后 3～6 个月，与体质因素有关，也与再造耳廓皮肤表面张力大小有一定关系，告知患者复查的重要性，嘱患者及家属注意观察，出现异常及时就诊。

七、鼻内镜手术一般护理

【护理评估】

1. 术前评估

（1）评估患者鼻部情况，有无鼻塞、流涕、涕中带血、疼痛、嗅觉障碍等。

（2）了解患者饮食、大小便及睡眠情况。

（3）了解患者现病史、既往病史、用药史、外伤史、家族史及术前检查结果等。

2. 术后评估

（1）评估患者的意识、生命体征、呼吸道通畅情况。

（2）评估患者鼻部伤口情况，了解鼻腔填塞物的类型及固定情况；留置鼻导管的患者评估导管固定、通畅情况。

（3）评估患者有无鼻部、颅内、眼部、鼻腔出血等并发症。

3. 疾病认知、心理状况及社会支持

（1）评估患者疾病认知程度及心理状况。

（2）评估患者的社会支持情况，包括亲属支持及经济状况等。

【护理措施】

1. 术前护理

（1）术前检查

①常规检查：血常规、尿常规、生化全项、凝血六项、免疫八项、心电图、胸部 X 片等（60 岁以上患者检查超声心动、B 超、肺功能等）。

②专科检查：鼻窦 CT、鼻窦 MRI、过敏原总 IGE 检测、鼻腔分泌物细胞涂片、鼻阻力、鼻声反射、一氧化氮检测等。

（2）术前准备

①呼吸道准备：嘱患者注意保暖，预防上呼吸道感染。

②胃肠道准备：全麻手术需禁食、水 6～8 小时，防止全身麻醉所导致的吸入性肺炎、窒息等。

③抗生素过敏试验：遵医嘱行抗生素皮肤过敏试验，并做好记录。阳性结果者，做好标识告知患者，并及时通知医生。

④皮肤准备：术前一日由责任护士为患者剪双侧鼻毛。

⑤个人卫生：术前一日漱口、沐浴、剪指（趾）甲，男性患者剃净胡须，女性患者勿化妆，及时清除指甲油。

⑥睡眠：创造良好环境，保证充足睡眠，必要时遵医嘱于术前晚口服镇静剂。

⑦术晨准备：术晨嘱患者取下义齿、眼镜、角膜接触镜及其他饰品，入手术室前排空大小便，遵医嘱术前用药，并将病历、术中用药等带入手术室，检查患者腕带信息是否清楚、准确，以便进行患者身份识别，备好麻醉床、输液架、血压计、听诊器、污物袋等。

（3）心理护理　合理运用沟通技巧，与患者有效沟通，使患者有充分的心理准备，解除顾虑，消除紧张情绪，增强信心。

2. 术后护理

（1）体位护理　全麻术后回病房给予平卧位，头偏向一侧，全麻清醒后常规给予半卧位。

（2）生命体征的观察　术后严密监测患者生命体征，每日测量体温 4 次，必要时遵医嘱给予患者心电监护。

（3）鼻腔渗血的观察与护理

①密切观察患者鼻腔分泌物的颜色、性质、量。如有少量渗血，可给予患者冰袋冷敷前额。

②患者鼻腔不停有鲜血渗出或伴有鲜血从口中大量吐出为活动性出血，应及时通知医生进行处理。

（4）鼻腔填塞物的护理

①观察鼻腔填塞物固定是否牢固。

②留置鼻导管者，每日四次吸出导管内分泌物，分泌物量多时，可酌情增加抽吸次数，保持导管通畅。

③填塞期间保持患者口鼻湿润，用双层湿纱布遮盖口鼻，气候干燥时可用加湿器。

④保持鼻面部清洁，鼻腔周围皮肤给予红霉素软膏涂抹。

⑤有畏光、流泪不适症状的患者，遮挡强光，减少对眼的刺激，注意休息。

（5）并发症观察与护理

①眶及眶周并发症：a. 视神经损伤：患者术后出现视力下降、视野缺损等症状时可能为视神经损伤，要及时通知医生；b. 中央眼动脉痉挛：引起视网膜血液灌注不足、苍白、术后患者视力下降；c. 内直肌损伤：可出现眼球运动障碍；d. 眶纸板或眶骨膜损伤：可以出现眶内血肿或气肿，表现为"熊猫眼"；e. 泪道损伤：患者可有少许出血、眼睑肿胀，溢泪症状较明显。

②鼻部并发症：a. 术腔粘连闭塞：鼻内窥镜检查，可见术腔粘连、大量干痂，患者表现为鼻堵、通气不畅；b. 窦口闭锁：患者会再次出现头痛、鼻堵、流涕等。

③颅内并发症：常见的颅内并发症包括颅内血肿、气脑、脑脊液鼻漏、脑膜膨出及脑实质损伤等。严密观察患者有无脑膜刺激征、颅内压增高症、体温有无变化、鼻腔渗出物的性状，观察患者的意识，瞳孔是否等大、等圆，对光反射是否存在，如有异常及时通知医生，做相应的化验和检查，如脑脊液糖定量、CT、MRI 等。

④感染：监测患者体温变化，若体温持续升高，或患者主诉伤口异常疼痛，鼻腔分泌物性质发生改变，及时通知医生予以处理。

（6）疼痛护理　鼻腔填塞期间，患者出现头部轻微疼痛或鼻部胀，可使用冰袋局部冷敷；疼痛不可耐受患者，遵医嘱使用止痛药或镇痛泵。

（7）口腔清洁（嘱）患者早晚刷牙，三餐后漱口，保持口腔清洁。

（8）基础护理　按等级护理要求及专科特点完成患者的基础护理。

（9）心理护理　了解患者的心理变化，针对患者存在的心理问题及时给予解释和帮助，减轻患者的紧张情绪。

【健康指导】

1. 用药指导

遵医嘱使用抗生素、糖皮质激素、黏液促排剂及喷鼻药物等，告知患者药物名称、作用、使用时间及方法等。

2. 鼻腔填塞期间的指导

(1) 告知患者术后鼻腔填塞的目的及可能带来的不适，如鼻塞、呼吸方式改变、口唇干燥、眼睛畏光流泪等。

(2) 告知患者鼻腔填塞物一般于术后 24～48 小时取出，填塞期间避免剧烈活动、情绪激动，尽量避免打喷嚏、用力擤鼻涕、咳嗽等。

(3) 告知患者术后鼻腔填塞会出现鼻堵症状，做好安抚工作，告知患者鼻堵只是暂时症状，待鼻腔填塞物撤出后此症状会有明显改善，指导患者逐渐适应张口呼吸方式，可给予床头抬高改善通气。

3. 饮食指导

指导患者术后进温凉、清淡、易消化食物，避免进酸、辣、刺激性食物，疾病恢复期禁烟、酒，选择含有丰富维生素、蛋白质的饮食。

4. 鼻腔冲洗指导

鼻腔填塞敷料取出后次日鼻腔伤口无渗血，遵医嘱可进行鼻腔冲洗，如行鼻中隔矫正的患者一般冲洗时间需要延后。

5. 安全指导

全麻术后患者首次下床时，应指导其渐进活动，防止虚脱、摔倒，并教会患者使用床旁呼叫系统。

6. 出院指导

(1) 鼻部护理 指导患者保护鼻腔，减少鼻腔刺激。避免挤压、碰撞鼻部，改掉挖鼻、大力擤鼻等不良习惯。冬春季外出时应戴口罩，减少花粉、冷空气对鼻黏膜的刺激。窥镜手术后短期内尽量避免上呼吸道感染，减少对鼻腔的强烈刺激。

(2) 治疗指导 指导患者正确用药及鼻腔冲洗。鼻腔冲洗可以清理鼻腔鼻窦内干痂，防止感染。指导患者正确使用喷鼻药，如雷诺考特、内舒拿等，告知患者应在鼻腔冲洗后喷鼻，每日 1～2 次，行鼻中隔矫正术患者应在第一次复查后遵医嘱使用喷鼻药。需口服药物患者，指导其遵医嘱按时使用口服药物。

(3) 复查 告知患者术后按时进行鼻内镜检查，以便医生了解手术创面恢复情况，并及时对术腔进行处置，根据医生要求按时复查。

(4) 禁忌项目 指导患者适当参加锻炼，勿剧烈活动，两个月内避免游泳，活动时应远离过敏原。

(5) 环境 环境要安静、舒适，保持温湿度适宜，注意通风，保持室内空气清新。保持良好的心理状态，有利于疾病的康复。

八、鼻出血手术护理

【护理评估】

1. 病情评估

(1) 评估患者鼻部开始出血的时间、频率、出血量，有无鼻部外伤、手术等局部因素；有无高血压、凝血功能障碍等全身性疾病因素；有无出血倾向的家族史；了解患者既往有无鼻出血，此次出血有无自觉病因、有无便秘等其他伴随症状等。

(2) 出血状况评估 密切观察患者面色、神志、生命体征变化等，以辅助评估患者的出血量。

①少量出血：患者表现为鼻腔滴血、流血，可无其他体征变化。

②出血量较多：患者表现为鼻腔不停地流出鲜血或反复出血，可有新鲜渗血从口中吐出。出血达 500ml 时，可出现头昏、口渴、乏力、面色苍白等症状。

③大量出血：患者可表现为从口鼻涌出大量鲜血，当出血达 500～1000ml 时，可出现出汗、血压下降、脉速无力等，若收缩压低于 80mmHg，提示血容量已损失约 1/4。

（3）安全评估　评估患者是否存在因失血引起头晕、四肢活动无力等安全问题。

（4）心理评估　评估患者和家属的心理状态。患者因鼻腔出血多有恐惧、紧张等情绪，做好患者的心理评估，了解患者及其家属的心理状态。

（5）了解患者饮食、大小便及睡眠情况。

2．疾病认知、心理状况及社会支持

（1）评估患者对鼻出血的认知程度及心理状况。

（2）评估患者的社会支持情况，包括亲属支持及经济状况等。

【护理措施】

1．入院检查

完善术前常规检查，必要时行交叉配血试验。

2．保守治疗护理

（1）局部止血　常见方法有鼻腔前鼻孔或后鼻孔填塞止血。

①生命体征的观察：严密观察患者生命体征变化，观察有无脉搏细弱、心率过快、血压下降等表现，每日测血压 4 次，患者有头痛、头晕等不适主诉时及时测量血压，必要时遵医嘱行心电监护。

②体位护理：填塞止血后嘱患者适当卧床休息，协助患者取半卧位；有活动性出血时，应绝对卧床休息。

③局部冷敷：给予患者冰袋冷敷头部，以减少出血。

④鼻腔填塞的护理：加强鼻腔填塞物的观察，注意有无松动、脱落，避免意外脱落导致出血或窒息。

⑤保持呼吸道通畅：保持患者呼吸道通畅，及时解除呼吸道梗阻，必要时吸氧。

⑥准备抢救物品及药品：准备负压吸引器、鼻内窥镜及光源、止血药及填塞敷料等。

⑦安全护理及基础护理：大量出血患者常有生活自理能力受限且容易发生跌倒、碰撞，应加强巡视病房，满足患者生活需求，确保安全。对大量出血需要卧床的患者，注意保持床单位清洁，观察患者皮肤情况，做好皮肤清洁、口腔清洁等。衣服、被褥等被血渍污染时及时更换，保证患者舒适。

⑧心理护理：加强与患者的沟通，耐心安慰患者，消除其恐惧、焦虑等情绪，防止因情绪波动加重出血，使患者保持良好心态，积极配合治疗，同时做好家属的解释工作。

（2）全身治疗

①开放静脉通路，遵医嘱给予患者静脉输液，补充血容量，纠正电解质紊乱，应用止血药物止血治疗。

②对失血量过多的患者，遵医嘱给予患者输血，观察有无输血反应，保证输血安全。

③高血压患者应用降压药物，监测血压情况。

3．手术治疗

保守治疗效果不佳者，行鼻内镜下鼻腔探查止血术。

（1）术前护理　参见鼻内镜手术一般护理常规术前护理。

（2）术后护理

①参见鼻内镜手术一般护理常规术后护理及鼻出血保守治疗护理常规。术后评估注意了解术中是否发现明确出血点、出血量和止血情况。

②鼻腔渗血的观察与护理：密切观察患者鼻腔分泌物的颜色、性质、量，对少量渗血者，遵医嘱给予冰袋冷敷前额部；患者鼻腔仍有鲜血渗出或伴有鲜血从口中大量吐出时为活动性出血，立即通知医生。

③输血护理：遵医嘱给予患者复查血常规，根据患者病情给予输血，输血操作规范，保证输血安全。密切观察患者有无输血反应，观察患者输血后病情及血常规的变化。

④口腔护理：保持口腔清洁，必要时为患者行口腔护理。

【健康指导】

1. 观察出血的指导

指导患者口腔有渗血时，要吐出勿咽下，有血液从前鼻孔流出时要及时用柔软纸巾擦拭，擦拭后的纸巾放入指定的医疗垃圾袋内，以便正确评估出血量。

2. 鼻腔填塞的指导

（1）告知患者鼻腔填塞期间可能出现的不适。

（2）指导患者鼻腔填塞期间勿抽出鼻腔填塞物，尽量避免打喷嚏。

（3）鼻腔填塞期间指导患者张口呼吸，协助和指导患者用湿纱布覆盖口鼻、多饮水，以缓解不适。

3. 饮食和排便指导

（1）指导患者进冷流食或温凉半流食，进高热量、高蛋白、高维生素食物，适当多吃富含铁、叶酸等造血食物，必要时遵医嘱给予患者补充铁剂。

（2）指导患者适当摄入高纤维饮食，多吃新鲜蔬菜、水果，保持大便通畅，预防便秘。

（3）3 日无大便的患者可给予缓泻剂或开塞露，以避免用力排便加重鼻出血。

4. 活动指导

（1）指导患者下床时活动应循序渐进，防止摔倒。

（2）嘱患者适当活动，勿剧烈运动。

5. 出院指导

（1）参见鼻内镜手术一般护理常规出院指导。

（2）出血的指导　教会患者鼻腔少量出血时的简易止血方法。鼻腔少量出血时，可冷敷前额部、颈部及枕部，同时手指捏紧两侧鼻翼 10～15 分钟，配合局部冷敷，如用毛巾蘸冰水敷于鼻梁处，2～3 分钟换一次毛巾。有反复出血或一次出血量较多时，应立即到医院就诊。

（3）治疗原发病　积极治疗高血压等原发疾病。

九、鼻内镜下垂体瘤切除术围手术期护理

【护理评估】

1. 术前评估

（1）评估患者有无因肿瘤局部压迫引起的症状，如头痛、鼻塞、视力下降、视野改变、眼球运动障碍及颅面部疼痛等。

(2) 评估患者有无内分泌异常的症状，如甲状腺功能减退的症状、甲状腺功能亢进的症状、肢端肥大、向心性肥胖。女性患者月经紊乱或闭经、溢乳等，男性患者性功能障碍等。

(3) 了解患者饮食、大小便及睡眠情况。

(4) 了解患者现病史、既往病史、用药史、家族史及术前检查结果等。

(5) 心理评估　评估患者和家属心理状态。颅底肿瘤伴内分泌功能异常患者常存在外在形象的改变，由于视力减退、视野缺失、性功能障碍等，也会给患者心理上造成不同程度的压力。

2. 术后评估

(1) 评估患者的生命体征、呼吸道通畅情况。

(2) 颅内症状评估　评估患者是否存在颅内并发症的相关症状。观察患者的意识状态、瞳孔大小、对光反射状况，密切观察患者头痛的性质、血压、脉搏、视力变化以及是否存在恶心、呕吐等症状。

(3) 眼部症状评估　观察患者视力、视野状况的变化及眼球活动状况等。

(4) 出入量评估　评估患者 24 小时出入量。

(5) 并发症观察　观察患者有无颅内并发症、尿崩症。

3. 疾病认知、心理状况及社会支持

(1) 评估患者对垂体瘤切除手术的认知程度及心理状况。

(2) 评估患者的社会支持情况，包括亲属支持及经济状况等。

【护理措施】

1. 术前护理

(1) 参见鼻内镜手术一般护理常规术前护理。

(2) 术前检查　完善术前常规检查，遵医嘱行专项检查(如黄体生成素、卵泡刺激素、生长激素、甲状腺激素、催乳素等激素水平检查，鼻窦及头颅 CT、MRI，视力、视野检查。

(3) 术前准备

①特殊用药：垂体功能低下者给予适量激素替代治疗，注意观察患者用药后有无恶心、呕吐、眩晕、直立性低血压等症状，遵医嘱使用可以通过血－脑屏障的广谱抗生素如头孢曲松钠，以控制颅内感染。

②皮肤准备：术前一日剪鼻毛，需颅面联合手术或有手术特殊需要者应剃全头。

③交叉配血：根据病情，必要时完善交叉配血试验及相关血液检查。

(4) 基础护理及安全护理　视野缺损、视力下降的患者有活动受限，易发生跌倒、碰撞等。及时了解患者生活需求，协助患者进食、排便等，外出检查时要有医护人员陪伴，防止意外发生。

(5) 疼痛护理　伴有头痛症状的患者，观察患者疼痛的部位、性质、持续时间，指导患者缓解疼痛的方法；头痛不可耐受时，遵医嘱给予止痛药物。

(6) 心理护理　加强与患者的沟通和交流，使患者保持良好的心态和稳定的情绪，积极配合手术。

2. 注意事项

(1) 垂体卒中　密切观察患者病情变化，警惕垂体卒中发生。当垂体血液循环障碍引起肿瘤的梗死或出血时，可造成肾上腺皮质功能衰竭，其主要症状为患者出现突然剧烈头痛伴视力急剧下降及脑膜刺激征，要及时通知医生进行抢救。

(2) 手术禁忌　有严重内科疾病患者应先行内科相关疾病的治疗。高血压、糖耐量异常患者需遵嘱监测血压、血糖情况，对血压、血糖异常患者需请内科会诊进行调节，将血压、血糖控制平稳后，方可进行手术。

3. 术后护理

(1) 参见鼻内镜手术一般护理常规术后护理。

(2) 体位护理　全麻清醒后常规给予半卧位，必要时遵医嘱给予绝对卧床3～7天。

(3) 视力视野观察　严密观察患者视力和视野状况，注意同术前比较，若患者突然出现视力下降，应高度警惕继发鞍区血肿，及时通知医生进行处理。

(4) 并发症观察与护理

①颅内压增高与感染：术后严密观察患者生命体征及意识、瞳孔大小、对光反射等，观察患者有无颅内压增高症状及脑膜刺激征等。

②脑脊液鼻漏：观察患者鼻腔渗出物的颜色、性质、量，若分泌物过多或患者自觉平卧时有咸味液体流经咽部时，应警惕脑脊液鼻漏发生。

③尿崩症：遵医嘱准确记录患者24小时出入量，注意尿量变化，观察患者有无多饮、烦渴、多尿、尿色变淡、夜尿显著及精神状态改变等症状。遵医嘱定期检查离子全项，了解患者电解质水平情况。

④下丘脑损伤：手术部位靠近丘脑下部体温调节中枢，一旦损伤可引起体温调节障碍，表现为持续性中枢性高热，无白细胞计数升高及脑膜刺激征。

⑤垂体功能低下：可表现为畏寒、乏力、食欲不振、脉搏细弱、血压低及非凹陷性水肿等，必要时遵医嘱进行激素替代治疗。注意患者保暖，避免感染与精神刺激。

(5) 特殊用药　术后应用甘露醇降颅压治疗，观察患者有无头痛、头晕、恶心、胸闷等一过性颅压增高或高血压的表现；观察患者有无随体位改变而出现的头痛、眩晕、脉搏细弱等低颅压综合征的表现。尿崩症患者遵医嘱使用抗利尿药物，注意用药后尿量的变化。

(6) 基础护理　患者卧床期间生活自理能力受限，要满足患者的生活需求，协助患者进食及床上大、小便等，保持床单位清洁；观察患者皮肤情况，做好皮肤清洁、口腔护理等。

(7) 心理护理　患者常会担心预后，并发尿崩症患者常伴有紧张、焦虑等情绪，应做好解释工作，减轻患者紧张情绪，鼓励家属多给予患者情感上的支持。

【健康指导】

1. 饮食指导

指导患者进富含蛋白质、维生素及微量元素的食物，适当摄入高纤维性食物，保持大便通畅，防止便秘。

2. 鼻腔填塞的指导

(1) 告知患者鼻腔填塞物一般于术后第五日开始逐渐取出，根据恢复情况在14日内全部取出，必要时可延长填塞物滞留时间。

(2) 指导患者填塞期间尽量避免打喷嚏，以免填塞物松动脱落。

3. 用药指导

输注甘露醇时告知患者输液速度应快，勿随意调节滴速。

4. 活动指导

指导患者下地活动时应循序渐进，活动适量，勿剧烈活动，避免体力劳动，避免过度弯腰低头等动作。

5. 出入量记录指导

告知患者记录出入量的重要性，指导患者进行配合。指导患者用带刻度的水杯、餐具来进食、饮水，做好详细记录。为患者准备量筒，指导患者将尿液排在量筒内，以便准确记录排尿量。

6. 避免颅内压增高的动作

引起颅内压增高的常见原因有低头、用力、活动剧烈、情绪激动、颅内感染等；指导患者勿做过度低头动作、勿屏气、勿用力排便，避免情绪激动。注意保暖，避免受凉感冒，尽量减少用力咳嗽、打喷嚏、擤鼻涕等增加颅内压动作；指导患者打喷嚏时可用舌尖抵住上腭，以缓冲压力。

7. 预防感染

指导患者保持鼻腔局部清洁，禁止自行用棉球等堵塞鼻腔，以防止逆行性感染。

8. 出院指导

(1) 参见鼻内镜手术一般护理常规出院指导。

(2) 部分患者需要术后放疗，以预防肿瘤复发，向患者介绍放疗相关知识及有可能出现的药物反应。

(3) 随访复查 告知患者复查的重要性，指导患者定期复查。建立良好的通讯方式，定期随访；患者复查内容包括专科检查、内分泌激素水平监测、影像学检查等，以观察术后恢复情况判断治疗效果。嘱患者恢复期间如有不适，应及时来医院就诊。

(4) 预防逆行感染 指导防止逆行感染的措施，如指导患者不要挖鼻，勿让不洁物体、液体进入鼻腔等。

十、鼻内镜下鼻咽纤维血管瘤切除术围手术期护理

【护理评估】

1. 术前评估

(1) 评估患者鼻腔状况，有无鼻塞、出血、嗅觉障碍等。

(2) 评估患者有无因肿瘤压迫局部引起的症状，如头痛、鼻塞、眼球移位、面部畸形等。

(3) 了解患者饮食、大小便及睡眠情况。

(4) 了解患者现病史、既往病史、用药史、外伤史、家族史及术前检查结果等。

(5) 心理评估 评估患者和家属的心理状态，患者如有反复鼻出血，易产生恐惧、焦虑等情绪，肿瘤较大患者产生局部压迫症状可能存在面部外形的改变，患者会出现自我形象紊乱。

2. 术后评估

(1) 评估患者的生命体征、呼吸道通畅情况、伤口情况。

(2) 应用指套水囊局部压迫患者，评估指套水囊固定情况。

(3) 颅内症状评估 肿瘤侵犯范围较大或已侵犯颅底或颅内，术后需要观察患者意识状态、瞳孔大小、对光反射等相关症状。

（4）评估患者有无颅内压增高症状、脑膜刺激征、鼻出血等。

3．疾病认知、心理状况及社会支持

（1）评估患者对鼻咽纤维血管瘤切除术的认知程度及心理状况。

（2）评估患者的社会支持情况，包括亲属支持及经济状况等。

【护理措施】

1．术前护理

（1）参见鼻内镜手术一般护理常规术前护理。

（2）术前检查　完善术前常规检查，遵医嘱行鼻窦及头颅 CT、MRI、数字减影血管造影（DSA）动脉血管栓塞术。

①DSA 动脉血管栓塞术前护理：术前一日行泛影葡胺过敏试验；做好双侧股动脉区术野皮肤的准备，备皮范围为上至脐部水平，下至大腿上 1/3 处，包括会阴部皮肤；告知患者术前禁食 6 小时、禁水 4 小时；观察患者肢端动脉搏动情况，便于栓塞术后进行对比。

②DSA 动脉血管栓塞术后护理：术后患者卧床休息，取平卧位，术侧肢体伸直制动 12 小时，24 小时后方能下床活动；穿刺部位用盐袋或封堵器压迫 6 小时；观察穿刺部位有无渗血和血肿；观察患者生命体征；观察患者肢体的皮肤温度、颜色及足背动脉搏动情况，注意同对侧肢体及术前进行比较；观察肢体感觉变化，如出现脉搏减弱或消失、皮肤发绀、皮温降低、肢体发麻等，可能是包扎过紧或栓塞所致，应及时通知医生进行处理，以免造成肢体坏死；观察患者有无剧烈头痛、头晕、失语、偏瘫等脑栓塞症状，指导患者多饮水以利造影剂排出。

（3）术前准备

①皮肤准备：术前一日剪鼻毛，需联合手术患者遵医嘱做好相应的皮肤准备。

②交叉配血：术前一日完善交叉配血及相关血液检查。

（4）鼻出血的护理　鼻咽纤维血管瘤常伴有鼻出血症状，需做好鼻出血护理，具体护理措施参见鼻出血护理常规。

（5）基础护理及安全护理　行 DSA 动脉血管栓塞术后患者卧床期间，生活自理能力受限，满足患者的生活需求，协助患者进食及床上大、小便等，保持床单位清洁，做好皮肤清洁、口腔护理等。

（6）心理护理　加强与患者的沟通，使其保持良好心态，积极配合治疗。

2．术后护理

（1）参见鼻内镜手术一般护理常规术后护理。

（2）鼻腔填塞的护理　加强鼻腔填塞物的观察，注意有无松动、脱落；应用指套水囊局部压迫患者，观察水囊有无破裂、移位、脱出，保证压迫效果；观察调节器是否关闭紧密，导管有无破损、漏气等；注意观察有无大量液体从患者鼻咽部流出，如有异常立即通知医生处理。

（3）生命体征的观察　密切观察患者术后生命体征的变化，对术中出血较多的患者，需密切监测血压、脉搏，必要时遵医嘱行心电监护；如血压持续低于 100/70mmHg，脉搏高于 100 次/分，应及时通知医生，必要时准备输血。

（4）并发症观察与护理

①出血：观察患者鼻腔分泌物的颜色、性质、量。如鼻腔渗血较多或有新鲜渗血从口

中吐出等活动性出血征象，立即通知医生处理，鼻咽填塞物去除后的 1～3 日内，仍有出血的可能，应密切观察病情变化。

②颅内并发症的观察：观察患者生命体征及神志、意识、瞳孔大小和对光反射；观察患者有无颅内压增高、脑膜刺激征表现，视力是否有异常改变等。

（5）心理护理　鼻咽纤维血管瘤有易复发的特点，患者术后常担心手术效果，害怕肿瘤复发，针对患者存在的心理问题及时给予解释和帮助，以减轻患者紧张情绪。

【健康指导】

1. DSA 患者指导

检查的目的、方法及栓塞后可能出现的不适等。

2. 鼻出血的指导

指导患者口腔有渗血时，要吐出、勿咽下，有血液从鼻孔流出时要及时用柔软纸巾擦拭，擦拭后的纸巾放入指定的医疗垃圾袋内，以便正确评估出血量。

3. 饮食和排便指导

（1）鼻腔出血患者宜进冷流食或温凉半流食，适当多吃富含铁、叶酸等食物。

（2）指导患者适当摄入高纤维饮食，多吃新鲜蔬菜、水果，保持大便通畅，预防便秘。

（3）3 日无大便的患者可给予缓泻剂或开塞露。

4. 鼻腔填塞的指导

（1）告知患者鼻腔填塞期间可能出现的不适。

（2）留置指套水囊的患者，告知患者指套水囊的作用，指导患者保护指套水囊，防止牵拉、脱出。

5. 活动指导

指导患者下地活动时应循序渐进，活动适量，勿剧烈活动，避免体力劳动。

6. 出院指导

（1）参见鼻内镜手术一般护理常规出院指导。

（2）告知患者复查的重要性，建立良好的通讯方式，定期复查。如有鼻腔出血或异常肿胀，应立即到医院就诊。

（3）指导患者注意适当活动，4～6 周内尽量避免重体力劳动，避免剧烈活动等。

十一、鼻内镜下脑脊液鼻漏修补术围手术期护理

【护理评估】

1. 术前评估

（1）评估患者在何时、何种体位下会有清水样液体流出，如清晨坐起、用力低头时等；应详细询问患者有无咽异物感，有无咸味液体咽下，尤其是小儿睡眠时，注意有无吞咽动作。

（2）评估患者生命体征、意识、瞳孔大小、对光反射状况，观察患者有无剧烈头痛、恶心、喷射性呕吐等颅内压升高的表现；有无头痛、呕吐伴颈强直等脑膜刺激症状。

（3）了解患者饮食、大小便及睡眠情况。

（4）了解患者现病史、既往病史、用药史、外伤史、家族史及术前检查结果等。

（5）心理评估　脑脊液鼻漏患者常伴有头部外伤及鼻腔流清水样涕，患者容易产生紧张

或焦虑情绪，术前做好患者及其家属的心理评估。

2．术后评估

(1) 评估患者的生命体征、呼吸道通畅情况。

(2) 颅内状况评估　观察患者意识状态、瞳孔大小、对光反射状况等，密切观察患者头痛的性质、血压、脉搏、视力变化以及有无恶心、呕吐等症状。

(3) 出入量评估　评估患者 24 小时出入量。

3．疾病认知、心理状况及社会支持

(1) 评估患者对脑脊液鼻漏修补手术的认知程度及心理状况。

(2) 评估患者的社会支持情况，包括亲属支持及经济状况等。

【护理措施】

1．术前护理

(1) 参见鼻内镜手术一般护理常规术前护理。

(2) 术前检查　①完善患者术前常规检查；②遵医嘱行脑脊液常规及生化检查；③影像学检查：CT、MRI 能有效、精确地进行脑脊液鼻漏定位。

(3) 术前准备

①特殊用药：遵医嘱应用可以通过血－脑屏障的广谱抗生素，如头孢曲松钠，以控制颅内感染。

②皮肤准备：术前一日剪鼻毛，取颞肌筋膜的患者备耳后颞部皮肤；男性患者剃光头，女性患者至少剃耳后四指；取大腿阔筋膜的患者备腿部皮肤，备皮范围为上自腹股沟，下至膝关节下小腿上 1/3 处。

(4) 体位护理　协助患者卧床休息，取半卧位，床头抬高 30°。

(5) 鼻腔分泌物的观察　观察患者鼻腔分泌物的情况，包括量、颜色及性质。

(6) 颅内并发症的观察　严密观察患者生命体征、意识、瞳孔大小、对光反射状况，观察有无颅内压升高、脑膜刺激征等。

(7) 避免颅内压增高的指导　告知患者导致颅内压增高的常见原因，指导患者避免增加颅内压的动作。

(8) 饮食指导　调整饮食结构，指导患者适当限制饮水，每日饮水量控制在 1500ml 以内；进食低盐饮食，每日摄入食盐小于 3g；适当摄入高纤维性食物，如玉米、荞麦、燕麦、番薯等，多吃蔬菜、水果，保持大便通畅，防止便秘。

(9) 心理护理　向患者系统讲解脑脊液鼻漏修补术的相关知识，缓解患者心理压力，消除紧张和焦虑情绪，密切配合医疗护理工作。

2．术后护理

(1) 参见鼻内镜手术一般护理常规术后护理。

(2) 体位护理　术后床头抬高 30°，常规给予半卧位。如患者修复部位较大或有特殊病情变化的患者，遵医嘱给予绝对卧床 3～7 日。

(3) 鼻腔分泌物的观察　观察患者鼻腔分泌物情况，包括量、颜色及性质。若分泌物过多，在低头或用力时流速加快，或患者自觉平卧时有咸味液体流经咽部，伴反复呛咳时，应警惕脑脊液鼻漏复发。

(4) 供区伤口护理　观察颞部或腿部伤口包扎是否牢固，有无出血、感染、渗出，保持敷料清洁、干燥。

（5）并发症观察与护理

①颅内压增高与感染：术后严密观察患者生命体征、意识、瞳孔大小、对光反射状况，有无颅内压升高的表现，有无脑膜刺激征等。

②脑脊液鼻漏复发：观察患者有无鼻腔分泌物异常增多或清水样液体流出，如有异常应立即通知医生进行相应处理。

③视神经损伤：观察患者眼球活动情况，有无复视、视力下降及视野的改变。

（6）特殊用药观察　术后需应用甘露醇降颅压治疗，观察患者有无头痛、头晕、恶心、胸闷等一过性颅压增高或高血压表现；观察患者有无随体位改变而出现头痛、眩晕、脉搏细弱等低颅压综合征表现；应用甘露醇时间较长时，注意观察患者有无急性肾功能损害症状，如出现少尿、无尿，应及时通知医生进行相应处理。

（7）饮食及出入量护理　准确记录患者 24 小时出入量，指导患者适当限制饮水，每日饮水量控制在 1500ml 以内；进低盐饮食，每日摄入食盐量小于 3g；适当摄入高纤维性食物，如玉米、荞麦、燕麦、番薯等；多吃蔬菜、水果，保持大便通畅，防止便秘；观察患者尿量，尿量过多时，要及时通知医生进行处理，以避免发生电解质紊乱。

（8）基础护理　患者卧床期间，生活自理能力受限，满足患者的生活需求，协助患者进食及床上大、小便等，保持床单位清洁，做好皮肤清洁、口腔护理等。

（9）心理护理　患者术后常伴有紧张、焦虑等情绪，应做好患者的心理护理，以减轻患者的紧张情绪。

【健康指导】

1. 避免颅内压增高的动作

指导患者避免用力咳嗽、打喷嚏、擤鼻、过度低头等增加颅压的动作，防止颅压增高及出血，利于修复部位愈合。保持大便通畅，避免用力排便，必要时给予患者开塞露，以免增加颅内压。

2. 预防颅内感染

指导患者保持鼻腔局部清洁，防止逆行感染。告知患者有分泌物渗出时应及时擦拭，禁止自行用棉球等堵塞鼻腔；禁止使用滴鼻药物、勿挖鼻等，以防止逆行感染。

3. 鼻腔填塞指导

告知患者鼻腔填塞物撤除时间较一般鼻内镜手术晚，需要分次抽出，长时间鼻腔填塞时避免出血及促进修复部位愈合；取出鼻腔填塞物后溢泪、畏光、头疼等症状可逐渐缓解；指导患者尽量避免打喷嚏，避免鼻腔填塞物松动、脱落，告知患者不要随意抽出鼻腔填塞物等。

4. 活动指导

指导患者勿剧烈活动，避免体力劳动，避免过度弯腰低头动作，以免影响修复部位愈合。

5. 用药宣教

在输注甘露醇时告知患者输液速度应快，不可随意调节滴速，如有头痛、头晕等不适要及时告知护士。

6. 出入量记录指导

告知患者记录出入量的重要性，指导患者用带刻度的水杯、餐具来进食、饮水，做好详细记录。为患者准备量筒，指导患者将尿液排在量筒内，以便准确记录排尿量。

7. 关注电解质平衡

应用甘露醇治疗期间观察患者电解质水平。观察患者意识、精神状态、询问有无肌无力等不适，及时发现可能出现的体内电解质紊乱；必要时遵医嘱给予患者抽血检查离子全项，了解患者电解质水平。

8. 出院指导

(1) 参见鼻内镜手术一般护理常规出院指导。

(2) 饮食指导 指导患者正确饮食，保持大便通畅。

(3) 脑脊液漏观察 指导患者按时复查，避免脑脊液鼻漏复发。注意平卧时有无咸味清水样液体流经口咽或鼻部等，如有异常应立即来院复诊。

十二、咽喉部手术一般护理

【护理评估】

1. 术前评估

(1) 评估患者咽喉部情况，有无声音嘶哑、呼吸困难、咽部疼痛等症状。

(2) 了解患者饮食、睡眠及大小便情况。

(3) 了解患者现病史、既往病史、用药史、外伤史、家族史及术前检查结果等。

2. 术后评估

(1) 评估患者意识、生命体征、呼吸道通畅情况。

(2) 评估患者伤口情况，有无渗血、疼痛等表现。

(3) 评估患者术后有无急性呼吸道梗阻、出血、感染等并发症。

3. 疾病认知、心理状况及社会支持

(1) 评估患者疾病认知程度及心理状况，简单介绍疾病知识，消除其焦虑。

(2) 评估患者社会支持情况，包括亲属支持及经济状况等。

【护理措施】

(1) 术前检查

①常规检查：血常规、尿常规、生化全项、凝血三项、免疫四项、心电图、胸部 X 线。

②专科检查：间接喉镜、纤维喉镜等。

(2) 术前准备

①呼吸道准备：嘱患者注意保暖，预防上呼吸道感染。

②胃肠道准备：告知患者全麻手术前禁食要求，防止误吸所导致的吸入性肺炎、窒息等。

③过敏试验：询问过敏史，遵医嘱行抗生素皮肤过敏试验，记录结果。过敏试验阳性者，应做好标识，告知患者，并及时通知医生。

④个人卫生：术前 1 日给予漱口水漱口、沐浴、剪指(趾)甲，保持全身清洁，男性患者剃净胡须。

⑤睡眠：创造良好环境，保证充足的睡眠，必要时遵医嘱于术前晚予口服镇静剂。

⑥术晨准备：嘱患者取下义齿、眼镜、角膜接触镜等，入手术室前排空大小便；术前遵医嘱给予术前针，并将病历、术中用药等带入手术室；准备好麻醉床、输液架、血压计

听诊器、污物袋等。

（3）心理护理　与患者进行有效沟通，做好心理护理，解除顾虑，消除紧张情绪，增强对手术的信心。

2. 术后护理

（1）生命体征的观察　密切观察患者的生命体征变化，必要时遵医嘱给予心电监护。

（2）体位护理　全麻术后回病房，尚未完全清醒的患者给予平卧，头偏向一侧，清醒后，无特殊体位要求的患者一般给予半卧位或自由体位。

（3）伤口护理　嘱患者术后及时吐出口腔内分泌物，密切观察切口渗血的颜色、性质和量。

（4）呼吸道的观察　观察患者有无咳血及憋气等不适，有人工气道的患者做好气道湿化及护理。

（5）疼痛护理　了解患者疼痛的性质和部位，正确指导饮食及减轻疼痛的方法，必要时遵医嘱给予止痛药物。

（6）口腔护理　告知患者早晚刷牙，三餐后漱口，保持口腔清洁，必要时行口腔护理。

（7）基础护理　关注患者的需求，随时询问，积极提供相应的帮助，并按等级护理的要求及专科特点完成患者的基础护理。

（8）心理护理　倾听患者主诉，及时了解患者的不适症状及心理变化，给予针对性解释和帮助，减轻患者的不良情绪。

（9）并发症观察与护理

①急性呼吸道梗阻：密切观察患者意识情况及呼吸的频率、节律及深浅度，观察患者口鼻腔内分泌物、切口渗液的颜色、性质、量，发现异常，及时通知医生给予处理。

②出血：观察患者口鼻腔分泌物、切口渗液及引流管内液体的颜色、性质、量。若短时间内有大量鲜红色液体，怀疑活动性出血时，及时通知医生，给予床头抬高及冰袋冷敷颈部，遵医嘱给予止血药，必要时准备好抢救物品及药品，协助医生进行止血，加强巡视病房，观察患者睡眠时有无频繁的吞咽动作，一旦发现，需叫醒患者，嘱其将口腔内分泌物吐出，加强分泌物颜色、性质、量的观察。

③感染：监测体温变化，若体温升高超过 38.5℃或患者主诉伤口突然异常疼痛时，应准确评估患者病情变化，及时通知医生予以处理。

【健康指导】

1. 用药指导

遵医嘱使用雾化吸入、化痰、抗生素等药物，告知患者药物名称、作用、使用方法、时间及遵医嘱用药的重要性，注意观察用药后反应。

2. 安全指导

全麻术后监测患者生命体征，指导患者首次下床时应渐进下床活动，防止虚脱、摔倒。教会患者使用床旁呼叫系统，一旦出现憋气、头晕、心慌等不适症状，应即刻采取安全措施：手扶固定物体及时卧床，并通知医务人员；老年人活动时应注意地面是否湿滑，防止摔倒；儿童患者注意不要随处跑动，以免撞伤。

3. 饮食指导

根据患者的身体状况，个性化地、有针对性地指导患者进食，恢复期应禁烟、酒及辛辣刺激性食物，选择含有丰富维生素、蛋白质的饮食，注意饮食卫生。

4. 出院指导

嘱患者注意保暖，多饮水，避免上呼吸道感染；休养环境保持安静、舒适，温、湿度适宜，注意通风，保持室内空气清新；保持良好的心理状态；按时复查，出院期间如出现出血、疼痛加剧等，及时就诊。

十三、二氧化碳激光咽喉部手术围手术期护理

【护理评估】

1. 术前评估

(1) 参见咽喉部疾病手术一般护理常规术前评估。

(2) 呼吸道乳头状瘤患者，还应评估其有无吸气性呼吸困难、吸气性喘鸣音、缺氧症状等，以便判断呼吸困难的程度。

2. 术后评估

参见咽喉科疾病手术一般护理常规术后评估。

3. 疾病认知、心理状况及社会支持

参见咽喉科疾病手术一般护理常规护理评估。

【护理措施】

1. 术前准备

(1) 参见咽喉部疾病手术一般护理常规术前护理。

(2) 术前准备　由于多数患者有长期吸烟史，入院后必须督促患者戒烟，减少说话，避免大声及持久说话。术前向患者及家属讲解术后禁声的重要性，建议识字的患者术前能备好写字板，方便术后交流。向患者讲明手术为微创手术，增强患者战胜疾病的信心。

(3) 呼吸道护理　对术前呼吸困难者，应严密观察患者神志呼吸、缺氧情况，有无喘鸣音及"四凹"征；必要时遵医嘱给予患者持续低流量吸氧、雾化吸入等；呼吸困难严重者，准备好气管切开的相关物品。

2. 术后护理

(1) 参见咽喉科疾病手术一般护理常规术后护理。

(2) 呼吸道护理　密切观察患者呼吸的频率、节律、深浅度，保持呼吸道通畅。

(3) 伤口护理　嘱患者勿将口腔内分泌物咽下，吐到痰盂内，以便观察分泌物的颜色、性质、量，确定是否有切口出血情况。如分泌物黏稠且量多时，可给予糜蛋白酶+庆大霉素雾化吸入治疗，指导患者正确咳痰并及时吐出，嘱患者避免大力咳嗽，预防切口出血。若患者自行咳痰无效，应及时给予吸痰，以确保呼吸道通畅。

(4) 并发症的观察与护理

①呼吸困难：可能与二氧化碳激光手术引起喉黏膜水肿或呼吸道分泌物阻塞有关，严重者可引起窒息。术后应严密观察患者的呼吸及血氧饱和度、面色情况，床边备吸痰、吸氧、气管切开包等急救物品。如出现呼吸困难，应及时通知医生，给予相关急救处理措施，必要时协助医生行气管切开术，以解决患者的呼吸困难。

②出血：手术创伤、切口伪膜脱落，都可引起切口出血。术后应观察患者的血压、脉搏、神智、面色、颈部有无肿胀，监测血常规，及时发现出血的危险。如患者突然出现血压下降、脉搏过快、出冷汗等症状，及时通知医生处理。避免颈部剧烈转动，避免剧烈咳

嗽，减少粗糙、坚硬食物的摄入量，从而减少出血的发生。

③皮下气肿：由于二氧化碳激光切除环甲膜周围脂肪组织过多，术后可引起皮下气肿。颈部有皮下气肿者，可触及捻发音。大部分患者皮下气肿可自行吸收，严重者可行皮下穿刺排气，并严密观察患者的病情变化。

④声带粘连：好发于双侧声带息肉特别是靠近前联合处的息肉，因双侧均有伤口，易引起粘连。术后指导患者做深呼吸练习，使声带尽量展开，防止粘连发生。

【健康指导】

(1) 参见咽喉科疾病手术一般护理常规健康指导。

(2) 用声指导　根据患者的病情、手术范围等，指导合理用声。声带息肉切除和声带小结术后患者，严格禁声 2 周，用声休息期间强调不可耳语说话；声带白斑、角化、淀粉样变等患者，术后可适当说话或遵医嘱用声；喉乳头状瘤、舌根淋巴组织增生等手术范围不涉及声带的患者，手术后无需禁声。

(3) 出院指导　患者出院后注意嗓音保护，避免过度用声；嘱患者积极治疗咽喉反流性疾病及上呼吸道感染；出院后进行深吸气练习，每日 6 次，使声带尽量展开，防止粘连，时间为 1 周；遵医嘱定期复诊，若恢复期间出现渐进性呼吸困难、发音无力、声音嘶哑、音调改变等症状，及时复诊。

附：二氧化碳激光咽喉部手术适应证

声门型癌(T1b、T2b)，病变局限，呼吸道乳头状瘤，声带息肉、角化、白斑及淀粉样变，声门狭窄，喉邻近器官（如舌根）病变，下咽病变如会厌囊肿、舌扁桃体肥大等疾病。

十四、扁桃体切除围手术期护理

【护理评估】

1. 术前评估

(1) 评估患者扁桃体炎是否反复发作，有无咽部疼痛、上呼吸道感染、发热、睡眠打鼾和(或)憋气及口腔卫生情况等。

(2) 了解患者饮食、睡眠及大小便情况。

(3) 了解患者现病史、既往病史、用药史、外伤史、家族史及术前检查结果等。

2. 术后评估

(1) 评估患者生命体征、意识、呼吸道通畅情况。

(2) 评估患者口腔渗血情况及疼痛程度。

(3) 评估患者术后入量，包括进食、饮水、输液量等。

3. 疾病认知、心理状况及社会支持

参见咽喉科疾病手术一般护理常规护理评估。

【护理措施】

1. 术前护理

(1) 参见咽喉科疾病手术一般护理常规术前护理。

(2) 专科检查　睡眠伴打鼾患者，遵医嘱给予睡眠呼吸监测或脉氧监测。

(3) 体位护理　夜间加强巡视，嘱患者采取侧卧位睡姿；如患者憋气时间过长，应将其推醒，抬高床头 15°～20°，以改善通气。

2．术后护理

(1) 参见咽喉部疾病手术一般护理常规术后护理。

(2) 疼痛护理 患者术后伤口有不同程度的疼痛，评估疼痛程度、性质、部位等。告知其疼痛为正常术后反应，给予安慰，可采取聊天、听音乐等方法分散注意力，亦可采用冰袋冷敷局部减轻疼痛；疼痛不可耐受者，遵医嘱使用止痛药物。

(3) 口腔清洁 告知患者保持口腔清洁的重要性，嘱患者每次进食后漱口，保持口腔清洁，遵医嘱使用漱口液，预防伤口感染。

(4) 饮食护理 全麻患者术后经临床判断完全清醒后，可开始进冷流质，进食量遵循由少到多、循序渐进的原则；禁用吸管，避免因负压导致扁桃体窝创面白膜过早脱落。患者术后因进食疼痛而进食较少，应鼓励患者尽早合理进食；必要时遵医嘱给予患者静脉补充液体。

(5) 心理护理 对于小儿扁桃体摘除术后因疼痛不愿意进食、漱口，护士可采取分发小贴纸、小奖状等方法鼓励患儿，或鼓励其看喜欢的动画片等方法分散转移注意力。

(6) 并发症观察与护理

①出血：原发性出血，参见咽喉科疾病手术一般护理常规术后护理的出血并发症观察与护理；继发性出血，常发生于术后1周左右，多与进食不当有关(因此时伤口表面白膜开始脱落)，嘱患者进食应谨慎，以免发生出血。

②感染：密切观察患者体温变化及伤口恢复情况，如有异常，及时通知医生。

【健康指导】

(1) 参见咽喉部疾病手术一般护理常规健康指导。

(2) 饮食指导 术后4～6小时患者清醒、无活动性出血，可进冷流质饮食(如冰牛奶)，减少渗血，缓解疼痛；术后1～3日可进温凉半流质饮食；4～6日进半流食；7～14日渐进软食；2周后根据情况进食普食。禁食辛辣、刺激性或粗糙、坚硬的食物；向患者及家属强调术后饮食的重要性，切不可随意饮食，以免引起出血。

(3) 出院指导 术后7～10天，若有白膜从口中吐出为正常现象，嘱患者切勿惊慌。术后2周或遵医嘱门诊复查，若发生伤口出血、高热不退或切口剧烈疼痛等情况，应及时来院就诊，以免延误病情。

十五、腺样体切除围手术期护理

【护理评估】

1．术前评估

(1) 评估患者鼻腔通气情况、有无睡眠时打鼾和(或)憋气等。

(2) 如患者年龄较小，留家属陪护。

(3) 了解患者饮食、睡眠及大小便情况。

(4) 了解患者现病史、既往病史、用药史、外伤史、家族史及术前检查结果等。

2．术后评估

(1) 评估患者生命体征、意识、呼吸道通畅情况。

(2) 评估患者鼻腔渗血情况。

3. 疾病认知、心理状况及社会支持

参见咽喉部疾病手术一般护理常规护理评估。

【护理措施】

1. 术前护理

(1) 参见咽喉部疾病手术一般护理常规术前护理。

(2) 专科检查 脉氧监测、纯音测听、声阻抗检测、鼻咽侧位 X 线。

(3) 呼吸道护理 睡眠时伴有张口呼吸的患者，口唇可覆盖湿纱布或使用加湿器，以湿化空气，减轻口腔干燥给患者带来的不适。

(4) 体位护理 睡眠打鼾伴憋气者，夜间加强巡视，嘱患者侧卧位睡眠，以减轻或缓解阻塞症状；如患者憋气时间过长，需将其推醒，抬高床头 15°～20°，以改善通气。

(5) 心理护理 腺样体患者多为儿童，年龄较小，加之其对医院环境不熟悉，大部分患者会表现出焦虑及恐惧，护士应取得家长配合，消除患儿的恐惧心理。此外，患者家属对全麻手术的风险也非常担心，术前应做好解释和安抚工作，减轻患者的顾虑。

2. 术后护理

(1) 参见咽喉科疾病手术一般护理常规术后护理。

(2) 伤口护理 密切观察患者鼻腔伤口渗血情况，少许血性分泌物或涕中带血丝属正常现象，如有活动性出血，及时通知医生处理。

【健康指导】

1. 用药指导

指导患者正确用药，并教会患者及家属正确的擤鼻方法和鼻腔滴药方法。

2. 饮食指导

正确指导患者饮食：全麻患者术后 4～6 小时，经临床判断完全清醒后，即可进温凉半流质，2～3 日可进软食，1 周后逐渐过渡到普食。禁食辛辣、刺激性或粗糙、坚硬的食物，保持口腔清洁卫生。

3. 出院指导

注意保暖，增加体育锻炼，提高机体免疫力，预防上呼吸道感染；出院后 2 周或遵医嘱门诊复查。

十六、阻塞性睡眠呼吸暂停低通气综合征围手术期护理

【护理评估】

1. 术前评估

(1) 评估患者睡眠时打鼾、憋气的程度及治疗情况。

(2) 评估患者有无引发阻塞性睡眠呼吸暂停低通气症的病因存在，如上呼吸道狭窄或阻塞、肥胖、甲状腺功能低下、老年性变化等。

(3) 了解患者饮食、睡眠及大小便情况。

(4) 了解患者有无高血压、心脏病等其他合并症。

2. 术后评估

(1) 评估患者生命体征、意识、呼吸道情况。

(2) 评估患者术后疼痛的程度及伤口渗血情况。

（3）评估患者有无急性呼吸道梗阻、出血、感染等并发症发生。

（4）评估患者术后入量，包括进食、饮水、输液量等情况。

3. 疾病认知、心理状况及社会支持

参见咽喉部疾病手术一般护理常规护理评估。

【护理措施】

1. 术前护理

（1）参见咽喉部疾病手术一般护理常规术前护理。

（2）专科检查　多导睡眠监测、上呼吸道 CT 等。

（3）用物准备　心电监护仪、化学冰袋、纸巾、白色纯牛奶冰淇淋、冰水或冰块等。

（4）体位护理　夜间加强巡视，嘱其采取侧卧位睡姿，以增加口、咽气管间隙，减轻或缓解阻塞症状；如患者憋气时间过长，应将其推醒，抬高床头 15°～20°，以改善通气。

（5）心理护理　与患者进行有效沟通，做好心理护理，解除其顾虑，同时告知患者术后会出现不同程度的伤口疼痛，使其客观了解手术相关事宜，做好心理准备。

2. 术后护理

（1）参见咽喉科疾病手术一般护理常规术后护理。

（2）气道护理　由于该类患者长期缺氧对低氧刺激反应不明显，要注意观察患者呼吸是否通畅，有无主诉胸闷、咽喉部阻塞感、呼吸困难、氧饱和度下降等症状，观察有无口唇及面色发绀、喉鸣音等症状，及时清理口腔内分泌物；鼻塞者遵医嘱给予氯麻滴鼻液或地麻滴鼻液滴鼻，每日 3～4 次，每次 2～3 滴。

（3）体位护理　术后取半卧位，头稍向后倾，以减少头颈部充血肿胀，降低咽部肌肉张力而减轻疼痛。夜间睡眠时采取侧卧位或抬高床头 15°～20°，以防止舌根后坠，改善通气。

（4）疼痛护理　手术当日疼痛较剧，可给予冰袋冷敷颈部止痛，及时评估患者疼痛情况，可采用口含冰块、喝冰水、吃冰淇淋等方法减轻疼痛；亦可采用分散注意力的方法，减轻患者疼痛；疼痛不可耐受者，遵医嘱使用止痛药物。

（5）口腔清洁　告知患者口腔清洁的重要性，嘱其三餐后坚持漱口，预防口腔伤口感染。

（6）饮食护理　患者术后因进食疼痛而进食较少，应加强饮食宣教，强调尽早合理饮食的重要性，鼓励进食。

（7）并发症观察与护理

①出血、急性呼吸道梗阻、感染：参见咽喉部手术一般护理常规术后护理出血并发症观察与护理。

②鼻腔反流：告知患者鼻腔反流发生原因，指导患者正确进食。

【健康指导】

（1）参见咽喉部手术一般护理常规健康指导。

（2）用药指导　遵医嘱给予抗生素、抗水肿、止血、止痛等药物，告知患者及家属各种药物的名称、作用、用药时间及方法，并观察用药后反应。

（3）出院指导　积极治疗原发病，合理饮食，适当加强体育锻炼，控制体重；睡眠时注意体位，最好取侧卧位，以改善通气；建议不要从事驾驶、高空作业等易发生意外的工作。嘱患者遵医嘱按时复诊及复查睡眠监测。

十七、气管、支气管异物取出术围手术期护理

【护理评估】

1. 术前评估

(1) 评估异物种类、大小、形状、存留时间及院外有无就诊等。

(2) 评估患者有无持续性或阵发性呛咳、咯血、呼吸困难、发热、烦躁不安、憋气等症状，密切观察患者神志、呼吸，监测血氧饱和度。

(3) 了解患者饮食、睡眠及大小便情况。

(4) 了解患者现病史、既往病史、用药史、外伤史、家族史及术前检查结果等。

2. 术后评估

(1) 评估患者生命体征、意识、呼吸道情况。

(2) 评估患者术后有无呛咳。

3. 疾病认知、心理状况及社会支持

(1) 评估患者对气管、支气管异物取出术的认知程度及心理状况。

(2) 评估患者社会支持情况，包括亲属支持及经济状况等。

【护理措施】

1. 术前护理

(1) 术前检查　完善术前血、尿常规及胸部 X 线等检查，检查过程中做好病情观察。

(2) 病情观察　严密观察患者的呼吸情况，包括呼吸的频率、节律、深浅度、是否咳嗽等，遵医嘱做好手术准备。

(3) 行为指导　嘱患者减少活动，儿童患者需进行安抚，避免其哭闹、躁动，以防嵌顿的异物在活动时随气流上下浮动，梗阻至声门，造成窒息。

(4) 并发症观察与护理

①呼吸困难：严密观察患者神志、生命体征及循环末梢颜色等，给予卧床休息；儿童患者尽量减少其哭闹，防止心力衰竭的发生。

②肺炎：表现为呼吸道分泌物增多、黏稠，患者体温升高；非急症入院患者发生肺炎时，遵医嘱使用抗生素抗感染的同时，关注其体温变化。

③肺不张：异物停留在支气管内，完全阻塞支气管，使远端肺叶内的空气逐渐被吸收，最终导致阻塞性肺不张；对肺不张患者，除协助其完成检查外，还应密切关注病情变化。

④气管食管瘘：异物长期停留对气管壁造成腐蚀，进一步累及食管，或者尖锐的异物直接刺透气管和食管而引起；气管食管瘘患者遵医嘱禁食、水。

(5) 饮食指导　此病病情紧急，遵医嘱告知患者禁食、水，以备手术。

2. 术后护理

(1) 保持呼吸道通畅　密切观察患者呼吸情况，及时清理患者口腔内分泌物，防止发生误吸。

(2) 生命体征的观察　严密观察患者的意识、瞳孔、口唇及循环末梢颜色；给予患者持续心电监护，监测患者呼吸、心率、血氧饱和度情况；如有异常，及时通知医生给予处理。

(3) 基础护理　患者输液期间，应加强巡视，儿童患者应注意输液滴速，以免输液速度过快引起心力衰竭。

(4) 并发症观察与护理

①喉头水肿：术中多次支气管镜送入，会导致喉头水肿。因此，护士要了解术中取异物情况，术后监测血氧饱和度，如再次出现呼吸困难，则提示喉头水肿，及时通知医生，给予激素消肿治疗，必要时准备好气管切开包。

②肺炎：术后密切监测患者生命体征及病情变化，观察患者有无咳嗽、咳痰等症状，如有异常及时通知医生处理。

③出血：观察患者有无咳血、咯血现象，如有异常及时通知医生处理。

④肺气肿、气胸、纵隔气肿及皮下气肿：术后观察患者的胸廓起伏、呼吸情况及有无咳嗽、咳痰症状，并遵医嘱给予低流量吸氧 1～2L/min，必要时给予糖皮质激素、抗炎治疗及雾化吸入。

⑤异物残留：凡通过支气管镜无法取出的异物，或者异物存留体内时间很长，为纤维组织所包裹者，可转至胸外科或普外科治疗。

(5) 饮食护理 术后嘱患者进食温凉半流食，如面条、片汤、稀粥等，禁食粗糙、坚硬及辛辣、刺激性食物。

(6) 用药观察 术后应用抗生素抗感染治疗，观察用药后反应。

【健康指导】

1. 安全指导

婴幼儿进食时应保持安静，禁止逗笑、打骂或惊吓患儿；加强患儿家属喂养宣教；一旦发生气管/支气管异物，及时来院就诊，以免延误病情。

2. 出院指导

向患者和家属讲解气管、支气管异物的危险性及预防措施，提高患者及家属的危险防范意识。

十八、食管异物取出术围手术期护理

【护理评估】

1. 术前评估

(1) 评估异物种类、大小、形状、嵌顿部位、存留时间及院外有无处理等。

(2) 评估患者有无呛咳、咳血、便血、疼痛、发热等症状。

(3) 了解患者饮食、睡眠及大小便情况。

(4) 了解患者现病史、既往病史、用药史、外伤史、家族史及术前检查结果等。

2. 术后评估

(1) 评估患者生命体征，尤其是体温有无升高。

(2) 评估患者有无咳血、呛咳等症状。

(3) 评估患者是否存在呼吸困难、食管穿孔、食管周围炎、血管破裂与气管食管瘘等并发症。

3. 疾病认知、心理状况及社会支持

(1) 评估患者对食管异物取出术的认知程度及心理状况。

(2) 评估患者社会支持情况，包括亲属支持及经济状况等。

【护理措施】

1. 术前护理

（1）术前检查　完善术前食管镜检查、食管泛影葡胺造影、胸部 X 线等检查，检查过程中做好病情观察。

（2）术前准备　嘱患者禁食、水，少做吞咽动作，以免损伤黏膜或将异物推向深部。做好手术准备。

（3）活动指导　嘱患者卧床休息，避免剧烈活动；金属类尖锐异物嵌顿者，应绝对卧床，防止异物活动刺伤动脉引起出血。

（4）体位护理　给予患者抬高床头，防止食物反流。

（5）病情观察

①关注患者呼吸情况，包括呼吸的节律、频率、深浅度，警惕异物压迫气管引起呼吸困难。

②监测患者血压和脉搏的变化，严密观察有无呕血、黑便等症状，警惕大血管破裂严重并发症。

③关注体温变化及血常规结果，警惕局部炎症的发生。

④倾听患者有无疼痛等不适主诉，观察口腔分泌物的颜色、性质、量，警惕食管周围脓肿或脓胸的发生。

⑤关心患者是否出现脱水症状，如禁食时间过长，遵医嘱给予静脉补液。

（6）心理护理　与患者进行有效沟通，做好心理护理，消除其紧张情绪。

2. 术后护理

（1）生命体征的观察　密切观察患者生命体征变化，如有异常，及时通知医生。

（2）并发症观察与护理

①食管周围炎、食管周围脓肿：倾听患者主诉，监测患者体温变化，询问患者有无局部疼痛、吞咽困难、发热等不适，必要时遵医嘱用药。

②食管气管瘘：观察患者颈部有无肿胀、进食水时有无呛咳，遵医嘱卧床休息、用药，避免气胸的发生；对发生气胸进行胸腔闭式引流者，做好胸腔闭式引流管的护理。

③水、电解质紊乱：由于患者长期禁食，可出现低血糖、低蛋白血症、电解质紊乱及代谢性酸中毒等。住院周期较长的患者，根据患者情况留置胃管或建立静脉通道补充营养，维持水、电解质平衡。

（3）饮食护理　术后仍应禁食、水，一般为术后第一日行食管碘油造影或 CT 检查，若医师确认异物完整取出且术中损伤小，可当天行食管碘油造影或 CT 检查确认食管无损伤，遵医嘱可进食。饮食宜选择清淡、温凉的半流质，无吞咽不适感时可逐步改为普食。食管擦伤或穿孔者仍需禁食或遵医予鼻饲饮食，同时抗炎治疗。

（4）用药观察　遵医嘱应用抗生素，观察用药后反应。

【健康指导】

1. 预防疾病发生的指导

①指导患者养成正确的进食习惯，采取坐位或半卧位，进食时注意力集中，避免食管异物的发生。

②义齿松动或破裂常被误咽，是老年人发生食管异物的主要原因之一；对于佩戴义齿

者，加强义齿的安全管理。

③养成良好的工作习惯，工作时不将铁钉或针含在口中。

④仔细看护小儿，勿将玩具和硬币等小玩物塞入口中。

2. 出院指导

做好患者进食相关内容的指导，避免食管异物的发生；食管异物发生时，告知患者勿自行处理，及时就诊。

十九、急性会厌炎围手术期护理

【护理评估】

1. 病情评估

(1) 评估患者的年龄、发病时间、发病诱因。

(2) 评估患者有无咽喉疼痛、吞咽障碍、呼吸困难或窒息等症状。

(3) 了解患者饮食、睡眠及大小便情况。

(4) 了解患者现病史、既往病史、用药史、外伤史、家族史及术前检查结果等。

2. 疾病认知、心理状况及社会支持

(1) 评估患者对疾病的认知程度及心理状况。

(2) 评估患者社会支持情况，包括亲属支持及经济状况等。

【护理措施】

1. 呼吸道护理

密切观察患者呼吸的频率、节律、深浅度等，患者取半坐卧位，遵医嘱给予雾化吸入和(或)氧气吸入以减轻症状，床旁备好气管切开包等急救用物，患者出现烦躁不安、"四凹"征、呼吸极度费力时，立即通知医生，做好急救准备。

2. 病情观察

监测患者生命体征变化，并密切观察患者有无缺氧、呼吸困难等表现，如出现发绀、呼吸频率增加、高调喘鸣音、鼻翼扇动等，及时通知医生，并配合处理。注意患者体温变化，必要时采用物理降温或遵医嘱药物降温。

3. 用药观察

遵医嘱应用激素及抗生素治疗，观察用药后反应及患者呼吸困难症状改善情况。

4. 疼痛护理

向患者解释疼痛的原因，并注意评估疼痛程度，关注进食情况，鼓励摄入充足营养，必要时采用药物止痛及静脉液体补充。进食后用漱口液漱口，保持口腔清洁。

5. 心理护理

向患者解释本病的起因及治疗原则，鼓励安心静养，密切注意呼吸情况，若患者因呼吸困难而产生紧张和恐惧，做好患者的心理疏导，使其积极配合治疗护理。

【健康指导】

1. 院前自护

家属应尽量稳定患者情绪，嘱患者缓慢而平静地呼吸，为患者保暖，防止受凉，协助患者取半坐位或坐位，开窗通风；当患者出现呼吸困难、口唇及甲床青紫时，如家中备有氧气枕可立即为患者吸氧，同时迅速拨打急救电话。

2. 疾病预防

避免感冒、劳累、外伤及邻近组织(如腮腺炎、牙龈炎等)的急性感染;养成良好的饮食习惯,少食辛辣、刺激性食物;注意休息,劳逸结合,以增强机体抵抗力。

二十、气管切开术围手术期护理

【护理评估】

1. 术前评估

(1) 评估患者呼吸困难的时间、程度,有无诱因,有无气管切开史。

(2) 了解患者饮食、睡眠及大小便情况。

(3) 了解患者生命体征、现病史、既往病史、用药史、外伤史、家族史及术前检查结果等。

2. 术后评估

(1) 评估患者生命体征情况及气管套管是否通畅,固定是否牢固,系带松紧度是否适宜,气管套管耐受度,有无移位及脱管,带气囊的气管套管气囊压力。

(2) 评估患者切口有无渗血。

(3) 评估患者有无皮下气肿等并发症。

(4) 了解患者气道分泌物的颜色、性质、量及气管垫的渗透情况。

3. 疾病认知、心理状况及社会支持

(1) 评估患者对疾病的认知程度及心理状况,介绍疾病知识,消除其焦虑情绪。

(2) 评估患者的社会支持情况,包括亲属支持及经济状况等。

【护理措施】

1. 术前护理

(1) 术前检查

①术前常规:血常规、尿常规、生化全项、凝血三项、免疫四项、心电图及胸部 X 线。

②专科检查:颈部 CT 及 MRI、频闪喉镜、电子喉镜、纤维喉镜检查及肺功能等。

(2) 术前准备

①呼吸道准备:注意保暖,防止呼吸道感染的发生。

②胃肠道准备:按全麻手术需求禁食、防止全身麻醉所导致的吸入性肺炎、窒息等。

③过敏试验:遵医嘱行抗生素皮肤过敏试验,并做好记录。对阳性结果者,应告知患者并及时通知医生。

④皮肤准备:术前 1 日遵医嘱为患者备皮,备皮范围为上起下唇,下至胸骨,左右至肩部皮肤。

⑤个人卫生:保持口腔清洁,术前 1 日给予漱口水漱口,沐浴,剪指(趾)甲,保持全身清洁,男性患者剃净胡须。

⑥睡眠:创造良好环境,保证充足的睡眠,必要时遵医嘱于术前晚给予口服镇静剂。

⑦术晨准备:嘱患者取下义齿、眼镜等,入手术室前排空大小便;遵医嘱给予术前用药,并将病历、术中用药、气管套管(金属套管:成年男性 9mm,成年女性 8mm)等带入手术室;并备好麻醉床、输液架、血压计、听诊器、污物袋等;床旁备负压吸引器、吸痰管、吸痰盘等气道吸引用物。

(3) 心理护理 根据患者心理状态,做好患者心理护理,消除其紧张情绪,配合手术和治疗。

2．术后护理

(1) 体位护理　全麻患者术后未完全清醒者给予平卧位。清醒后，无特殊体位要求的患者一般给予半卧位或自由体位。鼓励尽早下床活动。

(2) 生命体征的观察　密切监测生命体征变化，若术后体温超过 38.5℃，及时通知医生，给予相应处理。

(3) 气管套管护理

①每日至少 2 次清洁内套管，儿童气管套管夜间增加 1 次清洗，分泌物多时及时清洗，术后堵管的患者每日晚清洗 1 次内套管。注意内套管脱离外套管时间不宜超过 30 分钟，以防外套管被分泌物堵塞。

②保持气管套管通畅，观察痰液的颜色、性状、量。

③每日检查套管系带的松紧度，以容纳一手指为宜。带气囊的气管套管气囊压力应维持在 25~30cmH$_2$O，每 4~6 小时监测气囊压力。可每 4~6 小时放气 1 次，每次放气 30 分钟左右，重新充气后应监测气囊压力。

④每日更换套管垫，保持套管垫的清洁、干燥。

⑤气管湿化：每小时湿化气道，可喷入生理氯化钠溶液，为患者套管口覆盖湿纱布，遵医嘱行雾化吸入。

⑥告知患者活动不得离开病区，气管套管管芯要放于易取、固定位置。

(4) 指导咳痰　气管切开术后，指导患者正确咳痰及有效排痰，以减少吸痰管对气管刺激。

(5) 口腔护理　鼻饲期间，保持口腔清洁，给予患者口腔护理，并嘱患者加强漱口，预防口腔疾患的发生。

(6) 拔管的观察与护理　拔管前试堵管，堵管期间观察患者有无憋气、痰液是否能自行咳出、是否可持续堵管，如无异常持续堵管 1~2 日且堵管期间患者活动、睡眠、进食时的呼吸均正常后可拔管。在院患者宜准备好床旁紧急气管切开用物；非住院患者若有呼吸不畅等不适，应立即来院就诊。

(7) 饮食指导　术后患者进普食，注意观察其有无呛咳等不适。

(8) 并发症观察与护理

①皮下气肿：观察并检查套管周围皮肤有无踏雪感或捻发音，如皮下气肿者，每日评估皮下气肿范围，嘱患者避免用力咳嗽；如气肿范围逐渐扩大，及时通知医生处理，防止出现气胸、纵隔气肿等。

②脱管：注意调整套管系带的松紧度，以一手指为宜。患者出现呼吸困难时，判断是否为脱管，如为脱管，立即通知医生采取急救措施。

③气管套管堵塞：密切观察患者呼吸道情况，保持气管通畅，按需吸引，按时湿化。内套管堵塞多为痰痂堵塞，应取出内套管、吸氧，清洗消毒内套管并重新置入。外套管堵塞常表现为内套管取出后呼吸困难仍不缓解，吸引管仍无法插入气管套管内，应继续气道湿化与吸引、吸氧，同时立即通知医生，并做好换管或重新置管等用物准备。对气管套管堵塞高风险患者宜床旁备好紧急气管切开物品。

【健康指导】

1．用药指导

遵医嘱输入抗炎、促进痰液排出等药物，告知患者药物名称、作用及遵医嘱用药的重要性等，并注意观察用药后反应。

2. 气管护理

按需给予患者吸痰，告知患者及家属吸痰的目的及重要性；教会患者如何经气管套管湿化，保持气管湿润，防止痰液黏稠堵塞气管；指导患者雾化吸入，告知患者雾化吸入的正确方法及目的，取得其配合。

3. 发音指导

患者术后发声，可用手指堵住气管套管口进行发音，拔管前可遵医嘱给予套管塞持续堵管。

4. 安全指导

术前、术后呼吸情况均是观察重点：术前做好患者呼吸困难的评估，避免呼吸道梗阻发生，必要时床旁备气管切开包；术后观察气管套管是否通畅、系带松紧度是否合适，负压吸引器是否处于备用状态。嘱患者避免剧烈活动，活动时不离开病区，气管套管管芯放于易取、固定位置。

5. 出院指导

(1) 气管切开自我护理　对需要佩戴气管套管出院的患者，教会其气管套管的自我护理，包括清洗内套管、更换套管垫、检查套管松紧度等；嘱患者外出时应用纱布遮盖套管口，防止灰尘、异物、细菌的侵入。

(2) 加强锻炼　指导患者适当参加锻炼，勿剧烈运动或水上运动，保持良好心情。

(3) 复查　向患者讲解复查的重要性及目的，告知患者复查时间，嘱患者定期复查。如有特殊情况，及时就诊。

二十一、部分喉切除术围手术期护理

【护理评估】

1. 术前评估

(1) 评估患者呼吸道情况，有无呼吸困难，颈部淋巴结是否肿大，有无声音嘶哑、吞咽疼痛等。

(2) 评估患者饮食及营养状况。

(3) 了解患者饮食、睡眠及大小便情况。

(4) 了解患者生命体征、现病史、既往病史、用药史、外伤史、家族史及术前检查结果等。

2. 术后评估

(1) 评估患者气管套管是否通畅及分泌物颜色、性质、量，系带松紧度是否适宜，有无移位及脱管，气管套管耐受度，带气囊的气管套管气囊压力。

(2) 评估颈部切口及敷料情况。

(3) 评估患者有无皮下气肿等并发症。

3. 疾病认知、心理状况及社会支持

参见气管切开术护理常规护理评估。

【护理措施】

1. 术前护理

(1) 参见气管切开术护理常规术前护理。

（2）术前准备

①备皮范围：上起下唇，下至锁骨下缘 2cm，双侧为下颌角至锁骨下缘 2cm，男性患者剔净胡须；颈部淋巴结清扫者，备皮范围为术侧内至颈中线，外至斜方肌。

②物品准备：金属套管（成年男性 9mm，成年女性 8mm）、一次性负压吸引器、吸痰管、吸痰盘等气道吸引相关用物。

（3）交流方式指导　准备好笔、纸，制作简单的示意图片等，方便术后交流；不会写字的患者，术前与其沟通，掌握几个共识的简单手势，以便交流。

（4）饮食指导　嘱患者术前加强营养摄入，增强机体抵抗力。

（5）心理护理　术后患者暂时丧失语言功能或有不同程度的声音嘶哑，做好患者的心理护理，减轻其焦虑、紧张情绪，增强其对手术的信心。

2. 术后护理

（1）体位护理　全麻患者术后未完全清醒者给予平卧位。清醒后，无特殊体位要求的患者一般给予半卧位或遵医嘱。

（2）生命体征的观察　监测患者生命体征变化，必要时遵医嘱行心电监护；术后 3 日体温异常升高时，及时通知医生处理。

（3）伤口护理　观察伤口敷料是否清洁、干燥，有无渗血，每日为患者更换气管垫。观察伤口周围皮肤有无红肿及脓性分泌物；嘱患者勿将口水咽下，以免引起伤口感染，影响愈合。

（4）气管套管护理　参见气管切开术护理常规术后护理的气管套管护理。

（5）负压引流护理　保持负压引流管路通畅，勿扭曲、受压；妥善固定，避免反流；嘱患者勿牵拉引流管，防止脱出；每日倾倒负压，并记录引流液的量。如负压引流管有血块则需抽出血块；如短时间引流量多且鲜红，提示活动性出血可能，及时通知医生。

（6）胃肠减压　术后当日遵医嘱胃肠减压，胃肠减压期间观察引流液的颜色、性质、量；保持吸引器负压状态，防止漏气；妥善固定，保持引流通畅；告知患者胃肠减压的目的，嘱患者勿牵拉或自行停止胃肠减压等。

（7）鼻饲护理

①鼻饲观察与护理：胃肠减压暂停后给予鼻饲饮食，每日 4～6 次，少食多餐；鼻饲后，询问患者有无胃肠道不适，必要时遵医嘱对症处理；鼻饲期间，观察患者营养状况，如持续胃纳差则需监测血电解质水平。

②鼻饲注意事项：注意鼻饲液的温度；每次鼻饲饮食前确定胃管在胃内；鼻饲前后注入温开水防止胃管堵塞。

③鼻饲管护理：保持胃管通畅，固定牢固，深浅度适宜；保持胃管及鼻周皮肤清洁；鼻饲用具及时清洁、消毒。

（8）经口进食训练　术后约 2 周遵医嘱练习经口进食，指导患者掌握进食要领，患者从团块状软食开始练习，取坐位或半卧位，头前倾、下颌内收，堵住气管套管口，深吸气后屏住，然后进一小口食物，吞咽 3 次，最后做咳嗽清喉动作，将停留在声门处的食物咳出；如进食无异常者，可遵医嘱拔除胃管。

（9）拔管后观察与护理　根据患者恢复情况拔除气管套管。详见气管切开术护理常规术后护理的拔管后观察与护理。

（10）口腔护理　鼻饲期间，保持口腔清洁，给予患者口腔护理，并嘱患者加强漱口，预防口腔疾患的发生。

（11）休养环境　提供安静、舒适、温度及湿度适宜的休养环境，减少探视，避免交叉感染。

（12）跌倒预防　患者剧烈咳嗽时可能由一过性头晕导致跌倒，如坐于床沿可有跌倒风险，做好咳嗽患者及其家属的安全宣教。

（13）心理护理　向患者讲解疾病的相关知识及恢复过程中的注意事项，消除其顾虑；告知患者部分喉切除术后，仍可以讲话交流，增强患者自信心。

（14）并发症观察与护理

①出血：出现活动性出血时，及时通知医生止血处理，并密切监测患者生命体征变化，准备好抢救物品，必要时急诊手术探查止血。

②感染：喉部手术后，常出现局部伤口感染及呼吸系统感染等，密切观察患者体温变化，如有异常及时通知医生。

③皮下气肿：参见气管切开术护理常规术后护理的并发症观察与护理。

④脱管：参见气管切开术护理常规术后护理的并发症观察与护理。

⑤气管套管堵塞：参见气管切开术护理常规术后护理的并发症观察与护理。

【健康指导】

1. 用药指导

遵医嘱使用抗炎、消肿、营养、保护胃黏膜、促进分泌物排出等药物，告知患者药物名称、作用及用药的重要性，并注意观察用药后的反应。

2. 活动指导

术后鼓励患者下床活动，以促进痰液排出；低头含胸者，嘱患者头前倾位，勿牵拉伤口。

3. 气管护理

参见气管切开术护理常规健康指导的气管护理。

4. 安全指导

参见气管切开术护理常规健康指导的安全指导。

5. 出院指导

（1）气管切开自我护理　参见气管切开术护理常规健康指导的气管切开自我护理。

（2）日常保健　教会患者自我检查方法，发现颈部有包块、呼吸困难、吞咽困难等不适时，及时就诊。

（3）复查　告知患者复查时间及重要性，嘱患者按时复查。

二十二、全喉切除术围手术期护理

【护理评估】

1. 术前评估

（1）评估患者呼吸道情况，有无呼吸困难，有无气管切开，有无声音嘶哑、颈部包块等。

（2）评估患者饮食及营养状况。

(3) 了解患者饮食、睡眠及大、小便情况。

(4) 了解患者生命体征、现病史、既往病史、用药史、外伤史、家族史及术前检查结果等。

2. 术后评估

参见部分喉切除术护理常规术后评估。

3. 疾病认知、心理状况及社会支持

参见气管切开术护理常规护理评估。

【护理措施】

1. 术前护理

(1) 参见气管切开术护理常规术前护理。

(2) 术前准备

①备皮范围：参见部分喉切除术护理常规术前护理的备皮范围。

②物品准备：14mm 气管套管、一次性负压吸引器、吸痰管、吸痰盘等气道吸引相关用物。

(3) 交流方式指导　准备好笔、纸，制作简单的示意图片等，方便术后交流；不会写字的患者，术前与其沟通，掌握几个共识的简单手势，以便交流。

(4) 饮食指导　嘱患者术前加强营养摄入，增强机体抵抗力。

(5) 心理护理　术后患者丧失语言功能且手术创伤较大，做好患者心理护理，减轻其焦虑紧张、情绪。

2. 术后护理

(1) 体位护理　全麻术后未完全清醒者给予平卧位；清醒后无特殊体位要求的患者一般给予半卧位或自由体位；头面部肿胀时可给予患者半卧位或抬高头位。

(2) 鼻饲护理　参见部分喉切除术护理常规术后护理的鼻饲护理。

(3) 经口进食训练　术后约 14 日遵医嘱练习经口进食，指导患者掌握进食要领，嘱患者先饮水开始练习，无异常者可逐渐练习进软食。

(4) 心理护理　加强与患者交流，向其讲解疾病的相关知识及恢复过程中的注意事项，告知患者可通过食管发音或安装电子喉、发音管等方法恢复语言交流，消除患者顾虑及恐惧心理，增强其战胜疾病的信心。

(5) 并发症观察与护理

①出血：出现持续性套管内出血，颈部负压引流出血性液体 24 小时超过 200ml 或者每小时超过 50ml，且伴有血压下降、心率加快则提示有活动性出血，及时通知医生止血处理，并密切监测患者生命体征变化，准备好抢救物品，必要时急诊手术探查止血。

②感染：参见部分喉切除术护理常规术后护理的并发症观察与护理。

③皮下气肿：参见气管切开术护理常规术后护理的并发症观察与护理。

④脱管：参见气管切开术护理常规术后护理的并发症观察与护理。

⑤咽瘘、气管食管瘘的观察与护理：注意观察颈部伤口情况，做好造瘘口周围的清洁护理，术后一周勿做吞咽动作，吐出口腔分泌物，做好口腔清洁，如明确诊断后立即停止经口进食，加强局部换药，防止感染进一步发生。

【健康指导】

(1) 参见部分喉切除术护理常规健康指导。

（2）出院指导 告知患者术后可参加无喉协会练习食管发音，或通过放置发音管、电子喉等途径进行发音，与人交流；认真填写患者信息及联系方式，做好患者出院随访工作。

二十三、头面部缺损组织皮瓣（带蒂、游离）修复术围手术期护理

【护理评估】

1. 术前评估

（1）评估肿瘤大小、质地、有无分泌物或破溃。

（2）评估患者面部有无肿胀。

（3）评估鼻腔、鼻窦及眼部情况。

（4）评估患者颈部淋巴结有无肿大。

（5）评估供皮区有无炎症、溃疡、外伤、手术史。

（6）了解患者饮食、睡眠及大小便情况。

（7）了解患者生命体征、现病史、既往病史、用药史、外伤史、家族史及术前检查结果等。

（8）评估患者心理状况，对术后修复面容接受程度，做好心理疏导。

2. 术后评估

（1）评估患者意识及生命体征情况。

（2）评估受皮区皮瓣颜色、温度、肿胀程度、皮瓣弹性和毛细血管充盈情况；供皮区肢体肿胀、血运及伤口敷料情况。

（3）评估患者鼻腔填塞敷料的类型、固定情况，观察鼻腔分泌物的颜色、性质及量。

（4）评估伤口引流情况。

3. 疾病认知、心理状况及社会支持

参见气管切开术护理常规护理评估。

【护理措施】

1. 术前护理

（1）术前检查 常规检查，视力情况及专科检查（头部 CT、MRI、肢体血管 B 超等）。

（2）皮肤准备 根据患者手术受体与供体部位，术前 1 日为患者备皮，范围：①胸大肌皮瓣：自双侧下颌角至胸骨剑突，两侧至腋前线；②腹直肌皮瓣修复术：上起第四肋，下至腹股沟，两侧至腋中线；③前臂皮瓣：整个上臂皮肤，包括腋下皮肤；④腓骨肌皮瓣：上起膝部，下至足踝；⑤额瓣及颞肌皮瓣：全头及面部皮肤；鼻腔肿物切除需剃双侧鼻毛。注意不在供皮肢体抽血或输液，以防静脉损伤和炎症。

（3）口腔清洁 保持口腔清洁，用漱口水漱口；上颌骨摘除等手术，术前 1 日洁牙。

（4）鼻腔准备 术前 3 日进行鼻腔清洁，遵医嘱鼻腔冲洗或鼻腔滴入抗生素和黏膜收缩剂。

（5）定血型、交叉配血 遵医嘱为患者行交叉配血，并于术前 1 日通知输血科。

（6）供皮区皮肤护理 血管 B 超定位后，保护供皮区，勿擦洗 B 超标记；备皮时动作轻柔，避免划破供皮区皮肤。

（7）心理护理 了解患者心理动态，关心、安抚患者，为患者提供力所能及的帮助；介绍成功案例，消除患者顾虑。

2. 术后护理

（1）生命体征的观察 密切监测生命体征变化，预防感染的发生。

（2）体位护理　游离皮瓣修复有血管吻合者，遵医嘱制动，指导患者轴位翻身；抬高床头，利于伤口引流和组织瓣静脉回流，减轻颜面部肿胀。但注意皮瓣不可受压，防止过度活动造成血管蒂受压、牵拉。

（3）切口护理　观察伤口有无渗血、渗液及引流管固定是否牢固；每日更换负压吸引器，观察引流液的颜色、性质及量，做好记录；观察口腔伤口分泌物情况，如有脓性分泌物，且伴有臭味，则提示伤口感染。

（4）修复皮瓣的观察　手术后进行组织瓣监测，及早发现灌注受损征象。最常用的方法是观察组织瓣的颜色、温度、肿胀程度、毛细血管回流充盈状况等，皮瓣异常在 24 小时内为高危期。故术后 24 小时内遵医嘱每 30 分钟或 1 小时观察 1 次，之后可遵医嘱延长间隔时间。

（5）供区肢体的观察　将供区肢体抬高 10°～20°，注意指端血运及肿胀、活动情况。每日定时监测患侧指端皮肤温度是否与对侧肢体一致，触摸时询问患者是否有感觉；嘱患者加强功能锻炼，适当活动手指，促进血液循环。

（6）烤灯照射：40～60W 烤灯照射皮瓣区，照射频率 1～2 小时一次，每次 10～20 分钟，距离 30～40cm 或遵医嘱。注意头颈部照射时保护眼睛以及金属气管套管，注意防烫伤。

（7）病室环境　保持安静、整洁、室温对皮瓣温度影响较大，保持室温为 20～24℃，相对湿度为 50%～60%。

（8）口腔护理　嘱患者按时漱口，口腔护理每日 2 次，操作时注意观察组织瓣的颜色及伤口分泌物情况，动作轻柔，避免碰伤组织瓣，必要时遵医嘱行口腔冲洗。

（9）用药护理　遵医嘱使用抗生素、改善血循环药物、减少炎症渗出的糖皮质激素和抑制胃酸分泌的药物；禁止使用止血药和血管收缩剂，以免血栓形成。

（10）鼻饲护理　参见部分喉切除术护理常规术后护理的鼻饲护理。

（11）饮食护理　如暂时不能经口进食遵医嘱静脉或管饲饮食，待口腔伤口拆线后，可练习经口进食，做好患者的饮食指导，增强其机体抵抗力，促进伤口愈合。

（12）皮肤护理　卧床期间保持患者皮肤清洁、干燥，防止压疮发生。每小时巡视病房 1 次，观察患者皮肤情况，并协助其轴位翻身。

（13）心理护理　该手术创伤大，面部及皮瓣供区均会留下瘢痕，术后关心、鼓励患者，告知患者容貌改变后期可通过整形、放置牙托等方法改善，使患者建立战胜疾病的信心和重新投入社会的勇气。

（14）并发症观察与护理

①皮瓣坏死：由动、静脉危象或术后感染等原因引起。严格按照皮瓣的观察时间、正确方法观察与判断皮瓣的血运情况，及早发现问题，及时通知医生给予处理。

a. 动脉危象：表现为皮瓣红润转为苍白或蜡黄，毛细血管充盈不明显、皮纹皱缩、张力低。

b. 静脉危象：表现为皮瓣颜色由红润变暗红、紫红、瘀紫甚至紫黑，出现散在紫斑，皮瓣张力高、肿胀明显，出现张力性水泡、失去弹性、质地变硬，毛细血管充盈反应早期加快或消失。

②出血：由血管吻合口裂开或伤口裂开等原因所致。发现活动性出血，应及时通知医生进行止血处理。

③感染：观察患者皮瓣缝线周围有无渗液、皮瓣有无红肿等，患者有无体温升高，异常时及时通知医生。

【健康指导】

1. 用药指导

鼻窦病变患者，遵医嘱给予患者抗炎、促排剂、喷鼻剂等药物，减轻局部水肿和炎症反应，告知患者用药的名称及作用。

2. 呼吸方式改变的指导

行口腔内游离组织瓣及颌面部缺损手术的患者，由于术后口腔内局部肿胀、鼻腔填塞或面部敷料覆盖等原因，患者张口呼吸，指导其逐渐适应张口呼吸的方式并于口鼻处覆盖湿纱布。

3. 安全指导

眶内肿物摘除患者，做好安全指导，防止视物不清而发生摔伤、碰伤等意外；教会患者使用呼叫器，如有不适，及时通知医生；嘱患者活动时，不可离开病区；外出检查有家属或辅医陪同。

4. 体位指导

讲解头部制动的目的及注意事项，告知患者勿扭动、牵拉头颈部，以免血管受压引起皮瓣坏死。

5. 出院指导

(1) 休养环境　保持室内适宜的温度、湿度，注意通风换气，避免感冒。

(2) 建立良好的生活方式　适当锻炼，避免剧烈运动，保持良好的心态，增强自信心。

(3) 复查　遵医嘱门诊复查，如有不适及时来院就诊。

(4) 义齿修复　为保证颌面部美观，提高生存质量，上颌骨切除一般于术后 6 个月进行义齿修复。

第三章 妇产科疾病护理常规

第一节 妇科疾病护理常规

一、盆腔炎

【护理评估】

1. 身体评估

(1) 询问患者病史及起病原因 注意了解有无发病诱因存在,既往有无慢性盆腔炎史及治疗经过。

(2) 评估患者有无全身炎性症状 淋病奈瑟菌感染起病急,多在 48 小时内出现高热,若病情严重可有寒战、高热、头痛、食欲不振;沙眼衣原体感染病程较长,高热不明显,长期持续低热。

(3) 评估患者月经情况 月经期发病可出现经量增多、经期延长,非月经期发病可有白带增多。沙眼衣原体感染病程较长,表现为阴道不规则出血。

(4) 评估患者消化系统症状 若有腹膜炎,则出现消化系统症状,如恶心、呕吐、腹胀、腹泻等。

(5) 评估患者有无包块压迫症状 若有脓肿形成,可有下腹包块及局部压迫刺激症状,包块位于子宫前方可出现膀胱刺激症状,包块位于子宫后方可有直肠刺激症状,若在腹膜外可致腹泻、里急后重感和排便困难。非淋病奈瑟菌性盆腔炎起病较缓慢,常伴有脓肿形成。

(6) 评估患者有无腹痛症状 病原菌不同,腹痛症状也不同,淋病奈瑟菌感染会出现腹膜刺激征,而沙眼衣原体感染主要表现为轻微下腹痛。

2. 实验室检查

(1) 血常规、尿常规 可提示有无炎症反应,急性期常有白细胞计数升高,红细胞沉降率升高,血 C 反应蛋白升高。

(2) 宫颈管分泌物及后穹窿穿刺检查 淋病奈氏菌阳性或沙眼衣原体阳性。

3. 辅助检查

(1) B 超检查 可发现盆腔炎性包块或积液。

(2) 腹腔镜检查 可发现盆腔炎性粘连、炎性包块或脓肿。

【护理措施】

1. 支持疗法

(1) 卧床休息,半卧位有利于脓液积聚于直肠子宫陷窝而使炎症局限。

(2) 给予高热量、高蛋白、高维生素流食或半流食,补充液体,注意纠正电解质紊乱及酸碱失衡。

(3) 尽量避免不必要的妇科检查,禁用阴道灌洗,以免引起炎症扩散,若有腹胀应行胃肠减压或肛管排气。

（4）腹痛时遵医嘱使用止痛剂和镇静剂。

2. 高热的护理

应每 4 小时测体温、脉搏、呼吸 1 次，体温超过 39℃时应首先采用物理降温。根据患者全身状况，给予酒精或温水擦浴，也可用冰袋降温，若体温下降不明显，可按医嘱给药降温，如消炎痛栓等。在降温过程中，患者大量出汗，可出现血压下降、脉快、四肢厥冷等虚脱症状，故应密切观察体温、脉搏、呼吸、血压，每 0.5～1 小时监测 1 次，同时应及时配合医生给予静脉输液或加快输液速度，必要时吸氧。应及时为患者更换被褥及衣物，鼓励多饮水。

3. 药物治疗

使用抗生素期间，注意观察患者有无过敏反应或药物毒性反应，严格执行药物输入时间，以确保体内的药物浓度，维持药效。

4. 中药治疗

主要为活血化瘀、清热解毒药物，如可遵医嘱使用银翘解毒汤、安宫牛黄丸及紫血丹等。

【健康指导】

（1）治疗急性盆腔炎时，应做到及时治疗、彻底治愈，防止转为慢性盆腔炎。

（2）注意性生活卫生，减少性传播疾病，经期禁止性交。

二、子宫肌瘤

【护理评估】

1. 身体评估

（1）评估患者有无异常子宫出血　表现为月经量增多，周期缩短及经期时间长，也可表现不规则阴道出血。黏膜下肌瘤及肌臂间肌瘤最易出现月经异常，而浆膜下肌瘤月经多正常。肌瘤引起月经异常的原因有：宫腔增大，内膜面积增加，肌瘤影响子宫收缩或血运，造成盆腔慢性充血，肌瘤合并内膜增生或息肉形成，肌瘤合并感染等。

（2）评估患者有无腹部包块　患者常主诉腹部胀大，下腹部扪及包块。浆膜下肌瘤增大时，可在腹部摸到肿块，当膀胱充盈时更为明显。

（3）评估疼痛情况　常见的症状是下腹坠胀、腰背酸痛。浆膜下肌瘤蒂扭转时可出现急性腹痛。红色样变时腹痛剧烈可伴有发热。

（4）评估白带增多情况　肌壁间肌瘤使宫腔、宫腔内膜面积增大，内膜腺体分泌增多，并伴有盆腔充血使白带增多；脱出于阴道内的黏膜下肌瘤表面易感染、坏死，有大量脓血性排液及腐肉样组织排出，伴臭味。

（5）评估患者的压迫症状　大肌瘤可压迫邻近器官引起尿频、间歇性溢尿、肾盂积水、盆腔静脉淤血、下肢水肿或便秘。

（6）评估有无不育或自然流产　肌瘤引起的不育占 2%～10%。肌瘤引起的自然流产机会是正常妊娠的两倍。

（7）评估继发贫血情况　患者由于出血过多可导致继发性贫血。严重者有全身乏力、面色苍白、气短、心慌等症状。

2. 妇科检查

与肌瘤的大小、位置、数目及有无变性有关。肌瘤增大子宫超过妊娠 12 周大时,下腹部可摸到包块。子宫增大质硬,表面不平。浆膜下肌瘤有时有蒂与子宫相连,而黏膜下肌瘤有时脱出阴道口。

3. 心理社会问题

当患者得知患子宫肌瘤时,最担心是否为恶性肿瘤及如何选择治疗方案。年轻未生育患者还担心是否影响生育,年老患者更担心肌瘤恶性变。当决定手术治疗后,又存在不同程度的焦虑和恐惧,担心手术意外,手术后疼痛,以及手术后带来的身心变化。许多女性错误地认为子宫是产生性感和保持女性特征的重要器官,切除子宫意味着丧失了这些特征,变成不完整的女性,引起早衰,影响性生活;若只是做肌瘤剔除术,患者还会担心手术后复发问题。

【护理措施】

1. 术前指导

子宫肌瘤是良性肿瘤,只要选择适宜的治疗方法,患者即可获得良好的生活状态。因此,护士要了解患者手术前焦虑的原因及所承受的心理压力,向她们讲解生殖系统的解剖生理知识、手术方式,以及子宫的切除不会影响性生活或改变女性特征。由于焦虑可以限制患者的学习能力,可以提供一些科普书籍供患者阅读,重复记忆,这样有利于患者的自我学习和心理调试。如果配偶愿意,有必要共同学习以减轻因患者子宫切除带给他的焦虑,并帮助他去了解妻子需要支持的形式。

护士要用通俗易懂的语言讲解手术前各项准备工作的方法和目的,讲解手术后如何进行功能锻炼,如手术后需要做深呼吸、咳嗽、翻身及床上小便等,护士都要给予悉心指导;同时护士还要告诉患者手术后可能出现的反应,如呕吐、疼痛,以及由于留置尿管引起的泌尿系刺激的感觉,让患者有良好的心理准备去应对。总之,通过护士全面、耐心地讲解,让患者以良好的心态积极地面对手术。

2. 术前准备及术后护理

详见妇科手术护理常规。

3. 药物治疗护理

促性腺激素释放激素类似物(GnRH-α)是近年来治疗肌瘤的重要辅助药物。GnRH-α作用机制是通过抑制垂体促性腺激素的分泌,使 FSH、LH 的分泌减少,造成体内低雌激素及孕激素状态,起到药物去势作用,对卵巢也有直接抑制作用。一般应用长效制剂,每月皮下注射 1 次。

4. 社会心理支持

即便手术前做了详尽的健康指导,部分患者手术后仍会出现焦虑、抑郁的表现。关于手术的创伤和身体功能恢复的忧虑,需要护士更多的健康指导,家庭及其社会关系网给予更多的心理支持。子宫切除术对于女性来说是一种创伤,手术后需要适应调整的过程,这个适应的过程需要 12~24 个月,在这段时间里,家庭特别是配偶的支持和社会关系的支持尤为重要。性功能的恢复可帮助患者重建信心,有研究表明许多患者在手术后 4 个月恢复了其术前的性生活水平,一半以上的患者性交频率增加,性快感增加。这也许是因为解除了疾病的困扰,解除了怀孕的顾虑,性的满意度会有所提高。患者在手术后 6 周即可恢复正常工作，因此应让患者调养身心，尽快恢复身体功能，回到工作岗位，回归社会，重建自信。

【健康指导】

（1）出院以后，家里休养环境要安静、舒适，温、湿度适宜，注意通风，保持空气新鲜。

（2）根据自身情况适当地活动、锻炼，注意劳逸结合，逐步恢复自理能力。

（3）在恢复期要多食用富含维生素、蛋白质、高纤维的食物，如瘦肉、蛋类和新鲜水果、蔬菜等，以尽快恢复身体功能。

（4）注意个人卫生。伤口拆线 1 周后可淋浴，1 周内用温水擦身。使用流动的温水冲洗外阴，勤换内衣裤，3 个月内禁止性生活及盆浴。在患者性功能尚未恢复时，配偶应考虑用其他方式与其进行性交流，如拥抱、爱抚等。配偶的理解和爱抚是患者最好的心理支持。

（5）腹部伤口拆线 2～3 日后，把覆盖伤口的敷料或纱布揭去，以便观察伤口的情况。若伤口出现疼痛、红肿、硬结、渗血、渗液，且伴有体温升高，应到医院及时诊治。

（6）手术后 1～2 周，阴道可有少量粉红色分泌物，此为阴道残端肠线溶化所致，为正常现象。若为血性分泌物，量如月经，并伴有发热，应及时到医院就诊。

（7）子宫肌瘤剔除术后的妊娠率可达 60% 且多在 3 年内，而 3 年内的复发率仅为 15%，3 年后的复发率为 30%，因此年轻未育患者应在 3 年内尽快受孕，完成人生大事，解除后顾之忧。

（8）不具有手术指征未行手术者，应遵医嘱严格随诊。

三、子宫内膜异位症

【护理评估】

1. 身体评估

（1）询问患者病史及起病原因　此病好发于育龄妇女和未生育者，且有遗传史。

（2）评估患者痛经症状和程度　主要表现为继发性与渐进性痛经。疼痛多位于下腹部及腰骶部，可放射至阴道、会阴、肛门或大腿部。常于经前 1～2 日开始，经期第一日最剧，持续至经后逐渐消退，但随月经周期而呈进行性加重，且疼痛程度与病灶大小不一定呈正比。

（3）评估患者月经史　以经量增多、经期延长或月经淋漓不尽为主，可能与内膜增生或卵巢功能失调有关。

（4）评估患者孕产史　约 40% 以上患者有不孕史，多数内膜异位患者输卵管并无阻塞，可因输卵管与其周围组织有粘连而致蠕动受限，少数患者输卵管壁呈结节状增厚、管腔可能被阻塞，子宫位置后倾固定、卵巢功能失调等原因引起。

（5）评估患者其他特殊症状　肠道子宫内膜异位症患者可出现腹痛、腹泻和便秘，甚至有周期性少量便血。

2. 妇科检查

子宫多后倾固定，子宫一侧或双侧附件处可扪及与子宫相连的不活动囊块，有压痛，子宫骶骨韧带、子宫后壁或陷凹处有米粒至蚕豆大小不规则的结节，触痛明显，如阴道－直肠隔受累，可于阴道后穹窿部触及，甚至看到突出紫蓝色结节。

3. 辅助检查

（1）B超检查 确定卵巢子宫内膜异位囊肿的位置、形状及其大小，显示囊肿壁较厚且粗糙不平，与周围脏器粘连紧密。囊内多见细小的絮状光点。

（2）腹腔镜检查 是该病诊断的金标准，可以直接看见病灶部分、病变范围及严重程度，是目前诊断子宫内膜异位症最可靠的方法。

4. 实验室检查

CA125值测定：CA125值可升高，其变化还可以监测该病的疗效。

【护理措施】

1. 缓解疼痛

主要通过药物和手术治疗使疼痛症状缓解或消失，但在治疗前可口服止痛药，注意不要形成止痛药物依赖。

2. 给予心理支持，减轻患者及家属的焦虑

由于该病影响生活和工作，患者多数身心痛苦，渴望药物治疗和手术的成功。因此护士要做好心理护理，并要做好疾病的宣教工作，让患者了解相关的疾病及手术相关的知识，药物治疗和手术治疗的适应证和最佳时期，讲解手术方法和术后注意事项，鼓励患者建立治疗信心，与医护人员共同寻求最佳治疗方案。

3. 治疗护理

（1）常用药物治疗

①假孕疗法：使异位内膜出现蜕膜样变、局限性坏死和腺体萎缩消退。

②假绝经疗法：长期连续应用可抑制排卵，使雌激素分泌低落，造成类似绝经的表现。

（2）药物治疗的护理 无论是假孕疗法还是假绝经疗法，都需要长期用药。在用药早期，会出现一些副作用，有些副作用2～3个月后减轻，有的在治疗停止后恢复正常，护士应向患者详细说明，并请患者遵医嘱坚持用药，不要随便停药或减药量。药物治疗虽不能根治疾病，但可缓解症状、局限病灶，增大手术切净的机会。

4. 手术护理

根据患者的年龄、症状、部位及浸润深度，以及生育状况和要求采取不同的术式。根据手术范围不同，可分为保留生育功能、保留卵巢功能和根治性手术三类，可行腹腔镜手术或开腹手术。围手术期护理同妇科腹腔镜及开腹手术护理。

四、卵巢肿瘤

【护理评估】

1. 评估病史

包括患者主诉和主要症状，及年龄、家族史等。

2. 身体评估

卵巢肿瘤早期无任何症状，出现症状时常已达晚期。肿瘤生长迅速，患者自觉腹围增大或发现下腹部包块，由于肿瘤压迫，可出现直肠、膀胱的一系列症状，如大便干、不畅，尿急、尿频或大、小便困难。当肿瘤发生扭转、破裂和出血时会出现急腹症状，如肿瘤穿破包膜在盆腔或腹腔种植后出现大量腹水，引起腹胀、严重的胃肠道反应，如食欲下降甚

至不能进食、消瘦、体重下降等恶病质现象。有时在腹股沟、腋下或锁骨上可触及肿大的淋巴结。

3. 评估社会心理问题

卵巢肿瘤未确诊前，患者常担心是否为恶性疾病，表现出焦虑、不安。一般很难在手术前确切无误地断定肿瘤的良恶，需要结合临床表现的病理诊断。在大量的辅助检查阶段，患者徘徊在极度的希望和失望之间。当确诊为卵巢癌时，患者感到恐慌、孤单、痛苦。大多数患者希望尽快手术，毫无延误地去除癌症，希望手术干净、彻底；一旦面临手术，她们又担心手术中死亡，担心器官丧失、手术后疼痛、功能恢复等。手术后，患者必须接受化疗，反复住院，承受着化疗的副作用，如恶心、呕吐、腹泻、脱发、乏力、食欲减退、无性欲，以及伴随的心理压力、垂头丧气、绝望、愤怒和压抑。在疾病的终末期，患者经历了痛苦的治疗，慢慢接受了现实，希望毫无痛苦、平静地离去。癌症晚期患者焦虑和抑郁发病率为20%～25%，需要药物和心理治疗。

【护理措施】

1. 心理护理

(1) 卵巢癌患者入院后，思想负担重，情绪低落。护士要耐心、细致地向患者介绍病室环境，各种规章制度，主管医生和护士，增加患者的安全感和信任感，使之能积极配合治疗。

(2) 患者做各种检查和治疗时，要向患者解释目的和注意事项，对患者提出的问题要耐心解答。

(3) 卵巢癌晚期患者病程长，费用高，生存机会少，护士要利用各种机会关心、体贴患者，倾听患者主诉，让患者在生命的最后阶段感到人间温暖。

2. 术前护理

同常见妇科手术护理中"经腹全子宫切除术"护理。

3. 术后护理

(1) 患者卧床时间长，营养状况差，易造成皮肤压疮。交接班时要查看患者全身皮肤，每2小时翻身1次，保持床单位整洁，预防压疮发生。

(2) 卵巢癌患者饮食宜清淡、易消化，少食多餐，根据病情和需要选择不同的饮食。营养支持的方法如下所述。

①经口营养：患者如能耐受经口饮食，护士应和家属一起制定患者能接受的饮食计划，口腔溃疡患者以软食或流食为宜，当患者恶心或食欲不振时应少食多餐。

②鼻饲：若患者肠道功能正常又不能经口饮食时，可给予鼻饲。鼻饲时应注意鼻饲的方法、速度，避免污染及合理使用抗生素。要考虑到患者是否耐受，记录患者的大便情况，监测体重。

③完全胃肠外营养：卵巢癌晚期患者常并发肠梗阻，其发生率为70%，患者只能选择此种方法给予营养支持。护士在配置和输入营养液时应严格无菌技术操作，注意输液速度，预防感染。同时患者应监测血常规、肝肾功能、血清蛋白等。

(3) 卵巢癌术后的尿管、引流管、胃管的护理　要保持其通畅，观察其颜色、量、性质，出现异常及时报告医生，及时处理。

4. 放疗护理

同宫颈癌护理中"放疗护理"。

5. 化疗护理

见化疗护理相关章节。

6. 社会心理支持

随着医疗水平的提高，无论在患者的结局还是患者的生活质量方面，卵巢癌的治疗都取得了巨大的进展，特别是卵巢生殖细胞肿瘤的预后很好，大量的病例得到了痊愈，患者存活率显著提高。许多研究者已经认识到癌症及其治疗对生命质量所起的作用，有人提出："如果患者的生命质量和健康状况对其来说不很理想，则5年存活率和长期缓解几乎没有意义。为了恰当地处理好癌症患者的心理社会需求，需要更好地理解和治疗其心理和社会问题"。

癌症晚期患者心理疾患的发病率相当高，支持性心理治疗是帮助患者减轻焦虑和抑郁的首要方法，鼓励和促使患者表达出其恐惧和焦虑，针对具体情况进行解释、安慰，必要时加以劝告，并尽量满足其要求。患者和家属情感上往往需要关于疾病状态和可选择治疗方法的最新资料，对此应耐心多做介绍，既可帮助患者对治疗抱有希望，又能动员内在潜力，使之主动配合治疗和护理。此时家属更特别需要安慰，护士要主动与患者和家属接触，建立情感，给予爱护、关心，使其减轻孤独感。

在生死诀别之际，患者和家属都会心情沉重，最好能有家属陪伴在患者身旁，给予感情关怀和心理支持，尽量满足患者的心愿，提供患者喜爱的饮食和体贴入微的照顾，这些都能给患者极大的安慰。在临终关怀阶段，家庭和社会的支持力量会伴随患者充实、自信地度过有生之年。

【健康指导】

(1) 加强妇女防癌知识的普及宣传工作，提高妇女的防癌意识和防癌普查的自觉性。适龄妇女每年做常规妇科检查，做到早发现、早诊断、早治疗。

(2) 手术后坚持化疗，坚持随诊。

(3) 家属应在专业护理人员指导下学会各种护理技术，如为结肠造口术患者调整饮食结构，保持造口清洁；回肠代膀胱患者造口和尿袋的护理知识等。

五、宫颈癌

【护理评估】

1. 身体评估

(1) 评估患者有无阴道流血　年轻患者常表现为接触性出血，发生在性生活或妇科检查后。在早期流血量少，晚期病灶较大表现为大量出血，一旦侵蚀较大血管可能引起致命性大出血。

(2) 评估患者阴道排液情况　患者常主诉阴道排液增多，白色或血性，稀薄如水样或米泔状，有腥臭。晚期因癌组织破溃，组织坏死，继发感染时则有大量脓性或米汤样恶臭白带。

(3) 评估患者晚期癌的症状　根据病灶侵犯的范围评估出现的继发性症状。病灶侵及盆腔结缔组织、骨盆壁，压迫输尿管或直肠、坐骨神经等时，患者主诉尿频、尿急、肛门坠胀、大便秘结、里急后重、下肢肿痛等，严重时导致输尿管梗阻、肾盂积水，最后引起尿毒症。到了疾病末期，患者表现消瘦、发热、全身衰竭、恶液质等。

（4）评估患者体征

1）早期 宫颈局部无明显病灶，宫颈光滑或轻度糜烂如一般宫颈炎的表现，随着宫颈浸润癌的生长发展，根据不同的类型，局部体征亦不同。

①外生型：见宫颈上有赘生物向外生长，呈息肉状或乳头状突起，继而向阴道突起，形成菜花样赘生物，表面不规则，合并感染时表面盖有灰白色渗出物，触之易出血。

②内生型：则见宫颈肥大、质硬，宫颈管膨大如桶状，宫颈表面光滑或有浅表溃疡。

2）晚期 由于癌组织坏死脱落，形成凹陷性溃疡，整个宫颈有时被空洞替代，并盖有灰褐色坏死组织，有恶臭。妇科检查扪及两侧增厚、结节状，质地与癌组织相似，有时浸润达盆壁，形成冰冻骨盆。

2. 心理社会问题

由于年轻宫颈癌患者人数有上升趋势，更多的患者害怕手术带来的疼痛，器官和生殖能力的丧失，担心放化疗带来的自我形象改变和严重的毒副作用，不能坚持治疗，担心失去家庭和孩子，担心疾病的预后。她们大多能积极应对手术治疗，但放、化疗所带来的痛苦是她们难以想象和坚持面对的。

【护理措施】

1. 术前护理

（1）手术前评估 患者的身心状况及控制焦虑的应对能力，向患者讲解有关疾病的治疗和预防知识，讲解手术前后的注意事项，减轻患者的不安情绪。

（2）阴道准备 术前 1 日用碘伏行阴道冲洗两次，冲洗时动作轻柔，防止病变组织的破溃出血。对于菜花型宫颈癌，应做好阴道大出血的抢救准备工作，备齐止血药物和填塞包，备好抢救车。

（3）肠道准备 视手术范围大小，若行宫颈癌根治术则需 3 日的肠道准备，内容同外阴癌的肠道准备；若行简单的全子宫切除术，术前 1 日上午口服 50%磷酸镁溶液 40ml 或晚上行 110ml 甘油剂灌肠 1 次，起到清洁肠道的作用。

（4）皮肤准备 术前 1 日备皮，剃除手术部位汗毛和阴毛，范围自剑突下至会阴部，两侧至腋前线，彻底清洁脐部。

2. 术后护理

（1）根据手术情况按硬膜外麻醉或全麻术后护理常规，观察患者的意识、神志，保持呼吸道的通畅，防止患者躁动发生的意外。

（2）严密监测患者的生命体征，观察阴道出血情况，保持腹腔和阴道引流管的通畅，观察引流液的性状和量，及时发现腹腔内出血情况。

（3）术后导尿管要保留 7～10 日，加强尿管的护理，拔除前两日开始训练膀胱功能，夹闭尿管定时开放，拔除尿管当日，观察患者排尿情况，并于下午测量残余尿，若残余尿量超过 100ml，则需继续保留尿管，继续定时夹闭尿管，训练膀胱功能。

（4）患者手术后 7～10 日即开始化疗或放疗，会延迟腹部伤口愈合，因此伤口拆线要延迟，注意观察伤口愈合情况，先部分拆线，保留张力线，待完全愈合再全部拆除。

（5）患者化疗一般采用以顺铂为主的化疗方案，如顺铂加氟尿嘧啶的 PF 方案或采用放疗加单纯顺铂增敏的方案。化疗护理见相关章节。

3. 放疗护理

放疗是放射线治疗的简称，是女性生殖器官恶性肿瘤的主要治疗方法之一。放射线可直接作用于细胞的蛋白质分子，使之电离，产生凝结现象，改变其原有型态和生理功能，造成细胞死亡；放射线也可使组织产生不正常的氧化过程，破坏细胞的主要生理功能。放射线在抑制和破坏肿瘤细胞的同时，也对正常组织产生不良影响。人体各器官对放射线的敏感度不一样，卵巢属于高度敏感，阴道和子宫属于中度敏感。

常用的放射源有放射性钴-60、放射性铱-192、镭-226、放射性核素、X射线等。常用的照射方式有体外照射、腔内照射。

（1）放疗前护理

①心理支持：多数患者对放疗缺乏正确的认识，治疗前应简明扼要地向患者和家属介绍有关放疗的知识、治疗中可能出现的副作用及需要配合的事项。开始治疗前，要向患者说明放疗时工作人员不能留在室内的原因，但仍可在操作台监测，使患者消除恐惧心理，积极配合治疗。

②放疗前准备：要做肝、肾功能及血常规检查，排空小便，减少膀胱反应，会阴部备皮，高锰酸钾溶液冲洗阴道1次，预防阴道、盆腔感染及粘连，增强放疗效果。准备好窥阴器、宫颈钳、阴道盒、宫腔管、纱布等。患者取膀胱截石位，护士协助医生放置阴道盒与宫腔管，将患者推入治疗间，连接好阴道盒与宫腔管和后装治疗机。

（2）治疗中护理 通过显示屏和对讲机与患者联系，观察患者情况，如出现心慌、憋气、腹痛等症状，立即停机进入机房内及时处理。

（3）放疗后护理

①治疗结束后取出填塞纱布并核对数目，防止纱布留置在阴道内，观察阴道有无渗血和出血，如有出血应用无菌纱布填塞止血。如无出血可做阴道冲洗每日1次，防止阴道狭窄、粘连。

②观察膀胱功能，注意患者排尿情况，如排尿困难超过4个小时需导尿。应鼓励患者每日多饮水，最好大于3000ml，注意补充维生素C、维生素K，可使用消炎利尿药物预防感染。

③注意血常规变化，放疗可引起骨髓抑制，使血常规降低，常以白细胞及血小板数减少为常见。因此要注意预防感染和出血情况，嘱患者注意个人卫生及有无皮下出血倾向。如白细胞减少至$4\times10^9/L$以下、血小板降至$10\times10^9/L$以下，应暂停放疗，遵医嘱给予升血常规药物治疗，必要时少量输血，采取保护性隔离。

④盆腹腔放疗会造成胃、肠功能紊乱，肠黏膜水肿及渗出，常表现为食欲不振、恶心、呕吐、腹痛、腹胀及腹泻等，严重者亦会造成肠穿孔或大出血。反应轻者对症给予流食或半流食，口服维生素B_6、10%复方樟脑合剂等，严禁粗纤维食物，防止对直肠的刺激与损伤，严重者暂停放疗，及时输液，纠正水及电解质紊乱，注意观察大便的性状，及时送检。

⑤外照射时主要是皮肤护理。被照射皮肤经放射线对组织细胞的侵袭可出现皮肤反应，多在照射后8～10日出现。放射性皮肤反应一般分为干性和湿性两种。干性反应表现为皮肤瘙痒、色素沉着及脱皮，但无渗出物，不会造成感染，但能产生永久性浅褐色斑。此时应给予保护性措施，用无刺激性软膏如维生素AD软膏或羊毛脂涂擦。湿性皮肤反应表现为照射区皮肤有湿疹、水疱，严重时可造成糜烂、破溃，因此要注意放疗区域皮肤的清洁、

干燥，避免衣物摩擦，如有水疱出现可涂 2%龙胆紫溶液，如已经破溃，可停止放疗局部敷以抗生素药物，促使痊愈。护士要随时观察患者皮肤颜色及完整性，嘱患者勿搔抓皮肤，注意皮肤的清洁、干燥，内衣及用物应柔软，吸湿性好，避免日晒、摩擦、热敷、粘贴胶布及使用含刺激性的肥皂和化妆品。

【健康指导】

（1）建立和加强宫颈癌的筛查可以有效降低宫颈癌的发病率和死亡率。

（2）积极治疗宫颈癌前病变，预防宫颈癌。

（3）做好手术前后的健康宣教，重点指导尿管的护理和膀胱功能的锻炼，使患者能尽快恢复排尿功能。

（4）做好放化、疗毒副作用的自我护理宣教工作，预防由骨髓抑制引起的感染和出血。

（5）安排好休息和活动时间，劳逸结合，心情愉快，建立正常的家庭生活和社会活动。

六、子宫内膜癌

【护理评估】

1. 病史

绝经后出血是子宫内膜癌的重要信号，因此要引起高度重视。同时还要了解患者的高危因素，如肥胖、未孕、绝经晚（≥52 岁）、糖尿病、高血压、使用雌激素等。子宫内膜癌的"三联征"是肥胖、高血压和糖尿病，患者常常是三症兼而有之。

2. 发病年龄

子宫内膜癌虽可发生于任何年龄，但基本是一种老年妇女肿瘤，平均发病年龄约 55 岁，比宫颈癌的好发年龄推迟 10 年左右。

3. 身体评估

（1）子宫出血情况　各种类型的子宫出血是本病最突出的症状，由于 50%～70%患者发病于绝经后，故绝经后出血是患者就诊的重要主诉之一。

（2）异常分泌物　阴道分泌物异常是瘤体渗出或继发感染的结果，可表现为血性液体或浆液性分泌物，有时可有恶臭，但远不如宫颈癌显著。

（3）疼痛情况　在子宫内膜癌患者中并不多见。

4. 社会心理问题

绝经后出血可以是良性病变，如炎症、创伤或外源性雌激素影响等，也可以是恶性病变的一个重要表现，而且随着绝经后时间的延长，恶性倾向递增。出现这些症状，有的患者表现惊恐不已，有的患者则泰然处之。由于子宫内膜癌发病年龄平均在 55 岁左右，50%～70%患者发病于绝经后，几乎都有阴道出血，因此绝经后出血是个危险的信号。患者要积极查找病因，不必惊慌，也不可怠慢；一旦确诊，患者要面临手术前的各项检查，往往内心充满恐惧和焦虑，担心失去家庭和生命。

【护理措施】

1. 手术护理

同"十、妇科手术患者的护理"中"（一)经腹全子宫切除术围手术期护理"。

2. 放疗护理

同"五、宫颈癌"中"放疗护理"。

3. 化疗护理

见"十一、妇科化疗患者的护理"。

4. 激素及其他药物治疗护理

对于晚期和复发患者不能手术或年轻早期子宫内膜癌要求保留生育功能的患者，应考虑孕激素治疗，如醋酸甲孕酮或己酸孕酮，在治疗中要注意观察药物的副作用，一般反应轻，可引起水钠潴留，出现水肿、药物性肝炎。告诉患者不必紧张，停药后会逐渐好转。用三苯氧胺治疗的患者可能会出现类似更年期综合征的反应，如潮热、畏寒等，少数患者还可出现阴道流血、恶心、呕吐。如出现这些症状应及时就诊。

5. 社会心理支持

子宫内膜癌是一种可以早期发现、早期诊断、早期治疗的恶性肿瘤，首选治疗是手术，因此护士要向患者讲解疾病和治疗的相关知识，让患者以良好的心态积极面对手术，手术后护士要和患者及其家属一起制定康复计划，如营养饮食计划、功能锻炼计划等，帮助患者尽快恢复机体的生理功能，应对以后的放疗和化疗。护士在满足患者各方面需要的同时，还要认识到患者家庭的重要性，家庭的理解和支持可以使患者充分享受"劫后余生"。由于放疗后患者的性功能出现障碍，取得配偶的理解和爱抚非常重要，可以帮助患者重建自信心。良好的家庭支持可帮助患者坚持治疗及治疗后的随诊，保证治疗的完整性。

【健康指导】

(1) 大力宣传科普防癌知识，提高女性防癌普查的自觉性。年龄在 40 岁以上的妇女每年接受 1 次妇科检查，注意子宫内膜癌的高危因素，积极治疗高血压、糖尿病。

(2) 绝经后出血是危险信号，如果出现，不论出血多少，不论出血几次，不论出血持续时间多长，都要及时就诊，通常可以在 I 期作出诊断，患者的治愈率很高，治疗手段也不复杂，患者治疗后可获得很好的生活质量。

(3) 患者治疗后要严密随诊，观察疗效，预防和早期发现复发。子宫内膜癌的复发率为 10%～20%。随诊时要做全身检查，特别是妇科盆腔检查、阴道残端细胞涂片检查、盆腔 B 超及胸片检查。

(4) 近年来激素替代治疗(HRT)方兴未艾，用于更年期及以后患者。雌激素对改善神经精神症状、预防骨质疏松及其他代谢障碍无疑是有益和必要的，但它会增加患子宫内膜癌及乳腺癌的危险性，使用超过 7 年，危险性增加 14 倍。当然，这种危险性与用药剂量大小、时间长短、是否合用孕激素、是否中间停药及患者的特点有关；其原则是在医生指导下，并进行医疗监督；其用法是尽可能小的剂量或合并用孕激素，并注意绝经后出血症状。适宜的药物治疗不仅不会增加发生子宫内膜癌的风险，而且应该能够降低这种风险，因而可能被证明为一种保护性措施。

七、滋养细胞肿瘤

【护理评估】

1. 评估病史

多数侵蚀性葡萄胎患者有葡萄胎史，一般发生在葡萄胎清宫术后 6 个月内。绒癌患者有清宫史、流产史、足月产史或异位妊娠史。

2. 身体评估

（1）阴道出血　是最常见的症状，主要表现为葡萄胎、正常或非正常妊娠后阴道持续出血或不规则出血，出血量可多可少，多时甚至发生休克。这种症状主要是由于肿瘤的侵蚀性生长破坏了周围的组织及血管所致，但有时也可因阴道转移瘤破溃引起。

（2）腹痛、腹部包块　可能是由于肿瘤的生长，并且穿透子宫肌层达到浆膜层，个别病例可以发生大出血、休克，需要及时处理。子宫增大及黄素化囊肿等均可以导致腹部包块。

（3）转移性症状　①咯血：表现为葡萄胎、正常或非正常妊娠结束后出现咯血，这时应该注意本病的发生。这种现象主要是由于侵蚀性葡萄胎或绒癌发生肺转移所致，严重时可以发生大咯血，甚至窒息、死亡。②颅压增高：脑转移患者表现为头痛、呕吐、抽搐、偏瘫及昏迷等症状。如果没能得到及时、有效的控制，可能会发生脑疝等严重后果。

3. 实验室检查

血β-HCG测定值明显上升。

4. 辅助检查

影像学检查包括B超、X线检查、CT、MRI及子宫动脉造影术。出现肺转移时，胸部X线片可见肺内有小圆形阴影，子宫动脉造影时可见葡萄胎组织侵入子宫肌层，破坏血管，在肌层形成动静脉瘘。

5. 社会心理评估

侵蚀性葡萄胎和绒毛膜癌均是恶性肿瘤，病情发展快、症状重。患者要接受多疗程化疗甚至手术，心理负担重，担心疾病的预后及是否能生育。另外，医疗费用也给家庭带来沉重的负担，此时患者更需要家庭的关心和社会的支持。

【护理措施】

1. 化疗患者护理

参考化疗患者护理章节。

2. 滋养细胞肿瘤肺转移

最为常见，主要表现为咳血、胸闷、胸痛和憋气等。护士应密切观察患者有无咳血、胸闷、胸痛等不适，遵医嘱给予镇静药物以减轻症状。呼吸困难者可取半坐卧位，有利于呼吸及痰的排出，间断吸氧。患者出现血胸时需保持安静，避免剧烈活动，出血多，症状严重可做胸腔穿刺，穿刺时应严格无菌操作，防止胸腔感染。同时注意观察体温、脉搏、呼吸的变化，及早发现肺部感染征兆。

3. 滋养细胞肿瘤脑转移

患者病情最重，来势凶猛，护理应做好以下工作。

（1）病室环境　脑转移患者应置于单间并有专人护理，病室内保持空气新鲜，暗化光线，防止强光引起患者烦躁、紧张、头疼而加重病情。抽搐患者应安置床档，防止发生意外。

（2）病情观察　绒癌脑转移时病情已进入晚期，患者可出现因瘤栓引起的一过性症状，如猝然摔倒、一过性肢体失灵、失语、失明等，数分钟或数小时可恢复；亦可因瘤体压迫致颅压增高或瘤体破裂引起颅内出血，出现剧烈头痛、喷射性呕吐、偏瘫、抽搐、昏迷等，以上症状往往来势凶猛，护士应随时观察患者病情变化，认真倾听患者主诉，以便及时进行抢救。

（3）生活护理　满足患者的基本生活需要，做好生活护理。

（4）皮肤护理　保持皮肤清洁、干燥，偏瘫患者要定时翻身，防止压疮发生。

（5）脑转移抽搐护理　脑瘤期患者，由于肿瘤压迫可导致突然抽搐。当抽搐发生时应立即用开口器，以防舌咬伤，同时通知医生进行抢救。保持呼吸道通畅，定时吸痰，有义齿的患者取下义齿防止吞服。发生抽搐后，患者常有恶心、呕吐，此时为防止患者吸入呕吐物，应使其去枕平卧，头偏向一侧。大、小便失禁者给予保留尿管，定时翻身叩背，做好口腔及皮肤护理，防止肺部并发症及压疮的发生。

（6）腰穿护理　绒癌脑转移患者进行腰穿的目的是测定颅内压、脑脊液生化及其变化，注入化疗药物，以达到治疗目的。腰穿是诊断和治疗的重要手段之一。因此做好腰穿患者的护理是非常重要的。腰穿前护士协助患者摆好体位，患者去枕侧卧，背齐床边，低头手抱双膝，腰部尽量后凸，使腰椎间隙增宽，便于操作。腰穿一般选择第三或第四腰椎间隙。在治疗过程中，要严格无菌操作，防止感染。护士要观察患者的呼吸、脉搏、瞳孔及意识的变化，如有异常应停止操作，立即进行抢救。操作时应注意放脑脊液的速度不可过快，防止形成脑疝。留取脑脊液标本时，一次不可超过 6ml。腰穿后患者宜取头低脚高位 6 小时，去枕平卧 24 小时，以便达到较好的治疗目的，亦可防止低颅压性头疼。腰穿前疑有颅内压升高或体温升高的患者不行腰穿，控制体温及降低颅压后再进行。

4. 滋养细胞肿瘤阴道转移

其破溃出血往往是大量的，可很快发生出血性休克，危及患者生命。

（1）预防出血

①阴道转移患者应尽早开始应用化疗，以便结节尽快消失。

②阴道转移结节未破溃的患者应以卧床休息为主，活动时勿用力过猛、过重，以免因摩擦引起结节破溃出血。

③减少一切增加腹压的因素，如患者出现恶心、呕吐、咳嗽，应及时给予有效处理，同时保持大便通畅，必要时给予缓泻剂。

④注意饮食，保证热量及蛋白质、维生素的需要，同时要粗细搭配。

⑤做好大出血抢救的各种准备，备好无菌填塞包(内有弯盘 1 个，能拆开的阴道窥具 1 个，阴道拉钩 1 个，长 3cm、宽 5cm 的纱条 2 条，阴道钳 1 个，方纱 2 块及棉球若干)，云南白药或其他止血药装入喷雾器内备用。

⑥避免不必要的阴道检查及盆腔检查。如必须检查要先做指检，动作要轻柔，防止碰破结节引起出血。阴道转移患者严禁行阴道冲洗。

⑦加强巡视，严密观察病情变化。

（2）大出血的抢救

①护士必须具备大出血抢救的基本知识，操作熟练，头脑冷静。

②发现患者阴道大出血时，立即将其移至治疗室并用双拳压迫腹主动脉以达到紧急止血的目的。同时通知医生，建立有效的静脉通路，配血，备好阴道填塞物品及抢救药品，配合医生进行阴道填塞。当患者病情危急时，抢救可在床边进行。

③阴道填塞时，护士要严密观察患者血压、脉搏、呼吸及面色的变化，可使用心电监护仪，及时了解生命体征的变化，防止出血性休克发生。

（3）阴道填塞后护理

①心理护理：患者发生阴道出血后多表现为紧张、焦虑并担心再次出血。此时要多与

患者交谈，了解患者的需要，及时解除其悲痛的心理负担，使其能积极配合治疗。

②生活护理：填塞后的患者需绝对卧床休息，做好患者生活护理，满足其基本生活需要。阴道填塞后阴道内张力增加压迫直肠，患者常有便意，要向患者解释清楚，避免患者反复坐起排便，使填塞纱条脱出。

③饮食护理：阴道填塞后患者要少渣饮食，保持大便通畅，必要时给予缓泻剂或用1%肥皂水低压灌肠。

④加强巡视：严密观察填塞纱条有无渗血，保留会阴垫，以估计出血量。

⑤留置尿管的护理：阴道填塞期间为防止纱条脱落和小便污染，需为患者留置尿管，操作时注意防止感染，每日更换尿袋。

⑥保持外阴清洁：每日用消毒剂或无菌生理盐水擦洗外阴，大便后亦应擦洗，切忌冲洗外阴。

⑦观察体温的变化：每日测3~4次体温，发现异常及时通知医生，必要时遵医嘱使用抗生素。

⑧阴道填塞纱条护理：纱条应24小时更换1次，第一次填塞的纱条亦不应超过36小时，以免时间过长发生感染。更换纱条应在抢救措施准备好的情况下进行。

5. 子宫动脉栓塞术及动脉插管化疗的护理

子宫动脉栓塞术是放射介入技术在妇科治疗中的具体应用。特别是在滋养细胞肿瘤的诊断、治疗中起着重要作用。子宫动脉造影术获得的图像十分清晰、细致，可以鉴别良、恶性肿瘤，进行肿瘤病灶定位，发现出血病灶，并可经导管药物进行介入性治疗如注入栓塞剂控制出血，亦可通过将导管保留于病灶营养血管内，局部灌注化疗药。

(1) 插管前护理

①化疗前对患者全身情况进行全面测定，监测生命体征，血、尿常规及电解质。

②术前1日按手术常规准备会阴部及腹股沟处皮肤，做碘过敏试验，以防对造影剂过敏。

③术日晨患者禁食、禁水，肌内注射盐酸甲氧氯普胺注射液10mg、地西泮10mg，并口服苯海拉明50mg，起到镇静、止吐、抗过敏作用。

④遵医嘱留置尿管。

(2) 插管后护理

①物品准备：应准备好床单位、电源、动脉输液泵及液体，注意安装正确，以便患者返回后及时接上动脉液体，防止等待时间过长造成导管堵塞。

②患者由导管室返回后，护士应主动向医生询问动脉造影及插管过程中有无特殊情况，是否行动脉栓塞或保留导管，护理上有无需要重点观察、注意的问题。

③穿刺部位及皮肤的监测：患者返回病房后立即接好输液管，测量血压，同时观察穿刺点有无渗血、皮下淤血，双侧足背动脉搏动情况及双下肢体的温度、颜色是否正常，并做记录。遵医嘱双腿制动或单腿制动。

④遵医嘱拔除尿管。

⑤教会患者轴向翻身的方法及床上解小便的方法，防止导管移位，影响化疗效果。

⑥皮肤护理：化疗过程中要严格按医嘱给药，加强巡视，注意观察臀部皮肤情况，做好皮肤护理。

⑦血栓及导管阻塞情况：每日交接班时观察足背动脉搏动情况及双下肢的温度、颜色，

若出现双侧足背动脉搏动有差异；或血栓侧下肢皮温低、颜色异常，提示有血栓及导管阻塞的可能应立即报告医生，停止化疗。

⑧穿刺部位护理：隔日换药 1 次，换药时严格无菌操作，动作轻柔，以免带出导管，同时观察患者穿刺局部有无感染迹象。

⑨生命体征监测：每日测体温 3 次，测血压 1 次，如有异常及时报告医生。

（3）拔管后护理穿刺部位加压包扎 24 小时，继续卧床 24 小时，并继续观察双下肢皮肤的温度、颜色及足背脉搏动情况，及时发现血栓情况。

【健康指导】

随着现代医学科学的进步，滋养细胞肿瘤的诊治有了很大突破，临床上已能提供有效的治疗方法，挽救了大量患者的生命，给许多患者带来了希望。因此护士要帮助患者克服恐惧心理，鼓励其增强战胜疾病的信心，忍受化疗和手术带来的暂时痛苦，坚持治疗。同时调动患者家属参与治疗和护理，指导患者在化疗期间加强营养，并注意适当活动。严格随诊。

八、异常子宫出血

国际妇产科联盟（FIGO）2007 年发表了关于"正常和异常子宫出血相关术语"的共识，2011 年又发表了"育龄期非妊娠妇女 AUB 病因新分类 PALM－COEIN 系统"，废用"功血"一词。

【护理评估】

1. 健康史

（1）评估患者月经改变的历史，确认其特异的出血模式。

（2）评估患者性生活情况和避孕措施，以排除妊娠或产褥期相关出血，必要时测定血 hCG 水平。

（3）评估患者目前工作、学习、生活情况，有无意外事件、精神紧张、忧虑、过度劳累、气候和环境骤变等对性腺轴不良刺激情况。

（4）评估患者异常子宫出血的表现，如出血持续时间、出血性状、出血量、经期长短、发病时间及经过。

（5）评估患者有无生殖系统相关的慢性疾病，如肝病、血液病、高血压、代谢性疾病（甲状腺功能亢进、肾上腺或垂体疾病）。

2. 身体评估

及时发现相关体征，如性征、身高、泌乳量、体重、体毛、腹部包块等，有助于确定出血来源，排除子宫颈、阴道病变，发现子宫结构异常。

月经频发、月经过多、经期延长、不规律月经的诊断流程如图 3－1－1 所示。

3. 辅助检查

（1）诊断性刮宫　简称诊刮，其目的包括止血和明确子宫内膜病理诊断，不规则流血或大量出血者可随时刮宫；需了解卵巢排卵功能或子宫内膜增生程度时，在经前期或月经来潮后 6 小时内刮宫；需了解子宫内膜脱落情况时，在月经第 5 日刮宫。

（2）超声检查　了解子宫大小、形状，宫腔内有无赘生物，子宫内膜厚度。

（3）基础体温测定　BBT 呈单相型，提示无排卵。

（4）宫腔镜检查　直视下选择病变区进行活检，诊断价值高。尤其可排除早期宫腔病变，如子宫内膜息肉、子宫黏膜下肌瘤、子宫内膜癌等。

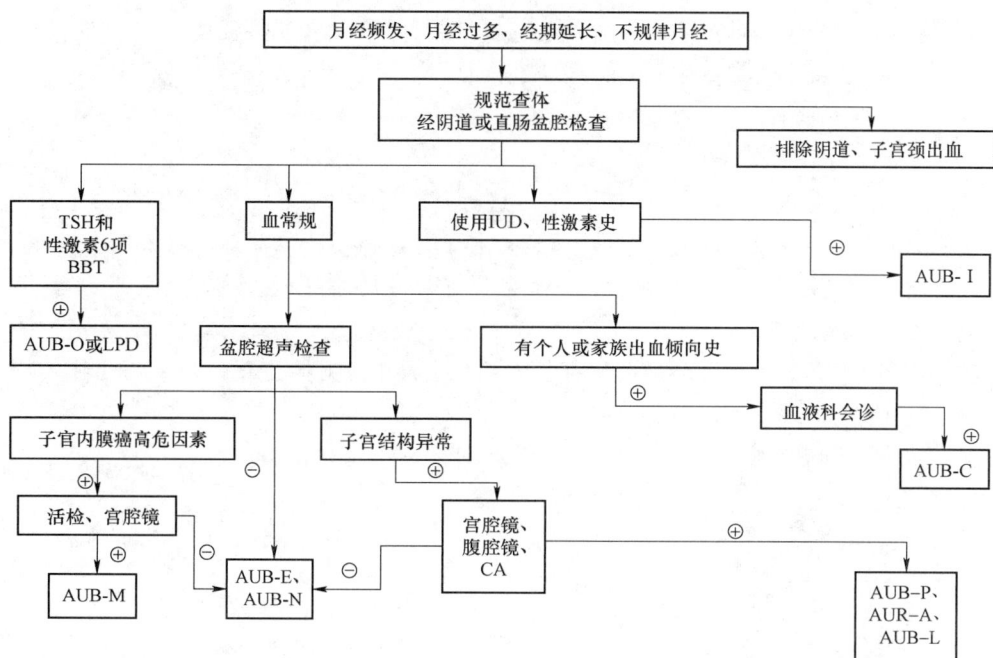

注：AUB：异常子宫出血；AUB-O：排卵障碍相关的 AUB；LPD：黄体功能不足；AUB-I：医源性 AUB；AUB-C：全身凝血相关疾病所致 AUB；AUB-M：子宫内膜恶变和不典型增生所致 AUB；AUB-E：子宫内膜局部异常所致 AUB；AUB-N：未分类的 AUB；AUB-P：子宫内膜息肉所致 AUB；AUB-A：子宫腺肌病所致 AUB；AUB-L：子宫平滑肌瘤所致 AUB

图 3-1-1　月经频发、月经过多、经期延长、不规律月经的诊断流程图

（5）激素测定　酌情检查 FSH、LH、E_2 及 P。确定有无排卵，可测定血清孕酮和尿孕二醇。疑高催乳激素血症查 PRL。

4. 心理社会因素

（1）青春期患者因害羞及怕影响学业，不能及时就诊，长期大量出血易产生焦虑和无助感。另外，患者能否最终建立正常的月经周期，与病程长短有关。发病在 4 年以内建立正常周期者占 63.2%，病程超过 4 年者较难痊愈，可能合并多囊卵巢综合征。

（2）育龄期异常子宫出血患者总是持观望态度，往往因严重贫血晕倒后才被家属急送医院。有些患者住院治疗期间不仅怕影响工作，还有经济压力，也有担心家中无人照顾而不能安心治疗。排卵障碍性异常子宫出血患者担心生育问题，使用促排卵治疗后妊娠生育可能性很大。

（3）子宫内膜非典型增生或子宫内膜息肉的异常子宫出血可发生恶变，患者担心疾病预后。除外恶变后需密切随诊观察。

【护理措施】

（一）一般护理

（1）评估患者年龄、受教育程度、体型、体温、脉搏、呼吸、血压、面色、自理能力。

（2）评估患者异常子宫出血的表现，如出血量、性状。发病时间及发病前有无停经史。

（3）每日保留会阴垫，观察出血及治疗情况。保持床单位清洁，每日流动水冲洗外阴，防止逆行感染。

(4) 注意病室通风，保持空气新鲜，创造良好的休养环境，制定合理的作息时间。

(5) 鼓励摄高蛋白、高维生素 C、高铁剂饮食。

(6) 遵医嘱准确给予药物并正确指导。

（二）心理护理

(1) 加强护患沟通，了解患者顾虑，适时进行有关异常子宫出血知识的宣教。向青春期排卵功能障碍出血患者及家属强调尽早治疗有利于月经恢复正常周期。育龄期患者中未育者用促排卵药后妊娠生育可能性很大，已育者要定期到医院随诊。绝经过渡期的患者在除外恶变后可定期随诊观察。

(2) 向入院患者介绍病室环境、主管医生和护士，消除其陌生感。

(3) 协助生活护理，使患者感到温暖和关怀。

(4) 创造交流的空间，每日定时开放探视，使患者心情愉快。

（三）治疗方法

进行治疗时应根据患者年龄、病程、血红蛋白水平、既往治疗效果、有无生育或避孕要求、文化水平、当地医疗及随诊情况等全面考虑。

1. 治疗原则

出血期止血并纠正贫血，止血后调整周期，预防子宫内膜增生和 AUB 复发，有生育要求者促排卵治疗，已完成生育、药物治疗无效或有禁忌证患者可考虑子宫内膜切除术或切除子宫。

2. 一般治疗

贫血者应补充铁剂、维生素 C 和蛋白质，严重贫血者需输血。出血时间长者给予抗生素预防感染。出血期间应加强营养，避免过度劳累和剧烈运动，保证充分休息。

3. 药物治疗

一线治疗是药物治疗。使用性激素类药物治疗时注意时间、剂量准确，严格执行性激素给药的护理措施。

(1) 重点床旁交班，了解患者一般状况。

(2) 必须按规定在血止后开始减量，逐渐递减。

(3) 告知患者及家属治疗期间若有不规则阴道出血，及时就诊或汇报值班护士或医生。

(4) 记录出血量，嘱患者保留卫生巾、尿垫及内裤等便于准确估计失血量，为及时补充液体和血液提供依据。

(5) 注意出血量，随时观察出血情况，如有异常及时报告医生，对于严重失血患者要密切观察血压、脉搏、呼吸、尿量，并嘱其卧床休息、不单独起床，以防晕倒受伤。

(6) 停药 3～7 日后会发生撤药性出血，量多时给予一般止血剂，必要时输血。

(7) 做好配血、输血的准备，发生失血性休克时积极配合医生抗休克治疗。

(8) 注意患者用药前后及过程中有无过敏反应，及时通知医生采取措施，并做好护理记录。

(9) 监测生命体征、血常规、凝血功能的检查。

4. 手术治疗

(1) 诊断性刮宫　适用于子宫内膜过度增厚、宫腔回声不均匀、药物治疗效果不显著的 AUB。

(2) 子宫内膜切除术　适用于无生育要求、多次复发的子宫内膜息肉，排卵障碍，全身凝血相关疾病等所致 AUB。

（3）全子宫切除术　适用于无要求、出血症状重、年龄大、药物治疗无效子宫肌瘤所致 AUB，子宫内膜息肉或高危恶变风险所致 AUB。

（四）治疗护理

1. 术前护理

（1）协助完善术前相关化验及各项检查，了解患者既往史、现病史、目前状况、过敏史、月经史及婚孕史。

（2）评估患者有无禁忌证，监测生命体征。

（3）诊刮术前护理：有阴道出血者，单纯清洗外阴。术前 4 小时禁食、水。备齐手术用物，包括负压吸引装置及氧气全套；清洁负压吸引器瓶。关闭门窗、调节室温及手术床。核对患者，嘱其排空膀胱进手术室。注意给患者保暖，协助其采取正确体位。

2. 术中护理

（1）有阴道出血者，用碘伏溶液清洗外阴。

（2）建立静脉通路，遵医嘱常规给予盐酸哌替啶 50mg、盐酸异丙嗪注射液 25mg 静脉慢推。

（3）严格执行无菌技术操作，配合医生手术，遵医嘱准确给药。

（4）术中指导患者配合方式，减轻痛苦，避免出现意外。随时安慰患者，密切观察术中患者的反应，倾听主诉，监测生命体征。如出现面色苍白、出冷汗，立即报告医生，暂停操作，并给予吸氧，待异常情况排除后方可继续。

3. 术后护理

术后清理用物，协助医生正确留取标本，将患者安全送回病房。卧床休息并观察 4 小时，暂不进食、水。加强巡视、监测生命体征，密切观察患者面色、腹痛、子宫收缩情况，阴道有无出血及其性状，注意倾听患者主诉。必要时及时通知医生。严格无菌操作，遵医嘱给予抗生素预防感染。保持外阴清洁，用清水每日冲洗外阴并更换内裤、卫生巾或卫生垫，及时更换被污染的被服。鼓励患者尽早取半卧位或下地活动，排出宫腔内积血。

【健康指导】

（1）遵医嘱按时、按量准确服药，不随意停药或漏服药，稳定的血药浓度可避免造成意外的阴道出血。

（2）大剂量性激素止血不宜频繁使用，对存在血液高凝状态或有血栓性疾病患者应禁用。

（3）出血量多时，卧床休息，避免过度劳累、剧烈运动，保存体力，防止摔伤；重度贫血者需输血。

（4）出血期可遵医嘱使用促凝血、抗纤溶药物，促进止血。

（5）加强营养，增加蛋白质、维生素 C、铁剂的摄入量。如青春期患者可多食猪肝、禽类，更年期患者可多食鱼虾、新鲜水果和蔬菜等低胆固醇高铁剂的食品，尽可能地在短期内纠正贫血。

（6）保持外阴清洁，每日用流动水进行冲洗。勤换内裤、卫生巾(卫生垫)，以防逆行感染。

（7）腹腔镜术后患者注意监测体温的变化，注意伤口有无红肿、硬结、渗液，出现异常及时就诊。

（8）手术治疗的患者术后禁盆浴、同房 1 个月。

(9) 按时随诊。

九、子宫脱垂

【护理评估】

1. 询问患者病史及起病原因

(1) 询问患者分娩情况，有无慢性疾病，如慢性咳嗽或长期便秘。

(2) 询问患者是否从事长期站立或重体力工作。

2. 身体评估

(1) 评估患者有无疼痛及异物脱出感，病情严重者可有下坠感及腰骶部疼痛，长期站立或劳累后加重。

(2) 严重者站立时外阴有肿物脱出，多数平卧可还纳，脱出物摩擦较严重会出现溃疡，有痛感。

3. 评估患者有无排尿、排便异常

重症患者常伴有排尿、排便困难，便秘，残余尿增加，常需指压阴道后帮助排泄。

【护理措施】

1. 一般护理

有溃疡患者应予外用药物治疗，并多卧床休息，待溃疡面愈合后方可手术治疗。

2. 心理护理

该病患者多为年老女性，常因忽视自身疾病，担心医疗费用及治疗效果，造成病情非常严重后才来就医。因此护士要做好疾病相关知识的宣教工作，让患者及家属了解手术治疗的必要性，向他们讲解手术方法和术后注意事项，消除其紧张情绪，增强治疗信心，积极配合治疗。

3. 治疗护理

病情较轻者可采用支持疗法，放置子宫托是对不宜做手术患者有效、便捷的方法。它是一种支持子宫和阴道壁并使其维持在阴道内而不脱出的工具，常用的有喇叭形、环形和球形。

(1) 详细教习放置方法

①放托：将手洗净，患者蹲下，两腿分开，一手握托柄，使托盘呈倾斜位进入阴道口内，然后将托柄边向内推边向前旋转，直至托盘达宫颈。

②取托：以手指捏住托柄，上下左右轻轻摇动，待负压消除后，向后外方向牵拉，即可自阴道内滑出。

(2) 选择合适的型号　放置后以不脱出又无不适感为宜。

(3) 保持子宫托和阴道的清洁　子宫托应在每日晨起床后放入，每晚睡前取出，并洗净放置于清洁杯内备用。

(4) 复查　放置子宫托后应在第 1、3、6 个月复查，之后每 3～6 个月复查一次。

4. 手术治疗

根据患者年龄、生育要求及全身健康情况加以选择。常见术式有阴式子宫切除＋阴道前后壁修补术、曼氏手术、阴道封闭术、盆底重建手术。围手术期护理同阴式手术护理。老年患者较多，应加强安全护理。

【健康指导】

患者应加强营养，适当安排休息和工作，避免重体力劳动及提重物，保持大便通畅，积极治疗慢性咳嗽。

十、妇科手术患者的护理

(一) 经腹全子宫切除术围手术期护理

【护理评估】

1. 病史

采集个人的家族史、月经史、生育史、手术史、既往内科病史、药物史和药物过敏史。了解所患疾病的临床表现和现存问题。

2. 身体评估

(1) 监测生命体征　如体温、脉搏、呼吸、血压。

(2) 患者的一般情况　如饮食、睡眠、排泄等，特别是患者患病后和住院后有无异常情况。患者对自身所患疾病的了解情况及对手术的知晓程度。

(3) 妇科检查　阴道检查、肛查。

3. 辅助检查

胸部 X 线，B 超(肝、胆、胰、脾、盆腔)，心电图。

4. 实验室检查

血、尿常规，肝、肾功能，血型(RH 因子)，凝血四项，输血九项。

【护理措施】

1. 术前护理

(1) 心理护理　医生决定患者手术日期及手术方式后，护士应深入了解患者的病情及心理状况，进行有针对性的术前宣教。应本着诚恳、热情、耐心的态度，设法消除患者的顾虑、恐惧及不安的想法。

(2) 认真阅读病历，检查患者术前各项化验检查是否完善、正常，发现问题及时与医生联系。

(3) 术前 1 日为手术患者监测体温 3 次，并观察患者有无异常情况，如发热(体温＞37.3℃)、上呼吸道感染、月经来潮等，应及时通知医生，及早采取相应措施。

(4) 术前准备

①皮肤准备：备皮范围上至剑突下缘，下至大腿上 1/3 及外阴部，两侧达腋中线。清洁脐部，剔除阴毛。

②肠道准备：术前 1 日 50%硫酸镁溶液 40ml 口服或甘油灌肠剂 110ml 置肛。术前常规 8 小时禁食、4 小时禁饮，特殊肠道准备，请遵医嘱。

③阴道准备：术前 1 日用碘伏溶液或遵医嘱使用其他溶液冲洗阴道，有阴道出血者不做阴道冲洗，仅在做手术标记之前用碘伏纱布做阴道擦拭。

④膀胱准备：术前留置导尿管。

⑤其他：药物过敏试验，配血，睡前遵医嘱给予镇静药物等。

(5) 遵医嘱认真完成患者的各项术前准备工作，并做好相应宣教，让患者知晓、放心。同时应注意检查患者各项术前准备完成情况：如肠道准备后患者是否排便及排便情况，睡前的镇静药物是否起效，手术室来接时患者是否取下了活动义齿及佩饰等。

（6）手术当日，病房护士应与手术室护士认真核对患者的姓名、床号、手术方式及所携入手术室的物品和药物，共同接送患者离开病房。

2. 术后护理

从手术结束到患者基本恢复的这一阶段为手术后期。手术后期的观察护理是患者疾病恢复的关键。护理人员要采取各种措施以减轻患者的痛苦，密切观察和记录病情变化，及时发现问题，并有预见性地防止各种可能出现的并发症，帮助患者在最短的时间内康复。

（1）病室及物品准备　手术后宜将患者安置于安静、舒适的房间，以利于患者术后恢复及护理人员对其观察、抢救。患者进入手术室后，护理人员应进行手术患者床单位及护理用具的准备，如铺麻醉床，备一次性尿垫及腹带、砂袋，准备血压计、听诊器、吸氧用具、吐盘等。同时，病室内应备有随时可以应用的抢救物品及药品。

（2）体位护理　患者返回病室后，根据手术及麻醉方式决定患者的术后体位，恶心、呕吐患者可头偏向一侧，及时清理口腔及呼吸道内的分泌物，保持呼吸道通畅，同时防止患者因误吸而发生窒息。全麻尚未清醒的患者要设专人看护，同时要加设床档以防止躁动患者坠床而发生意外。

（3）了解手术情况　护士应向手术或麻醉医生了解患者手术情况，如手术范围、术中出血、意外情况等，以及术后有无特殊护理要求和注意事项。

（4）生命体征的观察　手术后24小时内患者病情尚未平稳，极易出现紧急情况，护理人员要全面了解、密切观察、有的放矢地进行护理，其中生命体征的监测是非常重要的。患者返回病室后应及时监测血压、脉搏、呼吸并做好记录，由于麻醉及手术对循环系统的抑制作用术后不会马上恢复，因此应每15～30分钟监测1次血压、脉搏、呼吸，直至平稳，必要时给予心电监护。

（5）出血护理　护理人员应注意观察患者有无出血的征象，如腹部伤口有无渗血，阴道出血情况，引流患者引流液的量、色、性质有无异常等，同时结合患者其他情况；如患者出现口唇苍白、烦躁不安、出冷汗等症状且血压下降，脉搏快而弱，应警惕发生内出血或休克。

（6）术后止痛　疼痛可影响各器官的功能，有效止痛不仅可以减轻患者的痛苦，而且为各种生理功能的恢复创造了条件。一般术后24小时内遵医嘱给予止痛药物来缓解患者的痛苦。24小时后伤口疼痛会明显减轻，此时可以通过分散患者注意力，减少病室噪音，创造良好环境，使患者安静休息，来增加患者的舒适感。

（7）恶心、呕吐　由于手术中牵拉内脏及术中、术后应用麻醉药和止痛剂，患者术后会出现恶心、呕吐等问题。轻度恶心、呕吐无需处理，让患者头偏向一侧，嘴边放置吐盘，及时清理呕吐物，保持口腔清洁，床单位整洁，待药物作用消失后症状会自行缓解。呕吐严重患者，可遵医嘱给予适当的止吐药。

（8）尿管、引流管的观察与护理

①由于解剖位置的关系，妇科手术中输尿管、膀胱受到牵拉、推压，在分离粘连时极易损伤输尿管，因此术后观察尿量及尿液的性质非常重要。

②手术后在留置导尿管期间要注意保持导尿管通畅，勿折、勿压。随时注意观察尿液的颜色、性质和量。如尿液为血性、鲜红色，应考虑是否存在输尿管及膀胱的损伤；如尿量较少，在排除导尿管阻塞后，应考虑患者是否存在入量不足或有无内出血、休克等情况的发生。如出现此类异常情况，应及时报告医生及早处理。导尿管通常在手术后第一日晨

拔除。拔除导尿管后，护理人员应嘱患者多饮水，及时排尿，并观察有无尿急、尿痛等泌尿系统刺激症状及尿潴留情况的发生，必要时重新留置导尿管。

③留置引流管的目的为引流出腹腔及盆腔内的冲洗液及渗血、渗液，以便观察有无内出血及减少感染的发生。

④引流管在留置的过程中同样也应保持通畅，勿压、勿折，密切观察其引流液的颜色、性质、量，若发生异常情况应及时通知医生处理。

⑤为了减少在留置导尿管、引流管期间感染的发生，护理人员每日晨用清水为患者冲洗外阴，同时也可以及时清洁、观察阴道出血情况。

(9) 腹胀　术后腹胀是由于肠管暂时性麻痹而使过多气体积于肠腔不能从肛门排出造成的。手术后患者由于伤口疼痛而呻吟，吸气时过多空气进入消化道，同时腹部伤口疼痛使腹肌力量减弱也影响直肠排气。术后护理人员应劝慰患者不要呻吟、抽泣及张嘴呼吸，尽量减少过多气体进入消化道；并应鼓励、帮助患者术后尽早活动，以促进肠道蠕动的恢复，同时也可防止盆腹腔粘连和下肢血栓的发生；还要指导患者在尚未排气之前不要食用豆制品、奶制品、甜食及油腻等容易产气的食品，以免增加肠道内的积气。

(10) 饮食护理　一般手术后第一日可进流食，第二日进半流食，第三日肠道蠕动恢复后可进普食。术后患者应多注意加强营养，增加蛋白质、维生素的摄入量，促进伤口愈合。

【健康指导】

(1) 休养环境安静、舒适，温、湿度适宜，注意通风，保持空气新鲜。

(2) 保持良好的心情，避免情绪紧张、激动。

(3) 根据自身情况适当地活动、锻炼，注意劳逸结合。

(4) 多食用富含维生素、蛋白质、纤维素的食物，如瘦肉、蛋类和新鲜的水果、蔬菜等。

(5) 注意个人卫生。伤口拆线 1 周内用温水擦身，1 周后可洗淋浴。使用流动的温水冲洗外阴，勤换内衣裤。3 个月内禁止性生活及盆浴。

(6) 腹部伤口拆线 2~3 日后，把覆盖伤口的敷料或纱布揭去，以便观察伤口的情况。若伤口出现疼痛、红肿、硬结、渗血、渗液，且伴有体温升高，应及时来医院诊治。

(7) 手术后 1~2 周，阴道可有少量粉红色分泌物，此为阴道残端肠线溶化所致，为正常现象。若为血性分泌物，量如月经，并伴有发热，应及时到医院就诊。

(8) 从手术之日起休假 6 周。

(9) 遵医嘱术后 6 周来医院复查。

(二) 腹腔镜手术围手术期护理

【护理评估】

1. 病史

(1) 采集个人的家族史、月经史、生育史、手术史、既往内科病史、药物史及药物过敏史。

(2) 了解所患疾病的临床表现及现存问题。

2. 身体评估

评估患者的一般情况，如饮食、睡眠、排泄等，特别是患病后和住院后有无异常情况。患者对自身所患疾病的了解情况及对手术的知晓程度。

3. 妇科检查

阴道检查、肛查。

4. 常规检查

监测体温、脉搏、呼吸、血压。

5. 辅助检查

胸部 X 线，B 超(肝、胆、胰、脾、盆腔)，心电图。

6. 实验室检查

血、尿常规，肝、肾功能，血型(RH 因子)，凝血四项，输血九项。

【护理措施】

1. 术前护理

(1) 心理护理　医生决定患者手术日期及手术方式后，护士应深入了解患者的病情及思想状况，进行有针对性的术前宣教。应本着诚恳、热情、耐心的态度，设法消除患者的顾虑、恐惧及不安的想法。

(2) 认真阅读病历，检查患者术前各项化验检查是否完善、正常，发现问题及时与医生联系。

(3) 术前 1 日为手术患者监测体温 3 次，并观察患者有无异常情况，如发热(体温>37.3℃)、上呼吸道感染、月经来潮等，应及时通知医生，及早采取相应措施。

(4) 术前准备

①皮肤准备：备皮范围上至剑突下缘，下至大腿上 1/3 及外阴部，两侧达腋中线。清洁脐部，剔除阴毛。特别要注意脐部的清洁，因手术其中一个切口在脐轮下 0.5cm 或脐底部。

②肠道准备：术前 1 日 50%硫酸镁溶液 40ml 口服或甘油灌肠剂 110ml 置肛。术前 8 小时禁食、4 小时禁饮，特殊肠道准备，请遵医嘱。

③阴道准备：术前 1 日用碘伏溶液或遵医嘱使用其他溶液冲洗阴道，早、晚各 1 次。有阴道出血者不做阴道冲洗，仅用碘伏纱布做阴道擦拭。无性生活者不做阴道准备。

④膀胱准备：术前无需留置导尿管，嘱患者排空膀胱，带导尿管进手术室，在手术需要时留置。

⑤其他：药物过敏试验，配血，睡前遵医嘱给予镇静药物等。

(5) 遵医嘱认真完成患者的各项术前准备工作，并做好相应宣教，让患者知晓、放心。同时应注意检查患者各项术前准备完成情况：如肠道准备后患者是否排便及排便情况，睡前的镇静药物是否起效，手术室来接患者时患者是否取下了活动义齿及佩饰等。

(6) 手术当日，病房护士应与手术室护士认真核对患者的姓名、床号、手术方式及所携入手术室的物品和药物，共同接送患者离开病房。

2. 术后护理

从手术结束到患者基本恢复的这一阶段为手术后期。手术后期的观察护理是患者疾病恢复的关键。护理人员要采取各种措施以减轻患者的痛苦，密切观察和记录病情变化，及时发现问题，并有预见性地防止各种可能出现的并发症，帮助患者在最短的时间内康复。

(1) 病室及物品的准备　手术后宜将患者安置于安静、舒适的房间，以利于患者术后恢复及护理人员对其观察、抢救。患者进入手术室后，护理人员应进行手术患者床单位及护理用具的准备，如铺麻醉床，备一次性尿垫，准备血压计、听诊器、吸氧用具、吐盘等。同时，病室内应备有随时可以应用的抢救物品及药品。

（2）了解手术情况　护士应向手术或麻醉医生了解患者手术情况，如手术范围、术中出血、意外情况等，以及术后有无特殊护理要求和注意事项。

（3）生命体征的观察　手术后24小时内患者病情尚未平稳，极易出现紧急情况，护理人员要全面了解、密切观察、有的放矢地进行护理，其中生命体征的监测是非常重要的。患者返回病室后应及时监测血压、脉搏、呼吸并做好记录，由于麻醉及手术对循环系统的抑制作用术后不会马上恢复，因此应每15～30分钟监测1次血压、脉搏、呼吸直至平稳，必要时给予心电监护。

（4）出血护理　护理人员应注意观察患者有无出血的征象，如腹部伤口有无渗血，阴道出血情况，引流患者引流液的量、色、性质有无异常等，同时结合患者其他情况；如患者出现口唇苍白、烦躁不安、出冷汗等症状且血压下降，脉搏快而弱，应警惕发生内出血或休克。

（5）术后止痛　疼痛可影响各器官的功能，有效止痛不仅可以减轻患者的痛苦，而且为各种生理功能的恢复创造了条件。一般术后24小时内遵医嘱给予止痛药物来缓解患者的痛苦。24小时后伤口疼痛会明显减轻，此时可以通过分散患者注意力，减少病室噪音，创造良好环境，使患者安静休息，来增加患者的舒适感。

（6）恶心、呕吐　由于手术中牵拉内脏及术中、术后应用麻醉药和止痛剂，患者术后会出现恶心、呕吐等问题。轻度恶心、呕吐无需处理，让患者头偏向一侧，嘴边放置吐盘，及时清理呕吐物，保持口腔清洁，床单位整洁，待药物作用消失后症状会自行缓解。呕吐严重患者，可遵照医嘱给予适当的止吐药。

（7）尿管、引流管的观察与护理

①由于解剖位置的关系，妇科手术中输尿管、膀胱受到牵拉、推压，在分离粘连时极易损伤输尿管，因此术后观察尿量及尿液的性质非常重要。

②手术后在留置导尿管期间要注意保持导尿管通畅，勿折、勿压。随时注意观察尿液的颜色、性质和量。如尿液为血性、鲜红色，应考虑是否存在输尿管及膀胱的损伤；如尿量较少，在排除导尿管阻塞后，应考虑患者是否存在入量不足或有无内出血、休克等情况的发生。如出现此类情况，应及时报告医生及早处理。导尿管通常在手术后第一日晨拔除。拔除导尿管后，护理人员应嘱患者多饮水，及时排尿，并观察有无尿急、尿痛等泌尿系统刺激症状及尿潴留情况的发生，必要时重新留置导尿管。

③留置引流管的目的为引流出腹腔及盆腔内的冲洗液及渗血、渗液，以便观察有无内出血及减少感染的发生。

④引流管在留置过程中同样也应保持通畅，勿压、勿折，密切观察其引流液的颜色、性质、量，若发生异常情况应及时通知医生处理。

⑤为了减少在留置导尿管、引流管期间感染的发生，护理人员每日晨用清水为患者冲洗外阴，同时也可以及时清洁、观察阴道出血情况。

（8）腹胀　术后腹胀是由于肠管暂时性麻痹而使过多气体积于肠腔不能从肛门排出造成的。手术后患者由于伤口疼痛而呻吟，吸气时过多空气进入消化道，同时腹部伤口疼痛使腹肌力量减弱也影响直肠排气。术后护理人员应劝慰患者不要呻吟、抽泣及张嘴呼吸，尽量减少过多气体进入消化道，并应鼓励、帮助患者术后尽早活动，以促进肠道蠕动的恢复，同时也可防止盆腹腔粘连和下肢血栓的发生，还要指导患者在尚未排气之前不要食用豆制品、奶制品、甜食及油腻等容易产气的食品，以免增加肠道内的积气。

同时，腹腔镜手术中人工气腹也是造成患者术后腹胀的主要原因之一，这就更需要患者术后早期下床活动，以利气体自然吸收消失。但对于为防止盆腹腔粘连在手术中进行腹腔灌液的患者一定要卧床休息 24 小时，以防止液体沿切口处渗到皮下，造成外阴水肿。

(9) 饮食护理　一般手术后第一日可进半流食，术后第二日肠道蠕动恢复后可进普食。术后患者应多注意加强营养，增加蛋白质、维生素的摄入量，促进伤口愈合。

【健康指导】

(1) 休养环境安静、舒适，温、湿度适宜，注意通风，保持空气新鲜。

(2) 保持良好的心情，避免情绪紧张、激动。

(3) 根据自身情况适当活动、锻炼，注意劳逸结合。

(4) 多食用富含维生素、蛋白质、纤维素的食物，如瘦肉、蛋类和新鲜的水果、蔬菜等。

(5) 注意个人卫生。伤口拆线 1 周内用温水擦身，1 周后可洗淋浴。使用流动的温水冲洗外阴，勤换内衣裤。

(6) 腹部伤口拆线 2～3 日后，把覆盖伤口的敷料或纱布揭去，以便观察伤口的情况。若伤口出现疼痛、红肿、硬结、渗血、渗液，且伴有体温升高，应及时来医院诊治。

(7) 手术后 1～2 周，阴道可有少量粉红色分泌物，此为正常现象。若为血性分泌物，量如月经，并伴有发热，应及时到医院就诊。

(8) 行腹腔镜全子宫切除术的患者，术后 3 个月内禁止性生活、盆浴，从手术之日起休息 6 周，术后 6 周来医院复查；行腹腔镜下子宫肌瘤剔除术、卵巢囊肿剔除术、单纯的卵巢及输卵管切除术的患者，术后 1 个月内禁止性生活、盆浴，从手术之日起休息 4 周，术后 4 周来医院复查，复查时需避开月经期。

(三) 阴式子宫切除加阴道前后壁修补术围手术期护理

【护理评估】

1. 病史

(1) 采集个人的家族史、月经史、生育史、手术史、既往内科病史、药物史及药物过敏史。

(2) 了解所患疾病的临床表现及现存问题。

2. 身体评估

(1) 评估患者的一般情况，如饮食、睡眠、排泄等，特别是患病后和住院后有无异常情况。

(2) 评估患者对自身所患疾病的了解情况及对手术的知晓程度。

3. 常规检查

监测体温、脉搏、呼吸、血压。

4. 妇科检查

阴道检查、肛查。

5. 辅助检查

胸部 X 线，B 超(肝、胆、胰、脾、盆腔)，心电图。

6. 实验室检查

血、尿常规，肝、肾功能，血型(RH 因子)，凝血四项，输血九项。

【护理措施】

1. 术前护理

(1) 心理护理　手术前护理人员要主动与患者交流，了解患者的心理状态，特别是对手术有关问题的看法及手术效果、预后方面知识的了解程度，对患者讲解手术前后的注意事项、手术麻醉选择及手术方式，帮助患者消除紧张心理，增强战胜疾病的信心，以良好的心态接受手术。

(2) 手术前护士要协助医生完善患者各项术前化验检查及治疗工作。如遵医嘱术前阴道局部使用雌激素软膏，以增加阴道皱襞黏膜的弹性，有利于手术，协助患者回纳脱垂的子宫，指导患者使用丁字带，并嘱患者减少活动，卧床休息，以减少摩擦脱垂子宫，防止破溃。

(3) 术前 1 日为手术患者监测体温 3 次，并观察患者有无异常情况。特别是患者术前如有咳嗽症状，应立即汇报医生，待治疗后方可手术，以免手术后因咳嗽增加腹压，不利于伤口愈合。

(4) 术前准备

①皮肤准备：备皮范围上至耻骨联合上 10cm，下至会阴及肛门周围，两侧达大腿内侧上 1/3。

②肠道准备：由于解剖位置的关系，阴道与肛门很近，术中易因排便而污染手术，因此肠道准备较严格。从手术前 3 日开始准备，术前 3 日半流食，术前 2 日流食，术前 1 日禁食不禁水，术前晚 10 时禁水，每日给予口服 50%硫酸镁溶液 40ml 导泻或复方聚乙二醇电解质散(68.56g 袋)，1 袋溶于 1 升水口服。

③阴道准备：同样从手术前 3 日开始，每日用碘伏溶液或遵医嘱使用其他溶液冲洗阴道，必要时用 1：5000 高锰酸钾溶液坐浴。

④膀胱准备：术前排空膀胱，带导尿管进手术室，备手术结束时留置。

⑤其他：药物过敏试验，配血，睡前遵医嘱给予镇静药物等。

(5) 遵照医嘱认真完成患者的各项术前准备工作，并做好相应的宣教，让患者知晓、放心。

(6) 手术当日，病房护士应与手术室护士认真核对患者的姓名、床号、手术方式及所携入手术室的物品和药物，共同接送患者离开病房。

2. 术后护理

从手术结束到患者基本恢复的这一阶段为手术后期。手术后期的观察护理是患者疾病恢复的关键。护理人员要采取各种措施以减轻患者的痛苦，密切观察和记录病情变化，及时发现问题，并有预见性地防止各种可能出现的并发症，帮助患者在最短的时间内康复。

(1) 病室及物品的准备　手术后宜将患者安置于安静、舒适的房间，以利于患者术后恢复及护理人员对其观察、抢救。患者进入手术室后，护理人员应进行手术患者床单位及护理用具的准备，如铺麻醉床、备一次性尿垫，准备血压计、听诊器、吸氧用具、吐盘等。同时，病室内应备有随时可以应用的抢救物品及药品。

(2) 体位护理　患者返回病室后，根据手术及麻醉方式决定患者的术后体位，恶心、呕吐患者可头偏向一侧，及时清理口腔及呼吸道内的分泌物，保持呼吸道通畅，同时防止因误吸而发生窒息。全麻尚未清醒的患者要设专人看护，同时要加设床档以防止躁动患者坠床而发生意外。

（3）了解手术情况　护士应向手术或麻醉医生了解患者手术情况，如手术范围、术中出血、意外情况等，以及术后有无特殊护理要求和注意事项。

（4）生命体征的观察　手术后24小时内患者病情尚未平稳，极易出现紧急情况，护理人员要全面了解、密切观察、有的放矢地进行护理，其中生命体征的监测是非常重要的。患者返回病室后应及时监测血压、脉搏、呼吸并做好记录，由于麻醉及手术对循环系统的抑制作用术后不会马上恢复，因此应每15～30分钟监测1次血压、脉搏、呼吸直至平稳，必要时给予心电监护。

（5）出血护理　护理人员应注意观察患者有无出血的征象，询问手术医生手术中在阴道内有无放置纱卷压迫止血，要特别注意取出纱卷前后阴道出血情况；也要注意观察引流患者引流液的量、色、性质，警惕发生内出血或休克的可能。

（6）术后止痛　可影响各器官的功能，有效止痛不仅可以减轻患者的痛苦，而且为各种生理功能的恢复创造了条件。一般术后24小时内可遵医嘱给予止痛药物来缓解患者的痛苦。24小时后伤口疼痛会明显减轻，此时可以通过分散患者注意力，减少病室噪音，创造良好环境，使患者安静休息，来增加患者的舒适感。

（7）恶心、呕吐　由于手术中牵拉内脏及术中、术后应用麻醉药和止痛剂，患者术后会出现恶心、呕吐等问题。一般术后恶心、呕吐无需处理，让患者头偏向一侧，嘴边接好吐盘，及时清理呕吐物，保持口腔清洁，床单位整洁，待药物作用消失后症状会自行缓解。呕吐严重患者，可遵照医嘱给予适当的止吐药。

（8）尿管、引流管的观察与护理

①由于解剖位置的关系，妇科手术中输尿管、膀胱受到牵拉、推压，在分离粘连时极易损伤输尿管，因此术后观察尿量及尿液的性质非常重要。

②手术后在保留导尿管的过程中要注意保持导尿管通畅，勿折、勿压。随时注意观察尿液的颜色、性质和量。如尿液为血性、鲜红色，应考虑是否存在输尿管及膀胱的损伤；如尿量较少，在排除导尿管阻塞后，应考虑患者是否存在入量不足或有无内出血、休克等情况的发生。如出现此类情况，应及时报告医生及早处理。

③术后一般要保留导尿管48～72小时，在此期间应鼓励患者多饮水，以稀释尿液起到自行冲洗膀胱的作用。因导尿管保留时间较长，拔除导尿管后，除嘱患者适量饮水，及时排尿，观察其自解小便次数、量及有无尿道刺激症状外，还应遵医嘱为患者监测残余尿量，以确定患者膀胱功能是否恢复。

④留置引流管的目的为引流出腹腔及盆腔内的冲洗液及渗血、渗液，以便观察有无内出血及减少感染的发生。

⑤引流管在留置过程中同样也应保持通畅，勿压、勿折，密切观察其引流液的颜色、性质、量，若发生异常情况应及时通知医生处理。

（9）注意保持外阴清洁、干燥　由于阴道与肠道的解剖位置邻近，要求手术后护理人员每日用清水早、晚两次冲洗外阴，且每次患者排便后也用同法冲洗会阴，以保持阴道伤口的清洁，利于伤口的愈合，同时也可观察阴道出血情况。

（10）饮食护理　手术后遵医嘱给予患者少渣饮食，以控制首次大便排出的时间，给伤口愈合时间，防止感染。同时应嘱患者注意大便情况，防止出现大便干燥，以免因腹压过高影响伤口愈合，必要时给予缓泻剂。

(11) 避免腹压增高　手术后预防腹压增加是患者手术后期康复的关键。除防止因大便干燥引起腹压增加外，手术后最易引起腹压增加的因素即为咳嗽，所以护理人员要在手术后遵医嘱预防性地给予止咳治疗及镇咳药。

【健康教育】

(1) 休养环境安静、舒适，温、湿度适宜，注意通风，保持空气新鲜。

(2) 保持良好的心情，避免情绪紧张、激动。

(3) 患者在手术后半年内应避免提超过 5kg 的重物等增加腹压的活动。每日进行缩肛练习，锻炼盆底肌肉。

(4) 多食用富含维生素、蛋白质、纤维素的食物，如瘦肉、蛋类和新鲜的水果、蔬菜等，特别是富含纤维的食物，以保持大便通畅。

(5) 注意个人卫生，使用流动的温水冲洗外阴，勤换内衣裤，3 个月内禁止性生活及盆浴。

(6) 手术后 1~2 周阴道可有少量粉红色分泌物，此为阴道残端肠线溶化所致，为正常现象。若为血性分泌物，量如月经，并伴有发热，应及时到医院就诊。

(7) 从手术之日起休息 6 周。

(8) 遵医嘱术后 6 周来医院复查。

十一、妇科化疗患者的护理

【护理评估】

1. 身体评估

评估患者的一般情况(体温、脉搏、呼吸、血压)，饮食(每日进食量、饮水量，副食的种类及量，有无恶心、呕吐)，排泄(大便次数、量及性质，有无腹泻，每日排尿量、次数，尿液的性质)，皮肤黏膜(口腔黏膜有无溃疡，全身有无出血点、破溃、皮疹)，四肢活动情况，有无水肿、胸水、腹水，阴道有无出血、分泌物的性质等。

2. 心理社会评估

了解患者的心理状态、情绪反应；对化疗药物常见毒副反应及其防护知识的掌握情况。

3. 实验室检查

血常规，主要了解白细胞、血小板数量；肝、肾功能；肿瘤特异性检查；尿常规。

4. 辅助检查

必要时行 B 超及心电图检查等。

【护理措施】

(一) 化疗前准备

1. 患者准备

(1) 心理护理　化疗前做好患者的心理护理，消除其对化疗的恐惧，取得患者的配合。恶性肿瘤对患者已是一个严重的打击，加之化疗，患者要忍受巨大的痛苦，一般其情绪低落、消沉，对化疗具有恐惧心理。护士要主动接近患者，耐心倾听其主诉，了解心理反应，给予正确的指导。向患者介绍化疗的效果，增强其治疗的信心。同时给患者讲解有关知识，使患者对化疗有初步了解，消除其恐惧心理，以良好的心态接受化疗。在化疗过程中，护士应随时了解患者的心理变化，给予及时的帮助和指导，同时要取得家属的配合，使患者顺利地度过化疗期。

（2）体重测量　化疗药物用药量大多是按体重计算的，故应准确测量体重，以使用最佳药量。在化疗过程中，患者由于食欲不振、恶心、呕吐，体重常会下降，宜定期测量，以协助医生调整药量。

测量体重的方法：首先应校准磅秤，宜在清晨患者空腹，排空大、小便后，只穿贴身衣裤，不穿鞋，由护士测量，必要时二人核对。

2. 护士准备

（1）护士应熟练掌握化疗的基本知识，了解化疗药物的作用机制，常见的副作用及化疗患者的护理。

（2）向患者及家属做好健康宣教，讲解化疗的相关知识，使其能积极配合。

（3）配药时护士应严格无菌技术操作，严格"三查七对"，严格按医嘱剂量给药。

（4）为防止化疗药物对工作人员的损伤，配液时应使用无菌洁净台。配药时护士应戴好口罩、帽子、手套，穿防护服，用后物品按要求处置。药物配好后给患者注射时，护士应戴手套和护目镜，防止药物不慎滴出，接触到手部皮肤。配药及给患者注射药物后应立即洗手，怀孕和哺乳期护士应避免参与此项工作。

（二）化疗期间的护理

1. 保护血管，防止药液外渗

护士应熟练静脉穿刺技术，提高一次穿刺成功率，减少反复穿刺造成血管损伤，有计划地、合理地使用血管。应用对血管刺激性大的药物，如 KSM、VCR、AT1258、ADM 等，建议患者预先留置中心静脉导管，如 PICC、输液港等。输入药物过程中随时观察药物有无外渗，如有外渗应马上处理。

化疗药物外渗的处理步骤如下。

①马上停止药物输入，局部用封闭治疗（封闭用 0.9%生理盐水 4ml+2%普鲁卡因 1ml）。

②外渗：24 小时内局部冷敷，48～72 小时使用热敷，减轻对局部组织的损伤。

2. 用药速度的观察

不同的化疗药物要求的输入速度不同，护士应熟练掌握各种药物输入速度，加强巡视，随时调整，以保证化疗药正确、匀速地输入体内。

【化疗副作用的护理】

（一）消化道副作用的观察及护理

1. 恶心、呕吐的护理

恶心、呕吐是化疗最常见的副作用，影响患者的精神状况、营养状况及生活质量。化疗患者需要更多的热量及营养，但化疗引起的消化道反应使其对食物失去兴趣，胃内无法保存摄取的食物，导致患者营养状况逐渐下降而影响治疗效果。持续的恶心、呕吐可造成水、电解质平衡紊乱，更严重的是可产生代谢性碱中毒、低钾血症及脱水。在心理精神方面，恶心、呕吐给患者心理压力很大，使患者难以坚持治疗，造成焦虑和恐惧。

护士应注意观察患者消化道反应情况，当患者出现食欲不振时，要鼓励其多进食，可少食多餐，食用自己平时喜爱的食物，同时给患者创造良好的进食环境，以增加食欲；患者出现恶心、呕吐时，及时清理呕吐物，遵医嘱给予镇静、止吐药物，必要时静脉输液，记录呕吐量，防止水、电解质平衡紊乱。

防止恶心、呕吐还可应用以下几种方法。

①音乐疗法：许多研究证明平静、舒缓的音乐可有效地减轻患者的焦虑及疼痛，同时也可缓解呕吐症状。

②行为放松技巧：让患者逐渐肌肉放松、深呼吸、引导患者想象，以转移其注意力，可减轻症状。

③食物选择：呕吐患者选择碱性或固体食物，酸性食物则有助于控制恶心症状。避免易产气、油腻及辛辣食物，可减轻恶心、呕吐症状。少量清凉饮料，如果汁，可缓和胃部不适。

2. 腹痛、腹泻的护理

常见化疗药物如 5-氟尿嘧啶可造成肠道黏膜的损伤，导致腹痛、腹泻的发生。临床中患者出现腹痛、腹泻时，要严密观察腹痛情况，腹泻次数、量及大便性质。当腹泻次数 1日超过 3 次时及时通知医生停用化疗，并遵医嘱给予药物治疗，同时留取大便标本，做普通细菌培养及厌氧细菌培养。腹泻严重患者应严格记录出入量，注意一般情况，防止电解质平衡紊乱。腹泻期间应指导患者食用少渣、低油饮食，用5-氟尿嘧啶的患者每日最好食两瓶酸奶，因5-氟尿嘧啶可杀灭肠道内革兰阴性杆菌，引起肠道菌群紊乱，导致腹泻，酸奶可补充乳酸菌，以减轻症状。

3. 口腔溃疡的护理

化疗药物干扰细胞的生长、成熟、分化，直接造成口腔黏膜的改变，减少基底细胞的更新，导致细胞萎缩及胶原的破坏，最终造成口腔黏膜红肿、过敏，进而影响表层的上皮细胞脱落，加剧组织的红肿、溃疡。口腔溃疡的疼痛影响患者进食，加重机体的营养不良，如正值骨髓抑制期易引起全身感染，同时亦造成患者精神情绪上的障碍，影响生活质量。化疗期间要保持口腔清洁，勤漱口，每日用软毛刷刷牙。护士应观察患者口腔黏膜的变化情况，发现有黏膜变红，舌苔减少应及时给予生理盐水漱口；出现口腔溃疡时根据溃疡程度给予口腔护理，口腔护理可清除口腔内脱落黏膜、黏液及腐败物质，维持口腔清洁，预防感染，促进黏膜再生。严重口腔溃疡时患者常疼痛难忍，可适当给予止痛药物，特别是在进餐前，用 0.03%地卡因合剂局部喷雾止疼，可缓解疼痛，帮助进食。饮食应注意以较清凉、质软、无刺激性食物为主，还可遵医嘱输入液体及大剂量维生素，促进黏膜再生。口腔溃疡患者应测 3 次体温，以早期发现感染征兆，及时治疗。

4. 口腔治疗的方法

患者出现口腔溃疡后，依溃疡程度给予口腔治疗。方法如下：先用 1%过氧化氢溶液10ml 让患者充分漱口，然后用长棉签蘸 1.5%过氧化氢溶液为患者擦洗口腔黏膜溃疡处，动作要轻揉，尽量擦去溃疡表面覆盖的腐败物质及脱落的黏膜，血小板数低的患者，切忌擦破口腔黏膜，防止出血不止。擦洗干净后，将装有生理盐水的容器挂高，利用水的压力冲洗口腔，将口腔内所有污物冲洗干净，最后将口腔溃疡散(或其他药物)涂于溃疡面上。口腔治疗可以减轻患者的疼痛，促进口腔黏膜上皮细胞的再生，减少感染的发生。

(二)造血系统反应的护理

临床上化疗引起的骨髓抑制相当常见，而骨髓抑制也是化疗药物剂量受限的主要原因。化疗使增生前细胞受到抑制，当血液中的成熟细胞因本身寿命已到而死亡后，骨髓的增生前细胞被破坏，无法补充成熟细胞，使外周血液的血细胞数下降，其主要表现为白细胞、血小板数减少。当白细胞计数低于 $3.0×10^9/L$ 时，应与医师联系，考虑停药。

1. 白细胞计数减少的护理

白细胞下降机体的重要防御系统被破坏，易引起感染。护士应随时了解患者白细胞计数下降的程度，对患者进行全面的护理评估并加强宣教，采取措施，帮助患者安全地度过白细胞数下降期，防止并发症的发生。

（1）保持清洁的环境 病室要严格落实消毒隔离制度，除每日做好清洁外，还要定期彻底打扫。夏季门窗要安纱窗，防止蚊蝇。患者用物，如便盆、小桌擦布及扫床套应固定使用，每日用消毒液清洗。患者出院后要严格进行终末消毒。病室内要保持空气新鲜，每日定时通风，避免在室内放置鲜花等植物；同时要严格控制家属探视，必要时对患者实行保护性隔离。

（2）病情观察 患者白细胞计数下降时，每日测 3～4 次体温，体温超过 38.5℃时，通知医生，及时给予降温和抗生素治疗。患者应每天或隔日监测白细胞及分类细胞数目。每日检查易发生感染的部位有无炎症反应，若患者出现咽痛、咳嗽、呼吸困难、口腔溃疡、皮肤破溃、尿频、尿急、尿痛等症状通知医生给予处理。对静脉输液患者，每日观察注射部位有无红、肿、热、痛等感染的征兆。

（3）加强饮食指导 增加蛋白质、维生素及其他营养素的摄入量，以增强机体抵抗力；同时要注意饮食卫生，生吃水果、蔬菜要洗干净。

（4）卫生指导 嘱患者每日要洗澡，清洗外阴，更换内衣裤，洗澡时使用中性肥皂，勿用碱性或刺激性洗涤用品及香水，维持皮肤的完整。保持口腔的清洁，并观察有无破溃。

（5）医护人员执行各项护理治疗特别是介入性操作时要严格无菌技术，避免医源性感染的发生。同时要认真执行手卫生制度，每项操作完成后都要洗手。

（6）必要时遵医嘱给予抗生素、升白细胞药物，并注意观察用药后的反应。

2. 血小板数减少的护理

血小板有很好的聚集和黏附功能，参与人体的止血和凝血过程。血小板降低时易引起患者出血。一般而言，血小板低于 $50×10^9/L$ 即有潜在出血风险，低于 $20×10^9/L$ 即有自发性出血的可能。护理人员应了解易发生出血的部位、症状，随时观察患者有无出血倾向，提早采取措施，将合并症的危险降至最低；同时保护患者，防止任何因素造成患者出血。

（1）易发生出血的部位及症状

①皮肤：紫斑或瘀斑，常出现于上肢或下肢的远端肢体或黏膜上。

②消化道：上消化道出血，便血，口腔黏膜或牙龈出血。

③呼吸系统：呼吸状态的改变，咯血，鼻出血。

④泌尿生殖系统：血尿，月经过多。

⑤颅内：颅内出血，意识改变，颅内压增高，头痛等症状。

（2）护理措施

①护士应了解患者化疗的进程及血常规的变化，加强患者血小板数下降期间的护理。

②当血小板数下降时，嘱患者适当休息，不做剧烈活动，防止活动时因机体软弱无力、贫血而发生外伤及出血等意外，有颅内出血或阴道出血倾向的患者要绝对卧床休息。

③观察患者有无细微出血征兆，如皮肤瘀斑，牙龈及鼻出血，静脉穿刺、注射部位有

无渗血，发现问题及时处理。

④在进行各项护理治疗操作时动作要轻柔，肌内注射、静脉穿刺后要用棉球压迫穿刺部位至无出血为止，防止皮下血肿。

⑤保持室内空气湿度在50%左右，防止空气干燥引起的鼻出血。患者感鼻腔干燥时可用石蜡或薄荷油滴鼻，指导患者切忌用手挖鼻或用力擤鼻，应多喝水、多吃新鲜水果及蔬菜。当鼻腔有少量出血时，让患者平卧，手指压迫鼻翼两侧，可用新麻滴鼻液或1%肾上腺素棉球填塞，头部冷敷，如出血严重尤其是后鼻腔出血时，立即通知医生进行鼻腔填塞。

⑥嘱患者用软毛刷刷牙，不要使用牙签剔牙，防止牙龈出血。

⑦膳食上忌辛辣、刺激性、坚硬、粗糙的食物，宜食用高营养、易消化食物，亦可服用中药以辅助血小板数上升。

⑧避免患者发生便秘，必要时给予缓泻剂，以防止用力排便引起肠黏膜损伤和潜在性的颅内压增高而发生脑出血。

⑨遵医嘱输入新鲜血或单采血小板，并注意输血后患者的反应。

⑩每天监测血小板及血浆凝血酶原时间数值的变化。

(三) 肝功能损害的护理

大剂量化疗时，患者会出现血清谷丙转氨酶升高，表现为上腹部疼痛、恶心、腹泻，严重时出现黄疸。护理时注意患者主诉及皮肤黏膜的变化，定期检查肝功能，异常时可遵医嘱给予保护肝脏的药物治疗。护士要注意观察患者用药后的反应。

(四) 肾功能损害的护理

肾脏的功能是调节机体水及电解质的平衡和排泄体内的代谢产物。化疗时由于化疗药物的应用加重了肾脏负担，特别是有些化疗药物如甲氨蝶呤(MTX)、顺铂(DDP)等对肾功能损伤严重，因此要准确记录出入量。由于MTX在酸性环境中易结晶、沉淀，不易排出体外，因此要嘱患者多喝水，24小时尿量需要大于2500ml，每日测尿pH值，若pH值小于6.5时，遵医嘱口服或静脉输入碳酸氢钠。应用DDP时，应大量输入液体并嘱患者多饮水，每小时尿量要大于100ml，准确记录患者出入量，包括呕吐量。应用环磷酰胺(CTX)时，要鼓励患者大量饮水，必要时静脉输入液体，以稀释尿液，避免药物在尿中过度浓缩，减轻肾脏的损害。护士要注意观察患者有无泌尿系统症状，是否有排尿困难及血尿，出现问题及时通知医生进行处理。

(五) 皮肤的护理

脱发问题使许多患者对化疗产生畏惧，特别是年轻女性对自身形象的改变更难以接受，心理压力很大，这对治疗不利。护士应了解患者的情绪反应，帮助其正确面对自身形象的改变，向其讲解化疗引起脱发的原因，并强调脱发是暂时性的，治疗结束后头发会再长出来；协助患者选择假发、围巾、帽子等饰物以维护患者自尊，同时要和家属说明，取得家属的配合。

博来霉素、阿霉素、甲氨蝶呤等化疗药物均可引起皮炎，表现为皮肤瘙痒、皮肤抓痕。应嘱患者不要搔抓皮肤以免感染。当使用此类药物时，应预先告诉患者，并嘱患者出现皮肤反应时及时报告。

(六) 神经系统损伤的护理

长春新碱和长春碱都能引起周围神经病变，表现为肌肉软弱、肢体麻木或针刺感、手套袜套样感觉、精神抑郁、深腱反射消失及便秘等。医护人员应及时告知患者如发生上述症状，应立即报告医生；同时告知患者停药后，大多数副作用是可以恢复的。出现这些症状后，可遵医嘱应用维生素 B_1、维生素 B_{12} 肌内注射保护神经。

（七）呼吸系统副作用的护理

肺纤维化主要见于博来霉素的毒性反应。随着药物的积累，肺纤维化发生的可能性增高，患者表现为胸痛、呼吸困难、发绀等。因此护士必须了解患者的累积量，博来霉素的终身剂量是 320mg。患者在应用博来霉素化疗之前必须做肺功能检查，了解其肺部通气功能和弥散功能，检查不合格则不能应用此药化疗。

（八）过敏反应的护理

紫杉醇类的药物发生过敏反应较多，表现为血压下降、心律加快、面色潮红、呼吸困难等。因此化疗前应用抗过敏药物，化疗时严密监测生命体征，有条件者可使用心电监护，用药的第一个小时内每 15 分钟测量心率、血压 1 次，以后每 30 分钟测量 1 次，直至化疗结束。一旦发生过敏反应立即停药，通知医生，遵医嘱给予抗过敏药物，严密观察患者的反应。

第二节　计　划　生　育

一、一般护理

【护理评估】

1. 病史

患者月经婚育史，有无各种计划生育措施的禁忌证，如欲放置宫内节育器，有无月经过多、生殖器官急性炎症等，有无急慢性疾病及其他严重全身性疾病。

2. 身体评估

生命体征，白带量及性状，腹部有无压痛及包块等。

3. 实验室检查

血、尿常规和凝血功能，血型，病毒免疫检查，肝、肾功能，阴道分泌物常规检查。

4. 辅助检查

心电图、B 超等。

5. 心理社会评估

有无惧怕疼痛，担心手术出现后遗症，术后影响性生活以及将来影响生育等情况。

【护理措施】

1. 术前护理

（1）给予针对性的心理护理及健康教育。

（2）手术患者遵医嘱做好血、尿常规，配血，凝血功能，血型及心肌酶、肝、肾功能等检查。

（3）术前遵医嘱做好备皮、沐浴、更衣等。

（4）按手术要求做好肠道准备，根据手术范围遵医嘱术前禁食、水。

（5）取下义齿、眼镜、手表、项链等饰物。

（6）遵医嘱给予术前用药。

2. 术后护理

（1）根据麻醉种类选择体位，如硬膜外麻醉术后采取去枕平卧位 6 小时，其他根据手术部位和麻醉方式决定卧位。

（2）观察生命体征。

（3）有引流者固定引流袋。

（4）保留尿管者，给予会阴擦洗。

【健康指导】

（1）术后按医嘱休息，保持外阴清洁，预防感染。

（2）术后按医嘱时间禁止性生活和盆浴。

（3）为受术者提供避孕指导和用药指导。

（4）按医嘱来医院门诊随诊。

（5）发现异常情况，如腹痛、出血多于月经量及时就诊。

（6）指导术后活动 （门诊可以进行宫内节能器的放置与取出术、人工流产术等），受术者于术后休息 30 分钟便可回家休息。

二、人工授精术围手术期护理

【护理评估】

1. 病史

既往妊娠生育史，不孕症原因，既往治疗过程和用药史，末次月经来潮时间等。

2. 身体评估

会阴清洁程度，女方妇科检查结果，男方精液检查结果。

3 实验室检查

血、尿常规，肝、肾功能，病毒免疫检查，女性内分泌激素测定。

4. 社会心理评估

不孕症对患者的心理影响，以及对胚胎移植术的预期等。

【护理措施】

1. 术前护理

（1）促排卵周期指导患者服用或注射促排卵药物，并告知可能出现的副作用。

（2）给予心理指导，缓解夫妻双方紧张心理，讲解手术前注意事项，使夫妻双方保持良好的心态。

2. 术后护理

（1）告知患者舒适体位休息，无不适后即可离院。

（2）术后正常工作和生活，避免剧烈运动，注意劳逸结合。

（3）保持良好心态。

（4）遵医嘱进行黄体支持治疗，告知药物可能出现的副作用和服药的注意事项。

【健康指导】

（1）饮食 术后正常饮食。

（2）活动 术后避免剧烈运动，注意劳逸结合。

（3）用药　遵医嘱进行黄体酮用药。

（4）术后复查指导　术后 14 日查尿 hCG，16 日查血 hCG，确认妊娠后 35 日进行阴道 B 型超声检查。

（5）院外症状就医指导　术后出现阴道出血、腹痛等异常情况，及时就医。

三、体外受精胚胎移植术围手术期护理

【护理评估】

1. 病史

既往妊娠生育史，不孕症原因，既往治疗过程和用药史等。

2. 身体评估

生命体征、末次月经来潮时间等，女方妇科检查结果，男方精液检查结果。

3. 实验室检查

血、尿常规，肝、肾功能，病毒免疫检查。

4. 社会心理因素

不孕症对患者的心理影响，以及对胚胎移植术的预期等。

【护理措施】

1. 术前护理

（1）加强患者心理护理，消除患者紧张情绪。

（2）做好取卵、胚胎移植手术的健康指导及流程讲解。

（3）清洗阴道。

2. 取卵术后护理

（1）根据麻醉方式采取适当卧位。

（2）监测患者生命体征，如测量体温、血压、脉搏。

（3）患者完全清醒后方可进食，宜进清淡、易消化食物，少量多餐。营养均衡，防止腹泻及便秘。

（4）患者清醒后可在床上做翻身活动，注意动作轻柔，避免剧烈活动。进食后方可下地活动，并注意预防跌倒，做好安全护理。

（5）观察患者阴道出血及腹痛情况。

（6）讲解术后用药名称、剂量及方法，遵医嘱给予患者黄体支持治疗。

3. 移植术后护理常规

（1）胚胎移植术后，患者采取舒适体位，卧床 30 分钟后即可离院。

（2）嘱患者营养要均衡，多吃易消化食物，少吃辛辣、过冷食物，防止饮食不当引起腹泻及便秘。

（3）遵医嘱正确给予黄体支持治疗及用药指导。

（4）胚胎移植后，患者可正常工作及生活，避免剧烈运动。

（5）指导受孕者保持良好心理状态。

【健康指导】

1. 取卵术后

（1）麻醉后 24 小时内禁止驾车等机械操作。

（2）取卵后，患者翻身动作要柔，避免剧烈运动，预防卵巢扭转及腹腔内出血。

（3）饮食方面　进清淡、易消化食物，预防腹泻及便秘。取卵较多的患者，应少量多餐、多饮汤汁，给予高蛋白饮食。

（4）院外症状就医指导　取卵较多的患者，如出现尿量减少、胸闷憋气、进食困难、腹痛、胃痛、阴道出血（出血量大于月经量）等，应及时就诊。

（5）用药指导　遵医嘱按时服用抗生素，预防性抗感染治疗。

（6）卫生指导　患者可淋浴，禁止盆浴，保持外阴清洁、勤换内衣裤。

2. 胚胎移植术后

（1）指导受孕者选择易消化、营养丰富的饮食。

（2）指导受孕者术后卧床休息 24 小时，限制活动 3～4 日，避免剧烈运动和体力劳动。

（3）观察体温变化　如超过 37.5℃ 及时就诊。

（4）院外用药指导　胚胎移植患者应遵医嘱按时应用黄体酮、hCG 等药物，不能自行停药。

（5）院外复查指导胚胎移植后，第 13 日可用早孕试纸进行妊娠试验，第 14 日可查血 hCG。若血 hCG 为妊娠血值，确定妊娠患者在胚胎移植后第 21 日要再测血 hCG，第 30 日时做阴道 B 型超声检查。

（6）院外症状就医指导　告知患者"试管婴儿"助孕发生宫外孕的比率较高，确定妊娠患者如有腹痛、阴道出血或起立晕倒等症状，需立即去医院就诊。

（7）患者移植后 30 日进行 B 型超声检查，如果宫内 3 胎以上妊娠需来院减胎。

四、宫内节育器放置术围手术期护理

【护理评估】

1. 病史

（1）了解月经婚育史及末次月经时间，以排除妊娠。

（2）了解有无月经过频、经量过多或不规则阴道出血等。

（3）有无生殖器急、慢性炎症，有无生殖器官肿瘤或子宫畸形等。

（4）有无其他全身性疾病。

2. 身体评估

生命体征，会阴清洁程度。

3. 实验室检查

血常规、尿常规、凝血功能、病毒免疫检查、液基细胞学检测（TCT）。

4. 辅助检查

心电图、B 型超声检查等。

5. 社会心理评估

夫妻双方对放置宫内节育器的意愿及心理状态。

【护理措施】

1. 术前护理

（1）检查、核实受术者手术知情同意书签署情况。

（2）核对患者身份、手术方式等。

(3) 术前测体温，两次体温超过 37.5℃以上者报告医师。

(4) 术前测血压和脉搏。

(5) 嘱受术者排空膀胱，准备好卫生用品，等待手术。

2. 术后护理

(1) 观察生命体征。

(2) 观察阴道出血。

(3) 术后 30 分钟内卧床休息、观察无异常后可活动。

【健康指导】

(1) 告知放置宫内节育器后的常见反应及注意事项、可放置年限，嘱其按要求随访。

(2) 术后 1 周内避免重体力劳动。

(3) 术后 2 周内禁止性生活及盆浴，保持外阴清洁。

(4) 术后 3 个月每次行经或排便时注意有无节育器脱落。

(5) 术后可能有少量阴道出血及下腹不适，嘱发热、下腹痛及阴道流血量多时，及时就诊。

(6) 放置带尾丝节育器者，经期不得使用阴道棉塞。

五、宫内节育器取出术围手术期护理

【护理评估】

1. 病史

(1) 了解月经婚育史及末次月经来潮时间，以排除妊娠。

(2) 了解有无月经过频、经量过多或不规则阴道出血等。

(3) 有无生殖器急、慢性炎症，有无生殖器官肿瘤或子宫畸形等，有无其他全身性疾病。评估放置宫内节育器时间、宫内节育器种类及节育器在宫腔内位置。

2. 身体评估

生命体征，有无不规则阴道出血及出血量，有无贫血症状。

3. 实验室检查

血、尿常规，凝血功能，病毒免疫检查，液基细胞学检测(TCT)。

4. 辅助检查

心电图、B 型超声检查等。

5. 社会心理评估

夫妻双方取出宫内节育器的意愿及有无惧怕疼痛、担心手术风险等心理状况。

【护理措施】

1. 术前护理

同宫内节育器置入术前护理常规。

2. 术后护理

宫内节育器取出后观察阴道出血情况，发现异常及时就诊。

【健康指导】

(1) 术后休息 1 日。

(2) 术后 2 周内禁止性生活及盆浴，保持外阴清洁。

(3) 术后可能有少量阴道出血及下腹不适，嘱若发热、下腹痛及阴道流血量多时，及时就诊。

（4）对育龄妇女进行避孕措施指导。

六、早期妊娠终止术围手术期护理

早期妊娠终止术包括负压吸引术和钳刮术。

【护理评估】

1. 病史

（1）月经婚育史，终止妊娠的原因、术前用药情况等。

（2）有无急性盆腔炎、阴道炎、各种急性传染病及严重的全身性疾病等。

2. 身体评估

生命体征、会阴清洁程度、阴道清洁度等。

3. 实验室检查

血常规、尿常规、凝血功能、病毒免疫检查、液基细胞学检测（TCT）及白带常规检查等。

4. 辅助检查

心电图、B型超声检查等。

5. 社会心理评估

患者对手术疼痛的担心程度，手术对生育功能的影响等，胚胎停育者评估其对今后妊娠的担忧情况等。

【护理措施】

1. 术前护理

（1）测量生命体征，如两次体温超过37.5℃以上者报告医师。

（2）按医嘱进行术前用药，并记录。

（3）向患者进行术前健康教育，告知患者手术过程及可能出现的情况，解除其思想顾虑。

（4）嘱患者排空膀胱，准备好卫生用品。

2. 术后护理

（1）术后，患者在观察室卧床休息1小时，注意观察患者子宫收缩及阴道流血、血压及脉搏情况。

（2）遵医嘱给予药物治疗。

【健康指导】

（1）嘱患者保持外阴清洁，1个月内禁止性生活及盆浴，预防感染。

（2）告知患者阴道出血时间少于14日为正常，若超过14日或有腹痛、发热等症状应随时就诊。

（3）患者若有腹痛及阴道流血增多，嘱随时就诊。

（4）术后，待患者腹痛缓解，无头晕、乏力等不适可正常活动，避免剧烈运动。

（5）指导夫妻双方采用安全、可靠的避孕措施。

七、中期妊娠引产术围手术期护理

【护理评估】

1. 病史

月经婚育史，终止妊娠的原因，术前用药情况等。

2. 身体评估

生命体征、会阴清洁程度等。

3. 实验室检查

血常规、尿常规、凝血功能、病毒免疫检查、肝肾功能、阴道分泌物检查、白带常规检查等。

4. 辅助检查

妇产科 B 型超声检查：胎儿大小及有无畸形，胎盘位置等。

5. 社会心理评估

胚胎停育或胎儿畸形者对今后妊娠的担心情况等。

【护理措施】

1. 术前护理

(1) 监测生命体征。

(2) 根据引产方式进行相应指导。

(3) 利用依沙吖啶引产者注意有无胃肠道反应、皮疹的发生，观察尿色及尿量。

(4) 观察腹痛及阴道出血情况，及时发现产兆。

(5) 引产者按照缩宫素滴注引产常规进行。

(6) 记录胎心与胎动减少的时间，明确胎死宫内时间。

2. 术后护理

(1) 测量生命体征。

(2) 观察阴道出血和子宫收缩情况。

(3) 遵医嘱使用宫缩药物、抗生素和回奶药物等。

(4) 产后指导患者多喝水，6 小时内尽早解小便，预防尿潴留。

(5) 保持外阴清洁，会阴有裂伤者给予会阴冲洗或擦洗。

【健康指导】

(1) 胎儿畸形或胎死宫内者指导今后妊娠时加强产检。

(2) 保持会阴卫生，穿棉质内裤并勤更换。

(3) 观察阴道出血情况，如有腹痛、出血量多于月经量、发热等症状及时就诊。

(4) 引产后 6 周禁止性生活。

(5) 饮食可选择普食，贫血者进食含铁丰富的食物。

(6) 术后 1 个月复查。

第三节 产科疾病护理常规

一、一般护理

【护理评估】

1. 既往评估

评估孕妇的既往史(月经史、孕次、产次、初次生育的年龄、既往分娩方式、胎儿的大小及有无妊娠合并症)、过敏史、家族史，孕期检查有无异常，孕期用药，有无特殊嗜好等。

2. 身体评估

饮食、睡眠、排便情况，胎心监护结果、胎动情况，测量生命体征。

3. 风险评估

评估孕妇的日常活动能力，有无发生压疮、跌倒、坠床的风险及程度。

4. 辅助检查

B超、心电图等。

5. 社会心理评估

孕妇对本次妊娠的期望情况，对于任何合并症或并发症者心理压力和妊娠结局的预期等情况。评估孕妇的情绪状态、沟通能力、感认知能力(意识、视力、听力、疼痛)及有无宗教信仰。

【分娩前护理】

1. 第一产程

(1) 凡正式临产均应送入产房待产。进入产房后所有产妇均行入室胎心监护并佩戴记录产妇信息的腕带，便于产程中核对。

(2) 观察宫缩、胎心下降等情况，观察产程进展。

(3) 根据产妇疼痛情况及时给予分娩镇痛措施。

(4) 鼓励产妇进食、进水，指导产妇正常活动。

(5) 每30分钟听胎心1次，胎心<110次/分或>160次/分，应立即给予孕妇氧气吸入，取左侧卧位，行胎心监护，通知医生处理。

(6) 每4小时测量生命体征一次，有妊娠合并症的产妇遵医嘱执行，随时记录各种检查结果，如有异常及时通知医生。

(7) 胎膜破裂　无论是自然或人工破膜，均应立即听胎心，观察羊水的性质和量，作全面记录。

(8) 鼓励产妇每2~4小时排尿一次，避免膀胱充盈影响宫缩及胎头下降。

(9) 给予心理护理，讲解临产症状、产程进展情况及子宫收缩引起的疼痛原因，护理人员应实施心理干预，消除孕妇的心理恐惧，并教会孕妇进行正确减轻疼痛的方法，同时协助孕妇去除不良因素的影响，消除孕妇紧张心理，同时做好分娩知识的宣教。

(10) 注意产程异常情况，产程中出现以下情况，应及时报告上级医师：产妇生命体征异常；产程2~4小时无进展；胎儿窘迫征兆、羊水粪染、胎心≥160次/分或≤110次/分、胎心监护有异常图形；怀疑胎位异常；阴道有异常出血；宫缩过强、过频或不协调，子宫有压痛，产妇烦躁不安等。

2. 第二产程

(1) 指导产妇屏气用力，可以进食高营养、高热量食品以增加能量。

(2) 加强产程观察，宫口开全需行胎心监护，若无异常每10分钟听胎心一次，如有胎儿窘迫征象及时报告上级医师并协助处理。

(3) 观察宫缩并作记录

(4) 宫口开全1小时无进展，通知医生进行阴道检查并行胎心监护。

(5) 接生准备。

(6) 做好新生儿复苏的准备，胎儿娩出后进行阿氏评分，协助早接触、早吸吮。

3. 第三产程

(1) 协助娩出胎盘　不可暴力挤压子宫及强行牵拉脐带，以免子宫内翻及脐带断裂。

(2) 胎盘、脐带检查　检查胎盘、胎膜是否完整，胎盘周边有无断裂的血管残端，胎膜破口距胎盘边缘的距离；测量胎盘大小、厚度、重量、脐带长度，以及仔细观察胎盘与脐带有否异常，必要时记录并画图表示。

(3) 注意收集、测量产后出血量并作记录。

(4) 填写记录　新生儿查体时填写新生儿记录；接生者在分娩登记本上详细填写分娩记录。

(5) 产后观察与交接　遵医嘱在产房观察 2 小时，注意产妇生命体征、子宫收缩、出血量及新生儿的变化，一切正常后方可送回产后病房；产房和病房人员双方共同交接生命体征、出血量、过敏史、新生儿、皮肤情况及产程中的异常情况等。

【阴道分娩后护理】

(1) 了解分娩过程　观察子宫复旧及阴道出血情况，如有异常及时报告医生。

(2) 观察生命体征　尤其是产后 2 小时内血压、脉搏情况，警惕产后出血。

(3) 指导产妇饮水　产后 4～6 小时内尽早排尿，必要时遵医嘱导尿。

(4) 指导并协助产妇与新生儿早接触、早吸吮、早开奶，指导乳房护理。

(5) 指导产妇尽早下床活动，预防跌倒。

(6) 每日会阴护理。

(7) 有侧切伤口者　观察愈合情况，指导健侧卧位。

(8) 正常饮食　宜选择清淡、易消化、营养丰富的食物，多吃水果、蔬菜，预防便秘。

(9) 保持外阴清洁及个人卫生，勤换内衣裤，产后可进行沐浴、刷牙。

(10)产后 42 天内禁止性生活，42 天后采取避孕措施，指导产妇选择适合的避孕方法。正常产后 3 个月可以选择放置宫内节育器避孕。

【剖宫产术前护理】

(1) 产前一般护理常规(详见"产前一般护理常规")。

(2) 配合完成各项检查　血、尿常规，肝肾功能检查，心电图、超声心动图检查等。

(3) 心理护理　消除孕妇紧张心理。

(4) 手术前常规准备　皮试，备皮，留置尿管，更衣，禁食、水。

【剖宫产术后护理】

(1) 用物准备　准备好术后监护、急救等护理用物，了解术中情况。

(2) 床旁交接　与手术室人员核对腕带信息后交接产妇血压、脉搏、呼吸、意识、皮肤、管路、阴道出血等并签字；做好新生儿身份确认工作：助产士、病房护士、产妇家属三方签字，确认身份核对无误。

(3) 观察生命体征、子宫收缩和阴道出血情况　尤其是术后 2 小时内警惕产后出血。

(4) 管路护理　妥善固定尿管、引流管并保持通畅，避免其打折、弯曲、受压、滑脱。

(5) 术后 24～48 小时拔除尿管，拔除后指导产妇饮水，4～6 小时内尽早解小便。

(6) 拔除尿管前　每日会阴护理，拔除后指导产妇大、小便后清洁会阴。

(7) 术后 6 小时取去枕卧位，下肢麻醉恢复后尽早床上翻身活动；术后 24 小时尽早下床活动，采取预防跌倒的措施。

(8) 指导并协助产妇与新生儿早接触、早吸吮、早开奶 指导乳房护理。

(9) 术后 6 小时禁食、水，6 小时后进流食或半流食。排气前避免产气食物，如牛奶、甜食和油腻食物等；排气后可进普食，多吃水果、蔬菜等含粗纤维丰富的食物，预防便秘。

【健康指导】

(1) 产妇回到病房后，如无母乳喂养禁忌证，责任护士即刻协助产妇完成早接触、早吸吮、早开奶，并给予母乳喂养指导和乳房护理指导。

(2) 室温以 22～24℃为宜，相对湿度以 50%～60%为宜；保持室内空气新鲜，每日开窗通风三次，每次 15～30 分钟。

(3) 指导产妇与婴儿同步睡眠，劳逸结合。

(4) 指导产妇母乳喂养 告知母乳喂养热线电话。

(5) 指导新生儿护理方法 提供新生儿护理知识，如新生儿沐浴、抚触、黄疸观察等。

(6) 保持心情愉快 指导产妇心理调适技巧。

(7) 指导个人卫生 每日更换内衣裤，每次大、小便后清洁会阴，自然分娩者产后即可洗淋浴，剖宫产 7～10 日伤口愈合拆除腹部敷料后可洗淋浴；产后 2 个月内禁盆浴，头发、口腔卫生正常进行。

(8) 产后 2 个月内禁止性生活 有性生活后需采取避孕措施：一般阴道分娩 3 个月后、剖宫产半年后可以放置宫内节育器；在此之前可以采取工具避孕等措施；母乳喂养的产妇勿选择口服避孕药避孕。

(9) 指导产妇将母子保健手册交至社区，由保健医护人员进行产后访视，产后 42 日回医院进行产后检查。

(10) 出院后恶露的观察 如出现阴道出血量大于月经量、异味或同时伴有腹痛、发热等症状，及时来医院就诊。

二、妊娠期高血压疾病

【护理评估】

1. 病史

(1) 既往妊娠情况、孕期用药情况、非孕期用药情况等。

(2) 有无慢性高血压、糖尿病等合并症。

(3) 评估孕妇对妊娠期高血压疾病的认知情况。

(4) 了解孕妇分娩的次数，初次生育的年龄、分娩方式、胎儿大小及妊娠期间血压等情况。

2. 身体评估

(1) 孕期高血压、尿蛋白、水肿的出现时间、变化情况和近期体重变化。

(2) 伴随症状出现的时间和变化情况，包括以下内容。

①颅内情况：有无头痛、头晕、视物不清。

②心功能情况：有无夜间呼吸困难，是否能够平卧等。

③有无 HELLP 综合征的早期表现：有无食欲不振、恶心、呕吐等表现。

④肾功能情况：近期排尿次数和尿量有无变化。

⑤胎儿宫内情况：胎动情况、有无腹痛或腹紧等。

⑥体征评估：包括生命体征、水肿情况，有无肝区叩痛，院外使用硫酸镁者评估呼吸

和膝腱反射、尿量。

（3）实验室检查　血红蛋白和血小板，凝血功能，肝、肾功能，心肌酶尤其是 LDH 等。

（4）辅助检查　超声心动了解心功能情况，妇产科超声检查了解有无胎儿宫内生长受限和胎盘血供情况等。

（5）社会心理评估　孕妇和配偶对疾病的预后及胎儿结局的预期。

（6）下级医院的诊治情况　是否使用过硫酸镁和降压药等。

【护理措施】

（1）监测孕妇生命体征变化，尤其血压、脉搏情况。

（2）遵医嘱使用降压药、硫酸镁和镇静剂等，观察用药效果和副作用。

（3）了解孕妇主诉，如头痛、头晕、恶心、呕吐及意识变化等。

（4）指导孕妇控制入量，重度子痫前期孕妇需准确记录出入量和测量体重变化。入量明显大于出量及体重增加明显的孕妇需警惕脑水肿和心力衰竭。

（5）保持病室安静，减少各种刺激。

（6）及时发现并发症，如脑水肿、心力衰竭、肾功能损伤、HELLP 综合征、胎盘早剥等，配合医生进行抢救。

（7）分娩时尽量缩短第二产程，避免产妇长时间用力，可行会阴侧切或产钳助产术。

（8）第三产程预防产后出血，在胎儿前肩娩出后立即静脉推注或肌内注射宫缩剂，及时娩出胎盘并按摩宫底，注意产妇自觉症状与血压变化。

（9）产后 24～48 小时内仍是子痫高发期，故硫酸镁及镇静剂等的使用不宜中断，术后镇痛不能忽视，以免发生子痫；需防治产后出血。

（10）使用硫酸镁时每 2 小时测量尿量、呼吸、膝腱反射各一次，观察硫酸镁用药后的不良反应，如有中毒现象立即通知医生并遵医嘱静脉推注 10%葡萄糖酸钙 10ml 解救。

（11）协助孕妇生活护理，将日常生活用品及呼叫器放置方便处，满足患者需要。

（12）评估孕妇跌倒风险，有视物不清或头痛、头晕的孕妇采取安全措施。

（13）适当增加蛋白质饮食，水肿严重者适当限制食盐摄入量。

（14）产后指导踝泵练习或使用抗血栓泵，预防下肢静脉血栓形成。

【健康指导】

（1）指导孕妇若出现下列症状及时告知医护人员，如头痛、头晕、视力变化、腹痛、胎动减少或消失。

（2）指导孕妇饮食、饮水，预防硫酸镁中毒及心力衰竭、脑水肿。

（3）讲解药物作用和副作用，预防出现跌倒等不良事件。

（4）指导孕产妇活动，尤其是产后床上踝泵练习，预防下肢静脉血栓。

（5）指导孕妇保持良好心理状态面对病情。

（7）协助孕妇生活护理，将日常生活用品及呼叫器放置方便处，满足患者需要。

（8）评估孕妇跌倒风险，有视物不清或头痛、头晕的孕妇采取安全措施。

（9）适当增加蛋白质饮食，水肿严重者适当限制食盐摄入量。

（10）产后指导踝泵练习或使用抗血栓泵，预防下肢静脉血栓。

三、前置胎盘

【护理评估】

1. 病史

既往病史、孕产次，既往有无剖宫产史，孕期用药情况，本次妊娠经过等。

2. 身体评估

生命体征、胎心率、胎动情况，有无宫缩及阴道出血，有无贫血及感染征象等。

3. 辅助检查

(1) B 型超声检查孕周、胎儿大小、胎盘边缘距离宫口的位置等。

(2) 电子胎心监护监测胎心率基线、变异等。

4. 实验室检查

血常规等。

5. 社会心理评估

孕妇和家属对胎儿预后的预期等。

【护理措施】

(1) 观察宫缩情况，如有宫缩并孕周未足月应遵医嘱使用宫缩抑制剂。

(2) 有出血的孕妇，记录阴道出血量和性质。

(3) 有出血的孕妇，遵医嘱使用抗生素预防感染。

(4) 有出血的孕妇做好会阴清洁，每日会阴冲(擦)洗两次。

(5) 孕周小于 35 周的孕妇，遵医嘱使用地塞米松促胎肺成熟。

(6) 无阴道出血或少量阴道出血的孕妇减少活动，可自行完成如厕等生活卫生需要。出血量多于月经量或有阴道活动性出血的孕妇需绝对卧床休息。

(7) 孕妇阴道出血期间禁止肛查和阴道检查。

(8) 绝对卧床的孕妇，要注意观察孕妇排便、排尿情况，避免发生尿潴留和便秘。

(9) 指导孕妇进富含铁和粗纤维的食物，预防便秘，必要时遵医嘱使用缓泻剂促进大便排出。

【健康指导】

(1) 指导孕妇避免按摩乳房和碰触乳头，也不能按摩腹部，以避免诱发宫缩。

(2) 指导出血少或停止出血的孕妇可适当活动；出血多的孕妇卧床休息期间可适当进行床上活动。

(3) 指导孕妇正确用药，并观察用药后反应；使用硫酸镁抑制宫缩的孕妇，应指导其不要随意调节给药速度并了解硫酸镁中毒症状。

(4) 指导孕妇注意个人卫生，每日更换内衣裤，使用消毒卫生巾并勤更换，大、小便后清洁会阴，预防宫内感染。

(5) 出院后应定期复查(产前检查)。

(6) 如产妇已经临产，应做分娩的健康指导。

四、胎盘早剥

【护理评估】

1. 病史

既往妊娠和生育情况；有无胎盘早剥的诱因，如妊娠期高血压疾病、腹部外伤等。

2. 身体评估

生命体征、阴道出血情况、胎心监护，判断是否存在胎儿宫内窘迫或胎死宫内情况；宫底高度、子宫收缩及宫缩间歇子宫松弛程度；羊水性状等。

3. 实验室检查

凝血功能、肝功能、肾功能、血常规等。

4. 辅助检查

B 型超声检查胎盘位置，是否有胎盘剥离及已经剥离面积大小，胎心等情况。

5. 社会心理评估

孕妇及家属对胎盘早剥的了解程度，是否有紧张和焦虑；有胎死宫内孕史者对本次妊娠的预期；评估有胎死宫内孕史者心理接受程度。

【护理措施】

(1) 观察子宫收缩情况 是否可松弛、宫底高度，观察宫底是否上升。

(2) 遵医嘱进行人工破膜，了解羊水性状。

(3) 观察生命体征、阴道出血情况。

(4) 进行电子胎心监护，如胎儿存活，根据孕周和胎儿情况遵医嘱尽快行剖宫产术前准备。

(5) 如有胎死宫内孕史且已临产或宫颈评分好的孕妇，遵医嘱行催产素引产或催产加快产程。

(6) 遵医嘱交叉配血，准备输血或纤维蛋白原等血制品，根据血常规和凝血功能情况及时遵医嘱纠正失血和凝血功能障碍。

(7) 如已胎死宫内，先向产妇配偶告知情况，并根据孕妇情况决定何时告诉其真相。

(8) 产后观察子宫收缩和阴道出血情况，预防产后出血。

(9) 合并妊娠期高血压病者，采取该疾病的护理措施。

【健康指导】

(1) 指导产妇保持会阴清洁，每日会阴冲(擦)洗两次，勤换卫生巾和内裤。

(2) 指导产妇观察子宫收缩情况，预防产后出血。

(3) 根据失血量和血红蛋白等情况，指导产妇活动；中、重度贫血者采取预防跌倒的措施，产妇下床活动时应有人陪伴。

(4) 对贫血者，指导其进含铁丰富的食物，并遵医嘱按时服用补铁、补血药物。

(5) 对大量输血者卧床期间，指导其进行踝泵练习，预防下肢静脉血栓形成。

五、胎膜早破

【护理评估】

1. 病史

既往病史，以往妊娠和生育情况，本次妊娠经过等。

2. 身体评估

生命体征，孕周及胎儿大小，胎心监护、胎动情况，羊水量及性质，胎先露如为头先露要判断胎头是否与骨盆衔接。

3. 实验室检查

血常规等。

4. 辅助检查

B 型超声检查等。

5. 社会心理评估

孕妇及家属对疾病预后的认识和预期。

【护理措施】

(1) 孕妇孕周小于 34 周应根据孕周、胎儿情况、羊水性质，是否有感染征象等，遵医嘱进行保胎治疗或积极引产等。

(2) 头先露且已与骨盆衔接的孕妇，可以下床适当活动；臀先露、横产式、头位未与骨盆衔接者均应绝对卧床，并取头低脚高位，以防脐带脱垂。

(3) 保持会阴清洁，予会阴擦洗或冲洗，每日 2 次。保胎治疗或姑息观察者予会阴置无菌棉垫或消毒卫生巾等，注意观察阴道分泌物是否有异味。

(4) 监测胎心、羊水性状、体温、脉搏等变化。监测血常规和 CRP 等，及时发现感染征象和胎儿宫内窘迫征象。

(5) 决定保胎治疗且宫缩频繁的孕妇遵医嘱使用宫缩抑制剂，保胎治疗或姑息观察的孕妇遵医嘱使用抗生素预防感染。

(6) 决定阴道分娩终止妊娠，破膜超过 12 小时者遵医嘱使用抗生素，破膜达 24 小时仍未临产者可遵医嘱缩宫素滴注引产。

(7) 保胎治疗或姑息观察的孕妇出现宫内感染征象或胎儿宫内窘迫征象，遵医嘱做好终止妊娠的准备，如缩宫素滴注引产或剖宫产术前准备。

(8) 需绝对卧床的孕妇观察排便、排尿情况，给予饮食指导，预防便秘或尿潴留，必要时遵医嘱予缓泻剂或开塞露等，帮助排出大便。

【健康指导】

(1) 指导孕妇保持会阴清洁，大便后清洗会阴。每日更换内裤，勤换卫生巾。

(2) 指导孕妇活动，头先露且已与骨盆衔接的孕妇，可以下床适当活动；臀先露、横产式、头位未与骨盆衔接者均应绝对卧床，取头低脚高位，以防脐带脱垂。

(3) 需绝对卧床的孕妇指导进食含粗纤维丰富的水果、蔬菜，预防便秘；指导床上排尿，预防尿潴留。

六、妊娠合并糖尿病

【护理评估】

1. 病史

既往妊娠和生育史，孕妇对妊娠期糖尿病的认知情况，本次妊娠饮食控制、血糖及用药情况。

2. 身体评估

孕周、胎儿大小及宫内情况，有无感染征象，有无跌倒、压疮等风险，产妇的自理能力等。

3. 实验室检查

血常规、血糖、尿糖、糖化血红蛋白等检查。

4. 社会心理评估

孕妇家庭对于糖尿病的了解情况及是否支持治疗、对疾病的预期等。

【护理措施】

(1) 遵医嘱监测血糖情况　遵医嘱对孕妇进行血糖大轮廓、小轮廓或动态血糖监测，注意有无低血糖、血糖过高、尿酮体(+)等现象。

(2) 心理护理　讲解疾病病因并教会孕妇控制血糖的方法，同时协助孕妇祛除不良因素影响，消除孕妇紧张心理，同时做好疾病知识的健康教育。

(3) 根据血糖情况，遵医嘱准确使用胰岛素，观察用药后的反应，有无低血糖反应。自临产后每 1~2 小时监测一次血糖。产时血糖水平的一个合理目标范围为＞70mg/dl 且＜126mg/dl(＞3.9 且＜7mmol/L)。产时血糖水平高于 140~180mg/dl(7.8~10mmol/L)会造成新生儿低血糖以及母体酮症酸中毒风险升高。血糖大于 7.8mmol/L 时应监测尿酮体。监测产妇尿酮体、尿蛋白、肾功能、眼底情况，预防糖尿病并发症的发生。对于单纯酮症的产妇需密切观察病情，按血糖监测结果调整胰岛素用量，给予静脉输液，输液速度根据产妇血压、心率、尿量及末梢循环情况决定，并持续至酮症消失。

(4) 监测孕妇有无糖尿病并发症　遵医嘱监测孕妇尿酮体、尿蛋白、肾功能、眼底情况，预防糖尿病并发症的发生。

(5) 糖尿病孕妇巨大儿发生率高达 25%~40%，必要时行会阴侧切及低位产钳助产术。警惕肩难产、产道损伤等情况发生。

(6) 糖尿病饮食。

(7) 预防新生儿低血糖。

(8) 保持个人会阴卫生，预防泌尿系统和生殖系统感染。

【健康指导】

(1) 指导孕妇识别低血糖的临床表现，如心慌、饥饿、出虚汗等；掌握预防低血糖的措施；进食含有葡萄糖或果糖的糖块等。

(2) 指导孕妇控制饮食　控制总量，少食多餐，餐后中等强度运动。

(3) 指导新生儿喂养　按照早产儿处理，预防新生儿低血糖。

(4) 指导孕妇做好个人卫生，勤换内衣，预防感染。

(5) GDM 产妇在产后 4~12 周应进行相关检查，确定有无糖尿病、糖耐量减低或空腹血糖受损。建议每 1~3 年进行一次糖尿病筛查。如期间再次妊娠，应相应提高检查频率。建议所有 GDM 妇女产后行 OGTT，测定空腹及服糖后 2 小时血糖水平。

七、产后出血

【护理评估】

1. 病史

术中或产程情况，有无产后出血高危因素等。

2. 身体评估

观察生命体征，尤其是血压、脉搏情况，出血量大者观察意识、尿量、血氧饱和度等，评估出血部位、性质和量，子宫收缩情况等。

3. 实验室检查

血常规、凝血功能、肝肾功能、电解质等。

4. 社会心理评估

孕妇和亲属对血制品输入的担心情况等。

【护理措施】

(1) 监测生命体征、血氧饱和度、出血量、子宫收缩情况；阴道出血量、出血性质，有无血凝块等。

(2) 开放静脉，遵医嘱给药及抗休克治疗。

(3) 遵医嘱留取化验标本，及时了解病情变化。

(4) 寻找出血原因，根据出血原因给予针对性止血措施：软产道裂伤尽快缝合，子宫收缩乏力给予双手按摩子宫及宫缩剂促进宫缩等，胎盘、胎膜残留尽快行手取或器械清宫等，凝血机制障碍给予补充相应凝血物质。

(5) 出现休克症状者，遵医嘱抗休克治疗；同时注意保暖，给予低流量吸氧。

(6) 观察生命体征，严格记录出血量。

(7) 开放静脉，遵医嘱输液、输血，使用宫缩剂及抗生素等预防感染。

(8) 贫血产妇采取措施预防跌倒，遵医嘱予铁剂治疗。

(9) 选择富含铁剂和粗纤维的饮食。

【健康指导】

(1) 指导产妇下地活动时预防跌倒的安全宣教。

(2) 指导产妇服用铁剂的注意事项　与维生素 C 同服，餐后服药；服药后可能出现黑便，为正常现象。

八、先兆早产

【护理评估】

1. 病史

既往妊娠和生育情况，孕周。

2. 身体评估

生命体征，腹痛，阴道出血情况，胎动，排尿、排便情况。

3. 评估孕妇的自理能力

4. 评估跌倒、压疮等风险

5. 辅助检查

B超宫颈长度和形态等检查，孕周和胎儿大小等，有无前置胎盘。

6. 社会心理评估

孕妇对于此次妊娠的预期。

【护理措施】

(1) 根据胎儿孕周及胎儿宫内情况等，遵医嘱给予保胎药物(孕周达 34 周者，一般不需使用保胎药物),并决定是否需要绝对卧床。

(2) 有阴道出血者,给予会阴擦洗或会阴冲洗。

(3) 观察宫缩情况,使用保胎药物者观察药物作用和副作用。

(4) 指导孕妇排便,进含粗纤维丰富的食物,预防便秘。

(5) 分娩时机的选择 对于≥34 周的产妇可以顺其自然。如有明确的宫内感染应尽快终止妊娠。

(6) 分娩方式的选择 阴道分娩时密切监测胎心,第二产程可行会阴侧切术;有剖宫产指征的可行剖宫产术结束分娩,做剖宫产术前准备。

(7) 心理护理 讲解先兆早产的病因和治疗方法。

【健康指导】

(1) 指导孕妇饮食 多吃含纤维素丰富的食物。

(2) 指导孕妇排便 保证大、小便通畅,预防便秘和尿潴留。

(3) 指导孕妇保持会阴卫生。

(4) 药物指导 观察用药(地塞米松、硫酸镁、吲哚美辛、硝苯地平、利托君、抗生素等)后的不良反应,保证用药安全。

(5) 活动指导 卧床休息,床上翻身,避免压疮及下肢深静脉血栓。

第四章 儿科疾病护理常规

第一节 一般护理常规

儿科护理学是一门研究小儿生长发育规律、儿童保健、疾病防治和护理，以促进小儿身心健康的科学。小儿的机体结构、疾病演变及防治、心理社会都有着与成人不同的特点，因此护理特征和需求也不同于成人。

一、与疾病相关的护理问题

1. 体温过低

体温过低与体温调节功能差或与缺氧有关。

(1) 室温维持在 24～26℃，相对湿度为 55%～65%。

(2) 根据早产儿体重、成熟度及病情，给予不同的保温措施，加强体温监测。

(3) 体重小于 2000g 者，尽早置婴儿于暖箱保暖；体重大于 2000g 在箱外保暖者，给予戴帽保暖，以降低氧耗量和散热量。

(4) 暴露操作应在远红外辐射床保暖下进行；没有条件者加强保暖，尽量缩短操作时间。

2. 体温过高

体温过高多数与感染因素有关。

(1) 保持室内安静、空气新鲜，定时通风。

(2) 保证休息，防止过劳，发热伴有并发症者应卧床休息至热退。

(3) 监测患儿体温、热型及伴随症状，协助患儿多饮水。

(4) 体温在 38.5℃ 以上，可应用物理降温或药物降温，对持续高热不退甚至惊厥者采用亚冬眠疗法，体温控制在 37℃ 左右。

(5) 评估患儿有无脱水症状，保证摄入足够的液体量。

3. 营养不足

营养不足指低于机体的需要量，与营养物质摄入不足、吸收不良、丢失过多或消耗增加有关。

(1) 提倡母乳喂养，无法母乳喂养者以配方乳为宜。

(2) 吸吮能力差和吞咽不协调者可予以鼻饲喂养，必要时给予静脉高营养，注意补液与喂养时间交叉，尽可能减少血糖浓度波动。

(3) 每日详细记录出入量，准确测量体重。

(4) 早产儿缺乏维生素 K 依赖凝血因子，出生后应及时补充维生素 K，预防出血症。此外，还应补充维生素 A、维生素 C、维生素 D、维生素 E 和铁剂等物质。

(5) 指导家长每日带患儿进行一定时间的户外活动，直接接受阳光照射。

4. 营养过剩

营养过剩指高于机体的需要量，与营养物质摄入过多、运动过少有关。

(1) 采用低脂肪、低碳水化合物和高蛋白食谱。

(2) 鼓励患儿食用体积大、饱腹感明显而能量低的蔬菜类食品。

(3) 培养良好的饮食习惯，提倡少量多餐，杜绝过饱，不吃夜宵和零食，细嚼慢咽等。

(4) 选择有效而又容易坚持的运动项目，提高对运动的兴趣。运动量根据患儿的耐受力而定，以运动后轻松愉快、不感到疲劳为原则。

(5) 引导肥胖患儿正确认识自身体态改变，帮助其对自身形象建立信心，鼓励其参与正常社交活动。

5. 低效性呼吸型态

低效性呼吸型态与缺氧、缺血导致呼吸中枢损害有关，与支气管痉挛、气道阻力增加有关。

(1) 保持病室空气清新，温、湿度适宜，给患儿提供一个安静、舒适的环境，以利于休息。

(2) 及时清除呼吸道分泌物，保持呼吸道通畅。

(3) 选择合适的给氧方式，根据患儿缺氧情况给予鼻导管吸氧或头罩吸氧，定时进行血气分析，及时调整氧流量。

(4) 缺氧严重者给予气管插管及机械通气辅助通气。

(5) 教会并鼓励患儿做深而慢的呼吸运动。

6. 疼痛

疼痛与肠系膜受到牵拉和肠管收缩有关，与胃内容物反流导致反流性食管炎有关，与关节受累有关。

(1) 密切观察患儿疼痛的部位、性质、严重程度，遵医嘱给予止痛剂。

(2) 反流性食管炎患儿按医嘱给予促胃肠动力药、抗酸和抑酸药、黏膜保护剂等药物治疗。

(3) 风湿热关节疼痛时，可让患儿保持舒适体位，避免患肢受压，移动肢体时动作要轻柔，可用热水袋热敷止痛，注意患肢保暖，避免寒冷、潮湿。

(4) 急性期卧床休息，观察关节症状，如有无晨僵、疼痛、肿胀、热感等。急性期过后尽早开始关节的康复治疗。

(5) 可利用夹板、沙袋固定患肢于功能位置或用支架保护患肢不受压，以减轻疼痛。

(6) 教给患儿放松和分散注意力的方法以控制疼痛。

7. 皮肤完整性受损

皮肤完整性受损与皮肤硬肿、水肿有关，与梅毒螺旋体损伤皮肤黏膜有关，与血管炎有关。

(1) 加强皮肤护理，经常更换体位，防止体位性水肿。

(2) 尽量减少肌内注射，防止皮肤破损引起感染。

(3) 梅毒患儿的皮肤护理至关重要，必要时置暖箱、穿单衣以便护理操作。斑丘疹处涂红霉素软膏，每日换药 1 次。

(4) 加强臀部护理，保持全身皮肤清洁干燥，防止皮肤感染。

(5) 做好消毒隔离，防止交叉感染。

(6) 观察过敏性紫癜患儿皮疹的形态、颜色、数量及分布情况，详细记录皮疹的变化情况。

(7) 保持皮肤清洁，防擦伤和小儿抓伤，如有破溃及时处理，防止出血和感染。

(8) 患儿衣着宽松、柔软，保持清洁、干燥。

8. 意识障碍

意识障碍与脑实质炎症及损伤有关。

(1) 密切观察瞳孔、呼吸及意识变化，及时发现问题，给予相应处理。

(2) 保持呼吸道通畅，必要时给予氧气吸入，如发现呼吸节律不规则，两侧瞳孔不等大，对光反射迟钝，多提示有脑疝或呼吸衰竭发生。

(3) 促进脑功能恢复，去除影响患儿情绪的不良因素，创造良好的环境。

(4) 针对患儿存在的幻觉、定向力错误的现象采取适当措施，提供保护性照顾。

(5) 昏迷患儿采取侧卧位，定时翻身及按摩皮肤，以促进血液循环，防止压疮的发生。

9. 清理呼吸道无效

清理呼吸道无效与呼吸急促，患儿咳嗽反射功能不良，无力排痰及痰液黏稠有关。

(1) 保持室内空气新鲜，温、湿度适宜(温度为18～22℃，湿度为50%～60%)。

(2) 患儿应注意休息，避免剧烈活动，以防咳嗽加重。

(3) 加强呼吸道管理，及时有效清除呼吸道分泌物，定时翻身、拍背、体位引流，使呼吸道分泌物易于排出。

(4) 分泌物黏稠者采用雾化吸入，湿化气管，促进分泌物排出，必要时可用吸痰器吸出痰液。

(5) 保持口腔清洁，由于患儿发热、咳嗽、痰多且黏稠，咳嗽剧烈时常引起呕吐，故要保持口腔卫生，以增加舒适感，增进食欲。

(6) 保证充足的水分和营养，鼓励患儿多饮水，使痰液稀释易于咳出。

(7) 给予营养丰富、易消化的饮食，鼓励患儿进食，但应少量多餐，以免因咳嗽引起呕吐。

10. 腹泻

腹泻与肠道感染有关。

(1) 仔细观察，记录大便的次数、性质、颜色及量，了解大便变化过程。

(2) 及时、正确地留取大便标本送检。

(3) 每次大便后用温水洗净臀部并根据情况涂以鞣酸软膏，以减少大便对皮肤的刺激，保持臀部皮肤完整。

(4) 保持床单位清洁，及时更换衣裤。

(5) 遵医嘱给予抗生素控制感染。

11. 体液不足

体液不足与液体丢失过多及补充不足有关。

(1) 密切观察患儿呕吐物及大便的色、质、量；烧伤患儿密切观察烧伤的面积、深度；观察患儿有无多尿，大汗等体液丢失过多等情况。

(2) 评估患儿饮食及液体的摄入情况，有无摄入不足。

(3) 观察患儿生命体征，并监测体重的变化。

(4) 观察脱水情况，注意患儿的神志状态，有无口渴，皮肤、黏膜干燥及其程度，眼窝及前囟凹陷及其程度。

(5)准确记录液体出入量。

(6)建立良好的静脉通路,合理安排滴速,遵医嘱及时补充液量及电解质。

12. 知识缺乏

患儿家长缺乏营养知识、育儿知识及疾病相关知识。

(1)向患儿家长解释导致营养不良的原因,介绍科学育儿的知识。

(2)指导母乳喂养、混合喂养和人工喂养的具体执行方法,纠正小儿的不良饮食习惯。

(3)合理安排生活作息制度,坚持户外活动,保证睡眠充足。

(4)做好消毒隔离,预防感染,按时进行预防接种,进行生长发育监测。

(5)向患儿介绍疾病相关知识,使家长了解病情及其治疗、护理的方法。

(6)带药出院时,详细说明用药方法及注意事项,尤其是用药剂量和用药反应。

二、心理相关护理

1. 自卑和焦虑

自卑和焦虑与对疾病治疗、预后知识缺乏有关,与疾病反复发作、预后较差有关。

(1)经常与患儿及家长交谈,评估家长及患儿对疾病的认知程度,倾听患儿及家长的心声,及时给予心理支持。

(2)向患儿及家长讲解疾病相关知识,解释病情及检查、治疗经过,取得他们的理解和配合。

(3)给患儿及家长介绍相同疾病治愈的例子,使他们增强战胜疾病的信心,消除自卑和焦虑心理,主动配合和坚持治疗。

(4)创造温馨的治疗护理环境,关心、爱护、体贴患儿及家长,建立良好的护患关系,给予心理支持和指导。

(5)对患有梅毒、艾滋病等传染病患儿,根据家长不同的文化程度进行疾病健康教育,解除其思想顾虑。

(6)允许患儿及家长表达感情,耐心细致地解答病情,告诉家长患儿目前的情况和可能的预后,指导父母以正确的态度对待患儿。

2. 恐惧

恐惧与严重出血、检查及不适有关。

(1)向患儿讲解疾病相关知识,减轻患儿的恐惧心理。

(2)关心、安慰、鼓励患儿,取得患儿配合。

(3)告知患儿注意安全,不玩尖锐的玩具和使用锐利的工具,不做剧烈的、有对抗性的运动,常剪指甲,用软毛牙刷刷牙。

(4)教会家长识别出血的征象和学会压迫止血的方法,一旦发现出血,立即到医院复查或治疗。

(5)以患儿能接受的方式解释各项检查、治疗、护理措施的意义,争取合作。

(6)及时解除患儿的各种不适感,如发热、出汗、疼痛,增强其战胜疾病的信心。

三、危险因素的预防护理

1. 有感染的危险

有感染的危险与免疫、皮肤黏膜屏障功能低下有关。

(1) 保持病室内空气清新,温、湿度适宜,阳光充足。

(2) 保持皮肤清洁、干燥,防止皮肤破损;做好口腔、会阴及肛门护理;保持床单位清洁、整齐,被褥松软。

(3) 做好消毒隔离,加强皮肤护理,经常更换体位,防止体位性水肿和坠积性肺炎。

(4) 尽量减少肌内注射,防止皮肤破损引起感染。

(5) 必要时进行保护性隔离,病室每日空气消毒,防止交叉感染。

(6) 监测体温、血常规等,及时发现感染灶,发现感染遵医嘱给予抗生素治疗。

(7) 注意天气变化,按气温改变及时给患儿增减衣服,避免受凉引起呼吸道感染。保证饮食卫生,以免发生消化道感染。

(8) 向患儿及家长强调预防感染的重要性,避免到人多拥挤的公共场所。

2. 有受伤的危险

有受伤的危险与抽搐发作有关。

(1) 对有癫痫病史的患儿安排好日常生活,适当活动与休息,避免情绪紧张、受凉、感染等。

(2) 患儿抽搐发作时,立即使患儿平卧,头偏向一侧,松解衣领;有舌后坠者用舌钳将舌拉出,防止窒息。

(3) 癫痫发作时注意患儿安全,移开周围可能导致受伤的物品。

(4) 保护患儿肢体,防止抽搐时碰撞造成皮肤破损、骨折或脱臼。

(5) 上好床档,专人看护,意识恢复后仍要加强保护措施,以防因身体衰弱或精神恍惚发生意外事故。

3. 潜在并发症

潜在并发症包括胆红素脑病、呼吸暂停、心力衰竭、心律失常、心源性休克、高血压脑病、严重循环充血及急性肾衰竭等。

(1) 密切观察皮肤黏膜、巩膜的色泽,根据患儿皮肤黄染的部位和范围,估计血清胆红素的近似值,评价进展情况。

(2) 注意神经系统的表现,如患儿出现拒食、嗜睡、肌张力减退等胆红素脑病的早期表现,立即通知医生,做好抢救准备。

(3) 对反应差或烦躁、喂养困难、哭声异常、肌张力低的患儿警惕低血糖的发生,定期监测血糖,密切观察有无呼吸暂停的发生。

(4) 对先天性心脏病患儿,密切观察有无心率增快、呼吸困难、端坐呼吸、泡沫样痰、浮肿、肝大等心力衰竭的表现,如出现上述表现,立即置患儿于半卧位,给予吸氧,及时与医生取得联系。

(5) 密切观察和记录患儿的精神状态、面色、心率、心律、呼吸、体温和血压变化,有明显心律紊乱者应进行持续心电监护,发现异常立即通知医生。

(6) 患儿出现胸闷、气促、心悸时应立即休息,必要时给予氧气吸入。

(7) 肾脏疾病患儿观察尿量、尿色，准确记录 24 小时出入量；如尿量持续减少，出现头痛、恶心、呕吐等，要警惕急性肾功能衰竭的发生。

(8) 密切观察患儿血压变化，若出现血压突然升高、剧烈头痛、呕吐、眼花等，提示高血压脑病。

第二节　新生儿疾病护理常规

一、一般护理

(1) 向家长介绍责任护士、护士长及主管医生，收集病史；进行入院评估，做好入院宣教，介绍医院及病房的规章制度，病房的环境及设施。

(2) 病室内温、湿度适宜，光线充足，空气流通。

(3) 保持适宜的体位，一般以右侧卧位较好，仰卧位时应避免颈部前屈或过度后仰，俯卧位时应有专人看护，防止发生窒息。

(4) 合理喂养，提倡母乳喂养，早哺乳、按需哺乳；人工喂养者，奶具专用并严格消毒，尽量使用一次性奶瓶、奶嘴。喂奶后竖抱起患儿，轻拍背部，然后再采取适当卧位。不能由口进食者，可应用滴管、鼻饲或静脉营养，保证患儿热量及营养的供给。

(5) 监测生命体征，每周测量体重一次，了解患儿的营养状况。

(6) 按时给患儿洗澡、更衣，保持皮肤清洁。

(7) 保持颈下、腋下、腹股沟、后颈部等皮肤褶皱处清洁、干燥，根据病情给患儿沐浴，便后及时更换尿布，并用温热水轻轻擦洗臀部，脐带未脱落者注意保持局部干燥、无菌。

(8) 每日测量体温 2～3 次，体温不升或发热者遵医嘱增加测量体温的次数。

(9) 严密观察患儿病情变化，做好记录，及时按各系统疾病护理常规评估和修订护理计划。

(10) 严格执行消毒隔离制度，进入病室应换鞋、穿清洁工作服，操作时戴口罩，接触患儿前后应严格洗手。如有腹泻、皮肤化脓感染性疾病的患儿应立即采取隔离措施。

(11) 病室每日消毒 1 次，每日通风不少于两次，每次 15～30 分钟，有条件者可使用空气净化设施、设备。

(12) 新生儿黄疸治疗箱和暖箱应当每日清洁并更换湿化液；同一患儿长期连续使用时，应当每周消毒 1 次，用后终末消毒。

(13) 新生儿使用的被服、衣物等应当保持清洁，每日至少更换 1 次，污染后及时更换。患儿出院后病床单位要进行终末消毒。

(14) 做好健康指导，宣传科学育儿保健知识。

二、早产儿护理常规

【护理评估】

(1) 了解孕母的健康状况、生活条件、周围环境，孕期时间是否小于 37 周。

(2) 评估胎儿的外观，皮肤颜色是否红润、头部大小、耳壳是否较软、额部皱纹是否较多；评估患儿呼吸、心率是否过快，节律是否规则；评估患儿的吸吮力，有无哺乳困难；

了解生理性黄疸及贫血的持续时间,是否发生水肿或低血糖;评估患儿的体温和体重。

(3)了解实验室检查(如血常规)和辅助检查(如神经系统检查)的结果。

(4)评估患儿家长的心理及社会支持状况。

【护理措施】

1. 保暖

室内保持温、湿度适宜(温度为24~26℃,湿度为55%~65%),新生儿出生后立即用预热的毛巾擦干,根据早产儿体重、成熟度及病情,给予不同的保暖措施。体重大于2000g者,可因地制宜,采取简易方法,如使用热水袋保暖、戴帽保暖、母亲怀抱式保暖等。体重小于2000g者,应尽早使婴儿处于中性温度中,如暖箱、远红外辐射床。不同出生体重早产儿暖箱温、湿度参数见表4-2-1。

表4-2-1　极低和超低出生体重早产儿的适宜温度和湿度

早产儿体重		日龄				
		0 天	5 天	10 天	20 天	30 天
箱内温度	≤1000g	35℃	35℃	34℃	33℃	32℃
	1001~1500g	35℃	35℃	33℃	33℃	32℃
箱内湿度	≤1000g	100%	90%	80%	70%	65%
	1001~1500g	90%	80%	70%	65%	55%~65%

2. 呼吸管理

保持呼吸道通畅,仰卧时避免颈部前屈或过度后仰,俯卧时头偏向一侧,避免物品阻挡新生儿口鼻。早产儿仰卧时可在肩下放置软垫,呼吸暂停时可轻弹足底或托背等恢复呼吸。

3. 严密观察病情变化

早产儿各器官系统功能不成熟,护理人员应加强巡视,密切观察病情变化。除监测生命体征外,还要注意患儿的进食情况、精神反应、哭声、反射、面色、皮肤颜色及肢体末梢温度等情况,发现异常及时通知医生。

4. 预防感染

早产儿抵抗力比足月儿更低,注意消毒隔离,严格遵守空气和物品消毒制度,加强工作人员管理,重视工作人员的手卫生,防止交叉感染。早产儿皮肤的屏障功能不成熟,要加强皮肤黏膜微小病灶的处置等。

【健康指导】

(1)疾病知识指导　向家长介绍早产儿的相关知识,指导家长保暖、喂养及预防感染的方法和注意事项。在护理早产儿前后必须洗手,减少探视;家长有感染者避免接触早产儿。

(2)鼓励母乳喂养,传授科学育儿的知识。

(3)用药指导　早产儿肝功能不成熟,易发生药物蓄积中毒,应在医生指导下使用药物。

(4)指导家长注意给患儿保暖,加强体温监测,避免发生新生儿寒冷损伤综合征。

(5)指导家长按时接种疫苗,定期到医院进行健康检查及生长发育监测。

三、新生儿缺氧缺血性脑病

【评估内容】

(1)评估患儿的病史，了解有无围产期窒息、反复呼吸暂停，有无严重呼吸系统疾病如感染性肺炎、胎粪吸入综合征、肺透明膜病，以及严重失血等。

(2)评估患儿的临床表现，有无易激惹、抽搐、睁眼时间长、凝视等神经系统过度兴奋表现。有无嗜睡、昏迷的等神经系统抑制表现；肢体过度屈曲，被动活动阻力增高等四肢肌张力减弱；吮吸、拥抱原始反射减弱，呼吸暂停，瞳孔对光反射迟钝或消失等脑干症状。

(3)了解 B 超、CT 及脑电图检查结果。

(4)评估患儿家长的心理及社会支持状况。

【护理措施】

1. 给氧

及时清除呼吸道分泌物，保持呼吸道通畅，选择适当的给氧方式。根据患儿缺氧情况，可给予鼻导管吸氧或面罩吸氧，如缺氧严重可考虑气管插管及机械辅助通气。

2. 监护

严密监护患儿的呼吸、血压、心率、经皮血氧饱和度等，注意观察患儿的神志、瞳孔、前囟张力、肌张力及抽搐等症状，观察药物反应。

3. 亚低温治疗的护理

(1)降温 亚低温治疗时采用循环水冷却法进行选择性头部降温，起始水温保持为 10～15℃，直至体温降至 35.5℃时开始体部保暖，头部采用覆盖铝箔的塑料板反射热量。脑温(临床以鼻咽部温度作为温控标准)下降至 34℃，时间应控制在 30～90 分钟，否则将影响效果。

(2)维持 亚低温治疗时使头颅温度维持在 34～35℃。由于头部降温，体温亦会相应地下降，易引起新生儿硬肿症等并发症，因此在亚低温治疗的同时必须注意保暖，可给予远红外或热水袋保暖。远红外保暖时，肤温控制设定在 35～35.5℃，肤温探头放置于腹部。热水袋保暖时，使热水袋的水温保持在 50℃左右，防止发生烫伤，冷却后及时更换。在保暖的同时要保证亚低温的温度要求，患儿给予持续的肛温测试，以了解患儿体温波动情况，维持体温在 35.5℃左右。

(3)复温 亚低温治疗结束后，必须给予复温。复温宜缓慢，时间＞5 小时，保证体温上升速度不高于 0.5℃/h，避免快速复温引起的低血压，因此复温过程中仍需监测肛温。体温恢复正常后，需每 4 小时测体温 1 次。

(4)监测 在进行亚低温治疗的过程中，给予持续的动态心电监测、肛温监测、SpO_2 监测、呼吸监测及每小时测量血压，同时观察患儿的面色、反应、末梢循环情况，总结 24 小时出入液量，并做好详细记录。在护理过程中应注意心率的变化，如出现心率过缓或心律失常，及时与医生联系并决定是否停止亚低温的治疗。

【健康指导】

(1)向家长介绍新生儿缺氧缺血性脑病的有关知识，使家长了解病情。指导家长对缺氧缺血性脑病的观察，以便早期发现问题，早就诊。

(2)早期康复干预，指导家长早期给予患儿动作训练和感知刺激，以促进脑功能的恢复。

(3)向患儿家长耐心、细致地解答病情，以取得理解；告知家长重度缺氧缺血患儿留有神经系统后遗症的可能性大，应提早做好心理准备。恢复期指导家长掌握康复干预的措施，以得到家长最佳配合并坚持定期随访。

四、新生儿颅内出血

【入院评估】

（1）评估患儿的病史，了解生产过程中有无产伤、胎吸、窒息，患儿是否早产。

（2）观察患儿的意识状态，有无激惹、过度兴奋或表情淡漠、嗜睡、昏迷等；评估眼部症状，如有无凝视、斜视、眼震颤等；有无颅内压增高的表现，如脑性尖叫、前囟隆起、惊厥等；有无呼吸增快或减慢，呼吸不规则或暂停；瞳孔是否等大等圆，对光反射是否灵敏，肌张力是否早期增高以后减低。

（3）了解实验室检查，如脑脊液、CT 和 B 超的检查结果。

（4）评估患儿家长的心理及社会支持状况。

【护理措施】

（1）保持安静，减低颅内压　减少噪音，保持静卧，尽量减少对患儿的移动和刺激，所有治疗、操作集中进行，动作做到轻、准、稳，尽量少搬动患儿头部，避免引起患儿烦躁，防止加重颅内出血。

（2）密切观察病情　做好各项记录，发现异常及时通知医生。

①监测生命体征，维持体温稳定，体温高时应给予物理或药物降温，体温低时应用暖箱或热水袋保暖。

②密切观察患儿的神志、意识、前囟张力、瞳孔大小、对光反射、四肢张力、抽搐、脑性尖叫及呕吐等情况。

③观察呼吸型态，及时清除呼吸道分泌物，避免外界因素阻碍患儿气管的通畅。

④严格记录出入量，颅内压增高患儿严格控制每日入量。

（3）合理用氧　根据缺氧程度用氧，注意用氧的方式和浓度，维持 SpO_2 为 85%～95%，防止氧浓度过高或用氧时间过长导致氧中毒。呼吸衰竭或严重呼吸暂停时需气管插管、机械通气并做好相关护理。

【健康指导】

（1）向家长介绍新生儿颅内出血的有关知识，疾病的临床表现、检查治疗的方法及目的，使家长了解病情。

（2）指导家长观察患儿的病情变化，以便早发现、早就诊，及时给予康复治疗及出院后的康复指导。

（3）向家长解答病情，减轻其紧张情绪；如有后遗症，鼓励其坚持治疗和随访，教会家长掌握帮助患儿功能训练的技术，增强战胜疾病的信心。

五、新生儿肺透明膜病

【入院评估】

（1）评估患儿的病史，了解患儿是否早产，有无围生期窒息、低体温，患儿母亲有无糖尿病及低血压，胎儿是否为前置胎盘，有无胎盘早剥。

（2）评估患儿出生后有无呼吸困难、青紫、呼气性呻吟、呼吸浅表、节律不整；听诊两肺呼吸音降低，心音减弱。

(3) 了解实验室检查如泡沫实验、血气分析，以及 X 线检查结果。

(4) 评估患儿家长的心理及社会支持状况。

【护理措施】

1. 保持呼吸道通畅

体位正确，头稍后仰，使气管伸直；及时清除口、鼻、咽部分泌物，分泌物黏稠时可给予雾化吸入后吸痰。

2. 保暖

将患儿放置于暖箱或辐射式抢救台上，环境温度维持在 22～24℃，相对湿度为 55%～65%。

3. 供氧

使 PaO_2 维持在 50～70mmHg，SaO_2 维持在 87%～95%，避免氧中毒。

(1) 头罩用氧　应选择与患儿大小相适应的头罩型号，用氧流量不少于 5L/min，以防止二氧化碳积聚头罩内。

(2) 持续正压呼吸(CPAP)辅助呼吸　使有自主呼吸的患儿在整个呼吸周期都能接受高于大气压的气体，以增加功能残气量，防止肺泡萎陷。

(3) 气管插管用氧　如用 CPAP 后病情仍无好转，应行气管插管并采用间歇正压通气(IPPV)及呼吸末正压呼吸(PEEP)。

【健康指导】

(1) 向家长介绍新生儿肺透明膜病的有关知识，疾病的临床表现、检查治疗的方法及目的，使家长了解病情。

(2) 指导家长观察患儿的呼吸情况，以便早期发现问题，早就诊，及时给予康复治疗及出院后的康复指导。

(3) 向家长解答病情，减轻紧张情绪；如有后遗症，鼓励坚持治疗和随访，教会家长掌握帮助患儿肺功能训练的技术，增强其战胜疾病的信心。

六、新生儿败血症

【入院评估】

(1) 评估患儿的病史，了解患儿是否早产，有无产伤、胎膜早破、产程延长，母亲孕期有无感染，患儿是否有呼吸道感染、脐部感染，皮肤黏膜有无破损。

(2) 评估患儿早期是否出现精神不佳、食欲较差、哭声弱，继而发展为精神萎靡、嗜睡、不吃、不哭、不动，面色苍白或灰暗，出现病理性黄疸；后期出现循环衰竭、呼吸衰竭、DIC、中毒性肠麻痹、酸碱平衡紊乱及化脓性脑膜炎。

(3) 了解实验室检查如血常规、细菌培养、病原体抗体测定、红细胞沉降率等检查结果。白细胞计数<$5.0×10^9$/L 或>$20×10^9$/L，中性粒细胞中杆状核细胞所占比例≥20%，出现中毒颗粒或空泡，或血小板计数<$100×10^9$/L 有诊断价值；使用抗生素前进行血培养，必要时做脑脊液、尿液、胃液、外耳道分泌物、咽拭子、脐带残端分泌物及肺泡灌洗液细菌培养，如果培养出的细菌和血培养结果一致则意义更大，因新生儿抵抗力低下，所以即使血中培养出机会致病菌也应予以重视。

(4)评估患儿家长对疾病的心理反应和社会支持状况。

【护理措施】

1. 维持体温稳定

患儿体温易波动，除感染因素外，还易受环境因素影响。当体温低或不升高时，及时予保暖措施；当体温过高时，给予物理降温及多喂温开水，一般不予药物降温。

2. 及时处理局部病灶

如脐炎、鹅口疮、脓疱疮、皮肤破损等，促进皮肤早日愈合，防止感染继续蔓延扩散。

3. 保证营养供给

除经口喂养外，结合病情考虑静脉内营养。

4. 加强巡视

如患儿出现面色青灰、呕吐、脑性尖叫、前囟饱满、两眼凝视，提示有脑膜炎的可能；如出现面色青灰、皮肤发花、四肢厥冷、脉搏细弱、皮肤有出血点等应考虑感染性休克或DIC，立即联系医生，积极处理，必要时专人守护。

【健康指导】

(1)向家长介绍新生儿败血症的有关知识，使家长了解病情。

(2)指导家长观察患儿病情变化，以便早期发现问题，早就诊，及时给予康复治疗及出院后的康复指导。

(3)告知家长抗生素的使用方法及其副作用的观察，避免滥用抗生素。

(4)向家长解答病情，减轻其紧张情绪。

(5)指导家长正确喂养和护理患儿，保持皮肤清洁，预防感染。

七、新生儿黄疸

【入院评估】

(1)评估患儿的病史，了解是否有母婴血型不合、红细胞增多症、肝炎或胆管阻塞等诱因。

(2)评估患儿的临床表现，检查皮肤及脐带有无感染，了解肝脏的大小及硬度；根据患儿皮肤黄染的部位、范围和血清胆红素浓度，评估患儿黄疸的程度；了解患儿的精神状况、食奶情况、肌张力、大便颜色等。

(3)了解实验室检查，如肝功能、血清胆红素测定、血常规、Coombs 试验等检查结果。如血清总胆红素（TSB）值超过 85μmol/L（5mg/dl）时，可察觉黄疸；TSB＞205.2～256.5μmol/L（12～15mg/dl），或每天上升＞85μmol/L（5mg/dl），血清结合胆红素＞26μmol/L（1.5mg/dl）时，可诊断黄疸。

(4)评估患儿家长对疾病的心理及社会支持状况。

【护理措施】

(1)护理人员应按需调整喂养方式，少量多餐，耐心喂养，保证热量摄入。

(2)采用光照疗法时按光照疗法护理常规。

(3)光疗时注意保护患儿遮好眼罩，严密观察病情。

①观察体温、脉搏、呼吸及有无出血倾向，尤其是在光疗时加强监测，及时发现体温及呼吸异常并及时处理。

②观察患儿精神反应、哭声、吸吮力、肌张力、有无惊厥等，从而判断有无核黄疸发生。

③观察大便颜色、性质、量，如胎粪排出延迟，应予灌肠处理，促进胆红素及大便的排出。

(4) 遵医嘱给予肝酶诱导剂和清蛋白以加速未结合胆红素的转化排出，并减少其通过血–脑脊液屏障的机会，从而降低核黄疸的发生概率。

(5) 必要时做好换血治疗的准备。

(6) 做好患儿家长的心理护理，向家长讲解疾病知识及预后，减轻其焦虑和担忧。

【健康指导】

(1) 向家长介绍新生儿黄疸的有关知识，使家长了解病情。

(2) 指导家长观察患儿病情变化，以便早期发现问题，早就诊，及时给予康复治疗及出院后的康复指导。

(3) 母乳性黄疸应暂停母乳喂养，待黄疸消退后再恢复母乳喂养。对红细胞 G–6–PD 缺陷者，需忌食蚕豆等，衣物内禁放樟脑丸，以免诱发溶血。

八、新生儿溶血病

【入院评估】

(1) 评估患儿的病史，了解是否有母婴血型不合等诱因。

(2) 评估患儿黄疸的程度及持续时间；贫血的程度；了解肝脏、脾脏的大小及硬度；是否出现胆红素脑病，根据患儿的肌张力、呼吸、反应性、抽搐等情况判断胆红素脑病的严重程度；评估患儿的精神、食奶情况、大便颜色等。

(3) 了解实验室检查，如血常规、血型测定、肝功能等检查结果。

(4) 评估患儿家长的心理及社会支持状况。

【护理措施】

参见新生儿黄疸的护理。

【健康教育】

参见新生儿黄疸的护理。

九、新生儿破伤风

【护理评估】

(1) 评估患儿的病史，接生时是否严格消毒，有无脐带消毒不严、产后感染。

(2) 评估患儿的临床表现，有无哭闹不安、口张不大、吸吮困难、牙关紧闭、面肌痉挛、苦笑面容、角弓反张；有无呼吸肌、喉肌痉挛引起的呼吸困难、青紫、窒息；有无尿潴留和便秘。

(3) 有无轻微刺激(如声、光、触、饮水、针刺等)即引起抽搐发作。

(4) 评估患儿家长的心理及社会支持状况。

【护理措施】

(1) 密切观察病情变化，专人护理，加强监护；详细记录病情变化，尤其是用止痉药后第一次抽搐发生的时间、强度、持续时间和间隔时间，抽搐发生时患儿面色、心率、呼吸及经皮血氧饱和度改变情况，一旦发现异常，及时组织抢救。

(2)患儿应安置单人房间，病室要求避光、隔音；给患儿戴避光眼罩，以减少不必要的刺激；必要的操作最好在使用止痉药后有条理地集中完成。

(3)遵医嘱注射破伤风抗毒素(用前需做皮试)、镇静剂等。

(4)建立静脉通路，保证制止痉挛药物顺利进入体内，尽可能应用留置针，避免反复穿刺给患儿造成不良刺激。

(5)给氧　对缺氧、发绀患者间歇给予氧气吸入，但应避免鼻导管给氧(鼻导管的插入和氧气直接刺激鼻黏膜，可使患儿加剧骨骼肌痉挛)，可选用头罩给氧，氧流量至少 5L/min，避免流量过低引起头罩内二氧化碳潴留。病情好转、缺氧改善后及时停止用氧，避免氧疗并发症。

(6)营养　早期予静脉营养以保证能量供给。病情允许时，给予鼻饲喂养。病情好转后，以奶瓶喂养来训练患儿吸吮力及吞咽功能，最后撤离鼻饲。

(7)脐部护理　保持脐部清洁、干燥；用消毒剪刀剪去残留脐带的远端并重新结扎；遵医嘱用破伤风抗毒素做脐带周封闭，以中和未进入血流的游离毒素。

(8)口腔护理　应及时清除口腔分泌物，做好口腔护理，涂石蜡油保护口唇。

(9)皮肤护理　由于患儿处于骨骼肌痉挛状态，易发热、出汗，因此应适当打包降温，及时擦干汗渍，保持皮肤干燥。

【健康指导】

(1)向家长介绍新生儿破伤风的有关知识，使家长了解病情。

(2)对患儿家长讲授有关育儿知识，耐心喂养，并指导家长做好脐部、口腔和皮肤护理。

(3)指导家长观察患儿病情变化，以便早期发现问题，早就诊，及时给予康复治疗及出院后的康复指导。

(4)向家长解答病情、减轻其紧张情绪。

十、新生儿寒冷损伤综合征

【入院评估】

(1)评估患儿的病史；了解患儿是否早产，有无保暖不当或受寒。

(2)评估患儿有无肢端发冷、体温降低、吮乳差或拒乳、哭声弱，有无硬肿及其范围和程度。

(3)了解实验室检查，如血常规、血气、生化、血糖等检查结果。白细胞计数一般无明显变化，合并感染者白细胞计数及中性粒细胞数升高。

(4)评估患儿家长的心理及社会支持状况。

【护理措施】

1. 观察病情

注意观察体温、脉搏、呼吸、硬肿的范围及程度，尿量，有无出血症状等，备好抢救药物和设备(氧气、吸引器、复苏囊、呼吸器等)，一旦发生病情突变，争分夺秒组织有效抢救。

2. 保证液体供给

应用输液泵严格控制补液速度，无条件者输液期间加强巡视。根据病情加以调节，防止输液速度过快引起心力衰竭和肺水肿。

3. 复温

复温是指在体内产热不足的情况下，通过提高环境温度（减少散热或外加热），恢复和保持正常体温。

（1）肛门温度＞30℃，腋下–肛门温差为正值，提示体温虽低，但棕色脂肪产热较好。用暖箱复温时，根据患儿体温恢复情况调节箱温，每小时测量体温，一般在 6～12 小时内恢复正常体温。条件有限的医疗单位可采用提高室温、热水袋、热炕或母亲怀抱等方法取暖。

（2）肛门温度＜30℃或腋下–肛门温差为负值，提示体温很低，棕色脂肪被耗尽，应将患儿置于箱温比肛门温高 1～2℃的暖箱中进行外加热，每小时提高箱温 1～1.5℃，但不超过 34℃，在 12～24 小时内恢复正常体温。然后根据患儿体温调整暖箱温度。

【健康指导】

（1）介绍有关硬肿症的疾病知识，向家长介绍导致本病的病因、目前患儿病情状况及预后、为患儿拟定的诊疗计划及采取的护理措施，以取得家长的配合及支持。

（2）指导家长加强对患儿的护理，掌握正确的保暖方法，保持适宜的环境温度和湿度。

（3）鼓励母乳喂养，尽早合理喂养，保证足够的热量。

十一、新生儿坏死性小肠结肠炎

【护理评估】

（1）评估患儿的病史，是否为早产儿或小于胎龄儿，有无新生儿窒息、缺氧、呼吸窘迫、先天性心脏病、低体温及感染。

（2）了解患儿是否存在母乳喂养不足或人工喂养，配方奶的渗透压是否过高。

（3）评估患儿的临床表现，有无体温不升、呼吸暂停、反应差、拒食、呕吐、腹胀、腹泻和便血；有无面色苍白、四肢发凉、体温不升、黄疸加重、呼吸不规则及心率减慢等症状。

（4）了解患儿实验室检查，如血常规、血培养、血气及 X 线等检查结果。腹部 X 线平片对本病诊断有重要意义，可显示肠道充气，有多个液平面，具有特征性的肠壁囊样积气、肠壁炎症、局限性坏死；肠穿孔时可见膈下游离气体形成气腹；白细胞数可增多或减少，血小板数减少，可出现代谢性酸中毒和低钠血症。

【护理措施】

1. 减轻腹胀、腹痛，控制腹泻

（1）立即禁食，腹胀明显者行胃肠减压；观察腹胀消退情况及引流物的色、质、量；观察有无呕吐，呕吐时头偏向一侧，及时清除呕吐物，保持皮肤及床单位清洁；记录呕吐物的色、质及量，做好口腔护理。

（2）遵医嘱给予抗生素控制感染。

2. 补充液体，维持营养

（1）恢复喂养　禁食期间以静脉维持能量、水及电解质平衡。腹胀消失、大便潜血转阴后逐渐恢复饮食。恢复喂养从水开始，开始喂温开水或 5%葡萄糖水；2～3 次后无呕吐或腹胀，再喂乳汁，以母乳为佳，初为 3～5ml，以后每次递增 2ml，逐渐增加浓度及奶量。

在调整饮食期间继续观察腹胀及大便情况，发现异常立即通知医生。

(2) 补液护理　建立良好的静脉通路，合理安排滴速；准确记录 24 小时出入量。

【健康指导】

(1) 向家长介绍新生儿坏死性小肠结肠炎的相关知识，使家长了解病情。

(2) 指导家长对患儿腹胀、腹痛及腹泻的观察，以便早期发现问题，早就诊，及时给予康复治疗及出院后的康复指导。

(3) 指导家长喂养方法和注意事项，保证能量供给，预防感染。

十二、新生儿糖代谢紊乱

糖代谢紊乱包括低血糖症和高血糖症，健康足月儿低血糖发生率为 1%～5%，新生儿高血糖发病率较低血糖低。

(一) 低血糖

【护理评估】

(1) 评估患儿的病史，是否为早产儿、小于胎龄儿；是否曾发生败血症、寒冷综合征、先天性心脏病；母亲是否患有糖尿病。

(2) 评估患儿的临床表现，有无反应差、烦躁、喂养困难、肌张力低、易激惹及惊厥，经补充葡萄糖后症状消失。

(3) 了解患儿实验室检查，如血糖、血胰岛素、胰高血糖素等检查结果。不论胎龄和日龄，低于 2.2mmol/L 诊断为低血糖，而低于 2.6mmol/L 为临床需要处理的界限值。

(4) 评估患儿家长的心理及社会支持状况。

【护理措施】

1. 喂养

生后能进食者尽早喂养，根据病情给予 10%葡萄糖水或吸吮母乳。早产儿或窒息儿尽快建立静脉通路，保证葡萄糖输入。

2. 监测血糖

定期监测血糖，静脉输注葡萄糖溶液时及时调整输注量及速度，用输液泵控制并每小时观察记录 1 次。

【健康指导】

(1) 向家长介绍新生儿低血糖的相关知识，使家长了解病情。

(2) 指导家长喂养方法和注意事项，保证能量供给，注意观察患儿反应，以便早期发现问题，及时处理。

(3) 及时给予康复治疗及出院后的康复指导。

(二) 高血糖

【护理评估】

(1) 评估患儿的病史，是否为早产儿、小于胎龄儿；是否曾发生败血症、寒冷综合征、窒息；是否曾经应用过氨茶碱；是否输注葡萄糖溶液浓度过高、速度过快。

(2) 评估患儿的临床表现，有无口渴、烦躁、多尿、体重下降及惊厥等。

(3) 了解患儿实验室检查，如血糖、尿糖等检查结果。

(4) 评估患儿家长的心理及社会支持状况。

【护理措施】

1. 维持血糖稳定

严格控制输注葡萄糖溶液的量及速度，监测血糖变化。

2. 观察病情

注意体重和尿量变化，遵医嘱及时补充电解质溶液，纠正电解质紊乱。

3. 做好臀部护理

勤换尿布，保持会阴部清洁、干燥。

【健康指导】

(1) 向家长介绍新生儿高血糖的相关知识，使家长了解病情。

(2) 指导家长喂养方法和注意事项，保证能量供给，注意观察患儿的反应，以便早期发现问题，及时处理。

(3) 指导家长臀部护理的方法，预防臀红；需监测血糖者，教会家长测量血糖的方法；需要继续用药者，嘱其遵医嘱按时服药，定期复查。

(4) 及时给予康复治疗及出院后的康复指导。

第三节　儿内科疾病的一般护理

(1) 热情接待患儿，安排床位，准备病历，通知医生接待患儿并配合治疗及抢救。

(2) 收集病史，进行入院评估，制定护理计划。做好入院宣教和环境介绍，告知患儿及家长患儿的责任护士、护士长和主管医生，介绍医院及病房的规章制度。

(3) 协助医生及时完成各种检查化验。

(4) 加强饮食管理，特殊饮食由护士核对后再发给患儿，创造良好的进食环境，设法增进患儿食欲。

(5) 保证患儿的休息与睡眠，轻症患儿可在室内活动，危重者遵医嘱卧床休息。

(6) 做好晨晚间护理，根据病情及不同季节定时沐浴或擦浴，保持患儿皮肤、头发、衣服等洁净，每周剪指甲 1 次。

(7) 新入院患儿每日测量体温 3 次，连续 3 日。若正常改为每日测 2 次。特殊护理、一级护理危重患儿按医嘱定时测量体温、脉搏、呼吸。

(8) 每日统计大便次数，遵医嘱统计 24 小时出入量，记录于体温单相关栏内。

(9) 每周称体重 1 次，记录于体温单相应栏内。

(10) 经常巡视病房，及时发现病情变化，随时与医生联系，积极配合抢救，做好各种护理记录，并认真做好书面、口头、床头交班。

(11) 对无陪伴或意识障碍患儿，每次做完护理后需将床栏拉起，以防坠床。

(12) 做好心理护理，减轻患儿及家长的焦虑、恐惧心理，在病情允许的原则下满足患儿的娱乐需要，营造温馨的住院环境，以利早日康复。

(13) 出院时做好家庭护理指导　①宣传有关疾病的防治及急救知识；②服药方法、病情观察；③合理饮食，保证充足的睡眠、休息；④遵医嘱适当活动；⑤指导家长掌握疾病护理的方法；⑥遵医嘱定期复诊。

第四节　营养缺乏性疾病

一、一般护理

(1) 按儿内科一般护理常规执行。

(2) 了解患儿喂养史、生长史及相关疾病史，如是否曾患有急慢性感染、慢性代谢性疾病、长期消化功能紊乱等。

(3) 观察皮下脂肪减少的部位、程度、水肿、精神状态等。

(4) 加强基础护理，包括晨晚间护理、皮肤护理、口腔护理等，保证充足的睡眠和休息。

(5) 饮食管理

①根据患儿年龄供给营养丰富且易消化的饮食，从小量开始，根据食欲及消化功能逐渐增加。

②满足热量的需要，如蛋白质、维生素、矿物质等，全面供给，有重点地补充，做到营养物质均衡。

③喂奶、喂饭时要耐心和细心，保证入量。

④记录患儿进食及对食物的耐受情况，定期测量体重、身高及皮下脂肪厚度，判断治疗效果。

(6) 药物治疗注意事项

①保证全部药物及时摄入体内。

②严格按医嘱给药。

③铁剂应在两次奶间喂服，观察有无腹泻。

(7) 住院患儿严防交叉感染。

(8) 恢复期患儿适当增加户外活动，进行体格锻炼，增强体质，改善患儿的情绪和食欲。重度营养不良和佝偻病患儿恢复期给予认知训练。

二、蛋白质-能量营养不良

【护理评估】

(1) 评估患儿的年龄、性别、身高、体重；小患儿有无母乳不足、骤然断奶而未及时添加辅食，奶粉配制过稀，长期以粥、米粉等淀粉类食物喂养；年长儿有无偏食、挑食等长期摄入不足的情况；了解有无唇裂、腭裂、幽门梗阻、迁延性腹泻、过敏性肠炎、肠吸收不良综合征、大量蛋白尿、长期发热、甲状腺功能亢进、恶性肿瘤等病史，是否处于麻疹、伤寒、肝炎、结核等急、慢性传染病的恢复期，有无生长发育过快等诱因。

(2) 评估患儿临床表现，是否出现体重不增或减轻、皮下脂肪变薄、皮肤苍白干燥、肌肉松弛萎缩、精神萎靡、反应差、抑制与烦躁交替出现、腹泻和便秘交替、体温偏低、脉细无力、浮肿等症状，是否并发干眼症、口腔炎、末梢神经炎、齿龈水肿、鼻出血、肺炎等，有无重要脏器功能损害。

(3) 了解患儿实验室检查，如血液生化、胰岛素样生长因子、生长激素及各种电解质和微量元素检查结果。

（4）评估患儿的心理个性发育情况、家庭亲子关系、家庭经济状况，患儿家长的心理及社会支持状况。

【护理措施】

1. 饮食管理

饮食管理原则为循序渐进，逐渐补充。根据营养不良程度、消化功能调整饮食量及种类。

（1）轻度营养不良小儿　在基本维持原膳食的基础上，较早添加含蛋白质和热量较高的食物。开始每日可供给热量 250～330kJ/kg（60～80kcal/kg），以后逐渐递增。当能量供给达到每日 585kJ/kg（140kcal/kg）时，体重一般可获满意增长。体重接近正常后，恢复供给小儿正常需要量。

（2）中、重度营养不良小儿　热能和营养物质的供给，应由低到高，逐渐增加。供给热量从每日 165～230kJ/kg（45～55kcal/kg）开始，逐步少量增加；增加到每日 500～727kJ/kg（120～170kcal/kg），并按实际体重计算所需热能。待体重恢复，体重与身高比例接近正常后，可供给正常生理需要量。

（3）蛋白质摄入量　从每日 1.5～2.0g/kg 开始，逐步增加到每日 3.0～4.5g/kg。食品除乳制品外，可给予豆浆、蛋类、肝泥、肉末、鱼粉等高蛋白食物，有条件者可给予酪蛋白水解物、氨基酸混合液或要素饮食。

（4）维生素和矿物质的补充　食物中应含有丰富的维生素及矿物质，一般采用每日给予蔬菜及水果的方式，应从少量开始，逐级增加，以免引起腹泻。

（5）鼓励母乳喂养　无母乳或母乳不足者，可给予稀释牛奶，少量多次喂哺，渐增牛奶量及浓度，待患儿食欲及消化功能恢复后，再添加适合小儿月龄的高能量、高蛋白食物。对于食欲很差、吞咽困难、吸吮力弱者可用鼻胃管喂养。病情严重或完全不能进食者，遵医嘱选用葡萄糖、氨基酸、脂肪乳剂等静脉输注。低蛋白水肿者可静脉输注白蛋白。

（6）建立良好的饮食习惯　帮助患儿建立良好的饮食习惯，纠正偏食、挑食、吃零食的不良习惯。

2. 促进消化，改善食欲

遵医嘱给予各种消化酶（胃蛋白酶、胰酶等）和维生素 B 族口服，以助消化；给予蛋白同化类固醇制剂如苯丙酸诺龙肌内注射，每次 0.5～1.0mg/kg，每周 1～2 次，连用 2～3 周，以促进机体对蛋白质的合成和增进食欲；可给予锌制剂，每日口服元素锌 0.5～1.0mg/kg，可提高味觉敏感度、增加食欲。

3. 观察病情

密切观察患儿尤其是重度营养不良患儿的病情变化。观察有无低血糖、维生素 A 缺乏、酸中毒等临床表现，发现病情变化及时报告医生，并做好急症抢救准备。

【健康教育】

（1）向患儿家长解释导致营养不良的原因，介绍科学育儿知识，指导母乳喂养、混合喂养和人工喂养的具体执行方法，纠正小儿不良饮食习惯，向家长介绍促进消化、改善食欲的方法及常用药物。

（2）合理安排生活作息制度，坚持户外活动，保证充足睡眠。

（3）预防感染，按时进行预防接种。

(4) 定期进行儿童保健、体检，做好生长发育监测，若生长曲线图的走向不随年龄的增长而增长，应及时找出原因并予以矫治，先天畸形患儿应及时手术治疗。

三、小儿肥胖

【护理评估】

(1) 评估患儿的年龄、性别、身高、体重、家庭经济状况、生活方式，了解患儿饮食摄入量、种类及日常活动量，是否长期服用糖皮质激素，有无肥胖家族史。

(2) 评估患儿的临床表现，是否有皮下脂肪增多、腹部膨隆下垂、假性乳房增大、扁平足、膝外翻、呼吸浅快、发绀、低氧血症、红细胞增多、心脏扩大。

(3) 了解患儿实验室检查，如血液生化、生长激素及各种电解质和微量元素检查结果。

(4) 评估患儿的心理个性发育情况、家庭亲子关系、家庭经济状况，有无自卑、孤僻、胆怯等心理问题，评估患儿家长的心理及社会支持状况。

【护理措施】

1. 调整饮食

在满足生长发育的前提下，限制饮食量及种类，每日摄入的能量需低于机体消耗的总能量。

(1) 给予低脂肪、低碳水化合物和高蛋白饮食，鼓励患儿选择体积大、饱腹感明显而能量低的蔬菜类食品，如萝卜、青菜、黄瓜、番茄。

(2) 培养良好的饮食习惯，提倡少食多餐，杜绝过饱，不吃夜宵和零食，细嚼慢咽。

(3) 体重不宜骤减，开始时以体重不增为目标，以后使体重逐渐下降。

2. 加强运动

(1) 坚持每日运动，选择感兴趣、容易坚持的运动项目，如晨间跑步、踢球、登山、游泳等。

(2) 运动量根据患儿耐受力而定，逐渐增加运动时间和量，以运动后轻松愉快、不感到疲劳为原则，应避免剧烈运动后食欲大增。

(3) 鼓励家庭成员共同制定运动计划，参与活动，提高患儿的积极性。

3. 心理护理

(1) 教育家长不要在患儿面前表露出对肥胖过分忧虑，避免对患儿的进食习惯横加指责、过度干预，以免引起患儿精神紧张甚至对抗心理。

(2) 引导患儿正确认识自身体态改变，鼓励其增强信心，自觉控制饮食、坚持运动。

(3) 鼓励患儿参与正常社交活动。

【健康指导】

(1) 教育患儿及家长认识到过度肥胖的危害，讲解科学喂养知识，培养良好的饮食习惯，避免营养过剩。

(2) 指导家长饮食选择以米饭、面食、蔬菜、水果为主，给予适量的蛋白质如瘦肉、鱼、禽、蛋及豆制品，限制脂肪、甜食、油炸食品及块根类食物的摄入。

(3) 增加活动量。

(4) 定期门诊观察，监测生长发育。

四、维生素D缺乏性佝偻病

【护理评估】

(1) 评估患儿的年龄、体重、日光照射情况、家庭经济状况、睡眠及精神状态等，了解既往疾病史，患儿是否为早产、多胎儿，母亲孕期有无维生素D缺乏。

(2) 评估患儿临床表现，有无易激惹、烦躁不安、夜惊、枕秃，有无颅骨软化、方颅、前囟闭合延迟、手/足镯征、肋骨串珠、肋膈沟、鸡胸或漏斗胸、"O"形或"X"形腿，是否易发生感染。

(3) 了解患儿实验室检查，如血液生化、维生素D以及X线检查结果。患儿血清钙正常或降低，血磷<40mg/dl，血清碱性磷酸酶>500IU/dl，25-羟维生素D_3[(25-(OH))D_3]是诊断维生素D缺乏性佝偻病最为可靠的指标，当<15ng/ml时可诊断本病。

(4) 评估患儿及家长的心理及社会支持状况。

【护理措施】

1. 户外活动

(1) 指导家长每日带患儿进行一定时间的户外活动，直接接受阳光照射。

(2) 夏季气温太高，应避免太阳直射，可在阴凉处活动，尽量多暴露皮肤，冬季室内活动时开窗，让紫外线能够透过。

2. 补充维生素D

(1) 提倡母乳喂养，按时添加辅食，给予富含维生素D、钙、磷和蛋白质的食物。

(2) 遵医嘱供给维生素D制剂，注意观察维生素D过量中毒的表现，如已过量立即停服维生素D。

3. 预防骨骼畸形和骨折

(1) 衣着柔软、宽松，床铺松软，避免早坐、久坐，以防脊柱后突畸形。

(2) 避免早站、久站、早行走，以防下肢弯曲形成"O"形或"X"形腿；严重佝偻病患儿肋骨、长骨易发生骨折，护理操作时应避免重压和强力牵拉。

(3) 对已有骨骼畸形可采取主动和被动运动的方法矫正。如遗留胸廓畸形，可做俯卧位抬头展胸运动；下肢畸形可施行肌肉按摩，"O"形腿按摩外侧肌，"X"形腿按摩内侧肌，以增加肌张力，矫正畸形。

(4) 对于行外科手术矫治者，指导家长正确使用矫形器具。

【健康教育】

(1) 疾病知识指导，给孕妇及患儿父母讲述有关佝偻病的预防、护理知识。

(2) 用药指导，新生儿出生2周后每日给予维生素D 400～800IU，直至2周岁，不能坚持口服者也可肌内注射维生素$D_3$10万～20万IU。

(3) 鼓励孕妇多进行户外活动，选择富含维生素D、钙、磷和蛋白质的食物；宣传母乳喂养，尽早开始户外活动。

(4) 指导患儿家长掌握日光浴、服用维生素D及按摩肌肉矫正畸形的方法。

五、维生素D缺乏性手足搐搦症

【护理评估】

(1) 评估患儿的年龄、性别、体重、发病季节等，了解患儿是否为早产儿、多胎儿，母亲孕期有无缺少维生素 D 的情况，既往疾病史。

（2）评估患儿发病时间、诱因，有无烦躁、睡眠不安、易惊、夜啼、多汗、惊厥、手足抽搐及喉痉挛，是否伴有发热，发作后神智是否清醒，近期是否服用维生素 D，户外活动有无突然增加。

（3）了解患儿实验室检查，如血液生化、维生素 D、微量元素以及 X 线检查结果。总血钙＜1.75mmol/L 或离子钙＜1.0mmol/L，应首先考虑本病。

（4）评估患儿及家长的心理及社会支持状况。

【护理措施】

1. 控制惊厥、预防窒息

（1）密切观察惊厥、喉痉挛的发作情况及伴随症状，一旦发生立即将头偏向一侧，清除口鼻腔分泌物，保持呼吸道通畅，给予氧气吸入，发生喉痉挛时立即将舌拉出口外，必要时协助行气管插管或气管切开。

（2）遵医嘱缓慢推注镇静剂，密切观察呼吸情况以防呼吸骤停。

（3）静脉补充钙剂时需滴注或缓慢推注（10 分钟以上），并监测心率，以免血钙骤升导致呕吐，甚至心跳骤停，避免药液外渗，以免造成局部坏死。

2. 安全护理

注意患儿安全；选用材质柔软的玩具，床档内侧加护围以防患儿躁动、惊厥时坠床、磕伤；已出牙患儿发生惊厥时，上、下门齿间放置牙垫，避免舌被咬伤。

3. 户外活动

指导家长每日带患儿进行一定时间的户外活动，直接接受阳光照射。

4. 补充维生素 D

提倡母乳喂养，按时添加辅食，给予富含维生素 D、钙、磷和蛋白质的食物；遵医嘱供给维生素 D 制剂。

【健康教育】

（1）向家长介绍维生素 D 缺乏性手足搐搦症的病因、预防及护理知识。

（2）指导家长正确使用维生素 D 及选用钙剂的方法。

（3）指导家长合理喂养，补充富含维生素 D 及矿物质的食物，坚持户外活动。

（4）定期进行儿童保健检查，遵医嘱补充维生素 D 及钙剂，告知家长钙剂与乳类同时服用会影响钙的吸收，应在两次喂奶间口服。

（5）教会家长惊厥、喉痉挛发作时的处理方法，如让患儿平卧，松开衣领，颈部伸直，头后仰偏向一侧，指压人中、十宣穴止惊，同时呼叫医护人员。

六、微量元素异常——锌元素缺乏

【护理评估】

（1）评估患儿的饮食习惯和结构，是否单纯乳类或谷类食物喂养，有无偏食、挑食、反复出血、溶血、大面积烧伤、慢性肾病、长期透析、蛋白尿、糖尿病、脂肪泻及肠道吸收不良综合征，是否长期服用青霉胺。

（2）评估患儿的临床表现，有无食欲减退、味觉异常、异食癖、毛发易脱落、怠倦、精神抑郁、暗适应力减低、伤口愈合延迟及口腔溃疡，有无生长发育迟缓、身材矮小、性发育延迟，是否易发生各种感染尤其是呼吸道感染。

(3) 了解患儿实验室检查，如血液生化、维生素 D、微量元素以及 X 线检查结果。

(4) 评估患儿及家长的心理及社会支持状况。

【护理措施】

1. 饮食护理

(1) 供给含锌量较多的食物，如肝、鱼、瘦肉、禽蛋、牡蛎等。

(2) 鼓励母乳喂养，尽量让新生儿哺食初乳。

(3) 补充开始添加的时间，合理添加辅食，注意色、香、味俱全，以增加食欲。

(4) 纠正不良饮食习惯，避免挑食、偏食。

2. 用药护理

遵医嘱补充锌剂；锌剂毒性较小，但剂量过大会引起胃部不适、恶心、呕吐、腹泻等消化道症状；注意观察锌中毒的表现，如贫血、低酮血症、中性粒细胞减少等。

3. 预防感染

(1) 注意气候变化，增减衣被，避免着凉。

(2) 保持室内空气清新，预防呼吸道感染。

(3) 经常观察患儿口腔黏膜有无充血和溃疡，给予口腔护理，防止交叉感染。

(4) 避免带患儿去人群密集的公共场所。

【健康指导】

(1) 介绍科学育儿知识，讲解缺锌的原因及不良后果，使患儿及家长配合治疗和护理。

(2) 指导改善营养，促进生长发育；供给含锌量较多的食物，如肝、鱼、瘦肉等；尽量让新生儿哺食初乳，合理添加辅食，培养小儿不偏食、不挑食的饮食习惯；指导家长选择含锌高的坚果，如核桃、板栗、花生、开心果等作为零食加餐。

(3) 定期进行儿童保健、体检，监测生长发育。

第五节　消化系统疾病护理常规

一、一般护理

(1) 按儿内科一般护理常规执行。

(2) 饮食与营养

①供给足够的营养，以清淡、易消化、富含营养饮食为宜。

②胃肠道严重出血、肠梗阻、肠套叠等应禁食，所需营养和液体可经肠道外补充；禁食结束后，可给予营养丰富的饮食，少食多餐，由稀到稠，逐步恢复到正常饮食。

③营养不良患儿给予高热量、高蛋白、高维生素和低脂肪饮食。

(3) 保持食具清洁，应用奶瓶喂养者每次喂奶后应清洗、消毒奶瓶及奶嘴；母乳喂养者喂奶前清洁乳头。儿童的食具应专人使用。

(4) 指导家长正确喂养，应用奶瓶喂养时避免吸入空气，喂奶后竖抱轻轻拍背以驱出空气，溢奶者头高位偏向一侧。

(5) 观察大便及呕吐物的性状、次数及量，评估消化能力。正确采集大便标本，选择新鲜及有病变的粪便，必要时可应用肛拭子(以生理盐水润滑头部)采集。

(6)密切观察病情变化，观察有无低钾、低钠、低钙、酸中毒等情况，发现变化及时通知医生。

(7)做好健康宣教，如饮食与疾病的相关性、食物选择、饮食习惯、饮食卫生等。

(8)出院时做好家庭护理指导，如饮食调配、辅食添加、消化能力判断等。

二、小儿腹泻

【护理评估】

(1)评估患儿生长发育史，既往有无腹泻反复发作，有无腹部受凉，有无喂养不当，饮食或食具被污染，是否对牛奶或某些食物过敏或不耐受，是否发生肠道内、外感染引起的腹泻。

(2)评估患儿的精神、食欲状况，有无发热、呕吐等伴随症状，大便的次数、性状、颜色、量；重型腹泻患儿需评估有无脱水、电解质紊乱、酸碱失衡及全身中毒症状。

(3)评估患儿及家长对疾病的心理反应，对疾病的病因及防护知识的了解程度，居住环境及经济状况，患儿既往有无住院经历，家长对患儿的照顾能力等。

(4)了解患儿实验室检查，如血液生化、尿常规、便常规及便培养等检查结果。

(5)评估患儿及家长的心理及社会支持状况。

【护理措施】

1. 合理喂养，调整饮食

(1)除严重呕吐者可暂禁食4～6小时(不禁水)外，均应继续进食。

(2)母乳喂养者继续母乳喂养，暂停辅食。

(3)人工喂养者可喂稀释牛奶或米汤、脱脂奶等；腹泻次数减少后给予半流质饮食，如粥、面条。

(4)病毒性肠炎多继发双糖酶(主要是乳糖酶)缺乏，暂停乳类喂养，改为豆浆、去乳糖配方奶粉等，以减轻腹泻，缩短病程。

(5)饮食调整原则为由少到多，由稀到稠，逐渐过渡到正常饮食，调整速度与时间取决于患儿对饮食的耐受情况。

2. 做好消毒隔离，防止交叉感染

(1)对感染性腹泻患儿进行消化道隔离。

(2)护理患儿前后认真洗手，对患儿食具、玩具、衣物、被服、尿布等要进行消毒处理。

3. 密切观察病情

(1)监测生命体征。

(2)观察并记录大便次数、性状及量，正确收集粪便送检。

(3)观察全身中毒症状，如发热、烦躁、精神萎靡或嗜睡等。

(4)观察水、电解质和酸碱平衡紊乱症状。

4. 维持皮肤完整性

(1)保持臀部及会阴部皮肤清洁、干爽。

(2)腹泻患儿因大便性质改变，对皮肤刺激性较强，每次便后要用温水清洗臀部，清洁后可涂护臀膏等，以预防臀红发生。

(3) 如使用尿布，应选择柔软、吸水性好的棉织品，勤更换，避免使用不透气的塑料布或橡胶布。

(4) 使用尿裤时，松紧要合适。包裹过紧影响患儿活动，包裹过松则会使大、小便外溢。

5. 纠正水、电解质和酸碱失衡

(1) 口服补液 口服补液盐(ORS)用于腹泻时预防脱水及纠正轻、中度脱水。轻度脱水需 50～80ml/kg，中度脱水需 80～100ml/kg，8～12 小时内将累计损失量补足；脱水纠正后，可将 ORS 用等量水稀释后按病情需要随时口服。

(2) 静脉补液 输液前全面了解患儿病情，熟悉所输液体组成、张力及配制方法；输液中按先快后慢、先晶后胶、先盐后糖、见尿补钾的原则按医嘱分批输入液体；严格掌握输液速度，输液过快容易导致肺水肿、心力衰竭，输液过慢则脱水不能及时纠正，最好使用输液泵控制速度。

6. 臀红护理

在季节或室温条件允许的情况下，让患儿臀部暴露于空气中，保持皮肤干燥。局部可用红外线灯或鹅颈灯照射，每次照射时间 15～20 分钟，每日 2～3 次。照射时严格掌握灯与臀部的距离，一般为 35～45cm，严格交接班，防止烫伤。臀部烤灯后，酌情涂护臀膏或药膏。涂抹药膏应使用棉签在皮肤上轻轻滚动涂药，不可上下刷抹，避免涂擦造成患儿疼痛和皮肤损伤。

【健康教育】

(1) 向家长讲解小儿腹泻的病因、预后、饮食调整方法、臀部护理方法及口服补液盐溶液的配制、喂服方法和注意事项。指导家长学会病情观察的内容和方法，一旦病情加重及时到医院就诊。

(2) 嘱家长注意饮食卫生，食物要新鲜、食具要清洁，定期消毒；宣传母乳喂养的优点，指导合理喂养，避免在夏季断奶；合理添加辅食，防止过食、偏食及饮食结构突然变动；气候变化时避免腹部受凉；教育儿童饭前便后要洗手，勤剪指甲；加强体格锻炼，适当户外活动。

(3) 指导家长正确洗手，做好污染衣物及尿布的处理，保持臀部清洁、干燥。

(4) 嘱家长避免给患儿长期应用广谱抗生素，以免导致肠道菌群失调。

第六节　呼吸系统疾病护理常规

一、一般护理

(1) 按儿内科一般护理常规执行。

(2) 进行呼吸道隔离，有条件者将细菌感染与病毒感染的患儿分室居住，新患儿与恢复期患儿分室居住。

(3) 保持病室内空气新鲜，温、湿度适宜，阳光充足，安静、整齐，以保证患儿休息与睡眠。

(4) 指导患儿有效咳嗽的方法。

(5) 保持口腔清洁，婴幼儿奶后喂少量白开水，儿童饭后漱口，高热、禁食、昏迷等危重病患儿应做好口腔护理。

(6) 密切观察病情，注意生命体征的变化。

(7) 呼吸道分泌物过多时可给予超声雾化稀释痰液并及时吸出，协助排痰。

(8) 缺氧及呼吸困难者遵医嘱给予氧气吸入，患儿一旦发生呼吸异常、意识障碍、发绀加重、烦躁、心率增快、心音低钝或肝脏在短时间内增大，应及时通知医生。

(9) 控制输液速度，根据患儿年龄及病情调节输液速度。

(10) 进行健康教育，指导患儿加强锻炼，多做户外活动，避免受凉，预防感冒。

二、急性感染性喉炎

【护理评估】

(1) 评估患儿病史，近期是否发生上呼吸道感染、麻疹或其他急性传染病。

(2) 评估患儿的临床表现，是否有发热、声音嘶哑、喉鸣、吸气性呼吸困难、三凹征，是否出现烦躁不安、青紫、心率加快等缺氧症状，咽部是否充血、水肿。

(3) 了解患儿实验室检查，如血液生化、血常规等检查结果。

(4) 评估患儿及家长的心理及社会支持状况。

【护理措施】

(1) 改善呼吸功能　保持呼吸道通畅，依据缺氧的程度及时吸氧，遵医嘱给予超声雾化，可消除喉头水肿，恢复气管通畅。

(2) 药物治疗的护理　遵医嘱给予抗生素、激素治疗，以控制感染，减轻喉头水肿，缓解症状。

(3) 监测体温　当体温超过 38.5℃时给予药物降温。

(4) 密切观察病情变化　根据患儿烦躁、青紫、三凹征、喉鸣等表现正确判断缺氧的程度，发生窒息后，立即通知医生并给予相应的处理。

【健康教育】

(1) 向家长讲解疾病相关知识，解答患儿病情，减轻其紧张和恐惧心理。

(2) 指导家长正确护理患儿，如加强体格锻炼，适当户外活动。

(3) 积极预防上呼吸道感染和各种传染病，定期预防接种。

三、肺炎

【护理评估】

(1) 评估患儿的病史，了解有无反复呼吸道感染，发病期是否有麻疹、百日咳等呼吸道传染病；询问出生时是否足月顺产，有无窒息史；出生后是否按时接种疫苗，患儿生长发育是否正常及家庭成员是否有呼吸道疾病病史。

(2) 评估患儿有无发热、咳嗽、咳痰，体温增高的程度、热型，咳嗽、咳痰的性质、量；有无呼吸增快、心率增快、肺部啰音；有无气促、端坐呼吸、鼻翼扇动、三凹征及唇周发绀等症状和体征；有无循环、神经、消化系统受累的临床表现。

(3) 了解实验室检查，如血常规、病原学以及 X 线检查结果。细菌性肺炎白细胞和中性粒细胞计数多增高，甚至出现核左移，胞浆中可有中毒颗粒；病毒性肺炎白细胞计数正常或降低，有时可见异型淋巴细胞。早期肺纹理增粗，以后出现小斑片状阴影，以双肺下野、中内带及心膈区居多，并可伴有肺不张或肺气肿。

(4)评估患儿及家长的心理状况及社会支持系统。

【护理措施】

(1)维持体温正常　发热者注意监测体温，警惕高热、惊厥的发生，遵医嘱采取相应降温措施。

(2)补充营养及水　给予易消化、营养丰富的流质、半流质饮食，多喂水。少食多餐，避免过饱影响呼吸。母乳哺养者应抱起耐心哺喂，防止呛咳。重症不能进食时，可静脉给予营养。保证液体摄入量，以湿润呼吸道黏膜，防止分泌物干结，以利于痰液排出。

(3)改善呼吸功能　气促、发绀患儿应及早氧疗，以改善低氧血症。一般采用鼻导管给氧，氧流量为 0.5～1L/min；缺氧明显者可用面罩给氧，氧流量为 2～4L/min，若出现呼吸衰竭，应使用人工呼吸器。遵医嘱使用抗生素治疗肺部炎症，改善通气，注意观察药物疗效及副作用。

(4)保持呼吸道通畅　及时清除口鼻分泌物，分泌物黏稠者用超声雾化或蒸汽吸入；分泌物过多影响呼吸时，应用吸引器吸痰。帮助患儿转换体位，翻身拍背，以帮助痰液排出，防止坠积性肺炎，根据病情或病变部位进行体位引流。按医嘱给予祛痰剂，指导和鼓励患儿进行有效咳嗽。

(5)密切观察病情，防治并发症。

【健康指导】

(1)普及肺炎相关知识向家长介绍患儿病情，讲解疾病的有关知识和护理要点，小儿患病期间应注意休息，尽量防止哭闹；饮食以清淡、易消化为宜，适量饮水；指导家长通过拍背、变换体位、增加居室内湿度等方法，促使患儿痰液排出，保持呼吸道通畅。

(2)用药指导　让家长了解常用药物的名称、剂量、用法及常见不良反应，并严格遵医嘱用药，不得自行增减药物。

(3)宣传预防肺炎的相关知识　如不随地吐痰，咳嗽时用手帕或纸巾捂嘴等良好个人卫生习惯，防止疾病传播。冬春季节注意室内通风，避免带小儿到公共场所。

(4)指导家长合理营养　提倡母乳喂养，多进行户外活动，增强体质；及时增减衣服，避免着凉，按时预防接种和健康检查，积极防治原发病。

第七节　循环系统疾病护理常规

一、一般护理

(1)按儿内科一般护理常规执行。

(2)根据病情选择适当体位，如半卧位或坐位等。

(3)保证睡眠充足，适当活动，避免劳累。

(4)密切观察病情变化，根据病情需要测量生命体征，并注意面色、神志、体位、脉搏强弱及节律的变化，发现问题及时通知医生。

(5)给予低盐、高蛋白、高维生素、易消化饮食，少食多餐，一次进食不宜过饱。

(6)静脉输液时，遵医嘱调节输液速度。

（7）准确记录 24 小时出入量。学龄儿童每天尿量少于 400ml/m²，学龄前儿童少于 300ml/m²，婴幼儿少于 200ml/m² 时及时通知医生。

（8）做好心理护理，保持情绪稳定，减轻精神负担，使其主动配合治疗。

（9）服用洋地黄药物患儿的护理

①服药前测心率 1 分钟，低于警戒值（新生儿低于 120 次/分，1～5 岁低于 100 次/分，6 岁以上低于 80 次/分）应通知医生。

②口服洋地黄药物时应保证药量准确，避免与其他药物同时服用。

③应用利尿药物时，观察有无乏力、精神萎靡、表情淡漠等。

④注意观察洋地黄药物的中毒反应，如胃肠道系统反应：食欲不振、恶心、呕吐、腹泻；精神神经反应：头晕、嗜睡、黄视、复视；心血管反应：房室传导阻滞、房性期前收缩及室性期前收缩、室速、室颤等心律失常。

（10）出院时做好健康指导

①合理安排生活，避免劳累，注意休息。

②保证营养摄入，少食多餐，注意卫生，预防便秘。

③预防各种感染，流感流行期少到公共场所。

④指导家长学会观察心力衰竭、脑缺氧的表现及药物中毒反应，发现异常及时复诊。

二、先天性心脏病

【护理评估】

（1）评估患儿病史，患儿是否曾发生宫内感染，如风疹、流行性感冒、流行性腮腺炎；母亲怀孕期间是否接触大剂量放射线，是否患有糖尿病，是否服用抗癌药、降糖药、抗癫痫药。

（2）评估患儿是否有气促、乏力，是否易患呼吸道感染；哭闹、屏气后是否出现青紫；患儿体格发育是否落后于同龄患儿；是否有蹲踞现象；是否有阵发性呼吸困难，有无头痛、头晕等临床表现。

（3）了解患儿实验室检查如血常规，辅助检查如 X 线、心电图及超声心动图的结果。

（4）评估患儿及家长的心理及社会支持系统。

【护理措施】

（1）安排好患儿的作息时间，保证睡眠、休息，根据病情安排适当活动量，减少心脏负担；各项治疗、护理尽量集中进行，避免引起情绪激动和大哭大闹。病情严重患儿应卧床休息。

（2）供给充足的能量、蛋白质和维生素，保证营养需要，以增强体质，提高对手术的耐受性；心功能不全有水钠潴留者，应根据病情，采用无盐饮食或低盐饮食。

（3）脑缺氧发作的护理　注意防止法洛四联症患儿因活动、哭闹、便秘引起缺氧发作，一旦发生应将小儿置于膝胸卧位。此体位可增加体循环阻力，使右向左分流减少，同时给予吸氧，并与医生合作给予镇静、抢救治疗。

（4）心力衰竭的护理　密切观察患儿有无心率增快、呼吸困难、端坐呼吸、咳泡沫样痰及浮肿等心力衰竭的表现；患儿一旦出现上述症状，立即置患儿于半卧位，给予吸氧，及时向医生汇报。

(5) 预防脑血栓 法洛四联症患儿血液黏稠度高，发热、出汗、腹泻时，体液量减少，加重血液浓缩，易形成血栓，因此要注意供给充足液体，必要时可静脉输液。

(6) 做好心导管检查和心血管造影患儿的护理。

【健康指导】

(1) 指导家长掌握先天性心脏病患儿日常护理，建立合理的生活习惯。

(2) 鼓励患儿与正常儿童接触，减少悲观和孤独，建立正常的社会行为方式。

(3) 尽量避免到公共场所和人群密集的地方，按时预防接种，合理用药，防止发生并发症。

(4) 定期复诊，调整心功能达到最佳状态，安全到达合适的手术年龄。

第八节 泌尿系统疾病护理常规

一、一般护理

(1) 按儿内科一般护理常规执行。

(2) 与感染性疾病患儿分室居住，并注意根据气温变化随时增减衣服。

(3) 急性期绝对卧床休息，临床症状消失，尿常规正常，恢复期可安排适当活动。

(4) 保持外阴清洁，教会家长及年长儿正确地清洗外阴的方法。

(5) 准确记录尿量及出入量，同时观察尿色、量、次数及有无膀胱刺激征。

(6) 每周测量体重 1 次，高度水肿及重症患儿遵医嘱增加测量体重次数。

(7) 协助患儿完成各项检查，正确留取标本。

(8) 加强皮肤护理，保持被褥平整、柔软、无渣屑。

(9) 密切观察病情变化，定时测量生命体征，注意意识及尿量变化。合并高血压者，遵医嘱定时测量血压，监测血压变化。

(10) 做好心理护理。

(11) 健康指导

①嘱患儿注意休息，遵医嘱适当限制活动。

②合理营养，泌尿道感染者多饮水。

③积极预防上呼吸道感染。

二、泌尿道感染

【护理评估】

(1) 评估患儿的年龄、性别、疾病史，患儿是否有泌尿系统畸形，是否曾接受泌尿道器械检查、留置导尿管，是否更换尿布不及时，是否存在营养不良。

(2) 评估患儿的临床表现，新生儿重点评估有无发热、体温不升、体重不增、拒奶、腹泻、黄疸等表现；婴幼儿评估有无发热、呕吐、腹痛、腹泻、排尿时哭闹、夜间遗尿等；年长儿还要评估患儿有无尿频、尿急、尿痛等膀胱刺激征，肾区有无叩击痛。

(3) 慢性泌尿道感染者评估患儿有无贫血、乏力、腰痛、生长发育迟缓及高血压、肾功能不全。

(4) 了解实验室检查如尿常规、尿培养，辅助检查如 B 超检查的结果。

(5) 评估患儿及家长的心理与社会支持系统。

【护理措施】

(1) 休息 急性期需卧床休息，鼓励患儿大量饮水，通过增加尿量起到冲洗尿路的作用，减少细菌在尿路的停留时间，促进细菌和毒素排出。

(2) 保持会阴部清洁 便后冲洗外阴，小婴儿勤换尿布，尿布用阳光暴晒或开水烫洗晒干，必要时煮沸、高压消毒；尿不湿要及时更换。

(3) 用药护理 遵医嘱应用抗菌药物，注意用药的时间、方法和药物的副作用，饭后服药可减轻胃肠道症状；服用磺胺类药物应多饮水，并注意有无少尿、无尿、血尿、恶心、呕吐及食欲减退等副作用。

(4) 定期复查尿常规和进行尿培养 以了解病情变化和治疗效果。

【健康指导】

(1) 向患儿及家长解释本病的护理要点及预防知识，指导家长为婴儿勤换尿布，如幼儿不穿开裆裤或紧身裤，便后洗净臀部，保持清洁；女孩清洗外阴时从前向后擦洗，单独使用洁具，防止肠道细菌污染尿道，引起上行性感染；及时处理男孩包茎、女孩处女膜伞及蛲虫病等，积极减少感染因素。

(2) 指导按时服药，完成疗程，定期复查，防止复发与再感染。一般急性感染于疗程结束后每月随访 1 次，除尿常规外，还应做中段尿培养，连续 3 个月，如无复发可认为治愈；反复发作者每 3～6 个月复查 1 次，持续两年或更长时间。

第九节　血液系统疾病护理常规

一、一般护理

(1) 按儿内科一般护理常规执行。

(2) 病室环境保持清洁，空气新鲜，阳光充足。

(3) 保护性隔离，血液病患儿应与感染性疾病患儿分室居住，严格常规消毒工作，防止交叉感染。注意保暖，防止受凉，加强皮肤与口腔护理，预防感染。

(4) 根据病情制定患儿的活动与休息计划，病情稳定可适当活动；有活动性出血或血小板低于 $20 \times 10^9/L$ 时嘱患儿卧床休息，并注意防止外伤；血红蛋白低于 60g/L 以下应绝对卧床休息。

(5) 认真收集各种化验标本，并及时送检。

(6) 密切观察患儿血压、脉搏、呼吸情况，对贫血患儿观察颜面、口唇颜色；对出血患儿观察意识状态、出血症状、出血量并详细记录，备好止血药及抢救药品，必要时遵医嘱准备输血。

(7) 给予高蛋白、高维生素饮食，增加动物肝脏、蛋黄、肉类、绿叶蔬菜、水果的摄入量，有出血倾向者给予无渣、半流质饮食。

(8) 禁止服用影响血小板功能的药物。

(9) 做好患儿及家长的心理护理，鼓励患儿增强治疗疾病的信心，使其积极配合治疗与护理。

(10) 做好有关疾病的健康教育 ①积极治疗原发病；②坚持合理安排小儿膳食，培养良好饮食习惯；③预防、控制感染；④预防外伤，防止出血；⑤指导家长及患儿识别贫血及出血征象，一旦发现面色、口唇苍白，出现出血点、黑便等立即就诊。

二、免疫性血小板减少症

【护理评估】

(1) 评估患儿的生长发育状况、既往疾病史、预防接种情况、饮食习惯、营养状况、睡眠、排泄及精神状态等情况，了解有无出血、贫血等家族史。

(2) 评估患儿本次发病的时间、原因，有无相关诱因、有无发热，皮肤黏膜出血及出血点、瘀斑、紫癜，皮下血肿的位置、面积，有无鼻衄、齿龈出血、呕血、便血、血尿，是否伴有贫血；患儿是否有头痛、嗜睡、昏迷、抽搐等颅内出血的表现；了解患儿发病前 1～3 周有无急性病毒感染史，近期有无预防接种史。

(3) 了解患儿历次及本次的实验室检查，如血常规、骨髓象及 PAIgG 测定结果。

(4) 评估患儿及家长的心理问题及社会支持系统。

【护理措施】

(1) 密切观察皮肤出血点、瘀斑的变化情况。

(2) 监测生命体征 观察并记录患儿神志、面色、呼吸、脉搏、血压变化，注意有无出血倾向，发现异常及时通知医生。如患儿出现心慌、头晕、脉搏细速、手足湿冷，血压下降，提示可能存在失血性休克；如患儿出现嗜睡或烦躁、头痛、喷射性呕吐甚至惊厥、昏迷等，提示颅内出血；如呼吸变慢或不规则，双侧瞳孔不等大，对光反射迟钝或消失，提示可能合并脑疝；如患儿出现恶心、呕血、便血提示消化道大出血。

(3) 注意血小板数量变化，外周血小板数小于 $20×10^9/L$ 时，常有自发性出血倾向，要注意观察出血的发生。

(4) 鼻黏膜出血可局部按压、冷敷，出血量大时请五官科医生给予凡士林油纱条或明胶海绵做后鼻孔填塞止血，填塞时间一般不超过 72 小时；呕血时，将头偏向一侧，防止窒息，及时清理呕吐物，并做好口腔护理；发生大出血时迅速建立两条有效的静脉通路，监测患儿出入量、神志及生命体征变化。

(5) 进行各项操作时，动作要轻柔，尽可能避免肌内注射，有创操作后穿刺处需按压 10～15 分钟，并注意观察穿刺部位有无出血或渗血。当外周血小板数低于 $50×10^9/L$ 时减少活动，注意休息；低于 $20×10^9/L$ 时绝对卧床休息，加强安全防护，防止外伤如跌倒、碰撞、利器损伤，护士给予或协助患儿进食、洗漱、排便等。

(6) 给予高蛋白、高热量、高维生素易消化的少渣软食或半流质食物，避免辛辣、坚硬、粗糙、带刺的食物。

(7) 保持大便通畅，排便时不可用力过大，以免腹压增高诱发颅内出血，必要时用开塞露等协助通便。

【健康指导】

(1) 向患儿及家长讲解疾病相关知识，鼓励其遵医嘱坚持正规治疗，不得擅自减量、停药。

（2）服用激素期间不与感染者接触，减少去公共场合的机会，避免呼吸道感染，激素类药物可能引起满月脸、水牛背、多毛等身体外观改变，停药后可恢复正常。

（3）遵医嘱复查血常规，监测血小板恢复情况，如出现皮肤黏膜瘀点、瘀斑、鼻衄、黑便等病情变化及时门诊随诊。

（4）指导压迫止血的方法。

（5）劳逸结合，不玩锐利玩具，避免外伤；指导患儿用软毛牙刷刷牙，不挖鼻孔，禁止服用易引起血小板减少的药物，如磺胺类药物、阿司匹林等解热镇痛药。

三、血友病

【护理评估】

（1）评估患儿有无自发性出血史或自幼轻微外伤后较难止血，有无反复关节出血肿痛，了解患儿母亲家族中男性成员有无异常出血疾病史。

（2）评估患儿出血前是否有轻微不适、酸胀等"先兆"表现；有无疼痛、肿胀发热及活动受限等症状以及性质、严重程度、持续时间；评估出血的部位、出血量及性状，有无呕血、便血、血尿，是否伴有头晕、口渴、面色苍白、胸闷、心慌、血压下降、出冷汗等休克症状；了解有无外伤、碰撞等诱发因素，评估有无关节畸形及关节畸形程度。

（3）了解患儿历次及本次检查，如凝血功能、凝血因子水平等结果。

（4）评估患儿的心理及社会支持系统。

【护理措施】

1. 输注凝血因子

遵医嘱静脉输注 FⅧ或 FⅨ制剂，选择位置表浅的手背、足背静脉及较粗的头皮静脉穿刺；注射后纵向压迫静脉穿刺点及上方 10～15 分钟，注意观察有无不良反应。

2. 预防出血

尽量避免外伤、肌内注射、深部组织穿刺；必须穿刺时选用小针头，拔针后延长按压时间，以免出血和形成深部血肿；尽量避免手术，必须手术时应在术前、术中、术后补充凝血因子。

3. 出血护理

（1）出血的关节或肌肉采用冰敷，以控制肿胀、减轻疼痛、减少炎症的发生，冰敷时间一般为 10～15 分钟，每 2 小时 1 次；用石膏托或夹板固定关节保持其静止，固定时间不宜过长，一般为 2～3 日，注意观察远端肢体血运情况；将受伤的肢体抬高有助于降低血管内压力、减缓出血。

（2）表面创伤、口腔和鼻出血可局部压迫止血，对出血的关节使用弹性绷带 8 字形包扎，加压止血，注意观察指（趾）远端有无发冷、发麻或肤色改变。

【健康指导】

（1）向患儿及家长介绍血友病的有关知识、疾病的临床表现、检查治疗的方法及目的，使家长了解病情。

（2）指导家长采取必要的防护措施，减少或避免损伤出现，让患儿从小养成安静生活的习惯，为患儿提供安全的家庭环境，告知患儿的老师和学校医务室人员患儿的病情及应限制的活动。

（3）教会家长及年长儿必要的应急处理措施如局部止血法，以便出血时能得到尽快处理。

（4）鼓励患儿规律、适度地进行体格锻炼和运动，以增强关节周围肌肉的力量和强度，延缓出血或使出血局限化。

（5）对家长进行遗传咨询，使其了解本病的遗传规律和筛查基因携带者的重要性。携带基因孕妇应行产前基因分析检查，如确定患儿为血友病患者，可及时终止妊娠。

四、朗格汉斯组织细胞增生症

【护理评估】

（1）评估患儿是否出现斑丘疹继而可有渗出、出血、结痂、脱屑、色素沉着及脱失，且上述表现可同时存在，有局部疼痛、肿胀。

（2）评估患儿实验室检查如血常规、骨髓象、病理检查，以及辅助检查如 X 线检查的结果。

（3）评估患儿及家长的心理及社会支持系统。

【护理措施】

（1）对有皮疹患儿，保持皮肤清洁，勤剪指甲，勤换衣服，避免其用手抓挠皮肤。瘙痒者用炉甘石洗剂外涂，有破溃时外用抗生素软膏，为患儿穿棉质、柔软、清洁衣裤。

（2）对耳流脓患儿，做好局部清洁护理，嘱患儿患侧卧位，及时用 3%过氧化氢棉签清洗外耳道。

（3）对有多饮、多尿患儿，正确记录 24 小时尿量，观察患儿出入量及皮肤弹性；如有脱水症状，及时补充入量。

（4）对有多处骨缺损患儿，注意安全，避免剧烈活动，防止外伤。

（5）对有呼吸道感染伴肺部浸润患儿，减少哭闹，预防肺气肿、气胸的发生。

（6）观察化疗药物不良反应　长期应用糖皮质激素可致骨质疏松等，予每日监测血压变化，遵医嘱补钾、补钙。化疗后做好口腔及皮肤护理，外出戴口罩，以预防感染。

【健康指导】

（1）向家长和年长患儿讲解疾病的相关知识和化疗的作用、副作用；帮助家长和患儿增强治愈的信心，目前该病的预后已经大为改观，经过一定时期的治疗患儿可以缓解甚至治愈。

（2）鼓励患儿适当参加体育锻炼，注意个人和饮食卫生，严格遵医嘱口服泼尼松，不可擅自减量或者停药。

（3）告知患儿及家长本病可能会复发或者造成多器官受损，因而必须长期随诊，如发现肿块立即就医。

第十节　神经系统疾病护理常规

一、一般护理

（1）按儿内科一般护理常规执行。

（2）颅内高压或意识障碍患儿取头高脚低卧位，头偏向一侧；瘫痪患儿四肢保持功能位。

（3）病室内保持安静，减少一切不必要的刺激，治疗、护理尽量集中进行。

（4）根据病情定时监测患儿生命体征、意识、瞳孔、前囟、头围等，观察有无呕吐、头痛、神经运动和精神状态改变，有变化及时报告医生。

（5）注意皮肤黏膜的完整性。长期卧床患儿定时翻身，按摩骨突部位，进行口腔护理、眼部护理。

（6）呼吸肌麻痹者，做好呼吸道护理，清除呼吸道分泌物，保持气道通畅，备好气管插管或气管切开等物品，以备急用。

（7）尿潴留或尿失禁患儿，保持会阴清洁，预防泌尿道感染。

（8）对吞咽困难者，及时给予鼻饲；对便秘患儿，可按摩腹部或使用开塞露，以保持大便通畅。

（9）观察药物疗效及副作用，并指导家长掌握药物的用法、副作用，观察用药反应的方法和注意事项。

（10）协助做好各种神经系统检查。

（11）对康复期患儿，根据康复治疗方案，制定护理计划。

（12）做好心理护理，解除恐惧与焦虑。

（13）做好健康教育

①向患儿及其家长介绍有关疾病防治及急救知识。

②向患儿及其家长介绍各项治疗、护理措施的目的、方法、注意事项，鼓励家长参与护理活动，保护患儿安全。

③康复期患儿应进行主动及被动功能运动，有语言障碍者进行语言训练，增强患儿的社会活动能力。

二、化脓性脑膜炎

【护理评估】

（1）评估患儿的年龄、发病季节、起病缓急、既往病史，如近期有无局部化脓性感染、上呼吸道感染及胃肠道症状。

（2）评估患儿有无全身感染症状，如发热、精神萎靡、易激惹、烦躁不安、厌食、疲乏无力、关节酸痛、皮肤出血点及瘀斑或充血性皮疹等。3个月以下患儿注意评估其是否出现少动、哭声弱或呈高调、拒食、呕吐、黄疸、发绀、呼吸不规则及惊厥等。

（3）评估患儿有无神经系统症状，如头痛、颈强直、喷射性呕吐、意识障碍、惊厥、肢体瘫痪、前囟门饱满、颅缝增宽及双侧瞳孔是否等大、等圆，对光反射是否灵敏。

（4）评估患儿是否出现硬脑膜下积液、脑室管膜炎和脑积水等并发症。

（5）了解实验室检查如脑脊液、血常规、血培养，以及辅助检查如头颅 CT 等检查结果。

（6）评估患儿及家长的心理状况和社会支持系统。

【护理措施】

（1）维持正常体温，高热患儿卧床休息，密切监测其体温变化。体温超过 38.5℃时，及时给予物理或药物降温，以减少大脑氧的消耗，防止发生惊厥。

（2）保证营养供应，满足患儿机体对能量的需求，维持水及电解质平衡；神志清者给予易消化、营养丰富的流质或半流质饮食；意识障碍者给予静脉高营养或鼻饲。

(3) 密切观察患儿的意识状态、瞳孔大小及对光反射、面色及前囟门状态，早期发现有无脑疝征象；在治疗过程中，注意观察患儿有无硬脑膜下积液、脑积水等并发症出现。

(4) 防止外伤　惊厥发作时将患儿头偏向一侧，给予口腔保护以免舌头咬伤，拉好床档，避免躁动及惊厥时受伤或坠床。及时清理患儿呕吐物，保持呼吸道通畅，防止造成误吸。

【健康指导】

(1) 向患儿家长介绍病情、用药原则及护理方式，使其主动配合。为恢复期患儿制定相应的功能训练计划，指导家长具体的护理措施，减少后遗症发生。

(2) 向家长讲解抗生素选用原则及使用方法，指导家长观察药物不良反应。

(3) 对恢复期或有神经系统后遗症的患儿进行功能训练指导，促进患儿康复。

(4) 做好患儿及家长的卫生保健知识指导，嘱其按时预防接种。

三、脑性瘫痪

【护理评估】

(1) 评估患儿的疾病史，母亲怀孕期间是否接触放射性物质、是否患有妊娠高血压综合征、营养状况是否良好；患儿是否为早产儿、过期产儿、低出生体重儿，是否曾发生窒息、产伤；是否曾发生颅内出血、外伤及胆红素脑病等。

(2) 评估患儿是否出现行走、站立困难，走路足尖着地呈"剪刀步态"；是否出现"舞蹈样"动作、手足徐动或不自主运动；是否有喂养及吞咽困难；是否出现全身肌肉张力显著增高，身体异常僵硬，运动减少；是否发生共济失调、四肢震颤。

(3) 评估患儿是否存在智力低下、癫痫、视力障碍、听力障碍、语言障碍及精神行为异常等。

(4) 了解辅助检查如头颅 CT、脑电图等检查结果。

(5) 评估患儿及家长的心理状况及社会支持系统。

【护理措施】

1. 培养自理能力

根据患儿年龄训练适当的日常生活动作，如循序渐进地进行穿、脱衣服的训练，加强患儿对衣、裤、鞋、袜的认知训练等。鼓励患儿参加集体活动。

2. 坚持功能训练

教给患儿身体活动的方法，使其掌握正常运动功能，注意从简单到复杂、从易到难。保持患儿肢体的功能位置，帮助患儿进行被动或主动地肢体锻炼，以促进肌肉、关节活动和改善肌张力，配合针刺、理疗、按摩、推拿等，纠正异常姿势。

3. 饮食指导

根据患儿的年龄和进食困难的程度选择食物种类；餐具要有把手，选择合适的勺子，勺面尽量浅平，勺柄要长；进餐时让患儿脊柱伸直，头肩稍前倾，收下颌使其贴近胸部，尽量抑制异常姿势，桌椅高度合适，使双足能够着地，增加稳定性。

【健康指导】

(1) 向患儿家长介绍病情、用药原则及护理方式，使其主动配合。

(2) 针对患儿所处的年龄阶段进行有重点的训练，婴儿期主要是促进正常发育，幼儿期主要是防治各种畸形，随年龄增长可结合功能训练并配备必要的支具，佩戴支具时注意保护皮肤，防止意外伤害。

（3）把握训练时机，尽量取得患儿合作，如在患儿情绪好、兴趣高时教一些新的动作并不断强化，但每次训练时间不可过长、内容不要单一。

（4）促进患儿心理健康。家庭应给患儿更多的关爱与照顾，耐心指导，积极鼓励，注意挖掘其自身潜力，使患儿有成就感并不断进步，切不可歧视或过于偏爱，以免造成性格缺陷。

第十一节　内分泌系统疾病护理常规

一、一般护理

（1）按儿内科一般护理常规执行。

（2）预防交叉感染，免疫低下者可进行保护性隔离。

（3）轻症患儿可适当活动，有并发症或做特殊检查时卧床休息。

（4）根据病情给予适宜饮食，严格记录出入量。

（5）定期观察体重、身长、智力、体力、脉搏、呼吸等变化情况。

（6）准确留取各种化验标本。

（7）加强基础护理、安全防护。

（8）健康指导　①向患儿及家长介绍内分泌疾病防治知识；②配合医生坚持长期治疗，定期门诊复查；③新生儿早期进行筛查，早期发现，宣传积极治疗的重要性。

二、生长激素缺乏症

【护理评估】

（1）评估患儿既往病史，是否有其他颅内肿瘤、头部创伤史、家族遗传史。

（2）评估患儿出生时及现在的身高、体重、生长发育速度、身体各部位比例、智力发育情况、面容、出牙及囟门闭合的时间，青春期发育情况、食欲、活动情况。

（3）了解实验室检查如生长激素刺激试验、胰岛素样生长因子检查，以及辅助检查如骨龄 X 线等检查结果。

（4）评估患儿及家长的心理状况及社会支持系统。

【护理措施】

1. 心理护理

由于患儿生长发育落后，给患儿心理造成巨大影响，所以护士应主动与患儿及其家长建立良好信任关系，鼓励患儿表达自己的情感和想法，帮助其正确地看待自我形象，树立正向的自我概念。

2. 饮食指导

指导患儿饮食多样化，多吃新鲜水果、蔬菜，保证各种营养素的摄取，同时避免过多能量摄取造成肥胖。

3. 有氧运动

运动可刺激生长激素的分泌，作为非药物性的、生理性的干预方式能促进儿童的线性生长，有效辅助改善患儿成年时的身高。尤其应加强下肢锻炼，因为下肢锻炼能促进长骨骨骺软骨板的细胞分裂增殖，对身高的增长十分有利。

4. 充足的睡眠

保证每晚 9 小时左右高质量睡眠，以保证垂体分泌足量的生长激素。生长激素在夜里分泌最旺盛，因此要养成晚上 9 点前睡觉的习惯，保证每晚 10 点前达到深睡眠状态。

5. 用药指导

患儿骨骺闭合前应用生长激素替代治疗可有效改善身高，应为患儿及家长提供有关生长激素替代治疗的信息和相关教育资料，用药期间严密监测骨龄发育情况。

6. 生长激素激发试验的护理

试验前告知家长和患儿试验的目的以及试验中的注意事项，取得配合。由于需要多次采集血标本，试验前应为患儿留置好套管针，避免反复穿刺造成的痛苦。试验中注意严密监测患儿病情变化。

【健康指导】

(1) 向患儿及家长介绍疾病相关知识及护理方法，以取得患儿及家长的配合，减轻其心理负担和顾虑。

(2) 指导用药，促进生长发育，为患儿及家长提供有关激素替代治疗的信息，用药期间应密切随访骨龄发育情况，观察治疗效果和不良反应。

(3) 卫生保健指导，教会家长生长发育曲线记录方法，在治疗过程中每 3 个月测量身高、体重一次，并记录在生长发育曲线上，以观察疗效。

三、先天性肾上腺皮质增生症

【护理评估】

(1) 了解患儿是否有生后不久出现拒食、呕吐、腹泻、体重不增或下降、脱水、低钠血症、高钾血症及代谢性酸中毒等表现。

(2) 评估患儿体格发育、性发育情况；皮肤黏膜的色泽，是否有色素沉着；是否出现高血压或钠潴留。

(3) 了解实验室检查如生化尿液、17 - 羟类固醇、17 - 酮类固醇和孕激素三醇测定、血电解质测定等检查结果。

(4) 评估患儿及家长的心理状况及社会支持系统。

【护理措施】

(1) 严密监测病情变化　失盐型患儿就诊时多有明显脱水甚至休克，存在严重的水及电解质紊乱，所以应迅速建立静脉通路，快速补液，并准确记录 24 小时出入量，随时评估脱水状态缓解情况；配合医生准确、及时采集血标本；存在高钾血症的患儿应密切监测生命体征，并给予对症处理。

(2) 做好用药的观察与指导　本病为先天性疾病，必须终身服用氢化可的松或氟氢可的松替代治疗。应向家长及患儿讲解用药的重要性以及用药过程中的注意事项，指导患儿及家长及时、准确地应用药物。在感染、创伤、手术等应激情况下，人体对肾上腺皮质激素需要量增加，因此要适当增加口服制剂，一般需要达到维持量的 2~3 倍，以防肾上腺危象的发生。

（3）预防感染　应用肾上腺皮质激素后，患儿免疫功能下降，感染机会明显增加，应加强基础护理，严格无菌操作，并鼓励患儿进行适当的身体锻炼，避免与传染病患儿接触，减少感染机会。

（4）心理护理　因患儿需要终身服用激素替代治疗，家长会担心患儿病情危重以及应用激素的不良反应，应主动给予家长关心和安慰，讲解疾病相关知识，使其正确面对，取得配合。

【健康指导】

（1）向患儿及家长介绍疾病相关知识及护理方法，以取得患儿及家长的配合，减轻其心理负担和顾虑。

（2）用药指导　告知患儿所用药物为激素类药物，必须连续服用，改变剂量必须经过医生同意。指导患儿根据医嘱按时服药，定期复查，以便医生更改药量。

（3）产前诊断　告知家长本病可通过产前相关检测进行诊断，可避免为患儿家庭带来精神及物质上的巨大压力。

第十二节　免疫及结缔组织病护理常规

一、一般护理

（1）按儿内科一般护理。

（2）执行保护性隔离，防止交叉感染，保持病室安静、清洁、舒适、安全，温、湿度适宜，每日定时开窗通风换气，定期进行空气消毒，做空气细菌培养监测。

（3）根据病情调整休息时间，疾病活动期绝对卧床休息。

（4）给予营养丰富、易消化、高蛋白、高维生素饮食。

（5）按医嘱正确留取各种检验标本，协助完成各项检查。

（6）遵医嘱正确给药，并观察药物的疗效和副作用。

（7）做好心理护理，安慰和鼓励患儿。

（8）向患儿及家长介绍疾病相关知识，做好健康教育。

二、过敏性紫癜

【护理评估】

（1）评估患儿的年龄、性别、起病缓急，是否曾发生上呼吸道感染，是否服用过抗生素、磺胺类药物及解热镇痛剂；是否食用鱼虾、蛋类、牛奶；近期是否接触花粉，被虫咬，接种疫苗。

（2）评估患儿体温、血压，皮肤紫癜出现的部位、时间、颜色及进展情况；评估患儿是否出现腹痛、恶心、呕吐，关节疼痛肿胀的部位、程度；是否出现血尿、蛋白尿及管型、浮肿。

（3）了解实验室检查如血常规、尿常规、生化等检查结果。

（4）评估患儿及家长的心理状况及社会支持系统。

【护理措施】

1. 加强皮肤护理

(1) 观察皮疹的形态、颜色、数量、分布及有无反复出现。

(2) 保持皮肤清洁，防擦伤和小儿抓伤，如有破溃及时处理，防止出血和感染。

(3) 患儿衣着应宽松、柔软，保持清洁、干燥。

(4) 避免接触可能的各种致病原，同时按医嘱使用止血药、脱敏药。

2. 减轻或消除关节肿痛与腹痛

(1) 观察患儿关节肿胀及疼痛的情况，保持关节功能位，根据病情选择合适的理疗方法。

(2) 腹痛时嘱患儿卧床休息。

(3) 按医嘱使用肾上腺皮质激素，以缓解关节疼痛和解除挛缩性腹痛。

【健康教育】

(1) 向患儿及家长讲解疾病相关知识，以取得家长的配合及支持。

(2) 介绍药物相关知识，指导家长观察药物的疗效及不良反应，掌握疾病护理的要点及注意事项。

(3) 指导家长合理调配饮食，避免接触任何可能的过敏原，定期返院复查。

三、皮肤黏膜淋巴结综合征（川崎病）

【护理评估】

(1) 评估患儿的年龄、性别，近期是否曾患感染性疾病。

(2) 评估患儿体温，是否出现高热及热型；皮疹出现的时间、部位、形态；手足是否出现硬性水肿、掌指红斑；肛周皮肤是否发红、脱皮；双侧球结膜有无充血，口唇有无红肿、皲裂或出血，是否出现草莓舌；评估浅表淋巴结有无肿大。

(3) 了解实验室检查如血常规、红细胞沉降率，以及心电图、心脏超声等检查结果。

(4) 评估患儿及家长的心理状况及社会支持系统。

【护理措施】

(1) 控制体温　急性期绝对卧床休息，监测体温变化，观察热型及伴随症状；发热时遵医嘱及时给予物理或药物降温，避免发生高热、惊厥；鼓励患儿多饮水，必要时静脉补液。

(2) 保持皮肤清洁，衣被质地、柔软、清洁，剪短指甲，以免抓伤和擦伤；半脱的痂皮用消毒剪刀剪除，切忌强行撕脱，以防出血和继发感染。

(3) 密切观察患儿有无心血管损坏的表现，如面色、精神状态、心率、心律、心音及心电图等，并根据心血管损害的程度采取相应的护理措施。

【健康教育】

(1) 向患儿及家长介绍本病的病因、临床表现、主要治疗原则及护理措施。

(2) 指导家长遵医嘱足疗程给药，注意观察药物的疗效和副作用。

(3) 指导家长定期带患儿复查，对于无冠状动脉病变患儿，出院后1个月、3个月、6个月、1～2年各全面检查一次；对有冠状动脉病变患儿应密切随访，每3～6个月做一次超声心动图检查。有多发或较大冠状动脉瘤尚未闭塞者，不宜参加体育活动。

四、原发性免疫缺陷病

【护理评估】

(1)评估患儿是否反复发生严重、持久的感染，如肺炎、鼻窦炎、中耳炎、脑膜炎、败血症等。

(2)评估患儿有无特殊面容(人中短，眼距宽，下颌骨发育不良等)，有无手足抽搐。

(3)了解体液及细胞免疫功能测定、X线检查的结果。

(4)评估患儿的心理状况及社会支持系统。

【护理措施】

(1)对患儿进行保护性隔离，不与感染性疾病患儿接触；医护人员严格执行消毒隔离制度，确保无菌操作；保持病室空气新鲜，避免上呼吸道感染；勿食生冷饮食，餐具定期消毒，预防消化道感染，做好患儿口腔及皮肤护理。

(2)选择营养丰富且易于消化的食物，注意热量、蛋白质、维生素和微量元素的供给，提倡母乳喂养。

(3)合并感染时遵医嘱给予抗生素，应用免疫抑制剂时注意变态反应的发生。

【健康教育】

(1)向患儿及家长介绍疾病的病因、临床特点及护理要点，以取得家长和患儿的配合。

(2)告知患儿及家长细胞免疫缺陷患儿应禁止接种活疫苗或菌苗，以防发生严重感染；有严重细胞免疫缺陷患儿不宜输新鲜血液制品，以防发生移植物抗宿主反应；糖皮质激素类药物应慎用。

(3)指导患儿及家长预防感染，宣传母乳喂养，鼓励治疗后的患儿尽量参加正常生活。

(4)患儿一般不做扁桃体或淋巴结切除术，禁忌行脾切除术。

第十三节 儿外科疾病护理常规

儿外科是对成长中儿童的一门专门学科，其工作范围包括从人出生到18岁所有的外科问题。有些疾病仅发生于小儿，有些疾病既可发生于成人，也可发生于小儿，但在小儿表现为与成人完全不同的形式，且各年龄阶段的小儿之间也存在差异，因此小儿的解剖生理特点与病理学基础是做好医疗护理工作的基础。由于患儿年龄小、语言表达能力差，有时不能主动或准确诉说病情及不适，需要我们用"心"才能做好一位儿外科护士。

一、一般护理

1. 疼痛

帮助患儿缓解疼痛，提高其舒适度，利于疾病康复(常见于手术创伤、外伤、炎症等情况)。

(1)采用疼痛评估量表对患儿进行疼痛评分，并评估患儿疼痛的原因及程度，包括疼痛的部位、性质、持续时间等。

(2)与患儿及家长建立良好的护患关系，以倾听、陪伴、触摸等方式提供情感上的支持。

(3)向患儿讲解疼痛的原因及疾病相关知识，并告知患儿疼痛会逐渐缓解，使其减轻心理压力。

(4) 根据疼痛评估分数小于 3 分，护士指导患儿通过自我调节或情境暗示来分散注意力、减少焦虑、紧张情绪，可采用音乐疗法、深呼吸、松弛疗法等以缓解疼痛。

(5) 创造良好的休养环境，保持室内安静、整洁；夜间护理操作集中进行，减少对患儿的干扰。

(6) 疼痛评估分数≥3 分，遵医嘱给予患儿使用止痛药缓解疼痛。

2. 体温过高

(1) 评估患儿体温变化范围及体温升高的原因。

(2) 告知患儿术后 3 日内体温偏高(37～38.5℃)，与手术后吸收热有关。

(3) 关注患儿体温变化，每日监测体温 4 次，若高于 38℃则每隔 4 小时测量体温一次，并做好记录；监测患儿检查的报告值，如白细胞计数、电解质等。

(4) 若患儿体温<38.5℃，给予化学冰冻冷敷，30 分钟后复查体温；≥38.5℃时遵医嘱给予解热药物降温治疗。

(5) 关注患儿饮食与液体的摄入，向患儿讲解摄入充足液体的重要性，鼓励患儿适当多饮水。

(6) 为患儿及时更换被汗液浸湿的衣服和床单位，避免受凉。

3. 部分生活自理能力缺陷

满足患儿的基本生活需求(常见于患儿术后卧床、静脉输液等情况)。

(1) 评估患儿的自理程度与缺陷的原因、程度等。

(2) 建立良好的护患关系，与患儿沟通，了解患儿的基本生活需求，并提供合理的帮助。

(3) 关注患儿安全，如使用床档等，避免患儿坠床。

(4) 加强巡视病房，密切观察患儿的生命体征，以及输液是否通畅，随时询问患儿的需要。

(5) 对如厕缺陷患儿，及时提供便器，必要时协助患儿穿、脱衣服。

(6) 提供患儿有关疾病、治疗及预后的正确信息，以增强其自我照顾的能力和信心。

4. 特定的知识缺乏

帮助患儿及家长了解疾病治疗及自我护理的相关知识(常见于不了解疾病相关知识者)。

(1) 评估患儿及家长知识缺乏的程度及理解、接受能力。

(2) 建立良好的护患关系，尊重和允许其提问。

(3) 使用各种方法向患儿及家长提供信息，如解释、讨论、书面材料等。

(4) 用通俗易懂的语言告知患儿疾病相关知识及术前准备的内容和注意事项；根据情况告知患儿手术方式、麻醉方式及手术大约所需时间；告知患儿术后的注意事项；告知患儿出院后自我护理的方法。

(5) 对于需要康复治疗的患儿，尽量固定学习的人(父亲或母亲)，便于保持信息的准确性及连续性。

5. 便秘

帮助患儿建立正常的排泄习惯(常见于术后卧床、活动量减少等情况)。

(1) 评估患儿排便情况及便秘的原因。

(2) 观察患儿排便状况及伴随症状，如下腹饱胀感等。

(3)指导患儿促进排便的方法 ①腹部按摩:指导患儿及家长于腹部进行顺时针方向轻轻按摩;②鼓励患儿适当下床活动;③鼓励患儿多进高纤维素食物,如芹菜、韭菜、香蕉等。

(4)必要时遵医嘱给予患儿使用开塞露,并观察使用效果。

(5)记录患儿排便的次数、颜色和性状。

二、心理护理

【评估内容】

住院患儿常见的心理问题有恐惧和焦虑(与年龄、环境改变及疼痛有关)、自卑(多数与先天性畸形有关)等。

(1)评估患儿的焦虑、恐惧及自卑的程度及原因。

(2)对患儿及家长热情周到,耐心倾听其表述,建立良好的护患关系。

(3)及时向家长了解患儿的生活饮食习惯,帮助患儿尽快适应医院的生活。

(4)利用肢体和面部表情等非语言与患儿交流,减轻其恐惧、焦虑的程度。

(5)用通俗易懂的语言,简明扼要地向患儿及家长讲解疾病知识、治疗效果、术后注意事项,说话语速要慢,语调要平静,耐心解答他们提出的问题。

(6)鼓励患儿与患有相同疾病的术后患儿多沟通,增强战胜疾病的信心。

【一般护理】

(1)热情接待患儿及家长,安排床位,介绍有关制度,准备病历,通知医师,配合治疗与抢救。

(2)收集病史,进行入院评估,制定护理计划。

(3)根据病情及医嘱给予治疗与饮食。

(4)提供舒适环境,保证患儿的休息与睡眠。根据病情及医嘱决定适当的卧位及活动量。无陪住及意识障碍患儿加用床档。

(5)做好晨晚间护理,保持床单位的清洁、干燥,病室每日开窗通风两次。

(6)新入院患儿每日测体温 3 次,连续 3 日;普通患儿每日测两次。按医嘱观察生命体征及病情变化。

(7)按医嘱记录出入量,并记录在体温单的相应栏内。

(8)每周测量体重 1 次,记录在体温单的相应栏内。手术前 1 日洗澡、更衣并根据手术部位及医嘱备皮。

(9)根据疾病及手术要求进行必要的术前指导及功能训练。

(10)根据麻醉方式准备麻醉床及相应的监护、抢救药品及物品。

(11)做好健康宣教及心理护理,减轻患儿及家长的焦虑、恐惧心理,尽量满足其生理、心理需求。

(12)出院前给予患儿健康护理指导及复诊要求。

(13)出院后做好床单位的终末消毒。

【术前护理】

(1)介绍手术目的、配合方法等,取得患儿及家长的理解和配合。

(2)做好心理护理及健康指导,解除患儿术前紧张、焦虑情绪。

(3)术前 1 日洗澡、洗头、剪指甲、更衣等。如手术范围内皮肤有皮疹、划破或感染,应立即通知医师。行动不便或有创伤等患儿，可在床上擦浴。注意保护隐私，并避免受凉。

（4）婴幼儿术前 4～6 小时（儿童 6～8 小时）禁食、水。术前 1 日晚饭应进易消化饮食，避免油腻食物。

（5）术前需洗胃、清洁肠道者按医嘱执行。

（6）手术当日遵医嘱进行术前治疗。

（7）手术当日早晨检查备皮区皮肤是否清洁，测量肛温；择期手术患儿如体温超过 37.5℃，应及时通知医师。

（8）手术当日准备好患儿去手术室应携带的物品，如病历、X 片等。

（9）遵医嘱术前 0.5～2 小时给予抗生素。

（10）送走手术患儿后，准备麻醉床及手术后用物，如氧气、吸引器、监护仪、约束带等。

【术后护理】

（1）妥善安置患儿，将患儿平稳搬运至床上，搬运时保护好各管路。手术室人员与病房护士共同完成术后患儿交接工作并清点患儿物品。

（2）病房护士应了解患儿手术和麻醉情况，手术进度及术中出血、输血和补液情况，判断手术创伤大小及其对机体的影响。根据患儿手术部位和麻醉方式，结合各专科特点采取合适的卧位，麻醉清醒前注意保护患儿，必要时给予保护性约束。

（3）监测生命体征，必要时给予心电监护。

（4）遵医嘱给予患儿吸氧，接通并固定各种引流管，观察记录各种引流液的颜色、量及性质。

（5）随时观察伤口敷料有无渗血及潮湿，出现异常时及时通知医师。

（6）记录患儿第一次排尿时间。有排尿困难时给予相应处理。少尿或无尿者需通知医师。

（7）术后饮食应遵医嘱执行，需记录患儿精神、食欲状况。禁食期间行口腔护理，每日两次。

（8）并发症的预防及观察。根据病情及手术的不同，采取相应的护理措施，预防或发现并发症，使其得到及时处理。

（9）根据不同手术，掌握患儿可活动时间。下列情况不宜过早活动：①心脏手术；②腹腔疑有脓肿；③疑有血栓形成；④骨折或植皮。

第十四节　新生儿外科护理常规

一、一般护理

（1）按儿外科一般护理常规。

（2）新生儿病室温、湿度适宜，注意给予患儿保暖，定时通风，保持室内空气新鲜。

（3）根据病情给予合理喂养，每周称体重 1 次，了解营养状况。

（4）注意患儿皮肤清洁卫生，尤其是颈下、腋下、腹股沟等皮肤皱褶处。注意及时更换尿裤，预防臀红。每次大便后用温水冲洗臀部。

（5）脐带残端未脱落者，每日用 75%乙醇棉球擦拭，注意保持局部干燥。

（6）医务人员操作时应严格执行无菌技术操作。室内地面、床头桌等每日擦拭。出院后床单位需进行终末消毒，每月病室空气培养1次。

（7）密切观察病情变化，遵医嘱观察生命体征、面色、精神、食欲及大、小便状况等，同时观察记录有无呕吐、腹胀、黄疸等情况，必要时通知医师处理。

（8）做好出入院指导及健康宣教　①解释、宣传有关疾病的知识及术前准备、术后护理中的一些注意事项；②介绍喂养知识、饮食卫生要求等；③介绍有关疾病康复及功能训练方法等；④遵医嘱定期复诊要求。

二、先天性肛门直肠畸形

【评估内容】

（1）疾病病因及诱因的评估　了解患儿母亲怀孕期间是否服用过药物及有无药物接触史，该疾病有无家族遗传史等。

（2）疾病症状的评估

①患儿的精神、食欲及营养状况；

②患儿的排便形态及排便习惯；

③患儿是否出生后24小时无胎粪排出或仅有少量胎粪从尿道、会阴口挤出；

④患儿有无恶心、呕吐、腹部膨隆、排便困难及(或)低位性肠梗阻症状等；

⑤患儿会阴部有无肛门或仅有一痕迹，会阴部有无其他排便出口等。

（3）了解患儿及家长的心理状况、社会支持系统及对疾病的认知程度，根据患儿的具体情况进行相应的指导和告知，宣教过程注意保护其隐私。

【护理措施】

（1）术前护理

①参见新生儿外科一般护理；

②观察患儿的生命体征及一般状况；

③确诊为无肛门、出现肠梗阻现象者，遵医嘱禁食、胃肠减压，静脉补液，做好手术准备；

④观察并记录面色、呼吸、腹胀及呕吐情况；

⑤做好术前肠道准备，预防感冒。

（2）术后护理

①观察患儿生命体征变化；

②观察患儿腹部情况；

③保持胃肠减压通畅，观察并记录液体颜色、量及性质；

④避免大、小便污染伤口，必要时留置导尿管；给予适当体位和卧位，暴露伤口并保持干燥；每次便后用生理盐水棉球清洁肛门；观察肛门伤口愈合情况，及早发现感染症状。

（3）观察大便次数、性质及排尿情况。

（4）遵医嘱给予扩肛术，并协助医师指导家长学会正确的扩肛方法。

（5）行结肠造瘘手术患儿护理参见肠瘘护理常规。

【健康教育】

(1) 教会家长观察患儿腹部和伤口情况。

(2) 观察排便的性状及气味有无异常。

(3) 合理喂养。

(4) 教会家长正确的扩肛方法。

(5) 按医嘱要求进行术后功能锻炼。

(6) 定期复查,按医嘱要求进行随诊。

三、先天性胆管扩张症

【评估内容】

(1) 疾病病因及诱因的评估　本病的病因尚不清楚,了解母亲怀孕期间是否服用过药物及是否有药物接触史、病毒感染史,了解家族中是否有其他人员患有此病。评估患儿有无其他先天性畸形的症状和表现。

(2) 疾病症状的评估　评估患儿的精神、食欲状况,面色、皮肤、巩膜是否有黄染,大便的颜色及性状等;评估既往有无腹痛及腹痛的性质,是否伴有发热、恶心、呕吐、厌食等消化道症状;评估黄疸出现时的症状、体征,有无进行性加重病史或间歇性黄疸病史;了解患儿黄疸加重时,大便的颜色是否变浅乃至陶土色,尿色深黄等;了解初次出现腹痛、黄疸症状的时间等;了解相关检查的结果,如生化、B 超、X 线、CT 检查等。

(3) 了解患儿及家属的心理状况、社会支持系统及对疾病的认知程度。根据患儿的具体情况进行相应的宣教和告知。

【护理措施】

1. 术前护理

(1) 参见新生儿外科一般护理。

(2) 观察皮肤、巩膜黄染情况,大小便性质,有无腹痛、腹胀及加重现象,发现异常及时通知医师处理。

(3) 协助医师做好术前各项检查。

(4) 遵医嘱术前用药,观察其反应。

2. 术后护理

(1) 密切观察胆管引流是否通畅,黄疸消退情况及粪便颜色变化,监测黄疸指数的动态变化。

(2) 保持胃肠减压通畅,观察并记录胃液颜色、量及性质。准确记录出入量。

(3) 保持腹腔引流通畅,每日观察记录引流液的颜色、性质、量。注意观察有无吻合口瘘、胆汁外流及腹胀情况。

(4) 遵医嘱静脉补充营养,注意输液速度及反应。

【健康教育】

(1) 指导合理喂养及饮食要求。

(2) 教会家长学会观察大便颜色及皮肤黏膜变化情况。

(3) 定期复查,按医嘱要求进行随诊。

(4) 出现腹痛、腹胀、发热及时就诊。

第十五节　普外科疾病护理常规

一、一般护理

(1) 按儿外科一般护理常规执行。

(2) 在疾病允许情况下，给予易消化、高热量、高蛋白、高维生素食物。保持水及电解质平衡，营养支持。

(3) 胃肠道手术患儿，术前3日进行肠道准备。

(4) 术前1日，根据手术部位给予常规备皮。

(5) 术日晨遵医嘱给予禁食、静脉补液，术前用药和治疗等。

(6) 术后根据麻醉方式给予相应的麻醉后护理，清醒后根据病情及手术部位采取不同卧位，鼓励患儿早期活动。

(7) 保持各种引流管的通畅，妥善固定并记录引流液的颜色、量及性质。

(8) 观察手术后生命体征的变化，发现异常及时通知主管医生处理。

(9) 做好心理护理，避免患儿哭闹。

(10) 做好健康指导　①向家长宣传有关疾病防治、术前准备及术后护理知识；②合理营养，病情允许可适当下床活动；③遵医嘱定期复诊。

二、腹股沟疝

【评估内容】

(1) 疾病病因及诱因的评估　了解患儿母亲怀孕期间是否服用过药物及接触史等。评估患儿有无咳嗽等症状，有无持续哭闹或频繁呕吐等。评估患儿生长发育是否正常。

(2) 疾病症状的评估　评估患儿腹股沟处和(或)阴囊处有无光滑、整齐、稍带弹性的可复性肿物；当小儿持续哭闹、久站、咳嗽或用力时，腹股沟处肿物是否出现或增大，平卧后即逐渐缩小或完全消失，复位时可否听到气过水声。评估患侧腹股沟部是否较对侧饱满，阴囊较对侧大。了解实验室检查、B超等检查结果。

(3) 了解患儿及家属的心理状况、社会支持系统及对疾病的认知程度。根据患儿的具体情况进行相应的宣教和告知。

【护理措施】

1. 术前护理

(1) 及时治疗咳嗽症状。

(2) 给予易消化、多纤维素饮食，保持大便通畅。

(3) 尽量避免患儿烦躁、哭闹等，必要时遵医嘱使用镇静剂。

(4) 出现嵌顿性腹股沟疝症状和体征时，立即通知医师处理。

2. 术后护理

(1) 术后卧床休息，3日后可适当活动，避免过早下地活动。

(2) 注意保暖，防止着凉后引起咳嗽，防止剧烈哭闹。

(3) 保持大便通畅，便秘时可遵医嘱使用通便药物。

（4）保持伤口敷料清洁干燥，防止大、小便污染。

（5）观察伤口有无渗血，观察阴囊有无水肿，出现异常及时报告医师。

【健康指导】

（1）术后避免过早剧烈活动，防止复发。

（2）指导家长了解导致复发的诱因。

三、无神经节细胞症

【评估内容】

（1）疾病病因及诱因的评估　先天性巨结肠的病因及发病机制目前仍不清楚。评估患儿有无家族史，了解患儿母亲怀孕期间是否服用过药物及接触史等，评估母亲怀孕早期有无病毒感染或环境因素的改变。

（2）疾病症状的评估　评估患儿排胎便时间，有无出生后 24～48 小时无胎粪排出或只有少量胎粪；评估有无呕吐、腹胀、顽固性便秘并逐渐加重，有无经直肠指检或灌肠后排出大量粪便和气体后症状缓解，有无需经常扩肛灌肠方能排便现象；评估患儿有无呕吐、食欲下降等；评估患儿的营养状况，有无贫血、营养不良、食欲不振等；评估患儿腹部有无肠型或蠕动波，是否扪及粪块等；评估患儿有无严重腹胀、腹泻、高热等小肠结肠炎症状；了解 X 线检查、直肠测压等辅助检查结果。

（3）了解患儿及家属的心理状况、社会支持系统及对疾病的认知程度。根据患儿的具体情况进行相应的宣教和告知。

【护理措施】

1. 术前护理

（1）遵医嘱每日用生理盐水清洁灌肠，肠道准备 7～10 日。术前 3 日遵医嘱予以抑菌药物保留灌肠，术前晚及术日晨各清洁洗肠 1 次。

（2）给予无渣、高蛋白、高热量、高维生素饮食。

（3）术前 1 日禁食，可饮水，静脉补液治疗。

（4）密切观察病情变化，如出现高热、烦躁、呕吐等应及时通知医师处理。

2. 术后护理

（1）术后取屈膝仰卧位，两腿分开，并适当约束。

（2）保持肛门处干燥、清洁，排便后及时用生理盐水棉球随时清洁。

（3）保持胃肠减压通畅，观察记录引流液的颜色、量及性质。

（4）禁食，根据医嘱及肠道功能恢复情况给予适当饮食。

（5）做好病情的观察记录，预防并发症的发生。

【健康指导】

（1）指导家长合理饮食及喂养。

（2）指导并教会家长扩肛的方法，并做到定期门诊随访。

（3）指导家长对患儿进行排便功能训练，协助患儿形成良好的排便习惯，以适应社会生活。

（4）患儿发生便秘、腹泻及排便形态改变等，应及时来院就诊。

四、肠套叠

【评估内容】

(1)疾病病因及诱因的评估　评估患儿的年龄及发病季节，患儿近期有无上呼吸道感染、腹泻等病史，患儿发病前是否添加辅食等。

(2)疾病症状的评估　评估患儿有无阵发性哭闹不安，有无呕吐及呕吐物的颜色、性质和量，有无腹部包块；评估患儿的排便状况，有无果酱样大便；评估患儿的全身状况、精神状态，有无面色苍白、嗜睡等。

(3)了解患儿及家属的心理状况、社会支持系统及对疾病的认知程度。

【护理措施】

1. 非手术治疗护理(空气灌肠复位治疗)

(1)观察患儿精神状态及面色。

(2)遵医嘱口服碳片，观察记录排碳片时间。

(3)观察患儿的精神状态及全身情况，及早发现并发症。

(4)对怀疑穿孔患儿，应迅速做好术前准备。

2. 手术治疗护理

(1)术前护理

①禁食，胃肠减压。

②遵医嘱静脉补液治疗。

(2)术后护理

①监测生命体征，并做好记录。

②禁食，胃肠减压保持通畅。观察记录胃肠减压液的量、颜色及性质。

③遵医嘱静脉补液治疗。

④观察伤口有无渗血、渗液等，发现异常及时通知医师。

⑤避免患儿哭闹，必要时遵医嘱给予镇静剂。

⑥根据医嘱及患儿胃肠道功能恢复情况给予适当饮食。

⑦行肠切除患儿，术后早期应注意观察有无吻合口瘘等。

【健康指导】

(1)避免诱发饮食，减少肠功能紊乱。

(2)合理喂养，适当活动，避免继发肠梗阻。

(3)定期复查。

第十六节　泌尿外科疾病护理常规

一、一般护理

(1)一般护理及手术前后准备同外科护理常规。

(2)向年龄较大患儿介绍治疗的目的，解除其焦虑和恐惧；对有生理缺陷的患儿及其家长要耐心体贴，尊重其自尊心，消除其自卑，有利于合作，顺利完成检查及治疗。

(3) 做好各种检查的准备工作，及时、正确、足量地收集标本。

(4) 在各种检查和治疗后，观察有无发热、寒战、尿急、血尿等异常情况，做好解释和及时处理。

(5) 保持各种引流通畅，防止扭结、脱落。长期留置导尿管者每日用 1∶5000 呋喃西林液冲洗，每日更换 1 次引流袋，引流袋应低于臀部水平。

(6) 注意观察膀胱造瘘口有无尿液并及时更换敷料。瘘口周围皮肤保持干燥、清洁。

(7) 肾功能异常者每日监测尿量和血压，观察尿液的颜色和性质。

(8) 训练床上排尿。

(9) 健康指导　①宣传有关疾病的知识及术前准备、术后护理要点；②做好心理护理，帮助患儿增强自信心；③定期随诊。

二、尿道下裂

【评估内容】

(1) 疾病病因及诱因的评估　了解患儿家庭成员中有无其他人患有此病，如父亲、兄弟等。了解母亲怀孕期间是否服用过药物及特殊食物，有无特殊环境接触史等。评估患儿母亲怀孕期间有无激素水平异常等。

(2) 疾病症状的评估　评估患儿尿道开口位置、包皮形态及阴茎发育状况、弯曲程度等。评估有无合并双侧隐睾，有无合并其他畸形等。严重尿道下裂患儿，要了解其一些辅助检查结果，如染色体检查等，以判断是否有两性畸形等。

(3) 了解患儿及家属的心理状况、社会支持系统及对疾病的认知程度。

【护理措施】

1. 术前护理

(1) 保持会阴部清洁，便后清洗会阴部。入院后坐浴 1～2 次/日。

(2) 遵医嘱嘱患儿多饮水，保持尿液清亮。

(3) 保持大便通畅。

(4) 术前 1 日备皮，术前晚及术日晨开塞露灌肠。

2. 术后护理

(1) 使用支被架，避免盖被压迫尿管而引起手术区疼痛及切口感染。

(2) 保持尿道外口清洁。

(3) 保持尿管引流通畅，引流袋不能高于尿道外口。

(4) 密切观察阴茎头部血液循环情况，出现异常时及时报告医师。

(5) 保持床单位清洁、干燥，潮湿时及时更换。

(6) 鼓励患儿多饮水，以增加尿量，保持尿道通畅。

(7) 鼓励患儿多食粗纤维食物，保持大便通畅；必要时遵医嘱给予开塞露灌肠。

(8) 遵医嘱给药。

【健康指导】

(1) 注意观察患儿尿线的粗细，排尿射程的远近，排尿时阴茎有无包块及漏尿，出现问题及时来院复诊。

(2) 适当活动，避免阴囊与硬物撞击造成伤口裂开。

(3)告知家长手术矫形后不影响患儿的生长发育及今后的生活；清除患儿及家长的焦虑和疑虑，以减少对患儿心理的影响。青春发育期请来院复诊。

三、睾丸下降不全(隐睾)

【评估内容】

(1)疾病病因及诱因的评估　了解患儿家庭成员中有无其他人患有此病。母亲怀孕期间是否服用过药物及特殊食物等。评估患儿母亲怀孕期间有无特殊环境接触史等。评估患儿母亲怀孕期间有无激素水平异常等。

(2)疾病症状的评估　评估有无阴囊左右不对称、阴囊空虚，不能扪及睾丸；评估隐睾是单侧或是双侧，是否伴有腹股沟疝及鞘膜积液，是否伴有其他畸形。对触及不到睾丸的患儿，要了解其他辅助检查，如B超等，以协助诊断。

(3)了解患儿及家属的心理状况、社会支持系统及对疾病的认知程度。根据患儿的具体情况进行相应的宣教和告知。

【护理措施】

1. 术前护理

(1)鼓励患儿向父母及医务人员表达感受，给予正确引导，消除其心理障碍，取得患儿的支持和配合。

(2)做好会阴和阴囊处皮肤的清洁。

2. 术后护理

(1)注意伤口渗血情况，敷料是否干燥、清洁；出现异常情况，如阴囊肿胀明显时及时报告医师处理。

(2)保持伤口敷料干燥、清洁，勿被大小便污染。

【健康指导】

(1)术后注意观察睾丸的发育情况。

(2)对睾丸发育不良者，督促患儿家长必须定期复诊，配合医生进行激素治疗。

第十七节　骨科疾病护理常规

一、一般护理

(1)按儿外科一般护理常规执行。

(2)保持病室环境清洁、温度适宜。

(3)协助进行一般项目检查，了解并满足患儿生理和心理上的需求，做好患儿安全护理。

(4)按患儿的年龄及病情不同给予适当饮食，增加营养摄入。

(5)皮肤护理　每日查看皮肤有无异常，局部皮肤进行按摩。高危人群要进行压力性损伤的评估，并采取相应的保护措施。

(6)功能锻炼护理　根据病情及手术方法及时指导患儿进行功能锻炼，如护理功能训练，床上排便、排尿训练等。

(7)健康指导　①向家长及患儿宣传有关疾病知识及手术方案、术后护理知识要点；

②教会家长掌握功能锻炼方法；③定期复诊。

二、发育性髋脱位

【评估内容】

(1)疾病病因及诱因的评估　了解家庭成员中有无患此类疾病者。母亲怀孕期间是否服用过药物及特殊食物，有无特殊环境接触史。评估母亲怀孕期间有无激素水平的变化。评估患儿家庭的生活习惯及环境条件。

(2)疾病症状的评估　评估患儿出生后有无双下肢皮纹不对称；出生后有无下肢活动不对称、下肢长度不等；髋关节有无外展受限；有无学步时间晚及跛行或鸭步步态。评估患儿是否有一侧骨盆向对侧倾斜，脊柱向一侧倾斜。了解 X 线、CT、MRI 等辅助检查结果。

(3)了解患儿及家属的心理状况、社会支持系统及对疾病的认知程度。根据患儿的具体情况进行相应的宣教和告知。

【护理措施】

1. 保守治疗护理

适用于 18 个月以下患儿。

(1)协助医师教会家长支具的正确穿戴方法及治疗注意事项，并按期复诊。

(2)对蛙式石膏矫形患儿，告知家长必须按规定时间到医院更换石膏；保持石膏清洁、勿污染，石膏固定后的观察和注意要点。

2. 手术护理

(1)术前护理

①行皮牵引、骨牵引者，按牵引护理常规执行。

②指导患儿术前注意保暖，勿着凉。

③教会患儿及家长固定肢体做静态舒缩运动。

(2)术后护理

①放置卧位垫，将患儿安置于舒适方便的体位。

②注意观察患肢远端的感知觉、皮温、血运活动情况，被褥勿压足趾尖。

③注意伤口渗血情况，密切观察生命体征的变化，发现异常及时通知医师。

④石膏干燥后，协助患儿每 2~4 小时翻身一次，预防压力性损伤的发生。翻身时严格注意以健侧为轴，避免扭曲。

⑤加强皮肤护理，受压处皮肤需给予适当保护。保持床单位清洁、干燥，及时清理石膏渣屑。

⑥指导患儿的固定肢体做静态舒缩运动，运动强度及时间应循序渐进，鼓励患儿做深呼吸及有效咳嗽。鼓励患儿选择易消化、高蛋白、营养均衡的饮食，多饮水，多吃水果和蔬菜。

⑦协助患儿做好 X 线的复查。

⑧做好出院指导。

【健康指导】

参见小儿骨科疾病一般护理常规。本病治疗越早，效果越好。对保守治疗效果不佳、年龄较大的患儿，应积极手术治疗，并要定期随诊。

第五章 危重症监护

危重患者系指病情危重，处于生死关头，甚至有猝死危险的患者。危重大多由急性病变或慢性病急性变化造成，需加强监护治疗，度过危重阶段。

第一节 ICU 的布局要求

（1）整体布局应该使医疗区域、医疗辅助用房区域、污物处理区域和医务人员生活辅助用房区域等有相对的独立性，以减少彼此之间的干扰和控制医院感染。

（2）ICU 的病室设计可分为单间、专门区域和通间设置三种。鼓励在人力资源充足的条件下，多设计单间或分隔式病房。每床使用面积不少于 15m²，床间距大于 1m；每个病房最少配备 1 个单间病房，使用面积不少于 18m²，用于收治隔离患者。

（3）护士站应设在 ICU 的中心部位，设计的原则是尽量保障在护士站能看到所有病床，设置有中心监护系统、计算机、打印机等尽可能完善的医院信息管理系统，以便于医疗信息的收集、存储，简化医疗护理流程和提供科研教学的基础数据。

（4）ICU 应具备良好的通风、采光条件。最好装配气流方向从上到下的空气净化系统，医疗区域内的温度应维持在 24℃±15℃。

（5）ICU 白天的噪音最好不超过 45dB（A），傍晚不超过 40dB（A），夜晚不超过 20dB（A）。地面覆盖物、墙壁和天花板应该尽量采用高吸音的建筑材料。

（6）配备足够的非接触性洗手设施和手部消毒装置，单间每床 1 套，开放式病床至少每两床 1 套。

（7）对感染患者应当依据其传染途径实施相应的隔离措施，对经空气感染患者应当安置负压病房进行隔离治疗。

（8）医疗流向设计要合理，包括人流和物流在内的医疗流向要分离不交叉，有条件的医院可以设置不同的进出通道。严格限制非医务人员的探访；确需探访的，应穿隔离衣，并遵循有关医院感染预防控制的规定。

（9）ICU 病房建筑装饰必须遵循不产尘、不积尘、耐腐蚀、防潮防霉、防静电、容易清洁和符合防火要求的原则。

第二节 ICU 收治原则

（1）急性、可逆、已经危及生命的器官功能不全，经过 ICU 的严密监测和加强治疗短期内可能得到恢复的患者。

（2）存在各种高危因素，具有潜在生命危险，经过 ICU 严密的监测和适时、适度地有效治疗可能减少死亡风险的患者。

（3）在慢性器官功能不全的基础上，出现急性加重且危及生命，经过 ICU 的严密监测和治疗可能恢复到原来状态的患者。

(4) 慢性消耗性疾病的终末状态、不可逆性疾病和不能从 ICU 的监测与治疗中获得益处的患者，原则上将不再是 ICU 的收治范围。

(5) 当 ICU 的病床使用率较高，一时不能满足所有符合收治标准患者需要时，符合标准"1"的患者要比符合"2""3"的患者优先获得 ICU 诊疗。医生通过 APACHE Ⅱ 评分（急性生理和慢性健康评分 Ⅱ）或 MODS 多脏器功能障碍评分等，评价患者疾病的严重程度和预后，对收治的患者进行分类管理。

第三节 ICU 一般护理要求

一、入院护理

(1) 根据患者情况备好床单位和急救物品，及时通知医生接诊。

(2) 即刻安置患者，迅速连接监护设备，完成患者生命体征首次测量。

(3) 30～60 分钟内完成呼吸系统、循环系统和侵入性操作状况等的评估，根据医嘱，开放有效静脉通路，正确实施治疗、给药措施。

(4) 根据对患者的评估，填写入院相关资料，完成护理记录。

(5) 适时完成健康教育。

(6) 及时完成患者卫生清洁工作。

二、住院护理

(1) 严密观察患者病情变化，监测生命体征及专科评估。

(2) 根据医嘱，正确实施治疗、给药措施。

(3) 根据医嘱，准确测量、记录出入量。

(4) 根据患者病情，正确实施基础护理和专科护理，如口腔护理、皮肤护理、管路护理及气道管理等，实施安全措施等。

(5) 保持患者的舒适和功能体位，如需要约束患者必须签署书面知情同意书并有医师医嘱方可约束患者。

(6) 实施床旁交接班。

(7) 履行相关告知制度并针对疾病适时进行健康教育。

(8) 按照医院《护理文件书写规范指南》，及时、准确地记录患者病情变化。

三、出院护理/转归

(1) 遵医嘱更改相应护理级别。

(2) 死亡患者完成相应终末护理。

第四节　监　护　护　理

一、一般监护

1. 稳定情绪

向患者解释监测的目的及重要性，以消除其紧张情绪。对使用气管插管或气管切开患者，鼓励其用手势、眼神等表达自己的要求。

2. 了解病情

通过询问病史和体格检查，迅速且全面地了解病情，确定患者的主要护理问题。

3. 监测护理

根据病情不同进行针对性的监测。

4. 基础护理

做好危重患者的基础护理，正确实施肺部物理治疗和功能锻炼。

5. 营养支持

根据病情给予肠内或肠外营养支持。

6. 记录出入量

准确记录出入液体量。

7. 供氧及输液

保持正确的给氧方式并按医嘱调整静脉输液的速度。保留静脉通路，以便急救。

二、加强监护

加强循环系统、呼吸系统、神经系统、消化系统、血液系统和危重新生儿等的监护(参照各系统监护)。

三、监护指标

不同性质的监护需要采用不同的监测指标，可分为三类：生理性监测指标、生化监测指标和感染性监测指标。

1. 生理性监测指标

体温、心率、心律、呼吸节律、心电活动、中心静脉压、动脉压、肺毛细血管楔压、心排出量及尿量等。

2. 生化监测指标

血气分析、电解质、肌酐、心肌酶等，以及血红蛋白、红细胞比容，凝血活酶时间等凝血和抗凝指标的监测。

3. 感染性监测指标

对气管插管、各类导管引流物和伤口分泌物的细菌培养以及对环境、器械的细菌培养监测。

4. 引流管护理

(1)了解引流的目的、作用，正确识别、标记各种引流管。

(2) 正确连接引流袋(瓶)，妥善固定引流管，防止导管脱出。

(3) 严格无菌操作，防止继发感染。遵医嘱定期更换引流袋(瓶)，敷料污染需及时更换，引流口周围的皮肤应加强保护；引流袋的水平不要高于导管出口的水平，以免引流液倒流。

(4) 随时检查导管引流液是否通畅。避免引流管扭曲、折叠，阻碍引流；如发现引流不畅，应通知医生及时处理。

(5) 注意观察引流液的量、性状、色泽并及时记录；如有异常，随时与医师联系，及时处理。

第五节　系统监护

一、循环系统功能监护

【监测指标】

(1) 脉率、心率、心律、呼吸、血压、体温、面色、口唇、耳垂、四肢末端、静脉充盈、尿量及水肿情况。

(2) 心功能级别。

(3) 动态心电监护　观察各类心律失常、传导障碍、心肌损害、心肌梗死等。

(4) 出入液量监测　至少每4～8小时总结1次出入量。

(5) 血流动力学监测

①中心静脉压(CVP)监测：8～12cmH$_2$O 或 4～9mmHg。

②动脉压监测：(90～140)/(60～90)mmHg；MAP：85～90mmHg。

③气囊漂浮导管监测：右心房压(RAP)1～10mmHg；肺动脉压(PAP)(15～30)/(5～15)mmHg，平均压20mmHg；肺动脉嵌顿压(PAWP)5～15mmHg。

④脉波指示剂连续心排血量(PiCCO)监测：心指数(CI)3.0～5.0L/(min·m^2)；全心舒张末期容积指数(GEDI)680～800ml/m^2；胸腔内血容积指数(ITBI)850～1000ml/m^2；血管外肺水指数(ELWI)3.0～7.0ml/kg。

(6) 血氧饱和度(SaO$_2$)监测　95%～98%。

(7) 介入治疗内容。

(8) 实验室检查　动脉血气分析、血常规、血细胞比容、尿生化及常规等。

(9) 使用洋地黄类药物、利尿剂和血管扩张药物、β受体阻滞剂的监测。

【监测护理】

(1) 准备好各种监测设备。

(2) 避免心力衰竭的诱发因素。

(3) 协助患者取半坐卧位或半卧位，做好氧疗。

(4) 简要解释使用监测设备的必要性。

(5) 按监测要求为患者摆好舒适体位。

(6) 创造一种安全、信任的环境。

(7) 保证静脉通路，做好各种监测管路的护理。

(8) 做好心脏电复律的护理。

(9) 及时发现心律失常、心力衰竭、阿－斯综合征、心脏破裂、肺栓塞、感染及静脉炎等并发症的症状表现，做好相应的急救措施。

二、呼吸系统功能监护

【监测指标】

(1) 呼吸频率和节律、血氧饱和度、意识、血压、心率、尿量等。

(2) 肺泡通气量　正常值为 81.67ml/s。

(3) 肺泡通气量和血流比　正常值为 0.8。

(4) 肺泡动脉血氧分压差　正常值为 10～30mmHg。

(5) 肺顺应性　正常值为 0.2L/cmH$_2$O。

(6) 血气及酸碱值测定

①动脉血酸碱度：正常值为 7.37～7.45。

②动脉血二氧化碳分压：正常值为 35～45mmHg。

③标准碳酸氢根和实际碳酸氢根：正常值为 22～27mmol/L。

④缓冲碱：血浆正常值为 42mmol/L；全血正常值为 48mmol/L。

⑤碱剩余：正常值为 0±3mmol/L。

⑥动脉血氧分压：正常值为 80～100mmHg。

⑦血氧饱和度：正常值为 95%～98%。

【监测护理】

(1) 呼吸型态的改变　如有无呼吸困难及呼吸的频率、节律和深浅度。

(2) 神志变化　如有无烦躁不安、意识模糊等表现。

(3) 观察周围循环状态　如皮肤色泽、有无发绀等。

(4) 急性呼吸衰竭的病情判断　如有无呼吸困难、发绀、精神神经症状、循环系统症状、消化和泌尿系统症状。

(5) 做好氧疗的护理。

(6) 按医嘱准确给药并做好药物治疗和护理。

(7) 做好机械通气支持的护理。

(8) 实验室检查　监测动脉血气分析值变化，水、电解质及酸碱平衡，血常规、尿常规及生化的检查。

(9) 做好各种监测管路的护理。

三、肾功能监护

【监测指标】

(1) 尿量　24 小时总尿量正常值为 1000～2000ml，多于 2500ml 称多尿，少于 400ml 称为少尿，24 小时尿量少于 100ml 为无尿，当每小时尿量突然少于 30ml 时多为急性肾功能不全。

(2) 肾小球功能

①血尿素氮：正常值为 2.9～6.4mmol/L；

②血肌酐：正常值为 83～177μmol/L；

③内生肌酐清除率：正常值为 80～120ml/（min·1.73m^2）；

④血 β_2 微球蛋白：正常值为 1.5mg/L；

⑤肾小球滤过率：以确定肾小球功能；

（3）肾小管功能

①尿渗透压：禁水 8 小时后监测，正常值为 600～1000mmol/L；

②晨尿比重：平均值为 1.021；每次尿比重均固定为 1.010～1.012，说明肾小管浓缩功能极差；

③尿糖：（−）；

④尿 β_2 微球蛋白：正常值小于 0.2μg/ml；

⑤尿浓缩稀释功能：24 小时尿总量为 1000～2000ml，昼夜尿量比为（3～4）:1，夜尿量不超过 750ml，单次尿最高比重与最低比重之差应大于 0.008。

（4）指甲肌酐　正常值为 9.8mg/dl。

【监测护理】

（1）动态监测患者 24 小时出入量特别是尿量。

（2）动态观察患者的呼吸、血压及水肿消胀情况。

（3）严密观察危重征象　如高钾血症、水中毒等。

（4）监测患者的水、电解质及酸碱平衡。

（5）动态监测患者的钙、磷及血红蛋白的变化情况。

（6）饮食护理　保证营养与热量的摄入，控制水分及盐的摄入。

（7）正确留取化验标本。

（8）做好透析及血液滤过的护理

①严格执行无菌操作，防止血路感染。

②严密监测每小时出入量。

③严密监测水、电解质及酸碱平衡。

④严密监护生命体征及凝血状况。

⑤做好血液净化过程的安全管理。

四、中枢神经系统功能监护

【监测指标】

（1）监测生命体征、意识状态（多采用格拉斯哥昏迷评分）、瞳孔变化及气管阻塞情况、体温、心电图、24 小时出入量、氧饱和度等。

（2）观察肢体活动、感觉、反射、病理征及有无头痛、呕吐等。

（3）颅压监测

①腰椎穿刺测压：正常值为 5～15mmHg。

②颅内压监护：脑室内压及硬膜下压和硬膜外压监测，颅内压应保持在 15mmHg 以下；

③脑内微透析监测。

（4）监测患者的电生理指标　①脑电图；②脑地形图；③脑诱发电位。

（5）CT 检查。

（6）MRI 检查。

（7）正电子发射体层影像（PET）检查。

（8）脑血流监测。

【监测护理】

（1）动态观察患者的意识、生命体征、瞳孔大小和对光反射等，注意有无脑疝的前驱症状。

（2）提供安静、舒适、安全的环境，避免刺激。

（3）做好颅内压监测、血流动力学监测、脱水治疗、激素治疗及高压氧的护理。

（4）取合适体位，抬高床头 15°～30°，以减轻脑水肿。

（5）保持呼吸道通畅，做好氧疗，及时清除口鼻腔分泌物。

（6）做好颅内引流管的护理。

（7）加强饮食护理，防止误吸。

（8）定时翻身，做好皮肤护理，防止压疮。

（9）保证监护仪的正常运转，备好急救物品。

（10）根据患者的不同情况，选用不同的沟通方法。

（11）严格观察病情变化，以早期发现和及时处理并发症；做好脑疝的预防及抢救工作。

五、消化系统功能监护

【监测指标】

（1）监测生命体征、腹部体征（腹疼、腹胀、肠鸣音）、黄疸征象及意识状态等。

（2）胃液 pH 值监测　正常为强酸性，pH 值为 1.0～1.5，比重为 1.003～1.006。降低胃酸强度、提高胃液 pH 值，保持胃液 pH 值在 3.5～4.0 以上，是预防胃肠道出血的有效监测指标。

（3）出血量监测　大便隐血试验阳性提示每日出血量＞5ml；当出血量达 50～70ml 时出现黑便；短时间内出血量达 250～300ml，会导致呕血；一次出血量不超过 400ml 时，一般无全身症状；当出血量超过 500ml 时，会出现头晕、乏力、心悸、心动过速和血压偏低。

（4）血、尿淀粉酶测定　血清淀粉酶在发病后 2 小时开始增高，24 小时达高峰，可持续 4～5 日。尿淀粉酶在发病后 24 小时开始增高，48 小时达高峰，可持续 7～14 天，下降缓慢。

（5）腹压监测　腹内压分为 4 级。Ⅰ级：10～14mmHg；Ⅱ级：15～24mmHg；Ⅲ级：25～35mmHg；当腹内压＞35mmHg 时，即达到Ⅳ级标准。

（6）肝功能监测　蛋白质代谢监测，糖代谢监测，脂类代谢监测，凝血功能监测。

（7）内环境监测　血钠、血钾、血钙、血镁、酸碱平衡与水及电解质情况等。

【护理监测】

（1）判断出血量，识别病情好转或继续出血。

（2）休息并卧床，减少活动。

（3）胃肠道症状监测　如有无恶心、呕吐、腹痛、腹泻等，防止呕吐患者窒息或误吸。

（4）做好呕血、黑便、腹痛、腹泻的护理　及时观察并记录，正确留取化验标本。

445

(5) 每小时监测尿量和比重　每小时或每30分钟监测生命体征，及时发现并纠正休克，配合液体治疗。

(6) 做好各种导管的监测和护理　如漂浮导管、中心静脉导管、三腔二囊管、胃管、各种引流管等。

(7) 做好腹腔冲洗的监测和护理　观察冲洗液，记录出入量，保护引流管周围皮肤。

(8) 饮食护理　指导患者合理饮食。

(9) 做好术前准备、术中配合和术后护理。

(10) 消除引起肝性脑病的诱发因素。

(11) 做好腹腔室隔综合征的监测及护理。

(12) 认真进行药物治疗，防止并发症。

(13) 各种操作均要严格执行消毒隔离制度。

六、高危新生儿的监护

【监测指标】

(1) 监测意识、瞳孔、体温、心率、呼吸、肤色、末梢循环及肢端温度等。

(2) 监测分泌物的质和量、腹胀、呕吐、大便及微量血糖等。

(3) 监测各种原始反射、反应、肌张力及头围等。

【监测护理】

(1) 预热暖箱或辐射式保暖床、红外线辐射床，保证各种抢救设备运转正常。

(2) 记录患儿病情变化，注意安全，测体温及保暖。

(3) 测体重每日1次，连接各种监护仪器，确认仪器正常运转。

(4) 记录出入量。

(5) 做好血、尿、便标本留取工作。

(6) 随时注意观察患儿对各种操作及用药的反应和耐受程度，注意保暖及供氧。

(7) 检查暖箱及各种监护仪，确保运转正常和报警处于工作状态。

(8) 各种操作均要严格执行消毒隔离制度。

第六节　监护室常用仪器应用

一、多功能监护仪的应用

1. 应用目的

监测危重患者各项生命体征，如体温、呼吸、血压、脉搏、心电图、血氧饱和度、中心静脉压、心搏输出量、颅内压及呼吸末二氧化碳分压等。

2. 操作流程

(1) 插好电源，仪器处于备用状态，患者平卧或半卧位，做好解释工作。

(2) 打开心电监护仪总开关，待其自检。

(3) 开显示器开关，插入模块，调整所需监护项目。

(4) 连接患者电极片、血氧饱和度、袖带及相应探头。

(5) 观察仪器工作情况（出现呼吸、心电图、血氧饱和度、血压等波形）。

(6) 开启报警通道，调节各种波形的报警限。

(7) 监测患者生命体征变化，并给予相应处理。

二、呼吸机的应用

1. 应用目的

(1) 维持适当的通气量，使肺泡通气量满足机体需要。

(2) 改善气体交换功能，维持有效气体交换。

(3) 减少呼吸肌做功。

(4) 肺内雾化吸入治疗。

2. 操作流程

(1) 连接管路及模拟肺，连接电源、氧气、压缩空气气源并开机。

(2) 调节呼吸机参数、呼吸模式、呼吸频率、吸入氧浓度、潮气量、吸气流速、吸呼比及触发灵敏度等。

(3) 设置湿化器及呼吸机报警限。

(4) 调整呼吸机工作状态，连接患者。

(5) 听诊双肺呼吸音，检查通气效果，人工通气 30 分钟后做血气分析，根据结果调整通气参数，设置呼吸机报警限。

(6) 监测心率、心律、血压、血氧饱和度、潮气量、每分钟通气量、呼吸频率及气道压力等变化。

3. 静脉输液泵的应用

(1) 应用目的　确保输液安全，控制输液速度，按需要提供患者所需要的输液量。

(2) 操作流程

①确认静脉输液泵性能良好，可以使用。

②使用标配泵管，并检查泵管的完整性、有效性。

③接通电源，开机。

④正确安装输液泵管路，设定输液泵运行模式。

⑤设定输液量、输液速度及其他参数。

⑥输液泵正常运转，连接患者，观察输液泵运行状况。

⑦识别并及时排除报警。

⑧做好记录。

4. 微量注射器泵的应用

(1) 应用目的　精准输注药液。

(2) 操作流程

①确认泵性能良好，处于备用状态。

②配制药液，注射器上注明药液名称及药物浓度。

③连接注射器与泵前管路，排尽空气。

④将注射器正确安装在微量泵上。

⑤连接电源，打开泵开关。

⑥根据医嘱要求，设定输注量及输注速度。

⑦观察输液泵正常运行，连接患者，观察输液泵运行状况及患者生命体征变化。

⑧识别并及时排除报警。

⑨做好记录。

第七节　危重患者护理评估

一、格拉斯哥昏迷量表应用

1. 量表

见表5-7-1。

表5-7-1　格拉斯哥昏迷量表

睁眼反应	语言反应	运动反应
自发性睁眼4分	定向力正常且能交谈5分	对指令性动作准确服从6分
能用语言唤醒3分	定向力不正常且能交谈4分	对疼痛刺激能准确定位5分
痛刺激能睁眼2分	用词不当3分	对疼痛刺激能躲避4分
不睁眼1分	语言不清2分	有屈曲动作(去皮层状态)3分
无反应1分	有伸展动作(去大脑状态)2分	无反应1分

2. 运用

(1)睁眼反应　可以考察脑干的觉醒机制是否活跃，发生意识障碍时患者眼睑完全闭合。

①患者的睁眼反应可以由于任何语言刺激产生，而不必一定命令患者睁眼。

②对痛觉的睁眼反应应采取周围性疼痛刺激，以刺痛肢体为准；避免因给予中心性疼痛刺激如疼痛刺激面部，反而造成患者闭眼。

③疼痛刺激要由轻到重，避免不必要的痛苦；可以重复刺激，但不可一次刺激持续时间太长。

④如无反应，可将患者的眼睑撑开，此举可与睡眠状态的眼睑闭合区别，后者可迅速闭合，意识障碍时则闭眼减慢，其减慢程度与昏迷程度相关；同时可让患者向上或向下看，昏迷患者对此无反应，但闭锁综合征患者会有适当反应，表明患者不是真正的昏迷。

⑤睁眼无意识是持续植物状态的特点。

(2)语言反应

①称呼患者的姓名或呼"醒醒"，真正昏迷患者对此无任何反应。

②如果患者意识损害程度较轻，可出现呻吟、睁眼甚至言语，患者能认识自身与环境，知道他(她)在哪里，并能说出年、月、季节，说明定向力很好。

③言语困难、气管切开、语言不通等患者可能不能讲话。

(3)运动反应

①观察有无自主运动及对语言有无反应，为区别患者不自主的握拳动作，可指令患者

松拳。

②无自主运动时观察对疼痛刺激的反应，随着昏迷程度的加深，对疼痛的定位、回避、肢体的屈曲和过伸都可出现不同的异常反应。应采取中心性疼痛刺激如压眶；避免因给予周围性疼痛刺激引起脊髓反射。如果患者已经能拉面罩或鼻饲管，就不必施加疼痛刺激了。

③如仍无反应，可把患者的手掌放在腹部并使肘关节微屈，观察有无去皮层状态（上肢内收内旋、屈曲，下肢过伸、内收内旋）和去大脑强直（四肢过伸、上肢内收内旋、腕指屈曲、下肢内收内旋、踝跖屈）。前者说明损害在皮层或内囊，后者是中脑损害的特征。深昏迷患者对疼痛可无反应，四肢张力低下，下肢呈外旋位。

④上肢的反应比下肢可靠，如果一侧肢体偏瘫，以健侧肢体记录意识水平。

3. 结果判断

GCS 分值越低，患者病情越重，病死率越高；反之则病情越轻，预后较佳。临床判定患者病情及预后时可分为轻、中、重三型：轻型 GCS 为 13～15 分，中型 GCS 为 9～12 分，重型 GCS 为 3～8 分(重型又将 3～5 分定为特重型)。

4. 注意事项

GCS 对眼肌麻痹、眼睑或眶部浮肿患者不能评价其睁眼反应；对气管插管或气管切开患者不能评价其语言活动；对四肢瘫痪或接受肌松剂治疗患者不能评价其运动反应。睁眼反应、言语反应和运动反应单项评分不同的患者，总分可能相等，但不一定意味着意识障碍程度相同。

二、Braden 压疮预测量表应用

1. 量表

见表 5-7-2。

表 5-7-2　Braden 压疮预测量表

评分内容	评分标准			
	1 分	2 分	3 分	4 分
感觉	完全受限	非常受限	轻度受限	未受损害
潮湿	持久潮湿	非常潮湿	有时潮湿	很少潮湿
活动	卧床不起	局限坐椅	偶尔步行	经常步行
移动	完全不能	严重受限	轻度受限	不受限
营养	非常差	可能不足	适当	良好
摩擦和剪切力	有问题	有潜在问题	无明显问题	

2. 运用

(1) 高危人群评估　包括危重患者特别是循环、呼吸不稳定患者；瘫痪患者；昏迷患者；大、小便失禁患者；使用支架或石膏患者；麻痹患者；营养不良、消瘦患者；身体衰弱者；疼痛患者；老年患者；发热患者；肥胖者；使用镇静剂患者；使用激素患者等。

(2) 危险因素评估　应用压疮危险因素评估量表，如 Braden 评估量表，评分总分范围为 6～23 分，分值越少，发生压疮的危险性越大。6 项内容累计总分≥18 分认为无压疮发

生危险；15～17 分为轻度危险；12～14 分为中度危险；9～12 分提示高度危险；9 分以下提示极度危险。

(3) 局部评估　压疮局部评估的描述方法包括简图描述法和文字描述法。描述的内容包括压疮的部位、形状、大小、深度，有无窦道或腔洞，创面颜色、气味，渗出液性质、量，有无肉芽组织及生长情况，创面有无感染、周围皮肤情况等。应特别强调，评估时不能只看外表，要注意闭合性压疮的存在(在表皮密合下的隧道和连通)。

第八节　常见护理问题及对策

一、非计划性拔管

1. 原因

患者烦躁不安、意识不清、未使用约束带或者约束不到位；管道固定不妥，连接不紧密；翻身移动患者时动作幅度太大，管道受牵拉致管道脱出等。

2. 对策

(1) 向清醒患者讲明各导管的必要性和重要性，取得患者的配合。

(2) 使用胸带、肢体约束带，合理使用镇静剂。

(3) 检查气管插管的位置、深度，导管粗细，固定方法是否合适，并做好交接班记录。

(4) 移动患者时，尽量多人操作，避免造成插管移位或脱机。

(5) 各种引流管固定妥帖，各种引流盒放置妥当。

(6) 动静脉置管选择注射部位时，避开关节活动处。

(7) 铺床翻身等操作时应小心，以防将穿刺针拉出。

(8) 气管插管拔出需立即通知医师，同时做好用物准备。若脱出距离为 6cm 以上，应立即放开气囊，并拔除气管插管，根据患者病情选择鼻导管或者面罩吸氧。若脱出距离为 6cm 以内，吸净患者口鼻及气囊上滞留物，放出气囊内气体；将导管插回原深度，听诊其双肺呼吸音是否对称，必要时拍胸片以确定其位置。

(9) 气管切开患者若出现意外拔管的可疑情况，应立即通知医师；若切口还未形成窦道，给予面罩吸氧和简易呼吸器做辅助呼吸，同时做好急救准备。

二、窒息

1. 原因

气管插管、气管切开患者湿化不够，吸痰不及时，吸痰压力过大导致淤血形成，痰淤阻塞气管，咳嗽无力，食物反流，呕吐物误吸等。

2. 对策

(1) 凡气管切开或插管患者均应加强气管湿化及雾化，气管切开处应给予湿纱布覆盖。

(2) 每两小时给予患者翻身、叩背 1 次，促进痰液排出。

(3) 适时、及时吸痰，吸痰时动作轻柔，压力不可过大，以免损伤气管黏膜。

(4) 对于咳嗽无力者，应鼓励其尽量自行咳痰。

(5) 留置胃管时，按正确的操作流程，避免刺激患者引起呕吐和误吸。

（6）鼻饲时尽量抬高床头，鼻饲后避免吸痰、翻身、拍背以免食物反流引起误吸。

三、误吸

1. 原因

留置胃管、鼻饲、意识改变等。

2. 对策

（1）确保胃管位置正确　放置胃管后，每次间断喂养或持续滴注前均需检查胃管位置。

（2）减少胃内残余量　通过回抽胃内容物来确定胃残余量，遵医嘱调整肠内营养泵入速度及量，必要时行胃肠减压。

（3）给予合适的体位　喂养时最好抬高床头 30°～45°，利用地心引力的作用减少胃内容物从扩张的胃向食管反流，还可使口咽部的分泌物向咽部聚集，以刺激吞咽，减少咽部感染的机会。

（4）及时清除口腔内分泌物　误吸入气管的物质有三种，即口咽细菌、微粒物质及酸性胃内容物。将口腔、咽部分泌物中的细菌误吸入气管是感染吸入性肺炎的重要危险因素，尤其是口腔卫生较差的老年人更易发生肺炎。因此，每次鼻饲前应充分吸净气管及口腔内的分泌物；有气管导管或气管切开患者，气囊给予充气，防止误吸。

（5）及时发现误吸　大量胃内容物误吸可导致窒息，少量误吸可引起吸入性肺炎。表现为呕吐、剧烈咳嗽后呼吸加快，而昏迷患者往往无咳嗽等症状，不易发现误吸，一旦患者发生呕吐，应立即使患者头偏向一侧，及时吸净口腔内的呕吐物。

四、院内感染管理

1. 原因

危重患者身体抵抗力下降，医务人员无菌操作不严谨、无菌观念不强，消毒隔离制度未落实或执行方法错误，患者侵入性操作多。

2. 对策

（1）严格执行 ICU 各项规章制度。

（2）规范各项操作及各项规章制度。

（3）避免交叉感染，严格执行手卫生消毒。

（4）床旁可使用快速手消毒液，严格执行家属探视制度。

（5）ICU 设立污物间、清洁区、无菌物品放置区。

（6）每日定时对空气进行消毒，并按时进行空气培养细菌监测。保持室内温度在 22～24℃，湿度在 55%～65%。

五、监护仪器故障排除

1. 原因

仪器设置改变或不合理，电源发生损坏，机器元件损坏，仪器保险丝发生断裂等。

2. 对策

（1）ICU 护士进行上岗前培训和定期职业培训，使其熟练使用 ICU 基础设施和仪器，对常见故障能够进行及时排查和解决。

(2) 仪器的定期维护,专人进行 ICU 仪器的保管和保养工作。

(3) 定期进行仪器各方面的检查,如电源开关、机器保险丝等,发现问题及时进行解决。

(4) 对报警限设置建立、设定规范。

(5) 对 ICU 科室内部和外部的线路进行定期检修和维护,一旦发现漏电或短路等情况要及时解决。

第六章　基础护理技术操作

一、手卫生

【目的】

1. 一般洗手

洗去污垢、皮屑及部分暂存细菌，降低院内感染率，防止交叉感染。

2. 外科手消毒

(1) 清除指甲、手、前臂的污物和暂居菌。

(2) 将常居菌减少到最低程度。

(3) 抑制微生物的快速再生，避免感染。

【用物】

洗手液、流动水、一次性纸巾；外科手消毒时备刷手液、无菌手刷、无菌巾。

【评估】

(1) 了解手部污染程度。

(2) 了解操作范围、目的。

(3) 了解手部皮肤及指甲情况。

【操作要点】

1. 一般洗手

(1) 取下手表，必要时将衣袖卷过肘。

(2) 打开水龙头，淋湿双手，取适量洗手液放于掌心，用力搓摩双手掌心；右手掌心覆盖左手背揉搓，反之亦然；双手掌心相对十指交叉揉搓；弯曲手指，指背叠于另一手掌心旋转揉搓，反之亦然；一手握另一手大拇指旋转搓摩，反之亦然；右手五指并拢贴于左手掌心正反向旋转搓摩，反之亦然。必要时揉搓腕部，然后在水流下彻底冲洗干净双手，用防止手部再污染的方法关闭水龙头，用一次性纸巾擦手。

(3) 注意指尖、指缝、指关节等处揉搓时间不少于 15 秒，冲洗时肘部应高于手掌位置，让水从指尖处流下。

2. 外科洗手

(1) 修剪指甲，清除指甲下的污垢。

(2) 按一般洗手法要求洗手，包括前臂、上臂下 1/3，使用流动水冲洗干净，用无菌巾擦干。

(3) 如采用揉搓法可取适量手消液，按六步洗手法揉搓双手、前臂、上臂下 1/3，至消毒剂干燥。

(4) 如需刷手，刷洗顺序为指尖、手指、指缝、手掌、手背、手腕、前臂、上臂下 1/3，刷洗 3 遍，时间不少于 5 分钟。

(5) 冲洗时让水由指尖流向手臂，用无菌巾擦干双手及上臂。

(6) 手消毒后，将双手悬空举在胸前。

【注意事项】

(1)洗手前应摘掉戒指等首饰，指甲长者应做修剪，并去除指甲下的污垢。

(2)洗手时注意清洗指尖、指缝和关节等部位。

(3)保持手指朝上，将双手悬空举在胸前，使水由指尖流向肘部，避免倒流。

(4)使用后的海绵、刷子等，应一用一消毒。

二、保护性约束方法

【目的】

主要是限制患者躯体及四肢活动，预防患者自伤、拔管或伤及他人，以保证患者在医院期间的治疗和护理安全。在约束前必须征得患者或亲属的知情同意，签署相关文件方可约束患者。

【用物】

保护具、约束带、床档。

【评估】

(1)病情，年龄，意识状态，沟通能力，对治疗、护理的反应。

(2)肢体活动度。

(3)患者及家属对使用保护用具的理解和合作程度。

(4)约束部位皮肤色泽、温度及完整性等。

(5)需要使用保护具的种类和时间。

【操作要点】

(1)携物品至病床旁，核对并解释。

(2)取得家属及患者的配合，调整患者适宜体位。

(3)肢体约束　暴露患者的腕部或踝部，用棉垫包裹手腕或踝部，宽绷带打成双套结，将双套结套于手腕或踝部棉垫外稍拉紧使之不脱出，以不影响血液循环为宜，将带子系于床缘上，用制作好的约束带固定时，应松紧适宜、固定牢固。

(4)肩部约束　暴露患者的双肩，将患者双侧腋下垫棉垫，将保护带(大单)置于患者双肩下，双侧分别穿过患者的腋下，在背部交叉后分别固定在床头，为患者盖好被子。

(5)全身约束　将大单折成自患儿肩部至踝部的长度，将患儿放于中间，用靠近护士一侧的大单紧紧包裹同侧患儿的手足至对侧，自患儿腋窝掖于身下，再将大单的另一侧包裹手臂及身体后，紧掖于靠护士一侧身下，如患者过分活动可用绷带系紧。

(6)患者体位舒适，肢体处于功能位并保护患者安全，整理床单位。

【注意事项】

(1)使用约束带时，约束带下应垫衬垫，固定需松紧适宜，其松紧度以能伸入 1～2 手指为宜，保持功能位。

(2)注意每 15～30 分钟后观察 1 次受约束部位的血液循环情况，包括皮肤的颜色、温度、活动及感觉等。

(3)每两小时定时松解 1 次，并改变患者的姿势及给予受约束的肢体运动，必要时进行局部按摩，促进血液循环。

三、铺床法

【目的】

更换污染的床单、被褥，以保持床铺清洁、干燥，患者舒适。

【用物】

治疗车、清洁大单(床套)、中单、被套、枕套，床刷套上湿布套或扫床湿毛巾。

【评估】

(1)评估患者病情、意识状态、合作程度、自理程度、皮肤及管路情况。

(2)评估床单位安全、方便、整洁程度。

【操作要点】

1. 备用床和暂空床

(1)移开床旁桌距床20cm，将床旁椅移至床尾正中，将铺床用物放于床旁椅上。

(2)从床头至床尾铺平床褥后，铺上床单或床罩。

(3)将棉胎或毛毯套入被套内。

(4)两侧内折后与床内沿平齐，尾端内折后与床垫尾端平齐。

(5)暂空床的盖被上端内折1/4，再扇形三折于床尾并使之平齐。

(6)套枕套，将枕头平放于床头正中。

(7)移回床旁桌、椅。

2. 麻醉床

(1)同"备用床和暂空床"步骤的(1)、(2)。

(2)根据患者手术麻醉情况和手术部位铺单。

(3)盖被放置应方便患者搬运。

(4)套枕套后，将枕头平放于床头正中。

(5)移回床旁桌、椅。

(6)处理用物。

3. 卧床患者更换被单

(1)与患者沟通，取得配合。

(2)移开床旁桌、椅。

(3)将枕头及患者移向对侧，使患者侧卧。

(4)松开近侧各层床单，将其上卷于中线处塞于患者身下，清扫、整理近侧床褥，依次铺近侧各层床单。

(5)将患者及枕头移至近侧，患者侧卧。

(6)松开对侧各层床单，将其内卷取出，同法清扫和铺单。

(7)患者平卧，更换清洁被套及枕套。

(8)移回床旁桌、椅。

(9)根据病情协助患者取舒适体位。

(10) 处理用物。

【注意事项】

(1)密切观察约束部位皮肤颜色、温度，必要时进行按摩，促进血液循环，以保证患者安全和舒适。

（2）保护性约束用具只能短期使用，并定时松解约束带及防止约束性伤害，协助患者翻身。

（3）记录使用保护性约束用具的原因、时间，约束部位皮肤状况，解除约束的时间，并做好交接班。

（4）使用时肢体处于功能位，约束带下垫衬垫，松紧适宜。

四、移动患者

【目的】

运送由于病情或治疗要求身体不能自行移动的患者。

【用物】

平车、过床板。

【评估】

（1）病情、意识状态。

（2）体重、躯体活动能力、皮肤情况。

（3）评估有无约束，各种管路情况，身体有无移动障碍。

（4）患者移动的目的、活动耐力及合作程度。

【操作要点】

（1）携用物至床旁，核对并解释，取得患者配合，妥善固定好患者身上的导管、输液管等。

（2）搬运患者　移开床旁桌、椅，松开盖被，协助患者穿好衣服、移至床边。

（3）挪动法　将平车紧靠床边，大轮端靠床头，轮闸制动，协助患者按上半身、臀部、下肢的顺序依次向平车挪动，让患者头部卧于大轮端，将平车推至床尾，使平车头端与床尾呈钝角，轮闸制动。

（4）一人法　协助患者屈膝，一臂自患者腋下伸至对侧肩部外侧，另一臂伸入患者大腿下，嘱患者双臂交叉于搬运者颈后，移步转身轻放平车。

（5）两人法　两人站在床的同侧，一名护士一手托患者颈肩部，另一手托腰部；另一名护士一手托臀部，另一手托膝部；两人使患者身体向搬运者倾斜，同时移步，合力抬起，将患者轻放平车。

（6）三人法　一名护士一手托头、颈、肩，另一手托胸背部；另一名护士一手托腰部，另一手托臀部；第三名护士一手托腘窝，另一手托小腿部；三人使患者身体向搬运者倾斜，合力抬起患者轻放平车。

（7）四人法　将平车紧靠床边（大轮端靠床头），患者腰、臀下铺中单，一名护士托患者头、颈肩部，一名护士托双腿，另两名护士分别站于床及平车两侧，紧握中单四角；四人合力抬起患者轻放平车。

（8）"过床板"使用法　适用于不能自行活动的患者，将平车与床平行并紧靠床边，平车与床的平面处于同一水平，固定平车和床，护士分别站于平车与床的两侧并抵住，站于床侧护士协助患者向床侧翻身，将"过床板"平放在患者身下 1/3 或 1/4 处，向斜上方 45°轻推患者；站于车侧护士，向斜上方 45°轻拉协助患者移向平车，待患者上平车后，协助患者向床侧翻身，将"过床板"从患者身下取出。

(9) 妥善安置各种管路，为患者盖好盖被。

(10) 观察输液畅通情况。

【注意事项】

(1) 搬运患者时动作轻稳，协调一致，确保安全，保持舒适。

(2) 尽量使患者靠近搬运者，以达到节力的目的。

(3) 将患者头部置于平车的大轮端，以减轻颠簸与不适。

(4) 推车时车速适宜，护士站于患者头侧以观察病情，下坡时应使患者头部在高处一端。

(5) 对骨折患者应在平车上垫木板，并固定好骨折部位再搬运。

(6) 在搬运患者过程中保证各种管路通畅、有效。

五、无菌技术

【目的】

保持无菌物品和无菌区域不被污染，防止病原微生物侵入或传播给他人。

【用物】

无菌钳、镊子罐、无菌治疗巾、无菌手套、无菌容器、无菌溶液、治疗盘、污物碗。

【评估】

操作环境：操作台宽阔、清洁、干燥，治疗室光线明亮，在30分钟内无打扫。

【操作要点】

1. 无菌持物钳

(1) 核对无菌钳包有无破损及消毒日期。

(2) 打开无菌钳包。

(3) 取出镊子罐立于治疗台面上。

(4) 标明打开日期及时间。

2. 取无菌治疗巾及铺无菌盘

(1) 检查无菌包及包皮有无破损，核对灭菌日期。

(2) 检查治疗盘是否清洁、干燥。

(3) 无菌治疗巾包应放在清洁、干燥、平坦、宽敞处。

(4) 打开无菌治疗巾包，取出治疗巾并铺于无菌盘中，应在清洁、干燥、平坦、宽敞处操作。

3. 取无菌溶液

(1) 核对及检查所用溶液瓶签、名称、浓度、有效期，瓶子有无裂缝，检查溶液有无沉淀、浑浊及变色。

(2) 按要求打开溶液瓶，取无菌溶液无污染。

(3) 倒无菌溶液置入无菌容器内，将治疗巾盖好，注明开瓶时间。

4. 戴无菌手套

(1) 取下手表，洗手。

(2) 核对手套包上的号码和灭菌日期。

(3) 按要求戴手套，将手套的翻转处套在工作服衣袖外边。

(4)脱手套方法正确。

【注意事项】

(1)治疗盘必须清洁、干燥，无菌巾避免潮湿。

(2)铺无菌巾时不可触及无菌面，覆盖无菌巾时对准边缘，一次盖好，避免污染。

(3)无菌盘有效期为4小时。

(4)用无菌持物钳取物时不可触及容器口边缘及溶液以上的容器内壁，使用时应保持钳端向下，不可倒转向上，用后立即放入容器中；如到远处夹取物品，无菌持物钳应连同容器一并搬移，就地取出使用。无菌持物钳只能用于夹取无菌物品，不能用于换药和消毒皮肤。

(5)不可将无菌物品或非无菌物品伸入到无菌溶液瓶内蘸取或直接接触瓶口倒液。

(6)倒出的无菌溶液不可倒回瓶内。

(7)未戴手套的手不可触及手套外面，戴手套的手则不可触及未戴手套的手及手套的里面。

(8)手套破裂或污染，立即更换。

六、住院患者清洁护理方法

(一) 全身沐浴

【目的】

(1)清除皮肤污垢，保持皮肤清洁，使患者舒适。

(2)增强皮肤血液循环及排泄功能，预防皮肤感染及压疮发生。

(3)观察和了解患者的一般情况，满足其身心需要。

【用物】

脸盆、肥皂、面巾、浴巾、大毛巾、清洁衣裤及拖鞋等。

【操作要点】

(1)观察患者一般情况，决定能否入浴。

(2)调节浴室温度至22～24℃，水温以40℃左右为宜。

(3)携物送患者入浴室，交待注意事项，如调节水温方法、呼叫铃的应用、注意安全、贵重物品保管等。

(4)对体弱患者给予必要协助，避免患者过劳。

(5)浴室不可闩门，可在门外挂牌示意，以便护士随时观察，避免意外。

(6)注意患者入浴时间，若时间过久应予询问。

(7)沐浴后，观察患者一般情况，必要时做记录。

【注意事项】

(1)空腹或饱餐后避免沐浴，7个月以上孕妇禁盆浴，衰弱、创伤及心脏病需卧床休息的患者不宜自行沐浴。

(2)防止患者受凉、烫伤、跌滑、眩晕等意外情况发生，一旦发生异常及时处理。

(3)视患者情况指导患者选择盆浴或沐浴。

（二）床上擦浴

【目的】

同全身沐浴。

【用物】

护理车上备热水壶、污水桶、毛巾、清洁衣裤、50%乙醇、便器及爽身粉，必要时备小剪刀、屏风，以及患者自己的面巾、肥皂(沐浴液)、梳子、脸盆。

【操作要点】

(1)向患者解释，关闭门窗，用屏风遮挡患者，室温在24℃左右。

(2)按需给便器。

(3)根据病情放平床头及床尾，松床头，盖被。

(4)备水，水温一般50℃左右，试温，根据患者耐受度及季节调温。

(5)将擦洗毛巾折叠成手套形，浴巾铺于擦洗部位下面，擦洗顺序为眼、鼻、耳、脸、上肢、双手、胸腹、背部、下肢、会阴部，手脚可直接浸泡在盆内清洗。

(6)擦洗方法 ①先用肥皂沾湿的毛巾擦洗；②清洁湿毛巾擦净肥皂；③拧干毛巾后再次擦洗；④用大毛巾边按摩边擦干。

(7)骨隆凸处擦洗后用50%乙醇按摩。

(8)必要时梳头、剪指甲、换清洁衣裤。

【注意事项】

(1)注意保暖，擦洗时只暴露正在擦洗的部位，防止不必要的暴露及湿污床单。

(2)擦洗动作要平稳有力，以刺激循环并减少瘙痒感力。

(3)体贴患者，保护患者自尊，减少翻动次数，不要使患者过度疲劳。

(4)仔细擦净颈部、耳后、腋窝、腹股沟皮肤褶皱处。

(5)擦洗过程中，及时更换热水及清水，保持水温适宜。

(6)注意观察患者情况，若出现不适立即停止擦洗，及时给予处理。

(7)皮肤有异常应予记录，并采取相应措施。

(8)护士注意节力，擦浴时使患者移近护士，减少不必要的劳动并避免不必要的走动。

（三）足浴

【目的】

(1)促进末梢循环，保持局部皮肤清洁，预防压疮。

(2)使患者舒适，易于入睡。

(3)促进炎症吸收，治疗局部疾患。

【用物】

足盆内盛热水(42℃左右)，小毛巾、大毛巾各 1 条，橡皮单，50%乙醇，必要时备肥皂。

【操作要点】

(1)向患者解释以取得合作，患者仰卧屈膝。

(2)脚下垫橡皮单、大毛巾，放上足盆，水温适宜，防烫伤。

(3)双足浸泡片刻后擦洗，酌情用肥皂，勿溅湿床单。

(4)用大毛巾擦干双足，必要时内外踝用50%乙醇按摩。

(四) 床上洗头

【目的】

清除污秽，增进头发血液循环，预防头部寄生虫及皮肤感染。

【用物】

马蹄形垫或洗头器、橡皮单、毛巾、浴巾、别针、污水桶、纱布或眼罩、棉球、洗发液、梳子、热水、脸盆，有条件者可备电吹风、洗头车。

【操作要点】

(1) 调节室温，以 24℃ 左右为宜。

(2) 向患者解释，移开床旁桌、椅。

(3) 帮助患者头靠近床边，屈膝仰卧，肩下置橡皮单，解开衣领，颈部围毛巾，并用别针固定。

(4) 马蹄形垫用塑料布包裹后置于颈后，开口朝下，塑料布另一头形成槽，下部接污水桶。

(5) 棉球塞两耳，纱布或眼罩遮住双眼。

(6) 试水温后湿润头发，使用洗发液从发际向头部揉搓，用梳子梳理除去脱发，放于污物袋。

(7) 用热水冲洗头发，直到洗净为止。

(8) 擦干头发及面部，撤去用物。

【注意事项】

(1) 注意保暖，时间不宜过长，洗发后及时擦干头发以防着凉。

(2) 注意保持被褥、衣服清洁、干燥，勿使水流入患者眼、耳内。

(3) 注意水温，防止烫伤。

(4) 注意观察病情变化。

(5) 不宜给衰弱患者洗发。

七、口腔护理

【目的】

(1) 保持口腔清洁、湿润，预防口腔感染等并发症。

(2) 祛除口臭、口垢，使患者感受舒适，促进食欲，保持口腔的正常功能。

(3) 观察口腔黏膜、舌苔和特殊口腔气味，提供病情变化的动态信息。

【用物】

治疗车、口腔护理包、棉签、石蜡油、手电筒、口杯、吸水管、消毒洗手液，根据患者情况准备口护液、开口器、舌钳、治疗巾。

【评估】

(1) 口唇、口腔及黏膜情况，有无义齿。

(2) 病情、意识状态及合作程度。

【操作要点】

(1) 核对患者。

(2) 协助患者取仰卧或侧卧位，头偏向一侧。

（3）颌下铺治疗巾（或毛巾），将空弯盘置于患者口角旁，协助患者漱口（昏迷患者禁止漱口）。

（4）将棉球拧至合适湿度（不滴液）。

（5）依次擦拭患者口唇、牙齿各面、颊部、上颚和舌，擦拭过程中观察患者情况。

（6）擦拭完毕清点棉球数，协助患者漱口，擦干口唇，再次观察患者口腔情况，根据口唇情况，涂石蜡油。

（7）协助患者取安全、舒适卧位，核对并询问患者感受。

【注意事项】

（1）操作时动作轻柔，避免损伤口腔黏膜及牙龈。

（2）擦洗腭部时勿触及软腭，以免引起恶心。

（3）昏迷患者禁忌漱口，需用张口器时应从臼齿处放入，不可用暴力助其张口。为昏迷患者清洁口腔时棉球应夹紧，每次 1 个，防止棉球遗留在口腔内，棉球不可过湿，以防患者误吸。

（4）操作过程中应观察口腔黏膜有无异常情况。

八、生命体征监测

【目的】

测量、记录患者体温、脉搏、呼吸、血压，判断有无异常情况。

【用物】

治疗车、血压计、听诊器、体温计、纸巾、手表、记录单，快速手消毒液。

【评估】

（1）病情、年龄、性别、意识、合作程度、自理能力、生命体征基础值及治疗情况。

（2）30 分钟内患者有无吸烟，热敷，进食冷、热饮，沐浴，情绪波动。

（3）测量部位肢体及皮肤情况。

【操作要点】

（1）携物至床旁，核对并解释。

（2）测量腋下体温　擦干腋下，将体温计水银端放入患者腋窝深处并贴紧皮肤，曲臂过胸夹紧 10 分钟，注意防止脱落。

（3）测量脉搏　用示指、中指及无名指指端按于桡动脉上，压力大小以能清楚触及脉搏为宜，计数 30 秒，脉搏异常，危重患者需测量 1 分钟。

（4）测量呼吸　以诊脉状，观察胸腹起伏，计数 30 秒；危重患者呼吸不易观察时，用少许棉絮置于患者鼻孔前，观察棉花吹动情况，计数 1 分钟。

（5）洗手并及时记录测量数据。

（6）协助患者整理衣服，保持舒适卧位。

（7）告知患者测量数值及注意事项。

（8）测量血压见"血压测量技术操作"。

【注意事项】

（1）意识不清或不合作患者测量体温时，护士需守候在旁；婴幼儿测量体温时可测量肛温，护士需守候在旁或用手托扶体温计以免发生意外。

(2) 婴幼儿，精神异常、昏迷、不合作、口鼻手术或呼吸困难者，不可自口腔测温；进食、吸烟、面颊部做热、冷敷者应推迟 30 分钟后方可测口腔温度。

(3) 对极度消瘦患者，不适用腋下测温，沐浴 20 分钟后再测腋下温度。

(4) 腹泻、直肠或肛门手术、心肌梗死及某些心脏病患者不可做直肠或肛门测温，坐浴或灌肠 30 分钟后方可测直肠温度。

(5) 测量脉搏和呼吸前应使患者安静，如有剧烈活动，先休息 20 分钟后再测。

(6) 不可用拇指诊脉，因拇指小动脉易与患者的脉搏相混淆，心脏病患者应测脉 1 分钟。对脉搏短绌患者应由两人同时分测脉搏与心率 1 分钟，以分数式记录为心率/脉率；为偏瘫患者测脉应选择健侧肢体。

(7) 测量时不能与患者讲话，呼吸不规则患者及婴幼儿应测 1 分钟。

(8) 偏瘫患者选择健侧肢体测量脉搏和血压。

(9) 戴好听诊器，将听诊器头放在肱动脉最强处，向袖带内打气，至脉搏声消失，再加压使压力升高 15～30mmHg，放气，使汞柱缓慢下降。

(10) 取下袖带，排尽空气，关闭水银槽开关。

(11) 及时、准确记录所测量数据。

九、鼻饲法

【目的】

对不能经口进食患者，从胃管内灌注流质食物，保证患者摄入足够的营养、水分和药物。

【用物】

治疗车、医嘱单、鼻饲管、无菌治疗巾、弯盘、注射器、棉签、石蜡油、压舌板、胶布、别针、手套、听诊器、温开水、鼻饲饮食、快速手消毒液。

【评估】

(1) 病情、年龄、意识状态。

(2) 患者自理及合作程度。

(3) 检查鼻腔黏膜有无肿胀，鼻中隔有无弯曲等情况。

【操作要点】

(1) 插管　携用物至患者床旁，核对并解释。

(2) 协助患者取坐位或半坐位，颌下铺垫治疗巾。

(3) 清洁鼻腔，戴手套，测量胃管插入长度，成人为 45～55cm，润滑胃管前端，由一侧鼻孔插入到 14～16cm 处，嘱患者做吞咽动作直至预定长度，检查胃管是否在胃内，妥善固定胃管，在胃管尾端标识留置时间、深度。

(4) 告知患者注意事项，避免胃管脱出。

(5) 鼻饲　核对医嘱，检查胃管是否在胃内，用 20ml 温开水冲洗胃管，然后注入营养液，每次不超过 200ml，温度以 38～40℃为宜。

(6) 操作中注意观察患者反应。

(7) 营养液注入后再注入 20～50ml 温开水冲洗管腔，正确处理并固定胃管末端，鼻饲后维持原卧位 20～30 分钟。

(8)拔管 核对患者，解释。

(9)戴手套，弯盘置于患者颌下，胃管末端放在弯盘内，撕下胶布，嘱患者深呼吸，一手拿纱布，另一手将胃管在患者呼气时拔出，注意到咽喉处宜快速拔出，为患者清洁鼻腔和面部。

【注意事项】

(1)插管过程中患者出现呛咳、呼吸困难、发绀等，表示误入气管，应立即拔出，休息片刻重插。

(2)昏迷患者插管时，应将患者头向后仰，当胃管插入会厌部约 15cm 时，左手托起头部，使下颌靠近胸骨柄，加大咽部通道的弧度，使管端沿后壁滑行，插至所需长度。

(3)每日检查胃管插入的深度，鼻饲前检查胃管是否在胃内，并检查患者有无胃潴留，胃内容物超过 150ml 时，应当通知医生减量或者暂停鼻饲。

(4)鼻饲给药时应先研碎，溶解后注入，鼻饲前后均应用 20ml 温水冲洗胃管，防止管道阻塞。

(5)鼻饲混合流食应当间接加温以免蛋白凝固。

(6)长期鼻饲患者应当定期更换胃管。

十、洗胃术

【目的】

(1)通过实施洗胃抢救中毒患者，清除胃内容物，减少毒物吸收，利用不同的灌洗液中和解毒。

(2)减轻胃黏膜水肿，预防感染。

【评估】

(1)患者病情、年龄、意识状态、合作程度、沟通能力、耐受能力及心理反应。

(2)服用毒物的名称、剂量及时间。

(3)口鼻腔皮肤及黏膜情况，有无破损，有无活动义齿。

【操作要点】

(1)携用物至床旁，核对并解释。

(2)安装洗胃机，检查洗胃机性能。

(3)根据服毒药物的性能准备拮抗药液，温度以 25～38℃为宜，及时处理口鼻腔分泌物。

(4)协助患者左侧卧位，将床头摇高 10°～15°，昏迷患者取仰卧位，头偏向一侧，胸前铺治疗巾，备好胃管放置在无菌弯盘内，置于患者口角旁。

(5)根据患者口鼻腔黏膜情况及意识状态选择适宜的插管方法。

(6)戴手套，测量胃管插入长度，润滑胃管后插胃管，胃管插入 10～15cm 时，清醒患者嘱其做吞咽动作，缓慢将胃管插入所需长度，同时观察患者的病情变化，如神志、面色、有无呛咳等。

(7)确定胃管在胃内后用胶布妥善固定胃管，遵医嘱留取胃内容物标本送检。

(8)连接洗胃机管道，打开电源，调节参数，每次灌注量为 300～500ml，洗胃过程中密切观察患者病情变化及洗胃液的颜色、气味、性状及出入量是否平衡。

(9) 洗胃完毕，遵医嘱注入导泻剂，反折胃管末端拔出胃管，摘手套，协助患者漱口，擦净面部，必要时更衣。

(10) 协助患者取舒适卧位，安抚患者，注意保暖。

【注意事项】

(1) 中毒物质不明时，先抽吸胃内容物送检，以确定毒物性质，然后选用温开水或生理盐水洗胃，待毒物性质明确后，再用对抗剂洗胃，强酸、强碱中毒切忌洗胃，可给予牛奶、蛋清等保护胃黏膜。

(2) 洗胃液温度控制在 25~38℃，温度增高时毒物吸收也会增快。

(3) 每次灌入量以 300~500ml 为宜，如灌入量过多可引起急性胃扩张，加速毒物吸收，过少则延长洗胃时间，不利于抢救的进行。

(4) 洗出液以澄清、无味为止。

(5) 洗胃过程中，应及时观察患者病情变化，注意有无洗胃并发症，发现上述现象，应立即停止洗胃，并采取相应急救措施。

十一、导尿术

【目的】

(1) 为尿潴留患者引出尿液，减轻痛苦。

(2) 协助临床诊断，留尿做细菌培养，测定残余尿量、膀胱容量及膀胱测压，进行尿道或膀胱造影等。

(3) 为膀胱肿瘤患者进行膀胱化疗。

(4) 抢救危重患者时正确记录尿量，以便观察患者病情变化。

(5) 避免盆腔手术误伤脏器。

(6) 泌尿系统疾病手术后便于引流和冲洗，促进伤口愈合。

(7) 为尿失禁和会阴部有伤口的患者引流时，保持会阴部清洁、干燥，并训练膀胱功能。

【用物】

治疗车、导尿包、看护垫、大别针 1 个、治疗碗 1 个、隔帘/屏风、快速手消毒液。

【评估】

(1) 患者病情、年龄、意识、排尿及治疗情况。

(2) 心理反应、自理能力及合作程度。

(3) 患者膀胱充盈度及会阴部皮肤情况。

(4) 男性患者需评估尿道口周围情况，有无破溃。

【操作要点】

(1) 携用物至床旁，核对并解释。

(2) 关闭门窗，隔帘/屏风遮挡。

(3) 协助患者摆好体位，脱去对侧裤腿盖在近侧腿部，取仰卧屈膝位，两腿略外展，露出外阴部，将患者上身及对侧下肢用被子盖好。

(4) 将看护垫铺于患者臀下，打开导尿包，初步消毒物品置于两腿之间，治疗碗放置近外阴处。

(5) 女性患者

①一手戴手套,将碘伏棉球放入消毒弯盘内,另一手持镊子依次消毒阴阜、对侧大腿 1/3 至腹股沟、近侧大腿 1/3 至腹股沟、对侧大阴唇、近侧大阴唇(每侧各用棉球一个),以戴手套的手持纱布分开大阴唇,消毒对侧小阴唇、近侧小阴唇,最后消毒阴蒂、尿道口、肛门;

②将弯盘置于床尾用作污物盘,摘掉手套,将初步消毒物品按医用垃圾分类处理;

③用消毒洗手液清洗双手;

④将导尿包置于患者双腿之间,打开形成无菌区;

⑤戴无菌手套,铺洞巾,检验水囊,将导尿管与尿袋连接备用,将碘伏棉球放于无菌盘内,用石蜡油纱布润滑导尿管前端 4~6cm;

⑥一侧用纱布,一侧用洞巾分开小阴唇,暴露尿道口,用碘伏棉球消毒,顺序为:尿道口—对侧小阴唇—近侧小阴唇—尿道口;

⑦更换镊子,夹住导尿管前端缓缓插入 4~6cm,见尿后再插入 7~10cm,给水囊注水 10ml,向外轻拉导尿管,确保固定有效。

(6) 男性患者

①一手戴手套,将碘伏棉球放入消毒弯盘内,另一手持镊子依次消毒阴阜、阴茎、阴囊,用纱布裹住患者阴茎,将包皮向后推,露出尿道口,用消毒棉球自尿道口向外向后旋转擦拭尿道口、龟头及冠状沟;

②将弯盘置于床尾作污物盘;

③摘掉手套,将初步消毒物品按医用垃圾分类处理,用消毒洗手液清洗双手;

④将导尿包置于患者双腿之间,打开形成无菌区;

⑤戴无菌手套,铺洞巾,检验水囊,将导尿管与尿袋连接备用,将碘伏棉球放于无菌盘内,用石蜡油纱布润滑导尿管前端 20~22cm;

⑥一手持纱布将阴茎自孔巾内提出,露出龟头,以螺旋方式消毒尿道口、龟头及冠状沟,尿道口加强 1 次;

⑦导尿时将患者阴茎提起与腹部呈 60° 角,更换镊子持导尿管插入 20~22cm,见尿后再插入 1~2cm,给水囊注水 10ml,向外轻拉导尿管,确保固定有效;

⑧擦净外阴部,妥善固定集尿袋;

⑨协助患者取舒适卧位,告知患者注意事项。

【注意事项】

(1) 严格无菌操作,预防尿路感染。

(2) 插入尿管动作要轻柔,以免损伤尿道黏膜,若插入时有阻挡感可更换方向再插,见有尿液流出时再插入 2cm,勿过深或过浅,禁忌反复抽动尿管。

(3) 为女患者插尿管时,如导尿管误入阴道,应另换无菌导尿管重新插管。

(4) 对膀胱过度充盈者,插好导尿管后放尿速度宜缓慢,一次不得超过 1000ml,以免膀胱骤然减压引起血尿和血压下降导致虚脱。

十二、膀胱冲洗

【目的】

(1) 使尿液引流通畅。

(2) 治疗某些膀胱疾病，如膀胱炎的治疗。

(3) 清除膀胱内的血凝块、黏液、细菌等异物，预防膀胱感染。

(4) 前列腺及膀胱手术后预防出血形成血块。

【用物】

治疗车、医嘱单、冲洗器、冲洗管路、冲洗药液、备用尿袋、血管钳、别针、弯盘、垫巾。

【评估】

(1) 患者病情、意识状态、自理及合作程度。

(2) 尿液性质，有无尿频、尿急、尿痛、膀胱憋尿感等。

【操作要点】

(1) 遵医嘱配制冲洗药液并核对。

(2) 携用物至床旁，核对并解释。

(3) 在无菌三腔导尿管留置下排空膀胱，倒尿液。

(4) 患者取平卧位，松开裤带，暴露导尿管，铺垫巾，将膀胱冲洗液悬挂在输液架上，连接前对各个连接部进行消毒，将冲洗管与冲洗液连接。三腔尿管一头连接冲洗管，另一头连接尿袋。

(5) 打开冲洗管，夹闭尿袋，根据医嘱调节冲洗速度，待患者有尿意或滴入溶液200～300ml后，夹闭冲洗管，打开尿袋，排出冲洗液，遵医嘱如此反复进行。

(6) 观察患者反应、冲洗液的量及颜色，评估冲洗液的入量和出量，膀胱有无憋胀感。

(7) 冲洗完毕，取下冲洗管，消毒导尿管远端管口接尿袋，妥善固定，位置低于膀胱，以利引流尿液。

(8) 协助患者取舒适卧位，整理床单位。

【注意事项】

(1) 严格执行无菌操作，防止医源性感染。

(2) 冲洗时若患者感觉不适，应减缓冲洗液的速度和量，必要时停止冲洗，密切观察；若患者感到剧痛或引流液中有鲜血，应停止冲洗，立即通知医生处理。

(3) 冲洗时冲洗液瓶内液面距床面约60cm，以便产生一定的压力，利于液体流入，冲洗速度根据流出液的颜色进行调节，一般为80～100滴/分，如果滴入药液，需在膀胱内保留15～30分钟后再引流出体外，或根据需要延长保留时间。

(4) 冲洗过程中注意观察病情变化及引流管是否通畅。

十三、灌肠法

【目的】

(1) 清除积存粪便，排出肠内积气。

(2) 为手术、检查和分娩做准备。

(3) 清除肠道内有害物质。

(4) 降温。

【用物】

治疗车、治疗单、灌肠盘、灌肠桶(一次性灌肠袋)、肛管、灌肠溶液、量杯、弯盘、血管钳、水温计、润滑剂、纱布或棉签、卫生纸、尿垫、便盆、输液架。

【评估】

(1) 患者病情、年龄、意识状态、心理反应，耐受、自理及合作程度。

(2) 是否了解灌肠的目的。

(3) 患者排便习惯。

(4) 患者肛周皮肤黏膜情况。

【操作要点】

1. 大量不保留灌肠

(1) 遵医嘱配制灌肠溶液并核对(0.1%~0.2%肥皂水，成人 500~1000ml、儿童 200~500ml，温度 39~42℃)，携用物至病床旁，核对并解释。

(2) 协助患者取左侧卧位，裤子脱至膝部，双膝屈曲，移近床沿，暴露臀部，铺尿垫于臀下，将弯盘放于臀侧，灌肠桶挂于输液架上，止血钳夹住肛管，将量杯内备好的灌肠液倒入桶内，使液面距肛门 40~60cm。

(3) 肛管前端涂少许润滑剂，润滑肛管前端 7~10cm，排出少量液体入弯盘内，用止血钳夹紧灌肠管。

(4) 一手分开患者臀部，暴露肛门，嘱患者放松深呼吸；另一手将肛管轻轻插入直肠内7~10cm。

(5) 左手固定肛管，右手松止血钳，使溶液缓缓注入。

(6) 观察液面下降速度和患者的反应，注意倾听患者主诉。

(7) 待液体流尽时，夹住肛管，一手拿卫生纸，另一手拔管，用卫生纸包裹肛管，放入弯盘内，擦净肛门。

(8) 灌肠后嘱患者 5~10 分钟后排便，对于不能下床的患者应助其放好便盆，便毕，协助患者穿好衣服。

(9) 整理床单位，开窗通风。

(10) 观察大便性状，必要时留取标本送检。

2. 保留灌肠

(1) 核对医嘱和患者，嘱患者先排便，准备环境及灌肠药液，灌肠药液不宜超过 200ml。

(2) 根据病变部位和病情取合适卧位，臀部垫高约 10cm，必要时准备便盆。

(3) 润滑并插入肛管 15~20cm，液面至肛门的高度应小于 30cm，缓慢注入药液。

(4) 药液注入完毕后，反折肛管并拔出，擦净肛门，嘱患者将药液保留 20~30 分钟。

(5) 安置患者，整理用物。

(6) 观察用药后的效果并记录。

【注意事项】

(1) 选用灌肠溶液，掌握溶液的温度、浓度和量，肝昏迷患者禁用肥皂液灌肠，充血性心力衰竭和水钠潴留患者禁用生理盐水。

(2) 保持一定灌注压力和速度；若灌肠桶过高，压力过大，液体流入速度过快，不仅不易保留，而且易造成肠道损伤。

(3) 伤寒患者灌肠时灌肠桶内液面不得高于肛门 30cm，液体量不得超过 500ml。

(4) 降温灌肠液体要保留 30 分钟，排便后 30 分钟测量体温并记录。

十四、氧气吸入

【目的】提高血氧含量及动脉血氧饱和度，纠正缺氧。

【用物】治疗车、一次性吸氧装置或一次性吸氧管、氧气流量表、蒸馏水、棉签、胶布、临时医嘱单(或治疗本)、吸氧记录单、消毒洗手液。

【评估】

(1)患者病情、年龄、呼吸状态、缺氧程度。

(2)患者鼻腔状况。

(3)患者意识状态及合作程度。

【操作要点】

(1)核对患者。

(2)协助患者取安全、舒适卧位，清洁患者鼻腔。

(3)安装流量表，向外轻轻下拉接头，证实已连接紧，在湿化瓶内倒蒸馏水至1/2或2/3处，安装好湿化瓶。

(4)连接好一次性吸氧管，打开流量表开关，检查是否通畅。

(5)遵医嘱调节氧流量，将吸氧管鼻塞部置于患者鼻孔内。

(6)再次核对。

(7)观察患者缺氧改善情况。

(8)停止吸氧时，先取下吸氧管，再关闭流量表。

(9)协助患者取安全、舒适卧位，向患者告知注意事项，将呼叫器置于患者伸手可及处。

【注意事项】

(1)严格遵守操作规程，注意用氧安全。

(2)使用氧气时，应先调氧流量后再使用；停用氧气时，应先除去连接患者的吸氧管，再关闭氧气。

(3)用氧过程中应观察氧气装置有无漏气，管道是否通畅，氧气流量、湿化瓶内蒸馏水是否符合要求，面罩用氧时防止面罩移位。

(4)面罩或头罩大小要适合患儿。

(5)新生儿吸氧应严格控制用氧浓度和用氧时间。

十五、雾化吸入

【目的】

(1)改善通气功能，解除支气管痉挛。

(2)预防、控制呼吸道感染。

(3)稀释痰液，促进咳嗽。

【用物】

空气压缩雾化器、口含嘴或面罩、蒸馏水，按医嘱准备药液、无菌生理盐水、治疗巾、注射器、清洁盘。

【评估】

(1)患者病情、意识状态、合作程度。

（2）患者咳痰能力及痰液黏稠度情况。

（3）患者呼吸频率、节律、深度。

（4）患者面部及口腔黏膜状况。

【操作要点】

（1）在治疗室，检查并连接压缩雾化器的电源，关上开关，遵医嘱抽吸药液注入喷雾器的药杯内，不超过规定刻度，将喷雾器与压缩机相连。

（2）携用物至床旁，核对并解释。

（3）协助患者取舒适卧位，铺治疗巾于患者颌下，教会患者缓慢地深吸气，屏息片刻，再慢慢地轻呼气。

（4）接通电源，打开压缩机，调节雾量大小，嘱患者包紧口含嘴，指导其进行雾化吸入。

（5）雾化完毕，取下口含嘴，关闭电源开关。

（6）协助清洁面部，患者取舒适、安全卧位。

（7）密切观察病情变化及雾化吸入的效果。

（8）雾化后帮助患者叩背，指导并鼓励患者咳痰，促进痰液排出。

【注意事项】

（1）使用前检查电源电压是否与压缩机吻合。

（2）压缩机放置在平整、稳定的物体上。

（3）治疗中密切观察患者的病情变化，出现不适时可做适当休息或平静呼吸，如有痰液嘱患者咳出，不可咽下。

（4）定期检查压缩机空气过滤器的内芯，喷雾器要定期清洗；如发现喷嘴堵塞，应反复清洗或更换。

十六、口服给药

【目的】

按医嘱将口服药发给患者，并指导、协助患者服下。

【用物】

口服药车、服药本、药杯、水壶(备温开水)、药匙，必要时备量杯、滴管、研钵。

【评估】

（1）患者病情、意识状态、吞咽能力、合作程度。

（2）口腔黏膜情况及药物过敏史。

（3）药物配伍禁忌。

【操作要点】

（1）洗手，戴口罩。

（2）按规定时间送药至患者床前，核对药物、床号、姓名无误(清醒患者姓名由其回答正确后再发药)，协助患者将药及时服下。

（3）对老、弱、幼及危重患者应协助喂药；对鼻饲者应将药研碎溶解后从胃管内注入，并用少量温开水冲净胃管。

（4）若患者不在或因故暂不能服药者应将药品取回保管并交班。

（5）发药完毕，清理用物，及时签名。

【注意事项】

(1) 严格执行查对制度。

(2) 掌握患者所服药物的作用、不良反应及某些药物服用的特殊要求。对服用强心苷类药物的患者，服药前应先测脉搏、心率，注意其节律变化，如心率低于 60 次/分，不可以服用；服用铁剂用吸管；服用止咳糖浆类药后不宜立即饮水；磺胺类药物服后宜多饮水等。

(3) 密切观察药物疗效和不良反应。

十七、皮内注射

【目的】

用于过敏试验、预防接种及局部麻醉的前驱步骤。

【用物】

治疗车、治疗单、治疗盘、治疗巾、75%乙醇、无菌镊子、手表、棉签、标签、一次性注射器、药液、砂轮、速干手消毒剂、锐器盒、污物碗、备用急救药。

【评估】

(1) 病情、年龄、意识状态、自理及合作程度、语言表达能力及心理反应。

(2) 注射部位皮肤情况。

(3) 询问患者有无用药过敏史及酒精过敏史。

【操作要点】

(1) 核对医嘱及药物，检查药品、物品的有效期和质量。

(2) 按无菌原则铺无菌治疗盘。

(3) 正确消毒安瓿、药瓶。检查注射器，按无菌操作原则抽吸药液，剂量准确。

(4) 将抽好药液的注射器贴好标签，经两人核对后放入无菌盘内备用。

(5) 携用物至床旁，核对并解释；协助患者取舒适、安全卧位。

(6) 正确选择注射部位，过敏试验应在前臂掌侧下 1/3 处。

(7) 75%乙醇消毒皮肤两次。

(8) 二次核对。

(9) 正确排气，绷紧皮肤，针头斜面向上与皮肤呈 5°角完全刺入，放平注射器；一手固定针栓，一手推注药液 0.1ml，使局部隆起呈半球状皮丘。

(10) 拔针，勿按压针眼，再次核对。

(11) 协助患者取舒适卧位，将呼叫器放置在患者伸手可及处。

(12) 告知患者注意事项。拔针后不能按揉皮丘，等待结果期间不能离开病房或注射室。

(13) 注射完毕 15～20 分钟后观察反应，倾听患者主诉。

(14) 按规定时间由两人共同判定结果并及时告知医生。

【注意事项】

(1) 皮试前必须询问过敏史，有过敏史者不可做试验。

(2) 药液要现用现配，保证在有效期内，剂量要准确。

(3) 勿用碘酒消毒皮肤，嘱患者勿按揉、勿覆盖注射部位，以免影响反应的观察。

(4) 注意进针角度和深度，针头斜面全部进入皮肤内即可。

(5) 为患者做药物过敏试验前，要备好急救药品，以防发生意外。

（6）药物过敏试验结果如为阳性反应，应告知患者或家属不能再用该药物，并记录在病历上。

（7）必要时药敏试验需作对照，即在另一前臂相同部位注入 0.1ml 0.9%生理盐水，20分钟后对照观察反应。

十八、皮下注射

【目的】

注入小剂量药物，用于不宜经口服给药而需要在一定时间内达到药效时；预防接种；局部麻醉给药等。

【用物】

治疗车、治疗单、治疗盘、治疗巾、无菌镊子、安尔碘皮肤消毒剂、棉签、标签、一次性注射器、药液、砂轮、速干手消毒剂、锐器盒、污物碗。

【评估】

（1）患者病情、年龄、意识状态、自理能力、表达能力、合作程度及心理反应。

（2）治疗目的、药液性质及量。

（3）询问患者用药、预防接种及药物过敏史。

（4）注射部位皮肤情况。

【操作要点】

（1）核对医嘱及药物，检查药品、物品的有效期和质量。

（2）按无菌原则铺无菌治疗盘。

（3）正确消毒安瓿、药瓶，按无菌原则抽吸药液，剂量要准确。将抽好药液的注射器贴好标签，经两人核对后，放入无菌盘内备用。

（4）携用物至病床旁，核对并解释，协助患者取舒适卧位。

（5）正确选择注射部位(上臂三角肌下缘、上臂外侧、股外侧位、腹部等)。

（6）常规安尔碘皮肤消毒剂消毒皮肤两次。

（7）二次核对。

（8）正确排气，绷紧皮肤，进针角度呈 30°～40° 角，深度是针头的 1/2 或 2/3，固定针头，回抽无回血后缓慢注入药物。

（9）用无菌棉签轻压进针处，快速拔针，按压针眼。

（10）再次核对。

（11）协助患者恢复卧位，告知患者注意事项，将呼叫器放置于患者伸手可及处。

（12）密切观察并询问患者用药后反应。

【注意事项】

（1）长期注射者应每次更换注射部位。

（2）注射少于 1ml 药液时也必须使用 1ml 注射器。

（3）注射时，左手绷紧皮肤，右手示指固定针栓，过瘦者可捏起注射皮肤，减小注射角度。

（4）针头刺入角度不宜超过 45° 角，以免刺入肌层。

（5）尽量避免应用有刺激作用的药物做皮下注射。

十九、肌内注射

【目的】

(1) 不宜采用口服或静脉注射的药物，且要求比皮下注射更迅速发生疗效时采用。

(2) 用于注射刺激性较强或药量较大的药物。

【用物】

治疗车、治疗单、治疗盘、治疗巾、无菌镊子、安尔碘皮肤消毒剂、棉签、标签、一次性注射器、药液、砂轮、速干手消毒剂、锐器盒、污物碗。

【评估】

(1) 病情、年龄、意识状态、患者自理及合作程度。

(2) 注射部位皮肤情况。

(3) 药物剂量、性质。

(4) 用药情况。

【操作要点】

(1) 核对医嘱及药物，检查物品、药品的有效期和质量。

(2) 按无菌原则铺无菌治疗盘。

(3) 正确消毒安瓿、药瓶，按无菌原则抽吸药液，剂量要准确。

(4) 将抽好药液的注射器贴好标签，经两人核对后，放入无菌盘内备用。

(5) 携用物至床旁，核对并解释。协助患者取舒适卧位。

(6) 正确选择注射部位(臀大肌、臀中肌、臀小肌、股外侧及上臂三角肌等)。

(7) 安尔碘皮肤消毒剂消毒皮肤两次。

(8) 二次核对。

(9) 正确排气，绷紧皮肤，快速垂直刺入，深度为针头的1/2～2/3。固定针头，回抽无回血后缓慢注入药液。

(10) 用无菌棉签轻压进针处，快速拔针，按压针眼。

(11) 再次核对。

(12) 协助患者取舒适卧位，整理衣物及床单位，将呼叫器放置于患者伸手可及处。

(13) 密切观察并询问患者用药后反应。

【注意事项】

(1) 选择两种药物同时注射时应注意配伍禁忌。

(2) 选择合适的注射部位，避免刺伤神经和血管，无回血后方可注射。

(3) 注射部位应当避开炎症、硬结、瘢痕等部位。

(4) 注射时切勿将针梗全部刺入。

二十、密闭式静脉输液

【目的】

(1) 维持水、电解质和酸碱平衡，补充能量和水分。

(2) 增加血容量，维持血压。

(3) 输入药物，治疗疾病。

【用物】

输液架、治疗车、治疗盘、安尔碘皮肤消毒剂、棉签、一次性注射器、药液、输液卡、瓶套、手表、砂轮、速干手消毒剂、输液器、输液贴、一次性垫巾、止血带、锐器桶、污物碗。

【评估】

(1) 局部皮肤及血管情况、病情和年龄。

(2) 意识状态及合作程度。

(3) 患者的自理能力。

【操作要点】

(1) 核对医嘱及药物，检查物品、药品的有效期和质量。

(2) 按无菌要求配置药液，双人核对。

(3) 携用物至床旁，核对并解释。协助患者取舒适、安全卧位，挂好液体并排气。

(4) 扎止血带，嘱患者握拳，选择血管，松止血带，安尔碘皮肤消毒剂消毒穿刺部位。

(5) 在穿刺部位上 10cm 处扎止血带，二次消毒，二次排气。

(6) 二次核对，按无菌操作要求穿刺，固定。

(7) 根据病情调节速度。

(8) 协助患者取舒适卧位，告知患者输液中的注意事项，将呼叫器放置于患者伸手可及处。

(9) 再次核对。

(10) 观察输液状况，有无渗出、阻塞等，密切观察并询问患者用药后反应。

【注意事项】

(1) 严格执行无菌操作及查对制度。加入其他药液时注意配伍禁忌并在瓶签上注明药名、剂量。

(2) 首选前臂静脉，避开关节和静脉瓣，选择易固定部位的静脉。输入强刺激性特殊药物时，应先抽回血，判断导管功能再加药。

(3) 严防空气进入静脉，加药、更换液体及结束输液时，均需保持输液导管内充满液体。

(4) 连续输液 24 小时更换输液器 1 次。

(5) 加强巡视，随时观察输液滴速、是否通畅等，以及患者对治疗的反应，一旦发现异常立即处理，必要时中止输液，通知医师。

二十一、密闭式输血

473

【目的】

(1) 补充血容量，维持胶体渗透压，保持有效循环血量，升高血压。

(2) 增加血红蛋白，纠正贫血，以促进携氧功能。

(3) 补充抗体及白细胞，增加机体抵抗力。

(4) 输入新鲜血，补充各种凝血因子，改善凝血功能。

(5) 纠正低蛋白血症，改善营养。

(6) 按需要输入不同成分的血液制品。

【输血前准备】

治疗车、治疗单、治疗盘，遵医嘱备抗过敏药、血液配型单、一次性输血器、一次性注射器、生理盐水、手表、快速手消毒剂，双人核对血袋包装(血型、血液有效期、血量、血液种类，条码编号与配血报告单一致)、血液质量及配血报告单上各项信息，核实血型和血型检验报告单，双人签字。

【评估】

(1)病情、意识状态、自理及合作程度。

(2)有无输血史及不良反应，患者血型、交叉配血结果、输血种类及输血量。

(3)穿刺部位皮肤、血管情况。

【操作要点】

(1)携用物至床旁，双人核对医嘱及血袋信息、血型。

(2)协助患者取舒适卧位。

(3)选择正确的穿刺部位，按照静脉输液法开放静脉通路，输注少量生理盐水。

(4)再次核对确实无误。遵医嘱给予抗过敏药物，确认抗过敏药物完全输入体内且输液通畅后，轻摇血袋使其均匀，消毒储血袋接口，将输血器针头插入血袋，挂血袋于输液架上，将生理盐水更换为血袋。

(5)调节输血速度，开始以 15~20 滴/分为宜，再次核对患者血型，缓慢滴入观察 15 分钟；15 分钟后若患者无反应，根据病情调节输注速度，成人以 40~60 滴/分为宜；再次核对。

(6)告知患者有关输血的注意事项，将呼叫器置于患者伸手可及处。

(7)待血液输完时，再输注少量生理盐水，使管路中的血液全部输入体内。

(8)如不需要继续输血，关水止，拔针头，局部按压至不出血为止。

【注意事项】

(1)输血前需双人严格核对无误后方可输入。

(2)血袋取回后勿震荡、加温，避免血液成分破坏引起不良反应。

(3)输血开始时需缓慢滴入，观察患者无反应后根据情况加快输注速度。

(4)输血过程中，倾听患者主诉，观察穿刺部位有无疼痛，注意观察有无输血反应。若出现输血反应，应立即通知医生，停止输血，保留全血以备查明原因。

(5)输入两份血液之间必须用生理盐水冲洗管路。

(6)输血完毕，储血袋需低温保留 24 小时后方可处理。

二十二、应用输液泵

【目的】

准确控制输液速度，使药液速度均匀、用量准确，并安全地进入患者体内发生作用。

【用物】

治疗车、治疗单、治疗盘、输液卡、输液泵、输液泵管，必要时备电源插座、药品、一次性输液器、一次性注射器、止血带、一次性垫巾、输液贴、安尔碘皮肤消毒剂、棉签、快速手消毒液。

【评估】

(1)局部皮肤和血管情况、病情和年龄。

(2)意识状态及合作程度。

(3)患者自理能力。

【操作要点】

(1)核对医嘱及药物,检查物品、药品的有效期和质量。

(2)按无菌要求配制药液,双人核对。

(3)将输液泵固定在输液架上并接通电源,将所输液体挂在输液架上,排气。

(4)打开输液泵电源开关,将输液器正确安装在输液泵内。

(5)二次核对,按静脉输液操作程序穿刺、固定。

(6)启动输液泵,根据医嘱调节输液速度和预定输液量。

(7)协助患者取舒适卧位,告知输液中的注意事项,将呼叫器放置在患者伸手可及处。

(8)再次核对。

(9)观察输液状况,有无渗出、阻塞,密切观察并询问患者用药后反应。

【注意事项】

(1)特殊药物需有特殊标记,避光药物需使用避光输液管路。

(2)使用中如需改变输液速度,则先按停止键,重新设置后再按启动键,如需打开输液泵门,应先夹闭输液泵管。

(3)根据产品说明书使用相应的输液管路,持续使用时每 24 小时更换输液管道。

(4)依据产品使用说明书制定输液泵维护周期。

(5)随时查看输液泵工作状态,及时排除报警、故障,防止液体输入失控。

二十三、静脉留置针穿刺

【目的】

保护静脉,减少反复穿刺,减轻患者痛苦,减少护理工作量,纠正水及电解质紊乱且维持酸碱平衡,补充营养、供给热量,治疗疾病,增加循环血量。

【用物】

输液架、输液卡、治疗车、治疗盘、一次性注射器、无菌贴膜、药液、手表、速干手消毒剂、输液器、安尔碘皮肤消毒液、棉签、止血带、胶布、静脉留置针、输液贴、锐器桶、污物碗。

【评估】

(1)患者病情、年龄、意识状态、合作程度、自理能力、心理反应及对输液治疗的认知情况。

(2)患者出入液体量、心肺功能及穿刺部位皮肤、血管情况。

(3)输液目的,有无药物过敏史,注入药物的性质、剂量。

(4)根据血管情况选择合适型号的留置针。

【操作要点】

(1)核对医嘱及药物,检查物品、药品的有效期和质量。

(2)按无菌操作原则配制药液,双人核对。

(3) 携用物至床旁，核对并解释。

(4) 协助患者取舒适卧位，挂好液体，连接输液器与留置针并排气。

(5) 扎止血带，嘱患者握拳，选择血管，松止血带。

(6) 安尔碘皮肤消毒剂消毒穿刺部位(直径 8cm×8cm)。

(7) 在穿刺部位上 10cm 处扎止血带，二次消毒，二次排气。

(8) 二次核对，绷紧皮肤，以 15°～30° 角进针，直刺血管，见回血后压低角度，再将穿刺针送入少许，右手按住针翼，左手将针芯略拔出 2mm，右手将套管全部送入静脉后"三松"(松拳、松止血带、松水止)，确认液体流入通畅后，拔出全部针芯，贴无菌透明敷料。

(9) 固定留置针及输液器。

(10) 调节滴速，再次核对。

(11) 签输液卡，注明穿刺日期、时间。

(12) 协助患者取舒适卧位，告知患者输液中的注意事项，将呼叫器放置于患者伸手可及处。

(13) 密切观察并询问患者用药后反应。

【注意事项】

(1) 严格无菌操作。

(2) 按照要求维护留置针，注意保持穿刺部位清洁、干燥。

(3) 使用生理盐水正压封管。

(4) 做好患者的健康教育。

(5) 注意观察穿刺部位变化情况。

二十四、经外周静脉置入中心静脉导管(PICC)置管术

【目的】

(1) 为患者提供中长期静脉治疗。

(2) 减少重复穿刺静脉。

(3) 减少药物对外周静脉的刺激。

【用物】

治疗车；PICC 穿刺包，内含治疗碗(大棉球×6、止血钳及无菌镊×2)、治疗巾×1、无菌大单×1、孔巾×1、弯盘×1(内含方纱×4、手术剪×1、无菌胶贴×2、透明敷料×1))；PICC 导管、输液接头、生理盐水；按需准备肝素盐水、一次性注射器、无菌手套、卷尺、酒精、碘伏、快速手消毒液、胶布及记号笔。

【评估】

(1) 病情与出、凝血情况、意识状态、自理及合作程度。

(2) 患者局部皮肤组织及血管情况。

(3) 查看患者知情同意书是否签署。

【操作要点】

(1) 携用物至床旁，核对并解释。

(2) 协助患者取舒适、安全卧位。

(3) 选择穿刺点 患者取平卧位，暴露穿刺侧手臂并外展与躯干呈 90° 角；扎止血带。

（4）选择静脉　贵要静脉为最佳穿刺血管，首选右肘部静脉。

（5）测量定位　测量置管长度及双侧上臂围（肘横纹上方 10cm）并记录。

（6）建立无菌区　打开无菌包，戴无菌手套，将无菌治疗巾垫在患者手臂下。

（7）消毒穿刺点　75%乙醇消毒 3 遍脱脂，待干后，碘伏消毒 3 遍。按无菌原则消毒穿刺点（穿刺点上下 10cm，两侧至臂缘）。

（8）穿无菌衣，更换无菌手套，铺无菌大单及孔巾，检查并预冲浸润导管、减压套筒、延长管、输液接头。

（9）穿刺　扎止血带，实施静脉穿刺（进针角度为 15°～30°），见回血后减小穿刺角度，推进少许，固定穿刺针，将外套管推入血管内。

（10）撤针芯　松开止血带；一手拇指固定导入鞘避免其移位，示指或中指轻压在套管尖端所处的血管上，减少出血，嘱患者松拳，助手协助松止血带；另一手从导入鞘中撤出针芯。

（11）置入导管　将导管缓慢、匀速地送入静脉，至腋静脉时嘱患者向穿刺侧转头，下颌贴近肩峰，以防导管误入颈静脉。

（12）退出导入鞘　导管置入预计长度时，撤出导入鞘。

（13）撤出导丝，一手固定导管，一手缓慢移去导丝，退出外套管后修剪导管长度（保留体外 5cm 导管，以无菌剪刀剪断导管），将减压套筒套到导管上，再将导管连接到金属柄上，锁定两部分，并安装接头。

（14）封管　抽回血，用生理盐水脉冲式冲管，确定是否通畅；连接输液接头；用生理盐水（肝素盐水）正压封管。

（15）固定导管　穿刺点置小纱布或止血材料吸收渗血；安装思乐扣，无张力粘贴透明贴膜；固定导管尾端，蝶形交叉固定思乐扣下缘，固定输液接头；注明导管名称及穿刺日期。

（16）指导患者置管后的注意事项。

【注意事项】

（1）护士取得 PICC 操作的资质后方可进行独立穿刺。

（2）置管部位皮肤有感染或损伤，有放疗史、血栓形成史、外伤史、血管外科手术史患者或接受乳癌根治术和腋下淋巴结清扫术后者，禁止置管。

（3）穿刺首选贵要静脉，次选肘正中静脉，最后选头静脉。

（4）新生儿置管术后体外导管固定要牢固，必要时给予穿刺侧上肢适当约束。

（5）禁止使用小于 10ml 的注射器给药及冲、封管，使用脉冲式方法冲管。

（6）输入化疗药物、氨基酸、脂肪乳等高渗、强刺激性药物或输血前后，应及时冲管。

（7）常规 PICC 导管不能用于高压注射泵推注造影剂。

（8）PICC 置管后 24 小时内更换敷料，并根据使用敷料种类及贴膜使用情况决定更换频次；渗血、出汗等导致的敷料潮湿、卷曲、松脱或破损，应立即更换。

（9）新生儿选用 1.9FrPICC。

（10）禁止将导管体外部分人为移入体内。

二十五、静脉采血

【目的】

(1)为患者采集、留取静脉血标本。

(2)为医师诊断疾病、调整治疗方案等提供依据。

【用物】

治疗车、治疗盘、真空采血管、化验单、安尔碘皮肤消毒剂、棉签、一次性采血针(注射器)、采血器、止血带、一次性垫巾、快速手消毒剂、锐器盒,必要时带试管架。

【评估】

(1)局部皮肤及血管情况。

(2)意识状态及合作程度。

(3)询问患者是否按要求进行采血前的准备,如禁食。

【操作要点】

(1)双人核对医嘱及条码,检查采血管日期,核对真空采血管颜色与条码上化验项目是否一致,贴条码。

(2)携用物至床旁,核对并解释。

(3)协助患者取舒适卧位。

(4)二次核对,按无菌操作原则进行穿刺。

(5)一手固定采血器,另一手将真空采血管按正确顺序依次插入采血器中。首支采血管有血液流入时,松止血带,嘱患者松拳。

(6)每支采血管取下后,立即颠倒混匀。

(7)拔针按压,针头丢弃,标本及时送检。

(8)协助患者取安全、舒适卧位,向患者告知采血后注意事项。

【注意事项】

(1)在安静状态下采集血标本。

(2)避免在静脉输液、输血的同侧肢体进行采血。

(3)同时采集多种血标本时,根据采血管说明书要求依次采集血标本。

(4)采血时尽可能缩短止血带的结扎时间。

(5)颠倒混匀时注意手法轻柔,不可剧烈震荡或摇晃。

(6)标本采集后应及时送检,送检过程中避免震荡。

二十六、动脉血标本采集

【目的】

采集动脉血,进行血气分析,判断患者酸碱及氧合情况,为治疗提供依据。

【用物】

治疗车、治疗盘、一次性垫巾、快速手消毒剂、冰袋或冰盒、化验单、条码、一次性动脉血气针(肝素化注射器)、治疗盘、安尔碘皮肤消毒剂、棉签、标签、锐器盒、污物碗。

【评估】

(1)病情、年龄、意识、体温、自理能力、心理反应及合作程度。

(2) 局部皮肤和动脉搏动情况。

(3) 患者吸氧状况或呼吸机参数的设置。

【操作要点】

(1) 携用物至床旁，核对并解释。

(2) 协助患者取舒适卧位。

(3) 选择正确的穿刺部位，触摸动脉搏动，一般可选股动脉、桡动脉或肱动脉为穿刺点进针，嘱患者放松(选择桡动脉采血前需做艾伦试验)。

(4) 戴手套。

(5) 安尔碘皮肤消毒剂消毒穿刺部位两次。

(6) 消毒左手示指及中指皮肤(范围为第 1、2 指节掌面及双侧面)。

(7) 二次核对，在预穿刺动脉搏动的最明显处固定动脉于两指间，持注射器将针头在两指间垂直或与动脉走向呈 30°～45° 角刺入动脉，见有鲜红色血液涌进注射器，立即固定穿刺针的方向和深度，采血量 1～2ml。

(8) 拔出针头的同时用无菌棉签按压针眼处 5～10 分钟，将针头刺入胶塞内，以隔绝空气(如果注射器内混入气泡应及时排出)。

(9) 将血气针轻轻转动，使血液与肝素溶液充分混匀，以防凝血。

(10) 再次核对化验单(条码)，注明采血时间、吸氧浓度、患者体温，专人立即送检。

(11) 告知患者注意事项，正确按压穿刺点并保持穿刺点清洁、干燥。

【注意事项】

(1) 消毒面积应较静脉穿刺大，严格执行无菌操作技术，预防感染。

(2) 患者穿刺部位应当压迫止血至不出血为止。

(3) 若患者饮热水、洗澡、运动，需休息 30 分钟后再取血，避免影响检查结果。

(4) 做血气分析时注射器内勿有空气。

(5) 标本应当立即送检，以免影响结果。

(6) 有出血倾向患者应按压穿刺部位更长时间，不得使用加压包扎替代按压止血。

二十七、尿标本采集

【目的】

测定尿液中的各种有机盐、电解质、维生素、激素、酶和代谢物等，主要项目有尿量、尿比重、尿 pH 值、尿蛋白、尿糖、尿酮体、尿胆红素、尿沉渣等，用于全身性疾病诊断和疗效评估。

(一) 晨尿和餐后尿的采集

【用物】

采尿杯、集尿杯或集尿试管、化验单、标签，必要时备便器或尿壶。

【评估】

(1) 了解患者的排尿情况及配合程度。

(2) 将检验标签贴在集尿杯或集尿试管上。

【操作要点】

(1) 核对化验单上患者的姓名及标本信息。

(2) 舍弃初始的尿液，采集中段尿于量杯的 1/3 处。

(3) 戴橡胶手套将尿杯中的尿液移至尿试管中。

(4) 使用过的物品丢弃在盛医疗废弃物的容器中。

(5) 速将尿标本送到化验室。

【注意事项】

(1) 晨尿是指于睡前彻底排尿，早晨起床后马上排泄的尿液。

(2) 餐后尿是指从进餐开始计时，2 小时留尿，采集至少 1/3 尿杯量的尿液。

(二) 24 小时尿标本采集

【用物】

采尿杯、尿试管、化验单、标签、10ml 注射器、放入防腐剂的蓄尿瓶(袋)、乳胶手套。

【评估】

(1) 了解患者的排尿情况及配合程度。

(2) 将检验标签贴在尿试管上。

【操作要点】

(1) 核对化验单上患者的姓名及标本信息。

(2) 从第一次排尿开始计时，但不收集尿液。

(3) 从第二次排尿开始收集排出的尿液，其中伴随排便时的尿液也要保留。

(4) 到 24 小时，即使无尿意也要排尿，这部分尿也包括在 24 小时尿之内。

(5) 戴橡胶手套，搅拌或混匀蓄尿瓶(袋)内尿液，用注射器从中取出部分尿，注入无菌试管中。

(6) 用量杯测量 24 小时尿量，将数据记录在化验单。

(7) 将用过的用物丢弃在盛医疗废弃物的容器中。

(8) 速将尿标本送到化验室。

【注意事项】

(1) 预测患者一日的尿量，准备相应容量的蓄尿瓶，放入防腐剂，每升尿中放入 1～2ml 防腐剂。

(2) 舍弃第一次排尿并开始计时，从第二次排尿开始保留 24 小时所有尿液，每次排尿都装入蓄尿瓶。

(三) 尿培养标本采集

【用物】

无菌盘(杯)、无菌带盖试管(瓶)、化验单、标签、消毒棉、无菌乳胶手套。

【评估】

(1) 了解患者的排尿情况及配合程度。

(2) 将检验标签贴在无菌试管(瓶)上。

【操作要点】

(1) 核对患者的姓名及标本信息。

(2) 七步洗手法洗手。

(3) 协助患者取屈膝仰卧位，两腿略外展，暴露外阴部。

(4) 臀下放一次性隔离垫，放好便器。

(5) 用清水充分清洗会阴，若男性患者包皮过长，应将包皮翻开冲洗。

(6) 女性：用消毒棉擦拭外阴部，由外尿道口周围向外后方擦拭；男性：露出龟头，从靠近尿道口的皮肤向周围擦拭。

(7) 女性：戴无菌手套用手指撑开阴唇部进行排尿，不要最先排出的尿液，用无菌尿(盘)杯接尿，中途不要停止，当排尿达 1/3 杯时移开无菌(盘)杯，排尿继续进行，直至最终排完；男性：先排出一些尿液，不要停止排尿，插入无菌（盘）杯，当尿液达 1/3 时移开无菌（盘）杯，排尿继续进行，直至最终排完。

(8) 将采集的尿液移至无菌试管(瓶)中。

(9) 将用过的用物丢弃在盛医疗废弃物的容器中。

【注意事项】

(1) 女性患者月经期不宜留取尿标本。

(2) 做尿细菌培养时，嘱患者留尿前 6 小时勿排尿，应先清洁外阴后留取中段尿送检。

(3) 选择在抗生素应用前留取尿培养标本。

(4) 留取尿标本前不宜过多饮水。

(5) 留取 12 小时或 24 小时尿标本，集尿瓶应放在阴凉处，根据检验要求在瓶内加防腐剂。

(6) 尿标本留取后 2 小时内送检。

二十八、便标本采集

【目的】

诊断疾病，观察病情变化，评估患者的消化系统功能。

【用物】

化验单、便盒(内附棉签或检便匙)、清洁便器、手套、透明薄膜纸、无菌培养瓶。

【评估】

(1) 留取前根据检验项目的不同说明标本留取的方法及注意事项，取得患者的配合。

(2) 说明正确留取便标本对检验结果的重要性。

(3) 教会患者留取标本的正确方法，确保检验结果的准确性。

【操作要点】

(1) 查对患者化验单信息，核对姓名，向受检者解释留取目的及方法，以取得患者配合。

(2) 根据标本类型选择合适的留取容器，在便盒(培养瓶)上贴好相应的标签。

【标本采集】

1. 大便常规标本

自然排便后留取便标本，应选取中央部分或含有黏液、脓血部分(约 5g)，置于便盒内送检。

2. 大便培养标本

(1) 嘱患者排便于消毒便器内。

(2) 用无菌棉签取中央部分或含有黏液、脓血部分(约 5g)置于培养瓶内。

(3) 盖紧瓶塞立即送检。

3. 大便隐血标本

按常规标本留取。

4. 寄生虫及虫卵标本

(1) 检查寄生虫卵，嘱患者排便于便器内，用检便匙取不同部位带血尿培养标本或黏液粪便 5～10g 送检。

(2) 检查蛲虫，取透明薄膜纸于夜晚 12 点左右或清晨排便前在肛门口周围拭取，将已粘有虫卵的透明薄膜纸贴在载玻片上或将薄膜纸对合后立即送检。

(3) 检查阿米巴原虫，将便器用温水加热至接近人体的体温，便后连同便器立即送检。

(4) 服用驱虫剂或做血吸虫孵化检查时，应留取全部粪便及时送检。

5. 无法排便者

(1) 将肛拭子前端用 0.9%生理盐水湿润。

(2) 插入肛门 4～5cm 处(幼儿 2～3cm)。

(3) 顺一个方向轻轻在直肠内旋转，在肛门隐窝取样后退出。

(4) 检测病原的拭子应能见到粪便。

(5) 置于便盒内或直接将肛拭子送检。

【注意事项】

(1) 采集隐血标本时，嘱患者检查前 3 日禁食肉类、动物肝脏、血和含铁丰富的药物、食物、绿叶蔬菜，3 日后收集标本，以免造成假阳性。

(2) 灌肠后、过稀及混有油滴的粪便等不宜作为检查标本。

(3) 便标本应新鲜，不可混入尿液及其他杂物。

(4) 检查阿米巴原虫，在采集标本前 3 日，不应给患者服用钡剂、油质或含金属的泄剂，以免金属制剂影响阿米巴原虫虫卵或胞囊的显露。

(5) 患者腹泻时的水样便应收于容器内送检。

(6) 记载留取标本时间。

(7) 标本采集后尽快送检。

(8) 用物按常规消毒处理。

二十九、痰标本采集

【目的】

留取痰液，协助检查气管、支气管和肺部疾病。

(一) 自行咳痰采集法

【用物】

一次性无菌痰液收集器、无菌手套、负压吸引装置。

【评估】

(1) 评估患者病情、意识、生命体征。

(2) 患者的合作程度。

【操作要点】

(1) 协助患者取正确体位，上身微向前倾。

(2) 用冷开水漱口(晨痰为佳)。

(3) 缓慢深吸气数次后屏气数秒，然后进行 2～3 声短促有力的咳嗽，缩唇将余气尽量呼出，用力咳出呼吸道痰液。

(4) 标本量不少于 1ml，痰量少或无痰患者可采用 10%氯化钠溶液加温至 45℃左右雾化吸入后将痰液咳出。

(二) 难于自然咳嗽、不合作或人工辅助呼吸患者的痰液采集法

【用物】

一次性无菌痰液收集器、无菌手套、负压吸引装置。

【评估】

(1) 评估患者病情、意识、生命体征、合作程度。

(2) 设置呼吸机参数、负压吸引装置。

(3) 根据患者病变部位采取相应体位。

【操作要点】

1. 叩击法

(1) 术者五指并拢呈空杯状，利用腕力从肺底由下向上、由外向内且快速、有节奏地叩击患者背部，避开乳房、心脏和骨突(脊柱胸骨、肩胛骨)部位。

(2) 将集痰器与吸引器连接。

(3) 抽吸 2～5ml 于集痰器内。

2. 人工辅助呼吸法

(1) 吸痰前给予纯氧吸入 1 分钟，后观察血氧饱和度变化。

(2) 调节负压吸引压力，以 150～300mmHg 为宜。

(3) 打开一次性痰液收集器，戴无菌手套，将吸引器与集痰器的吸痰管连接。

(4) 正确开放气道，迅速将吸痰管插至适宜深度，边旋转边向上提拉，抽吸 2～5ml 于集痰器内，每次吸引时间不超过 15 秒。

(5) 立即将一次性痰液收集器上盖除去，下盖盖于其上。

(6) 吸痰后，给予纯氧吸入 1 分钟，观察血氧饱和度变化情况。

(7) 记录在护理记录上。

(三) 气管镜采集法

【用物】

纤维支气管镜、负压吸引装置、带软阀弯接头、一次性无菌痰液收集器、无菌手套以及盐酸肾上腺素、阿托品、利多卡因等急救药物。

【评估】

(1) 说明吸痰的目的及操作方法，取得患者同意。

(2) 口腔内有义齿者应取下。

(3) 测量生命体征，询问有无麻药过敏史。

(4) 检查前 4 小时禁食、12 小时禁水。

(5) 指导患者全身肌肉放松法，如深呼吸、数数等。

(6) 术前遵医嘱肌内注射阿托品 0.5mg，口服地西泮 5～10mg，需要静脉应用镇静剂者建立静脉通道。

【操作要点】

(1) 协助患者取仰卧位，头偏向一侧。

(2)吸氧　给予纯氧吸入 1 分钟，观察血氧饱和度在 95%以上，然后给予鼻导管吸氧 5ml/min。

(3)固定气管导管　配合者一手固定气管插管或气管切开套管，使之不随纤维支气管镜的进出而移动；手术者持纤维支气管镜予以石蜡油润滑后插入。

(4)使用带软阀弯接头　对于不能短时间脱离呼吸机的患者，换上带软阀弯接头。纤维支气管镜从软阀弯接头进入，通过纤维支气管镜负压吸引采集标本。

(四)24小时痰标本采集法

【用物】

集痰瓶(带盖)。

【评估】

(1)评估患者的病情、意识、生命体征。

(2)患者的合作程度。

【操作要点】

(1)在广口集痰瓶内加少量清水。

(2)自患者起床后进食前、漱口后第一口痰开始留取至次日晨进食前、漱口后最后一口痰结束，全部痰液留入集痰瓶内。

(3)记录痰液标本总量、外观和性状。

【注意事项】

(1)除 24 小时痰标本外，痰液收集时间宜选择在清晨。

(2)查痰培养及肿瘤细胞的标本应立即送检。

(3)避免在进食后两小时内留取咽拭子标本以防呕吐，棉签不要触及其他部位以免影响检验结果。

(4)告知患者避免将唾液、漱口水、鼻涕等混入痰中。

三十、咽拭子采集法

【目的】

取患者咽部及扁桃体分泌物做细菌培养。

【用物】

化验单、条码(注明患者科室、床号、姓名、住院号)、无菌咽拭子培养管、一次性压舌板、手电筒。

【评估】

(1)病情、年龄、意识状态、自理能力、心理反应及合作程度。

(2)口腔黏膜有无红肿、溃疡。

(3)咽喉部有无红肿、化脓等情况。

(4)进食时间。

【操作要点】

(1)携用物至病床旁，与患者核对并解释。

(2)让患者用清水漱口。

(3)嘱患者张口发"啊"音，必要时用压舌板压舌，用咽拭子培养管内的无菌长棉签轻柔、迅速地擦拭两侧腭弓及咽、扁桃体上的分泌物，做真菌培养时需在口腔溃疡面上采集分泌物。

(4) 将棉签插入无菌采样管中，旋紧瓶盖。

(5) 协助患者取安全、舒适体位，再次核对医嘱。

(6) 注明标本留取时间，及时送检。

(7) 协助患者取安全、舒适卧位。

【注意事项】

(1) 标本容器应保持无菌状态。

(2) 了解患者的进食时间，避免在进食后两小时内取标本，以防呕吐。

(3) 按要求规范采集标本，做真菌培养时需在口腔溃疡面上取样分泌物。

(4) 及时送检。

三十一、引流液标本采集

(一) 腹水

【目的】

抽取腹水进行常规、生化、细菌、病理等检查以明确诊断。

【用物】

无菌腹腔穿刺包、无菌手套、治疗包、治疗盘、2%普鲁卡因注射液 4ml、甲紫溶液、无菌小瓶、中单、量杯、腹带及皮尺等。

【评估】

(1) 向患者解释操作目的、简要过程及注意事项。

(2) 清洁腹部皮肤，术前排尿。

【操作要点】

(1) 核对患者姓名及床号。

(2) 协助患者取半卧位或平卧位；腹水量少可取侧卧位，暴露腹部。

(3) 放腹水前测量腹围，做好记录。

(4) 放好腹带，铺上中单，协助术者定位。

(5) 常规消毒手术野，铺巾局部麻醉。

(6) 放腹水速度不宜过快、量不宜过多，需根据病情而定；一般初次放腹水量不超过300ml，如果腹水为血性则留取标本后即拔针。

(7) 穿刺后自上而下逐层包好腹带，嘱患者卧床休息。

(8) 穿刺过程中密切监测生命体征，观察患者的表现，发现异常及时通知医生处理。

(9) 协助留取标本，并记录放腹水的量。

【注意事项】

(1) 腹腔穿刺术由医生操作标本采集，至少留 3 管标本(1 管做常规检查，1 管送化学检验，1 管做细胞学检查)，必要时再留 1 管做细菌培养。

(2) 将检验标本提交到检验科(标本采集后尽快送检，转运过程中应放置于可容纳生物危害性容器中)。

（二）胸水

【目的】

抽取胸腔内液体，进行常规、生化、细菌、病理等检查，协助诊断。

【用物】

无菌胸腔穿刺包或腹腔穿刺包、无菌手套、治疗包、治疗盘、2%普鲁卡因注射液 4ml、甲紫溶液、1:1000 肾上腺素 1 支、无菌小瓶、中单、量杯及胶布等。

【评估】

(1) 向患者解释操作目的、简要过程及注意事项。

(2) 清洁胸部皮肤，术前排尿。

【操作要点】

(1) 核对患者姓名及床号。

(2) 根据病情协助患者取坐位(反坐于靠背椅上，健侧臂平放在椅背上缘，头枕臂上，穿刺侧臂放过头顶)或斜坡侧卧位(穿刺侧臂弯曲上举)。

(3) 协助医生消毒穿刺部位皮肤。

(4) 检查无菌手套和穿刺包消毒有效期，逐一打开；待医生铺上洞巾时以胶布固定。

(5) 协助医生抽取 2%普鲁卡因注射液，穿刺点局部麻醉。

(6) 穿刺前应先用止血钳夹闭与穿刺针相连接的乳胶管，穿刺后接上注射器放开止血钳即可。抽液护士用止血钳协助固定穿刺针，当术者弃去注射器内抽出的积液时应立即夹闭乳胶管以防空气进入胸腔。

(7) 抽液速度不能过快。

(8) 穿刺过程中密切监测生命体征，如发生剧咳、有胸部压迫感及疼痛或出现休克，应立即停止抽液。嘱患者平卧，必要时按医嘱给予吸氧或皮下注射肾上腺素。

(9) 协助留取标本，消毒穿刺点，无菌纱布覆盖，胶布固定。

(10) 记录抽出液体的量和性质。

【注意事项】

(1) 嘱患者静卧至少两小时。

(2) 观察患者有无胸痛、憋气等症状，防止发生气胸按时测量脉搏、血压并记录。

(3) 将检验标本提交到检验科(标本采集后及时送检，转运过程中应放置于可容纳生物危害性容器中)。

（三）脑脊液标本采集

【目的】

测量脑脊液压力，留取脑脊液检查，协助诊断。

【用物】

协助医师做好物品准备：腰穿针、无菌手套、治疗包、治疗盘、2%普鲁卡因注射液 4ml 及采集无菌标本小瓶等。

【评估】

(1) 向患者解释操作目的及注意事项。

(2) 术前排尿。

【操作要点】

(1) 核对患者姓名及 ID 号。

(2) 协助患者侧卧于硬板床上，背部与床板垂直，低头双手抱膝，脊柱尽量后突。

(3) 取腰椎 3～4 椎间隙为穿刺点。

(4) 常规消毒皮肤，戴手套，铺洞巾。

(5) 局部麻醉至皮肤深达韧带，垂直进针，掌握落空点。

(6) 放液前接测压器测初压后收集 2～5ml 脑脊液送检查。

(7) 鞘内注药前应先放出同等量的脑脊液，然后再注入药物。

(8) 术毕将针芯插入再拔针，无菌敷料覆盖。

(9) 术后协助患者去枕平卧 4～6 小时，颅内压高者平卧 24 小时，颅内压低者取头低位。

【注意事项】

(1) 监测患者生命体征，严密观察患者反应，穿刺点有无出血，发现异常及时处理。

(2) 将检验标本提交到检验科(标本采集后及时送检，转运过程中应放置于可容纳生物危害性容器中)。

三十二、组织标本采集

(一)肾脏穿刺术

【目的】

明确肾脏病变的原因、病变进展、病理分型，指导治疗，判断预后及发病机制。

【用物】

肾穿包、肾穿针、无菌手套、腹带、沙袋、治疗车、治疗盘、2%普鲁卡因注射液 4ml、生理盐水、弯盘、70%乙醇、标本瓶，患者床旁备血压计、吸管、凉白开水及便盆等。

【评估】

(1) 向患者解释操作目的及注意事项。

(2) 协助患者练习吸气后屏气 30 秒及床上排尿，以配合手术。

(3) 术前了解患者有无出血倾向。

(4) 术前排空膀胱。

【操作要点】

(1) 核对患者姓名及 ID 号。

(2) 患者取俯卧位，腹部垫枕。

(3) 常规消毒腰部皮肤。

(4) 肾脏下缘进针，嘱患者深吸气后屏气，在 B 超引导下定位，再将肾穿刺针按定位部位刺入肾囊部位取肾组织，拔针局部沙袋、腹带加压包扎。

(5) 将肾组织分送电镜、光镜、免疫荧光检查。

(6) 术后局部按压数分钟，沙袋、腹带加压包扎，平车返回病室，俯卧 6 小时再平卧至 24 小时，密切监测血压、脉搏直至术后 24 小时。

【注意事项】

(1) 术后嘱患者多饮水保证尿量，留取术后前 3 次及次日晨的尿常规，观察尿液颜色并送化验，如出现肉眼血尿则遵医嘱给予静脉补液和药物止血抗炎治疗并延长卧床时间。

(2) 如患者生命体征平稳，无持续腰痛、腹痛、脐周疼痛及肉眼血尿，可于术后 6 小时解除沙袋改平卧位 24 小时后解除腹带，根据患者情况开始下地活动，术后 3 日内不可剧烈或长时间活动。

(3) 标本采集后及时送检。

(二) 肝脏穿刺术

【目的】

(1) 诊断性肝脏穿刺，适用于治疗不明原因肝大及某些血液系统疾病。

(2) 治疗性肝脏穿刺，适用于治疗肝脓肿。

【用物】

协助医师准备好肝穿包、肾穿针、无菌手套、腹带、沙袋、治疗车、治疗盘、2%普鲁卡因注射液 4ml、生理盐水、弯盘、标本瓶等。

【评估】

(1) 向患者解释操作目的、配合方法及术后注意事项。

(2) 协助患者练习呼气后屏气动作及床上使用便器，以配合手术。

(3) 术前了解患者有无出血倾向。

(4) 术前排空膀胱。

【操作要点】

(1) 核对患者姓名及 ID 号。

(2) 患者取仰卧位，身体右侧靠近床沿，右手屈肘置于枕后。

(3) 协助术者定位(腋前线 7～8 肋间及腋中线 8～9 肋内，如有脓肿需超声定位)，常规消毒皮肤。

(4) 协助术者操作，局部麻醉。

(5) 操作中穿刺针进入肝脏时，嘱患者屏气，术者迅速取出活检组织并退出针头至皮下 1～2 秒；如有脓肿，嘱患者浅慢呼吸。

(6) 操作中严密观察患者反应，如有不适立即停止操作。

(7) 拔针后以无菌敷料覆盖，并用沙袋、腹带加压包扎 4～6 小时。

(8) 术后应绝对卧床 24 小时。

【注意事项】

(1) 术后监测血压、脉搏，如果患者出现面色苍白、脉搏细弱、血压下降、出冷汗、烦躁不安、腹痛、胸痛、呼吸困难等内出血征象，应及时通知医生及时监护抢救。

(2) 穿刺局部疼痛可给予止痛剂。

(3) 标本采集后及时送检。

(三) 骨髓穿刺术

【目的】

(1) 取骨髓液进行骨髓象检查，协助诊断血液系统疾病、传染病及寄生虫。

(2) 了解骨髓造血情况。

【用物】

协助医师准备好无菌骨髓穿刺包、无菌手套、治疗盘、2%普鲁卡因注射液、载玻片 6～8 张、推玻片 1 张，按需准备细菌培养管、酒精灯、火柴等。

【评估】

(1) 向患者解释操作目的及方法。

(2) 术前了解患者有无出血倾向。

(3) 清理探视人员，关闭门窗，调节室温至适宜。

【操作要点】

(1) 核对患者姓名及床号。

(2) 穿刺部位

①髂前上棘：取仰卧位，穿刺点为髂前上棘后 1～2cm 处。

②髂后上棘：取侧卧位，穿刺点在骶骨两侧髂骨上缘下 6～8cm 与脊柱旁开 2～4cm 的交点处。

③胸骨柄：取仰卧位，肩背部垫软枕头后仰并转向左侧，使胸部略高，穿刺点宜取胸骨中线相当于第二肋间处。

④脊椎棘：患者反坐靠背椅，双肩交叉椅背，头枕于臂上，背部尽量后突，穿刺点宜选 11～12 胸椎或 1～3 腰椎棘突出处。

⑤胫骨(仅适用于两岁以内患儿)：患者仰卧台上，由助手固定下肢，穿刺点为胫骨结节平面下约 1cm(或胫骨上、中 1/3 交界处)内侧面胫骨处。

(3) 根据不同穿刺部位，选择体位，暴露局部，铺好橡皮巾和治疗巾，待术者选择好穿刺点后协助常规消毒皮肤。

(4) 术者戴无菌手套、铺洞巾，以普鲁卡因自皮肤至骨膜行局部麻醉。

(5) 术者调节骨髓穿刺针的固定器，固定于距针尖 1～5cm 处(胸骨穿刺者固定于距针尖 1cm 处)并拧紧，然后持穿刺针与骨面垂直以旋转方式用力向前缓慢刺入。当感觉阻力消失，穿刺针已能固定在骨内时，表明已进入骨髓腔(如穿刺针不能固定则应再进入少许)。

(6) 进入骨髓腔后即可拔出针芯，以 20ml 无菌干燥注射器接穿刺针座吸取骨髓液 0.1～0.2ml 取下注射器，将取得的骨髓液滴于玻片上，随即制成均匀薄片(骨髓液取量不应过多，以免骨髓液稀释影响结果的判断)。如需细菌培养，可取骨髓液 1.5ml，并将注射器座及培养基开启处通过酒精灯火焰灭菌。

(7) 标本取得后，插入针芯，拔出穿刺针，覆盖无菌纱布，局部按压 1～2 分钟后如无出血现象再用胶布加压固定。

【注意事项】

(1) 注意无菌操作，以免发生骨髓炎。

(2) 术后患者卧床休息，注意观察局部有无出血，一般静卧 2～4 小时后无任何变化可照常活动。

(3) 将制成的骨髓片骨髓培养标本及时送检。

三十三、标本交接的管理

(一)标本的采集、运输及储存

1. 尿常规

(1) 尿液标本的正确收集、留取、保存和尿量的准确记录，对保证检验结果的可靠性十分重要。成年女性留尿时应避开月经期，防止阴道分泌物混入。留取标本的容器要清洁，避免污染。标本应在半小时内送检。

(2)尿液检测一般以首次晨尿为好，可获得较多信息，如蛋白、细胞和管型等。随机尿用于门诊和急诊患者的临时检测，餐后 2 小时尿液对病理性糖尿、蛋白尿检测较敏感。

(3)24 小时尿用于测定 24 小时期间溶质的排泄总量，如尿蛋白、尿糖、电解质等定量检测，需留取 24 小时的尿液并记录尿液总量。

2. 尿沉渣

(1)应留取新鲜尿，以清晨第一次尿为宜，至少 4ml。

(2)使用清洁有盖容器，样本容器直径为 12～15mm，长度为 100～120mm。

(3)标本应避免溶血、白带、精液、粪便等混入。此外，还应注意避免烟灰、糖纸等异物混入。

(4)标本中不能加入任何防腐剂。

(5)标本留取后，应在 2 小时内完成检测；若 2 小时内无法完成分析，可置 2～8℃冷藏，6 小时内完成检测，但此时会出现多数的结晶。

3. 血常规

(1)采血前首先应该确认患者姓名，安慰患者、减轻其恐惧心理，早餐前保证患者处于休息状态下采血。

(2)服用某些药物或某些生理状态(如怀孕、情绪激动或剧烈运动)会对一些血常规实验结果造成影响。所以一般在进行此类检测时应该停用有关药物，因故不能停药者应注明。

(3)不能在淤血部位采血，不能从输血三通管取血，不要拍打前臂，避免产生凝血、溶血、气泡和组织液污染。

(4)如果标本不能及时检测，标本应放在室温保存(如放冰箱内保存会对血小板结果产生极大影响)，最好在 24 小时之内完成检测。

4. 脑脊液常规

(1)及时送检，收到标本后应立即检测；放置过久可致细胞破坏，影响细胞计数及分类检查，使葡萄糖被分解而含量降低，病原菌被破坏或溶解。

(2)应避免标本凝固，遇高蛋白标本时可用 EDTA 抗凝。

5. 浆膜腔积液常规检查

(1)应及时送检、及时检查，避免标本细胞变性出现凝块或细菌破坏溶解等。

(2)为防止凝固，最好加入 100g/L EDTA 钠盐抗凝，每 0.1ml 可抗凝 6ml 浆膜腔积液，及时完成细胞涂片检查。

6. 便常规

(1)粪便标本要求新鲜且不可混入尿液，容器应清洁、干燥。

(2)一般检查留少量粪便(指头大小)即可。

(3)制备粪便涂片时，应选取其黏液或脓血部分；如无异常所见，则可自粪便表面不同部位、粪便深处及粪端取样。

7. 阴道分泌物常规检查

(1)由临床医生采集阴道分泌物于洁净载玻片上，加 1 滴生理盐水，涂匀。

(2)处理标本时放在带盖的容器内以防污染和蒸发，及时送检。

8. 尿 HCG 检查

（1）样本种类　任何随意尿收集于一次性尿杯或干净容器内。

（2）标本保存　血标本应尽快送实验室；如不能及时送检，置4℃冰箱保存，测试前注意复温。

（3）标本处理　放在带盖的容器内以防污染和蒸发。

（二）标本来源

不同标本的采集注意事项见表6-1。

表6-1　不同标本的采集注意事项

标本	容器	标本量	采集时间	采集次数	送检时间	患者准备	采集程序	备注
血液	血培养瓶	5~10ml	发热初期或发热高峰	24小时内2~3次	立即送检标本不超过4小时	在抗菌药之前	在无菌条件下静脉采血，立即注入血培养瓶	
骨髓	血培养瓶	1~2ml	发热初期或发热高峰	24小时内1次	立即送检标本不超过4小时	在抗菌药之前	在无菌条件下采集，立即注入血培养瓶	
脓液	无菌器械、小瓶或试管	1~3ml	无要求	24小时内1次	立即送检标本不超过4小时		患处抽取脓液	在采集标本时要注意厌氧菌培养
脑脊液	无菌试管、小瓶	1~3ml	无要求	24小时内1次	立即送检	无	在无菌条件下由临床医师收（采）集	注意保温、不可将其置于冰箱或低温保存
痰	痰盒	1ml	晨痰为好	24小时内1次	立即送检	清晨用清水反复漱口	自然咳痰法	
咽拭子	咽拭子管内		晨起后采集	24小时内1次	立即送检	用清水漱口	将拭子越过舌根到咽后壁或悬雍垂的后侧反复涂抹数次	
皮肤伤口	无菌器械、小瓶或试管	1~3ml	无	24小时内1次	立即送检标本不超过4小时	无	消毒后患处抽取脓液	无菌拭子采集多部位标本
便	便盒	2~3g	无	24小时内1次	立即送检标本不超过4小时	无	挑取脓血黏液部分	液体粪便取絮物
中段尿	无菌试管或小瓶	10ml	清晨	24小时内1次	立即送检标本不超过4小时	用肥皂水洗净，用灭菌水冲洗，用灭菌纱布擦拭	用手指将阴唇分开，收尿取中段尿	
阴道分泌物	咽拭子管内	拭子充分	无	无	立即送检不超过4小时	无	用拭子在患处反复涂抹数次	无
腹水	无菌小瓶或血培养瓶	5~10ml	用药之前或停药1~2日后	24小时内1次	立即送检不超过4小时	无	穿刺术抽取	
引流物	无菌小瓶	5~10ml	用药之前或停药1~2日后	24小时内1次	立即送检不超过4小时	无	穿刺术抽取	
静脉插管	无菌瓶	无	无	无	立即送检不超过4小时	无		

(三) 标本运输过程中应注意的问题

(1) 血液标本采血完成后要记录采集时间,应尽量减少运输和贮存时间,尽快处理、尽快检验,检验结果更具可靠性。一些过程影响标本质量,如血细胞的代谢活动、蒸发作用和升华作用、化学反应、微生物降解、渗透作用、光学作用及气体扩散等。

(2) 运送过程中应小心血样外溅,在采血后 1 小时离心血样,制成血浆或血清,血涂片必须在采血后 4 小时内完成,运送血浆或血清时应严密包装。

(3) 脑脊液标本在运输过程中应注意保温,做细菌培养时应防止污染。

(4) 尿液标本在运输过程中应防止外溅,并要防止日光照射。

(四) 标本贮存过程中应注意的问题

1. 血液标本贮存原则

(1) 为了防止蒸发,血样应贮存在封闭容器中;如不封闭,即使贮存在冰箱里,蒸发的危险依然存在。

(2) 血样贮存的温度越低,保存的时间越长;但要注意对于有些检验指标,血样不能深冷冻,如做血液形态学检验的 EDTA 抗凝全血。

(3) 血样保存时,应竖直放置以加快凝血。

(4) 避免晃动血样,产生溶血。

(5) 贮存中注意避光,尽量隔绝空气。

(6) 血样深冷冻再溶解后,应重新混匀几次,防止检测物质分布不均。

(7) 推荐贮存期限。尽量使用新鲜血清:在采集血液后的 2 小时内分离血清;8 小时内不能及时测定的血清可存放于 $2\sim8℃$ 冰箱中,3 日后测定的血清于 $-15\sim-20℃$ 冰冻保存;冰冻血清只能做 1 次复溶。血液学检验室温贮存 2 日;血液凝固检验冰箱贮存 1 日。

2. 尿液标本贮存原则

(1) 冷藏法　4℃冰箱,不得超过 6 小时。

(2) 化学防腐法

①甲苯:100ml 尿加 0.5ml,是尿液化学检查(尿糖、尿蛋白)最好的常用防腐剂。

②麝香草酚:100ml 尿加小于 0.1g 结晶,用于检查尿中化学成分及细菌的防腐。过量可使尿蛋白定性试验呈假阳性以及干扰胆红素的测定。

③甲醛溶液:300ml 尿加 1 滴,有利于尿中管型、细胞的检查,但不适用化学检查,福尔马林过量影响显微镜检查。

④浓盐酸:1000ml 尿加 1ml 即可,使尿液 pH 值维持在 2,主要用于 17-酮类固醇、儿茶酚胺、尿钙等的测定。

三十四、药物过敏试验

(一) 青霉素过敏试验

【目的】

鉴别青霉素过敏者。

【方法】

抽青霉素试验液 0.1ml(含 20U)做皮内注射,使局部成皮丘,注射后 20 分钟后观察反应结果。

【结果判断】

(1)阴性　皮丘局部无红肿，无自觉症状，可以用药。

(2)阳性　皮丘局部隆起，并出现红晕、硬块，直径大于 1cm 或红晕周围有伪足痒感；严重时全身出现皮疹或过敏性休克反应。阳性者表示对该药过敏，不可使用。

(3)假阳性　由于稀释液的刺激，也可出现假阳性反应，皮丘不大，红晕直径小于 1cm，应在另一侧前臂做生理盐水对照试验。

(4)迟缓反应　有些患者过敏试验虽阴性，但在注射药物数小时或数日后出现发热、皮疹甚至过敏性休克，应立即停药及处理。

【注意事项】

(1) 做皮肤过敏试验前，应详细询问用药过敏史及家族史，有过敏者严禁做过敏试验。

(2) 凡首次使用青霉素或停药 3 日以上或用药中途更改批号者需重新做皮试，阴性者可用药。

(3) 长效青霉素在每次注射前均应做皮试。

(4) 注入皮内试验药液应正确，针头不宜过深，以免刺入皮下引起出血，拔针后勿按压局部以免影响效果。

(5) 试验药液在冰箱冷藏室可保存 1 周，室温放置 24 小时。

(6) 认真判断反应结果，严格掌握时间。

(7) 为了判断是否假阳性，应同时在另一侧前臂以生理盐水做对照试验。

(8) 观察结果应记录在医嘱单上，阴性注(−)，阳性注(+)。禁用青霉素者同时在病历卡、护理记录单、注射卡、门诊病历及注射单上做醒目标记，并告诉患者及家属。

(9) 应备好抢救药品及物品，如肾上腺素、地塞米松等，以备发生过敏性休克抢救时用。注射后应观察半小时。

(二)链霉素过敏试验

【目的】

鉴别对链霉素过敏者。

【方法】

取链霉素试验液 0.1ml(含 250U)做皮内注射，20 分钟后观察结果。

【结果判断】

同青霉素过敏试验。

【注意事项】

(1) 使用链霉素前详细询问过敏史，有过敏史者严禁做过敏试验。

(2) 注入皮内药液应正确，针头不宜过深，以免影响观察效果。

(3) 认真判断结果，做记录，有标记。

(4) 如出现过敏反应，急救时可静脉推注 10%葡萄糖酸钙溶液；其他与青霉素过敏处理相同。

(三)普鲁卡因过敏试验

【目的】

鉴别普鲁卡因过敏者。

【方法】

抽取 0.25%普鲁卡因溶液 0.1ml 做皮内注射，20 分钟后观察结果。

【结果判断】

同青霉素试验。

(四) 碘过敏试验

【目的】

鉴别碘过敏者，多用于各项影像检查前。

【方法】

(1) 口服法　口服 5%～10%碘化钾 5ml，每日 3 次，共 3 日，观察结果。

(2) 皮内注射法　取碘造影剂 0.1ml 做皮内注射，20 分钟后观察结果。

(3) 静脉注射法　取碘造影剂 1ml 滴入一侧眼内做结膜过敏试验，观察无异样　将剩余造影剂做静脉注射，5～10 分钟后观察结果。

【结果判断】

(1) 口服法　患者有口麻、头晕、心悸、恶心、呕吐、荨麻疹等症状为阳性。

(2) 皮内注射法　患者局部有红肿硬块，直径超过 1cm 为阳性。

(3) 眼结膜试验法　结膜发红、发痒为阳性。

(4) 静脉注射法　患者过敏反应同青霉素。

【注意事项】

少数患者过敏试验阴性但在注射碘造影剂时可发生过敏反应，故造影时仍需备好急救药品，处理同青霉素。

(五) 破伤风抗毒素过敏试验法及脱敏注射法

【目的】

鉴别对免疫血清过敏者。

【方法】

取每支 1ml 含 1500U 的破伤风抗毒素药液，抽取 0.1ml 加生理盐水稀释至 1ml，则每毫升含 150U，注入皮内 0.1ml(含 15U) 做皮内试验，20 分钟后观察反应结果。

【结果判断】

(1) 阴性　局部无红肿。

(2) 阳性　局部反应为皮丘红肿，硬结大于 15cm，红晕超过 4cm；有时出现伪足、痒感，全身有过敏反应。血清病型反应同青霉素过敏反应。

(3) 若实验结果不能肯定，应在另一手臂内侧再用生理盐水做对照试验。如出现同样结果，说明前者为假阳性；当确定阴性后才可将余液 0.9ml 做肌内注射。经试验证实为阳性者需用脱敏疗法注射。

(4) 阳性患者脱敏注射法　采用破伤风抗毒素脱敏注射法(表 6-2)。

表 6-2　　阳性患者脱敏注射法

次数	抗毒血清	无盐等渗盐水	注射方法
1	0.1ml	0.9ml	肌内注射
2	0.2ml	0.8ml	肌内注射
3	0.3ml	0.7ml	肌内注射
4	余量	稀释至 1ml	肌内注射

每隔 20 分钟注射 1 次，每次注射后均需密切观察。在脱敏过程中，若发现患者有全身反应，如气促、发绀、荨麻疹或过敏性休克等应立即停止，注射迅速汇报医师给予对症处理；如反应轻微，待其消退后酌情将注射次数增加、剂量减少，以达到顺利注入所需全量的目的。

【注意事项】

(1) 做皮试前应询问过敏史，有过敏史者严禁做试验。

(2) 凡停用破伤风抗毒素已达 1 周需再次用药者应重新做皮试。

(六) PPD 试验和结核菌素试验

【目的】

测定机体有无结核菌感染。

【方法】

皮内注入 PPD 稀释液 0.1ml(相当于 1U)或 1:10000 的结核菌素稀释液 0.1ml(相当于 1U)。对有明确结核接触史或可疑结核者，应从低浓度开始，宜用 1:10000 溶液以免反应过强；若为阴性，可逐渐增加浓度直至用 1:100 稀释溶液仍无阳性反应出现，则可确定为阴性。

【结果判断】

注射 24 小时、48 小时、72 小时后观察患者反应(以 72 小时观察为准)，结果判定如下所述。

(1) 阴性　皮丘处发红且硬结直径＜0.5cm 者。

(2) 弱阳性(+)　皮丘处发红且硬结直径为 0.5～0.9cm 者。

(3) 阳性(++)　皮丘处发红且硬结者直径在 1～1.9cm 者。

(4) 强阳性(+++)　皮丘处发红且硬结直径在 2cm 以上者。

(5) 超强阳性(++++)　皮丘处除红肿且有硬结外，局部发生坏死、起疱或伴有发热等全身症状者。

(6) 假阳性　注射后 24～36 小时内注射区发红且较软但 72 小时后反应消退者。

【注意事项】

(1) 凡患有活动性结核病灶者宜用低浓度开始或不做本试验，以免诱发严重的过敏反应或致病情加重；高热患者也不宜做此试验。

(2) 抽吸结核菌素试液前应轻轻摇均，如有浑浊、沉淀、变质不可使用。

(3) 注入皮内剂量应正确，一般为 0.1ml；注射针头刺入不宜过深，以免影响观察结果。

(4) 稀释的旧结核菌素在冰箱内可保存 6 周，室内放置可使用 24 小时；废弃时不得随便丢弃，要按医疗垃圾专门处理。

(5) 结核菌素使用的注射部位、方法、稀释度、剂量、时间、种类、生产单位、批号及反应情况应详细记录在病历中。

(6) 在皮内注射盘内应备盐酸肾上腺素或地塞米松、消毒注射器及针头、砂轮，以备发生过敏性休克时抢救之用。

三十五、皮肤用药

【目的】

药物透过皮肤由毛细血管吸收，进入全身血液循环达到有效血药浓度，并在各组织或病变部位起到治疗和预防疾病的作用。

【用物】

外用皮肤药物或皮肤贴片、治疗盘及消毒棉签、纱布、胶布、快速手消毒液及污物袋。

【评估】

(1) 评估患者病情、意识、合作程度及皮损情况，观察有无新发皮疹。

(2) 了解患者对用药计划的了解、认知程度，以及过敏史、用药史等。

(3) 评估环境温度及隐蔽程度。

【操作要点】

(1) 取合适体位，充分暴露用药部位。

(2) 清洁局部皮损，清除原有药液、血迹、体液及分泌物等。

(3) 根据皮肤受损面积确定药量。

(4) 涂抹药物时，将药物涂于皮肤表面，沿毛发方向揉搓；湿敷药物时，将湿敷垫与皮肤紧密接触；需涂抹药量稍多时可采用封包法用保鲜膜将用药部位包裹两圈用胶布粘好。

【注意事项】

(1) 给药前应评估局部皮肤状况。

(2) 使用喷雾性药剂时，将患者头部转离喷雾器；如果病变在脸部，应遮盖患者的眼、口、鼻。嘱患者在喷药时做呼气运动，以免刺激或损伤呼吸道黏膜。

(3) 换药时应注意保暖和保护隐私。

(4) 传染性皮肤病患者应严格按照消毒隔离制度操作执行。

三十六、物理降温

【目的】

为高热患者降温。

【用物】

治疗车、治疗盘，盘内备有治疗碗(盛有25%～35%乙醇200～300ml，温度32～34℃)、小毛巾(纱布垫)两块、大浴巾、冰袋、热水袋(温度60～70℃)，酌情备清洁病服、大单、便器及屏风等。

【评估】

(1) 病情、年龄、意识状态、自理能力、心理反应及合作程度。

(2) 体温、皮肤情况，对酒精是否过敏。

(3) 对冷刺激的耐受程度。

(4) 有无寒战。

【操作要点】

(1) 携用物至患者床旁，核对并解释。

(2) 用屏风遮挡，松开被子，根据情况给予便器。

(3)将冰袋置于患者头部，热水袋放在足底部。

(4)协助患者脱去上衣，松开腰带，下垫大浴巾，将浸湿的小毛巾拧至半干缠在手上，以离心方向进行擦拭，两块小毛巾交替使用。

(5)擦拭顺序

①上肢：颈外侧—肩—上臂外侧—前臂外侧—手背，侧胸—腋窝—上臂内侧—肘窝—前臂内侧—手掌，同样方法擦拭对侧。

②背部：侧卧—颈下肩部—背部—臀部，穿好上衣，脱下裤子。

③下肢：髋部—大腿外侧—足背，腹股沟—大腿内侧—小腿—内踝，臀下—大腿后侧—腘窝—足跟，同样方法擦拭对侧。每个部位擦拭 3 分钟。

(6)遇血管丰富处，多停留稍用力。

(7)擦拭后用大浴巾擦干皮肤，穿好裤子，取下热水袋，妥善安置患者，协助患者取舒适体位。

(8)告知患者擦浴后注意事项。

【注意事项】

(1)用冷的时间正确，最长不得超过 30 分钟，休息 60 分钟后再使用，给予局部组织复原时间。

(2)注意观察局部皮肤变化，每 10 分钟查看 1 次局部皮肤颜色，确保患者局部皮肤无发紫、麻木及冻伤发生。严格交接班。

(3)使用过程中检查冰块融化情况，及时更换与添加。

(4)如物理降温，应在用冷 30 分钟后测量体温并记录。

三十七、简易呼吸器操作方法

【目的】

简易呼吸器辅助呼吸，改善患者的呼吸功能，有效地纠正低氧血症。

【用物】

简易呼吸器、纱布、弯盘、血氧饱和仪、吸氧用物、护理记录单，必要时备手套、吸痰用物一套。

【评估】

(1)患者意识　轻拍患者肩部并呼叫患者，确认患者意识丧失，立即呼救。

(2)患者呼吸　扫视患者胸部呼吸情况，观察胸部起伏时间为 5～10 秒，无呼吸或濒死叹息样呼吸表示呼吸停止。

(3)患者颈动脉搏动　　操作者示指和中指指尖触及患者气管正中部(相当于喉结的部位)，向同侧下方滑动 2～3cm，至胸锁乳突肌前缘凹陷处；可同时检查呼吸和脉搏，判断时间为 5～10 秒。无呼吸、有脉搏时，应用简易呼吸器辅助呼吸；确认无颈动脉搏动时，立即进行心肺复苏。

【操作要点】

(1)将床放平，患者取去枕平卧位，解开衣领、腰带，暴露胸部。

(2)清除患者口鼻内分泌物；如痰液较多，充分吸引，取下义齿。

(3)将简易呼吸器与氧源连接，调节氧流量为 10～15L/min。

(4) 开放气道(仰头抬颏法、推举下颌法)。

(5) 使用"EC"手法,一手将面罩紧贴患者口鼻部并提起下颌角,另一手挤压简易呼吸器球囊(每次给气时间为 1 秒)给予人工呼吸,通气频率成人为 10~12 次/分,儿童或婴儿为 12~20 次/分。

(6) 观察患者胸廓是否隆起,口唇、面色有无改善,监测血氧饱和度的变化。

(7) 如患者无脉搏,通气与胸外按压配合比例为 2:30。

(8) 患者自主呼吸恢复后,停止人工呼吸,给予氧气吸入。

(9) 安置患者,观察患者意识状态及生命体征变化。

【注意事项】

(1) 根据患者选择合适型号的球囊面罩,面罩要扣紧,避免漏气。

(2) 怀疑患者有颈部损伤时,使用推举下颌法开放气道。

(3) 通气时如阻力较大,需重新检查气道开放情况。挤压球囊时潮气量适中,以 500~600ml 为宜,1.5L 简易呼吸器挤压 1/2,2L 简易呼吸器挤压 1/3,避免过度通气。

(4) 如患者初始有脉搏,应每 2 分钟人工呼吸后检查患者是否有脉搏。

(5) 建立高级气道(气管插管等)后,应每 6 秒钟通气一次,同时进行持续胸外心脏按压。

三十八、经口鼻吸痰

【目的】

清除呼吸道分泌物或呕吐物,保持患者呼吸道气管通畅。

【用物】

负压吸引器或中心负压吸引装置、一次性吸痰管、手套、灭菌注射用水或生理盐水、弯盘、纱布、听诊器,必要时备手电筒、压舌板、开口器、舌钳、口咽通气道等。

【评估】

(1) 病情、年龄、意识状态及合作程度。

(2) 患者呼吸状况、缺氧情况及吸氧流量。

(3) 患者口鼻腔黏膜是否正常,有无鼻中隔弯曲,有无义齿。

(4) 呼吸道分泌物的量、黏稠度及部位等。

(5) 负压吸引装置性能。

【操作要点】

(1) 携用物至病床旁,核对并解释。

(2) 吸痰前翻身拍背,给予高浓度吸氧 2 分钟,观察血氧饱和度的变化;协助患者头部转向一侧,面向操作者;昏迷患者协助张口。

(3) 连接吸引装置 接吸引器电源或中心负压吸引装置,确认吸引器及管道无漏气。

(4) 调节负压 调节合适负压吸引压力(可满足吸痰的最小压力,建议成人<150mmHg,儿童<100mmHg)。

(5) 试吸 戴手套,将吸引器与吸痰管连接,试吸生理盐水是否通畅。

(6) 吸痰 阻断负压,将吸痰管插入患者鼻腔或口腔,深度适宜;接通负压,轻轻左右旋转,上提吸痰,依次吸净鼻腔、口腔痰液。

(7) 吸痰完毕立即断开吸痰管,吸痰管用手套翻转包裹后弃之,冲洗吸引管路。

(8) 观察患者痰液情况(量、颜色、性质)、血氧饱和度、生命体征变化,听诊双肺呼吸音,清洁患者口鼻,观察黏膜有无损伤。

(9) 协助患者取安全、舒适卧位,根据病情调节合适的氧流量。

(10) 指导患者有效咳嗽、变换体位等。

【注意事项】

(1) 按照无菌操作原则,插管动作宜轻柔、敏捷。

(2) 吸痰前后应当给予高流量吸氧,1 次吸痰时间不得超过 15 秒;痰液多需再次吸引时应间隔 3~5 分钟,1 根吸痰管只能使用 1 次。

(3) 患者痰液黏稠时可以配合翻身叩背、雾化吸入,患者发生缺氧症状如发绀、心率下降时应立即停止吸痰,休息后再吸。

(4) 吸引器储液瓶不可过满,超过 2/3 时及时倾倒。

三十九、经气管插管吸痰

【目的】

保持患者呼吸道通畅,清除气道分泌物,保证有效通气。

【用物】

负压吸引器或中心负压吸引装置、一次性吸痰管、灭菌注射用水或生理盐水、无菌手套、听诊器等。

【评估】

(1) 患者病情、意识状态、合作程度。

(2) 患者生命体征、血氧饱和度等。

(3) 患者气管插管的型号、痰液情况。

(4) 呼吸机参数监测值(每分通气量、潮气量、气道压力)的变化状况。

(5) 负压吸引装置性能。

【操作要点】

(1) 携用物至病床旁,核对并解释。

(2) 吸痰前 将呼吸机的氧浓度调至 100%,予患者吸入纯氧 2 分钟。

(3) 连接吸引装置 接吸引器电源或中心负压吸引装置,检查吸引器、管道有无漏气。

(4) 调节负压 调节合适负压吸引压力(成人 80~120mmHg;痰液黏稠者可适当增加负压,但不超过 150mmHg,儿童 80~100mmHg)。

(5) 试吸 戴无菌手套,将吸引器与一次性吸痰管连接,试吸是否通畅。

(6) 吸痰 迅速并轻柔地沿着气管插管将吸痰管迅速并准确地送入气管,遇阻力后接通负压,左右旋转,向上提出吸净痰液,每次吸引时间不超过 15 秒。冲洗吸痰管,如需再次吸痰,应重新更换吸痰管。

(7) 吸痰过程中注意观察患者氧饱和度、生命体征和痰液性状;如有明显变化,立即停止吸痰,予患者吸入纯氧。

(8) 调节氧浓度 将呼吸机与气管套管连接好,予患者吸入纯氧 2 分钟;待血氧饱和度升至正常水平后,再将氧浓度调至原来水平。

(9) 观察 吸痰后听诊患者两肺呼吸音,观察血氧饱和度、生命体征变化及呼吸机参数

(每分钟通气量、潮气量、气道压)监测值的变化状况。

(10) 协助患者取安全、舒适卧位，清洁患者插管周围皮肤，安慰患者。

【注意事项】

(1) 吸痰前，整理呼吸机管路，倾倒冷凝水。

(2) 选择合适型号的吸痰管，吸痰管最大外径不能超过气管导管内径的1/2。

(3) 遵循无菌原则，开放式吸痰每次均应更换吸痰管，先吸气管内，再吸口鼻腔。

(4) 应用封闭式吸痰管按需更换，出现可见污染时应及时更换，每次使用后应及时冲洗。

(5) 吸痰管插入时不可给负压，插入遇阻力时应分析原因，不可粗暴盲插。

四十、血氧饱和度监测

【目的】

对血氧饱和度进行无创伤性测定。

【用物】

血氧饱和度监测仪、护理记录单。

【评估】

(1) 患者意识状态、吸氧浓度、合作程度。

(2) 患者指(趾)端温度、皮肤完整性、肢体活动情况。

(3) 血氧饱和度监测仪性能。

【操作要点】

(1) 携用物至病床旁，核对并解释。

(2) 协助患者取舒适体位，清洁患者局部皮肤及指(趾)甲。

(3) 将传感器正确安放于患者手指(足趾或耳廓处)，使其光源透过局部组织，保证接触良好，松紧适宜。

(4) 根据监测仪调节需要的模式及报警界限。

(5) 密切观察监测结果，做好记录，若有病情变化及时通知医生。

(6) 注意观察传感器安放部位的皮肤及指(趾)甲情况，定时更换传感器位置，告知患者不要自行随意摘取传感器。

【注意事项】

(1) 密切观察病情变化及监测结果，发现异常及时处理并报告医师。

(2) 下列情况可以影响监测结果：患者发生休克、体温过低、使用血管活性药物及贫血等；周围环境光照太强、电磁干扰及涂抹指甲油等也可以影响监测结果。

(3) 注意为患者保暖；当患者体温过低时，采取保暖措施。

(4) 怀疑一氧化碳中毒患者不宜选用脉搏血氧监测仪。

四十一、气管插管配合

【目的】

协助气管插管操作，为气管插管做好用物及时机准备，保证气管插管的成功。

【用物】

喉镜或可视喉镜(型号按需)、气管导管(型号按需)及导丝、牙垫、医用石蜡油、10ml注射器、气囊压力表、简易呼吸器、听诊器、呼末二氧化碳检测仪、氧气源、负压吸引器、一次性无菌吸痰管、生理盐水、一次性弯盘、无菌手套、胶布及系带、手消毒液、护理记录单等。

【评估】

(1)评估患者的病情、意识,有无活动义齿,呼吸道通畅度及有无张口受限情况。

(2)评估负压吸引装置是否处于备用状态,备齐插管用物和急救药物等。

(3)观察生命体征、血氧饱和度、双侧呼吸音及胸廓运动情况。根据情况选用储氧袋面罩或简易呼吸器辅助,维持血氧饱和度在95%以上,为气管插管做准备。

(4)评估口鼻腔状况,选择合适型号的导管。

【操作要点】

(1)取下活动义齿,观察牙齿有无松动并妥善固定,清除口、鼻腔分泌物,经鼻插管需检查鼻腔有无堵塞、感染、出血,鼻中隔是否弯曲。

(2)检查气管导管、气囊是否漏气,润滑导管前半部。

(3)将患者置于正确体位,充分开放气道。

(4)插管成功后,迅速拔除管芯,向气囊内充气,将气囊压力维持在25～30cmH$_2$O。

(5)放入牙垫,用胶布妥善固定气管导管。听诊双肺呼吸音对称,同时用呼末二氧化碳检测仪确认气管导管位置。挤压简易呼吸器确认导管通畅,吸痰管吸除气道内分泌物。遵医嘱使用呼吸机,根据患者病情设置呼吸机报警参数。

(6)确认气管导管深度,做好相应的管道标签,并记录。

(7)妥善安置患者体位,向家属做好解释及宣教,必要时约束患者双上肢并给予充分镇静。

(8)拍摄床旁胸部X线,明确插管位置,遵医嘱调整导管深度;观察有无口腔、牙齿损伤。

【注意事项】

(1)选择合适型号的气管导管,确保导丝内端短于导管前端开口1cm处。儿童按标准选择合适气管插管型号。

(2)选择合适的喉镜叶片,确保喉镜光源明亮,如使用可视喉镜,确保其电源充足、屏幕影像清晰。

(3)避免反复插管。

(4)严密观察患者生命体征及血氧饱和度,两侧胸廓起伏等变化情况。

四十二、心肺复苏术

【目的】

开放气道,重建呼吸和循环。

【用物】

1. 物品准备

胸外按压板、氧气管、手消毒液、护理记录单及手电筒等。

2. 检测简易呼吸器球体密闭性

减压阀放置在 40cmH$_2$O，检查面罩充气状态，检查贮气囊有无漏气。

【评估】

1. 评估现场环境

口述"现场环境安全"。

2. 判断患者意识

呼叫患者，轻拍患者肩部，确认患者意识丧失，立即呼救，启动"应急反应系统"，记录抢救时间，准备除颤仪。

3. 判断患者颈动脉搏动和呼吸

操作者示指和中指指尖触及患者气管正中部（相当于喉结的部位），向同侧下方滑动 2～3cm，至胸锁乳突肌前缘凹陷处，判断时间为 5～10 秒。若不能确认有颈动脉搏动，同时判断无自主呼吸，立即进行心肺复苏。

【操作要点】

1. 胸外按压

(1) 将床（软床）放平，胸下垫胸外按压板，取去枕平卧位，解开衣领、腰带，暴露胸部。

(2) 确定按压部位为胸骨下部。一手掌根部放于按压部位，另一手平行重叠于该手手背上，手指并拢，只以掌根部接触按压部位。双臂位于患者胸骨的正上方，双肘关节伸直，利用上身重量垂直下压，以胸骨下陷 5～6cm 为宜，而后迅速放松，反复进行。按压时间与放松时间大致相同，按压频率为 100～120 次/分左右，保证胸部充分回弹。

2. 开放气道，应用简易呼吸器给予人工通气

(1) 清理呼吸道，取下义齿。

(2) 开放气道。

(3) 将简易呼吸器连接氧气，氧流量为 8～10L/min（有氧源情况下）。

(4) 一手以"EC"手法固定面罩于患者口鼻部；另一手挤压简易呼吸器，吹气两次，每次持续 1 秒，吹气量以见到胸部起伏为宜。

3. 胸外按压与人工呼吸

(1) 胸外按压与人工呼吸比例为 30:2。操作 5 个循环（或 2 分钟）后，再次判断颈动脉搏动及呼吸状况 10 秒钟；如已恢复，记录复苏时间、抢救过程，给予持续心电监护，进行进一步生命支持（如颈动脉搏动及呼吸未恢复，继续上述操作 5 个循环后再次判断）。

(2) 安置患者，注意观察患者意识状态、生命体征及尿量变化。

(3) 垃圾分类处理，复苏用物消毒处理后备用。

【注意事项】

(1) 按压时确保足够的速度与深度，尽量减少中断；需安插人工气管插管或除颤时，中断不应该超过 10 秒。

(2) 成人使用 1～2L 简易呼吸器，如气管开放，无漏气，1L 简易呼吸器挤压 1/2～2/3，2L 简易呼吸器挤压 1/3。

(3) 人工通气时避免过度通气。

(4) 如患者无人工气管插管，吹气时稍停按压，如患者插有人工气管插管，吹气时可不暂停按压。

（5）如果除颤仪到达，判断为室颤心律，应立即除颤；然后再从胸外按压开始 5 个循环（约 2 分钟）后，再次判断患者是否需要除颤或者自主呼吸循环恢复。

（6）如果为双人心肺复苏，交换角色时原来按压者站在患者头侧负责气道，负责气道者站在原来按压者的对侧负责按压。

（7）双人心肺复苏时，胸外按压与人工呼吸比例仍为 30:2，操作 5 个循环后交换角色。为了保证胸外按压质量，当进行按压者感觉疲劳时，可提前交换角色。

四十三、电除颤

【目的】

纠正患者心律失常（心室颤动、心室扑动、无脉性室性心动过速），为有效心搏创造条件。

【用物】

除颤仪（完好备用状态）、导电糊或盐水纱布（如使用一次性除颤电极片可不备）、备皮包、75%乙醇纱布、快速手消毒液及护理记录单。

【评估】

（1）评估患者病情，呼叫患者并轻拍患者双肩。

（2）评估患者有无意识，将其放置复苏位于硬板床上或下垫胸外按压板。

（3）判断患者心电图示波情况，检查各导联连接情况，观察心电示波，判断是否为室颤。

【操作要点】

（1）携用物迅速至患者床旁。

（2）检查并去除患者身上的金属及导电物质，松开衣扣，暴露胸壁。

（3）评估患者有无安装起搏器，除颤部位皮肤状况（有无汗渍；电极片位置避开除颤部位，用酒精纱布擦干除颤部位；胸部体毛浓密者用备皮包去除体毛）。

（4）正确开启除颤仪，评估患者心律，确认是否存在除颤指征，如为室颤，继续胸外按压并准备除颤。选择合适能量（成人单相波 360J，双相波 150～200J，儿童选择 2～4J/kg），除颤仪默认"非同步"除颤模式。

（5）胸壁电极板放置位置处涂抹导电膏，电极板安放于心尖、心底位置，电极板与皮肤紧密接触，电极板面提示接触良好。

（6）观察示波屏，再次确认患者处于心脏除颤指征状态，确认胸前无氧气导管经过，电极板充电。警示"旁人离开"，确定所有人离开床旁，双手同时按压放电按钮电击除颤。

（7）除颤结束，立即行 CPR，5 个循环或两分钟后再次判断患者心率、颈动脉搏动和呼吸情况，判断除颤是否成功。

（8）若除颤成功，妥善安置患者，进一步监护、吸氧、用药等。观察患者除颤部位皮肤情况，将除颤时自动描记的心电图记录纸粘贴在病程录上。清洁除颤电极板，整理好除颤仪，连接电源充电备用。

【注意事项】

（1）除颤前确定患者除颤部位无潮湿，避开伤口敷料。如患者带有植入性起搏器，应注意避开起搏器部位至少 10cm。

（2）导电糊涂抹均匀，两电极板之间相隔 10～20cm，避开电极片及导联线。

（3）放电时，操作者及他人离开床旁，以免触电，禁忌电极板对空放电。

(4) 如室颤为细颤，除颤前应予以 0.1%肾上腺素，使之转为粗颤再行电除颤。

(5) 动作迅速、准确。

(6) 除颤时电极板与患者皮肤密切接触，电击部位皮肤如出现红斑、疼痛，局部涂抹烫伤油保护。

(7) 保持除颤器完好备用状态。

四十四、导管(面罩)吸氧

提高血氧含量，纠正缺氧。

【用物】

治疗车及治疗盘、一次性吸氧管(面罩)、氧气流量表及湿化瓶、灭菌蒸馏水、小水杯、棉签、胶布、氧气记录表及快速手消毒液。

【评估】

(1) 病情、年龄、呼吸状态、缺氧程度。

(2) 患者鼻腔状况。

(3) 意识状态及合作程度。

【操作要点】

(1) 携用物至床旁，核对患者，向患者和(或)家属做好解释，以取得其配合。

(2) 协助患者取安全、舒适卧位，清洁患者鼻腔。

(3) 先关闭氧气表流量阀，将流量表的定位销插入插座与中心供氧系统相连。在湿化瓶内倒蒸馏水至 1/2 或 2/3 处，安装好湿化瓶。

(4) 检查吸氧管包装及有效期，打开包装袋，取出吸氧管与氧气流量表出口接头相连。打开流量开关，检查是否通畅(将吸氧管贴近操作者面部或放小水杯内试气)。

(5) 遵医嘱调节氧流量，将鼻塞或鼻导管放置患者鼻前庭后妥善固定；如使用面罩吸氧，则将面罩罩住患者口鼻后妥善固定。

(6) 再次核对。

(7) 观察患者缺氧改善情况。

(8) 停止吸氧时，先取下鼻导管，再关闭流量表。

(9) 协助患者取安全、舒适卧位，向患者告知注意事项，将呼叫器置于患者伸手可及处。

【注意事项】

(1) 保持呼吸道通畅，注意气道湿化。

(2) 保持吸氧管路通畅，无打折、分泌物堵塞或扭曲。

(3) 面罩吸氧时，检查面部、耳廓皮肤受压情况。

(4) 吸氧时先调氧流量再与患者连接，停氧时先取下鼻导管或面罩，再关闭氧流量表。

(5) 注意用氧安全尤其是使用氧气筒时应注意防火、防油、防热、防震。

(6) 新生儿吸氧应严格控制用氧浓度和用氧时间。

四十五、心电监护

【目的】

(1) 对危重患者进行动态心电图观察，及时发现和诊断严重心律失常，为制定临床抗心律失常的治疗方案提供客观资料和信息。

(2)通过仪器报警装置，将危重患者的心律、心率及时、准确地向医师报告，提高危重患者的抢救成功率。

【用物】

心电监测仪、电极片、电极导联线、护理记录单及快速手消毒液。

【评估】

(1)病情、意识状态及合作程度。

(2)胸部皮肤情况。

(3)周围环境，如光照情况及有无电磁波干扰。

【操作要点】

(1)携用物至床旁，核对患者，向患者和(或)家属做好解释，以取得其配合。

(2)检查监测仪性能及导联线连接是否正常。

(3)根据患者病情，协助患者取平卧位或半卧位。

(4)将电极片连接于导联线上，按照监测仪导联要求贴于患者胸部正确位置，避开伤口，必要时清洁局部皮肤，保证电极片与皮肤表面接触良好，选择导联，根据病情设置相应合理的报警界限。

(5)密切观察心电图波形，做好记录，有病情变化及时通知医生。

(6)注意观察患者粘贴电极片处的情况，以及患者有无瘙痒等不适主诉；定时更换电极片和电极片位置。

(7)告知患者和(或)家属不要自行移动或摘除电极片。

(8)停止监护时，向患者和(或)家属做好解释后再关闭监护仪，取下胸部的电极片，断开电源。

(9)观察并清洁局部皮肤，协助患者穿衣。

【注意事项】

(1)根据患者病情，协助患者取平卧位或者半卧位。

(2)密切观察心电图波形，及时处理干扰和电极片脱落。

(3)密切观察患者心电监测情况，并记录。

(4)正确设定报警界限，不能关闭报警声音。

(5)定期观察患者粘贴电极片处的皮肤，定时更换电极片和电极片位置。

(6)对躁动患者，做好约束，固定好电极片和导联线，避免电极片脱位及导联线打折、缠绕。

四十六、床旁快速血糖监测

【目的】

监测患者血糖水平，评价血糖指标，为临床治疗提供依据。

【用物】

治疗盘、75%乙醇、无菌棉签、血糖仪、试纸条、采血针、污物碗、利器盒及记录单。

【评估】

(1)病情、意识状态、合作程度及心理反应。

(2) 既往血糖、饮食情况。

(3) 了解患者手指皮肤情况。

(4) 进餐时间(提前告知患者查床旁血糖的时间)。

(5) 用物完好并在有效期内。

【操作要点】

(1) 携用物至床旁，核对并解释。

(2) 协助患者取安全、舒适体位。

(3) 手臂下垂片刻，然后轻轻按摩采血部位。

(4) 打开血糖仪，调校血糖仪代码，确认血糖仪与试纸的号码一致。

(5) 用 75%乙醇消毒手指尖皮肤(手指腹侧面)两次，待干穿刺，取出试纸，并插入到血糖仪。

(6) 采血。待血糖仪提示可滴血时，将血吸入试纸条。

(7) 用无菌干棉签按压穿刺点。

(8) 正确读取血糖值，告知患者并进行相关健康教育。

(9) 撤出试纸条。

(10) 关机(血糖仪可自动关机)。

【注意事项】

(1) 测血糖前，确认血糖仪上的号码与试纸号码一致。

(2) 确认患者手指酒精干透后实施采血。

(3) 切勿挤压采血部位获得血样。

(4) 避免试纸发生污染。

四十七、经外周置入中心静脉导管(PICC)的维护

【目的】

(1) 定期观察导管位置、穿刺部位及周围皮肤情况。

(2) 保持穿刺部位无菌状态，降低置管期间的并发症。

【用物】

治疗车、换药包(内含无菌巾、无菌手套、酒精棉棒、碘伏或洗必泰棉棒、酒精棉片、透明贴膜、无菌胶带)、输液接头、生理盐水，必要时备肝素盐水、一次性注射器、卷尺、棉签、思乐扣、快速手消毒剂。

【评估】

(1) 穿刺部位局部皮肤组织情况(有无出血、感染等)。

(2) 导管外留长度及固定情况。

(3) 上次换药的时间及局部透明贴膜情况。

【操作要点】

(1) 携用物至床旁，核对并解释。

(2) 协助患者取舒适、安全卧位。

(3) 暴露导管，测量双侧上臂围(肘横纹上方 10cm)。

(4) 更换输液接头，生理盐水脉冲式冲管，正压封管。

(5) 建立无菌区，去除敷料，打开换药包，戴无菌手套。

(6) 按无菌原则消毒穿刺点、穿刺点周围皮肤及导管外留部分，待干。

(7) 覆盖透明贴膜，安装思乐扣固定导管，蝶形交叉固定思乐扣下缘，固定输液接头，标注导管名称及换药日期。

【注意事项】

(1) PICC 置管后 24 小时内要更换，并根据敷料种类决定更换频次；渗血、出汗等导致敷料潮湿、卷曲、松脱或破损时立即更换。

(2) 更换敷料时，"0" 度角去除透明贴膜，戴无菌手套，以穿刺点为中心消毒，先用酒精脱脂消毒 3 遍，避开穿刺点，待干后，再用碘伏消毒 3 遍，消毒面积应大于敷料面积。

(3) 透明贴膜无张力粘贴固定；透明贴膜要完全覆盖思乐扣，注明日期、时间。

(4) 禁用使用＜10ml 注射器给药及冲、封管。

(5) 禁止将导管体外部分人为地移入体内。

四十八、预防跌倒

【目的】

评估患者及客观危险因素，采取防止患者跌倒的有效措施，保证患者安全。

【用物】

适时准备用物。

【评估】

(1) 病情、年龄、神志、自理能力及步态。

(2) 用药、既往史及目前疾病状况等。

(3) 地面、各种标识、灯光照明及病房设施等。

(4) 易跌倒的因素。

【操作要点】

(1) 核对患者。

(2) 定时巡视患者，严密观察患者的生命体征及病情变化，合理安排陪护。

(3) 遵医嘱按时给患者服药，告知患者服药后的注意事项，患者服药后密切观察患者状况。

(4) 将病床调至最低位置，并固定好脚刹车，必要时加床档，患者下床前先放下床档，切勿翻越。

(5) 患者坐凳稳定，螺丝固定牢固，呼叫器、便器等常用物品置于患者易取处。

(6) 搬运患者时将平车(轮椅)固定，防止滑动，就位后拉好护栏。

(7) 创造良好、安全的病室环境；保持地面干净、无水迹，走廊畅通、无障碍物、光线明亮。

(8) 加强与患者及家属的交流沟通，关注患者的心理需求，给予必要的生活帮助和护理。

【注意事项】

(1) 做好防止跌倒的宣教工作。

(2) 对高危患者及年老体弱、活动不便者，下床活动时应有保护措施。

(3) 创造良好、安全的病室环境；保持地面干净、无水迹，走廊通畅、无障碍物、光线明亮。

四十九、压力性损伤预防

【目的】

促进血液循环，预防压力性损伤等并发症的发生；减轻肌肉紧张，促进休息和睡眠。

【用物】

软垫、脸盆、毛巾、温水、清洁床单、被套、浴巾、干净衣物、看护垫、屏风及润肤油（凡士林）。

【评估】

(1) 病情、年龄、意识状态、自理能力及合作程度。

(2) 检查、判断局部皮肤受压程度。

(3) 患者皮肤及全身营养状况。

(4) 压力性损伤的危险因素。

【操作要点】

(1) 携用物至床旁，核对并解释。

(2) 关闭门窗，屏风遮挡。

(3) 患者卧床时应每1～2小时翻身1次，翻身时动作要轻柔，避免拖拉患者造成皮肤损伤。翻身时注意各种治疗措施安置妥当（如管路、石膏、牵引等）。

(4) 注意翻身顺序。先将患者移至床缘，将患者两腿屈膝，同时翻向对侧，侧卧30°为宜，注意保护身体骨隆突处，如耳廓、肩部、髋部、膝部、踝部等，并合理使用软枕。平卧位时，将床头抬高角度限制于30°内，膝关节应呈轻度(5°～10°)屈曲，应注意保护枕部、肩胛部、肘部、骶尾部、足跟部等。

(5) 颈椎骨折或颈椎术后患者翻身方法参照轴线翻身法。

(6) 每日清洁皮肤受压部位及骨骼突处，并保持局部清洁，涂抹润肤油。

(7) 长期卧床患者可以使用减压床垫或者采取局部减压措施。

(8) 骨隆突处皮肤可使用泡沫敷料或者水胶体敷料保护。

(9) 保持患者衣物及床单位整洁、舒适。

【注意事项】

(1) 感觉障碍患者避免使用热水袋或冰袋，防止烫伤和冻伤。

(2) 受压部位在解除压力30分钟后，压红不消退者，缩短变换体位时间，禁止按摩压红部位皮肤，勿使用圈状物。

(3) 对病情危重患者，根据病情变换体位，保证护理安全。

五十、尸体料理

【目的】

使尸体整齐，干净，无溢液流出，保护尸体姿势良好，保持死者尊严并易鉴别。

【用物】

尸单、尸体辨别单3张、尸体袍或衣裤、弯盘（内放不脱脂棉适量）、弯钳、绷带，按需要准备清洁敷料、胶布、汽油、剪刀及擦洗用具，必要时备隔离衣及手套。

【操作要点】

(1)填好尸体识别单备用。

(2)备齐用物，携至床旁，如在大病房即用屏风遮挡，并劝慰家属。

(3)拔出输液、鼻饲、给氧、导尿等各种管道。

(4)放平床架，使尸体仰卧，置枕于头下，以免面部淤血，按摩眼睑使之闭合，如有义齿代为装上，轻柔地使下颌闭紧。

(5)撤去棉被放在椅上，留被套遮盖尸体，脱去衣裤，擦净尸体，注意拭去胶布与药物痕迹。有伤口者需更换敷料，有引流管应拔除，缝合伤口，将头发梳理整齐。

(6)用弯钳将棉花填塞口、鼻、耳、肛门、阴道，棉花不可外露，需要时穿上尸体袍或衣裤、斜铺包尸单包裹于尸体下，将上、下两角先包住头脚，然后用另两角包严尸体，并用绷带在颈、腰、踝部扎紧。系一尸体识别单于尸体手腕上，第二张系在尸单上。

(7)将尸体平移至平车上，盖上大单，将另一识别单放在鉴别牌处。

(8)洗手后，处理医嘱病历，填写各种表格，在体温单 40～42℃之间相应时间格内用红笔注明死亡时间。停止医嘱，会同家属办理结账手续。

(9)病房及床单位用物终末消毒后整理、清洁。

【注意事项】

(1)必要时用绷带或四头带托住下颌，使嘴紧闭。

(2)如无家属在场，应有两名护士共同清点死者遗物，列出清单交还家属或所在单位。